# 医療経済・政策学の探究

二木 立

勁草書房

# はしがき

　本書は私が日本福祉大学在職中の 33 年間（1985 ～ 2017 年度）に行った医療経済・政策学研究（単著 23 冊と単著に準ずる共著 2 冊）の総括かつエッセンスです．

　私はこの間，医療経済・政策学の視点から，政策的意味合いが明確な実証研究（量的研究）と医療・介護・福祉政策の分析・予測・批判・提言（政策研究）の「二本立」の研究を行ってきました．その際，現実の医療と医療政策の問題点を事実に基づいて明らかにするだけでなく，「研究のための研究」ではなく，日本の医療制度・政策の改善に多少なりとも寄与しうる「生きた研究」や提言も行うように努めました．

　本書は，序論と第Ⅰ部，第Ⅱ部の 3 部構成です．
　**序論「私の医療経済・政策学研究の軌跡」**第 1 節は，各著書のほぼ発行順の「解題」です．ただし，網羅的説明は避け，各著書に収録した論文のうち，学術的価値が高いか，先駆的で歴史的価値が高いと自己評価しているか，私にとって思い出深いもの（実証研究と政策研究の両方）中心に紹介しました．ここでは，一部の論文に含まれていた事実認識と「客観的」将来予測の重要な誤りについても述べました．第 2 節では，日本医療の将来予測を行うために考案した 3 つの分析枠組み・概念を紹介します．私は，現在ではこれらは「将来予測」だけでなく，個々の政策を大局的・歴史的視点から把握する「現状分析」でも有効だと判断しています．

　**第Ⅰ部「テーマ別の主要実証研究」**は「自選論文集」です．各著書に収録した実証研究論文のうち，特に学術的価値が高いか先駆的で歴史的意義があり，現在でも読むに値すると自己評価した 26 論文を以下の 6 つのテーマ別

はしがき

に，発表順に収録しました：①脳卒中リハビリテーションと地域・在宅ケアの経済分析（3論文），②人口高齢化と医療費増加（2論文），③技術進歩と医療費増加（4論文），④医療提供体制の変貌－病院チェーンから複合体へ（7論文），⑤医師の所得と勤務形態および医師数と医療費との関係（3論文），⑥終末期医療費（4論文），⑦その他（3論文）．

　第Ⅱ部には**全著書のはしがき・あとがきと目次**を収録しました．私は日本福祉大学赴任1年目に出版した最初の単著『医療経済学』（1985年）以来，すべての著書の「はしがき」で，冒頭にその著書の目的・意義を書いた上で，各章のポイント・「売り」を書き，「あとがき」では前著出版以降の自分史・研究史，今後の研究計画・抱負を書くようにしています．そのために，第Ⅱ部を読んで頂ければ，私の研究面での認識の変化・「進化」を理解して頂けます．さらに第Ⅱ部から，序論では触れられなかった論文で読者の個人的興味・関心にかなうものを発見して頂けると思います．

　本書が，今後の超高齢・少子社会に対応した，メイドインジャパンの医療経済・政策学研究を発展させる「踏み台」になることを期待しています．

　　2018年1月

　　　　　　　　　　　　　　　　　　　　　　　　二　木　　　立

目　次

はしがき　i

## 序　論　私の医療経済・政策学研究の軌跡 …………………………1
　第1節　全単著とそれに含まれる主要論文の紹介　5
　第2節　日本医療の将来予測を行うために考案した分析枠組み・
　　　　　概念　31

## 第Ⅰ部　テーマ別の主要実証研究

### 第1章　脳卒中リハビリテーションと
　　　　　地域・在宅ケアの経済分析 ……………………………39
　第1節　医療の質を落とさない医療費削減　39
　　　　　――「脳卒中医療・リハビリテーションの施設間連携
　　　　　モデル」による経済効果の具体的検討
　第2節　医療効率と費用効果分析　55
　　　　　――地域・在宅ケアを中心として
　第3節　21世紀初頭の都道府県・大都市の「自宅死亡割合」の推移　81
　　　　　――今後の「自宅死亡割合」の変化を予想するための基礎作業

### 第2章　人口高齢化と医療費増加 …………………………………103
　第1節　1980年代の国民医療費増加要因の再検討　103
　第2節　人口高齢化は医療費増加の主因か？　122

### 第3章　技術進歩と医療費増加 ……………………………………151
　第1節　CTスキャナーの社会経済学　151

目 次

　　　第2節　MRI（磁気共鳴装置）導入・利用の日米比較　169
　　　　　　——日本でのハイテク医療技術と医療費抑制との「共存」の
　　　　　　秘密を探る
　　　第3節　慢性透析医療と医療費の日米比較　193
　　　　　　——医療費の支払い方式と水準が「医療の質」に与える影響
　　　第4節　國頭医師のオプジーボ亡国論を複眼的に評価する　218
　　　　　　——技術進歩と国民皆保険制度は両立可能

第4章　医療提供体制の変貌
　　　　——病院チェーンから複合体へ ……………………………233
　　　第1節　わが国の私的病院チェーンはどこまで進んでいるか？　233
　　　第2節　医療法人の病院チェーン化は1980年代後半以降
　　　　　　どのくらい進んだか？　270
　　　第3節　保健・医療・福祉複合体の全体像　285
　　　　　　——全国調査の総括と評価，将来予測
　　　補論1　介護保険下の「複合体」の多様化とネットワーク形成　334
　　　補論2　医療・福祉の連携か複合か　335
　　　　　　——両者の対立は無意味，真理は中間にある
　　　第4節　保健・医療・福祉複合体とIDSの日米比較研究　343
　　　　　　——「東は東，西は西」の再確認
　　　第5節　日本の保健・医療・福祉複合体の最新動向と
　　　　　　「地域包括ケアシステム」　371

第5章　医師の所得と勤務形態および医師数と医療費の関係 …385
　　　第1節　医師所得は高すぎるか？　385
　　　第2節　病院勤務医の開業志向は本当に生じたのか？　437
　　　　　　——全国・都道府県データによる検証
　　　第3節　医師数と医療費の関係を歴史的・実証的に考える　445

第6章　終末期医療費 ……………………………………………461
　　　第1節　「終末期医療の在り方」の見直しにより老人医療費の抑制が
　　　　　　可能，ではない　461
　　　第2節　終末期医療費についてのトンデモ数字　464

第3節　後期高齢者の終末期（死亡前）医療費は高額ではない　467
　　　第4節　「麻生発言」で再考　473
　　　　　　──死亡前医療費は高額で医療費増加の要因か？

補　章 ……………………………………………………………………… 477
　　　第1節　わが国病院の平均在院日数はなぜ長いのか？　477
　　　第2節　医療満足度の国際比較調査の落とし穴　494
　　　第3節　老人病院等の保険外負担の全国調査　511
　　　　　　──現実の保険外負担は厚生省調査の3倍

# 第Ⅱ部　全単著はしがき，あとがき，目次

『医療経済学──臨床医の視角から』医学書院，1985　538

『脳卒中の早期リハビリテーション』医学書院，1987（上田敏氏と共著，あとがきのみ）　543

『リハビリテーション医療の社会経済学』勁草書房，1988　546

『90年代の医療──「医療冬の時代」論を越えて』勁草書房，1990　550

『現代日本医療の実証分析──続　医療経済学』医学書院，1990　553

『複眼でみる90年代の医療』勁草書房，1991　557

『90年代の医療と診療報酬』勁草書房，1992　561

『「世界一」の医療費抑制政策を見直す時期』勁草書房，1994　565

『日本の医療費──国際比較の視角から』医学書院，1995　569

『保健・医療・福祉複合体』医学書院，1998　573

『介護保険と医療保険改革』勁草書房，2000　577

『21世紀初頭の医療と介護──幻想の「抜本改革」を超えて』勁草書房，2001　580

『医療改革と病院──幻想の「抜本改革」から着実な部分改革へ』勁草書房，2004　584

『医療経済・政策学の視点と研究方法』勁草書房，2006　588

『介護保険制度の総合的研究』勁草書房，2007　595

目　次

　　　『医療改革——危機から希望へ』勁草書房，2007　600
　　　『医療改革と財源選択』勁草書房，2009　605
　　　『民主党政権の医療政策』勁草書房，2011　610
　　　『TPPと医療の産業化』勁草書房，2012　615
　　　『福祉教育はいかにあるべきか——演習方法と論文指導』
　　　勁草書房，2013　620
　　　『安倍政権の医療・社会保障改革』勁草書房，2014　624
　　　『地域包括ケアと地域医療連携』勁草書房，2015　629
　　　『地域包括ケアと福祉改革』勁草書房，2017　634

**全著作目次**……………………………………………………638
あとがき　655
事項索引　658
人名索引　674

# 序　論　私の医療経済・政策学研究の軌跡

## はじめに——私の研究歴と本書の構成

　私は1972年3月に東京医科歯科大学医学部を卒業し，翌月，患者の立場に立った医療改革を志して東京の地域病院（代々木病院）に就職しました．2年間の初期研修後，東大病院リハビリテーション部で上田敏先生の指導を受けて1年間の中期研修を行いました．その後代々木病院に戻り，脳卒中患者の早期リハビリテーションの診療と臨床研究を10年間続け，1983年に東大から医学博士号を授与されました（研究テーマ「脳卒中患者の障害の構造の研究」『総合リハビリテーション』11巻6-8号，1983年）．1980年には，上田先生との共著『世界のリハビリテーション』を出版しました（詳しくは後述）．

　代々木病院就職と同時に，医師・医事評論家の川上武先生の指導を受けながら，医療問題・医療経済学の勉強と研究も始め，1978年に最初の著書『日本医療の経済学』（川上先生との共編著）を出版しました．代々木病院に13年間勤務した後，1985年4月に日本福祉大学に障害児医学とリハビリテーション医学の担当として赴任しました．その後も，非常勤で代々木病院での診療を2004年4月まで続けました．日本福祉大学赴任後は，徐々に研究領域を医療経済・政策学にシフトし，1999年度からは大学院で「医療経済学」（現・「医療福祉経済論」）の講義を担当しました．日本福祉大学には33年間勤務し，2018年3月に70歳で定年退職します．

　日本福祉大学在職中は，医療経済・政策学の視点から，政策的意味合いが明確な実証研究と医療・介護・福祉政策の分析・予測・批判・提言の「二本立」の研究・言論活動を継続しました．その際，現実の医療と医療政策の問

題点を事実に基づいて明らかにするだけでなく，医療制度・政策の改善に多少なりとも寄与しうる研究や提言も行うように努めました．

「医療経済・政策学」とは，「政策的意味合いが明確な医療経済学的研究と，経済分析に裏打ちされた医療政策研究との統合・融合をめざし」て，新たに考えた造語・新語です．この用語は，私も編集委員となって2000年代初頭に刊行した『講座　医療経済・政策学』（勁草書房．全6巻）で初めて用いました．英語にも"Health Economics and Policy"という用語があり，教科書も出版されています．

私の代々木病院勤務医時代は研究者としての「修業時代」であり，それの詳細は『医療経済・政策学の視点と研究方法』（勁草書房，2006）第4章「私の研究の視点と方法——リハビリテーション医学研究から医療経済・政策学研究へ」の前半（74-91頁）で述べました．日本福祉大学赴任後の研究の「視点と方法」と実績は第4章の後半（91-122頁）と『地域包括ケアと福祉改革』（勁草書房，2017）第5章第2節「私の行ってきた研究とその方法——60歳以降の研究の『重点移動』と著書『量産』の秘密」で詳述しました．

著書「量産」の直接の契機は，日本福祉大学赴任直後に，多くの大学教員の研究業績の少なさに驚き，「毎年1冊著書（単著かそれに準じる本）を出版する決意」をしたことでした（『医療経済・政策学の視点と研究方法』94頁）．

日本福祉大学在職中の33年間に，本書を含め単著23冊と単著に準ずる共著2冊の合計25冊を出版し，当初の決意をほぼ達成できました．他に編著5冊，共訳書2冊，韓国語訳書1冊を出版しました．日本福祉大学在職中に出版した全著書と出版年，その年の総理大臣名，主な制度改正（1981～2013年）は表に示した通りです．詳細な著書一覧は第Ⅱ部の冒頭に示しました．

本書の第Ⅰ部には，単著に収録した実証研究論文のうち，学術的価値が高いか先駆的で歴史的意義があり，現在でも読むに値すると自己評価した26論文を以下の6つのテーマ別に，発表順に収録しました：①脳卒中リハビリテーションと地域・在宅ケアの経済分析（3論文），②人口高齢化と医療費増

序　論　私の医療経済・政策学研究の軌跡

表　日本福祉大学在職中に出版した全著書と出版年，その年の内閣総理大臣，主な制度改正（1985〜2018年）

| 年 | 著書名 | 総理大臣名 | 健保法・介護保険法等 | 医療法改正 | 診療報酬改定率 |
|---|---|---|---|---|---|
| 1985 | 『医療経済学』 | 中曽根康弘 | | 第一次改正 | +1.4 |
| 1986 | | 中曽根康弘 | | | +0.8 |
| 1987 | 『脳卒中の早期リハビリテーション』（＊） | 竹下登（11月） | 老健法改正 | | |
| 1988 | 『リハビリテーション医療の社会経済学』 | 竹下登 | | | +0.5 |
| 1989 | | 海部俊樹（8月） | | | （+0.8） |
| 1990 | 『90年代の医療』，『現代日本医療の実証分析』 | 海部俊樹 | | | +1.0 |
| 1991 | 『複眼でみる90年代の医療』 | 宮沢喜一（11月） | | | |
| 1992 | 『90年代の医療と診療報酬』 | 宮沢喜一 | 老健法改正 | 第二次改正 | +2.5 |
| 1993 | | 細川護熙（8月） | | | |
| 1994 | 『「世界一」の医療費抑制政策を見直す時期』 | 村山富市（6月） | 健保法改正 | | +2.7 |
| 1995 | 『日本の医療費』 | 村山富市 | | | |
| 1996 | 『公的介護保険に異議あり』（＊） | 橋本龍太郎（1月） | | | +0.8 |
| 1997 | | 橋本龍太郎 | 健保法改正 | 第三次改正 | （+0.38） |
| 1998 | 『保健・医療・福祉複合体』 | 小渕恵三（7月） | | | △1.3 |
| 1999 | | 小渕恵三 | | | |
| 2000 | 『介護保険と医療保険改革』 | 森喜朗（4月） | 健保法改正，介護保険法 | 第四次改正 | +0.2 |
| 2001 | 『21世紀初頭の医療と介護』 | 小泉純一郎（4月） | | | |
| 2002 | | 小泉純一郎 | 健保法改正 | | △2.7 |
| 2003 | | 小泉純一郎 | | | |
| 2004 | 『医療改革と病院』 | 小泉純一郎 | | | △1.0 |
| 2005 | | 小泉純一郎 | | | |
| 2006 | 『医療経済・政策学の視点と研究方法』 | 安倍晋三（9月） | 健保法・介護保険法改正 | 第五次改正 | △3.16 |
| 2007 | 『介護保険制度の総合的研究』，『医療改革』 | 福田康夫（9月） | | | |
| 2008 | | 麻生太郎（9月） | | | △0.82 |
| 2009 | 『医療改革と財源選択』 | 鳩山由紀夫（9月） | 介護保険法改正 | | |
| 2010 | | 菅直人（6月） | 健保法改正 | | +0.19 |
| 2011 | 『民主党政権の医療政策』 | 野田佳彦（9月） | | | |
| 2012 | 『TPPと医療の産業化』 | 安倍晋三（12月） | 社会保障制度改革推進法，介護保険法改正 | | +0.004 |
| 2013 | 『福祉教育はいかにあるべきか』 | 安倍晋三 | 社会保障改革プログラム法 | | |
| 2014 | 『安倍政権の医療・社会保障改革』 | 安倍晋三 | 医療介護総合確保推進法 | | +0.10 |
| 2015 | 『地域包括ケアと地域医療連携』 | 安倍晋三 | | | |
| 2016 | | 安倍晋三 | | | △0.84 |
| 2017 | 『地域包括ケアと福祉改革』 | 安倍晋三 | 介護保険法等改正 | | |
| 2018 | 『医療経済・政策学の探究』 | 安倍晋三 | | | △1.19 |

出所：1）総理大臣名はWikipedia「日本国歴代内閣」（2017年10月20日アクセス）．
　　　2）健保法改正，介護保険法改正等は『保険と年金の動向2016/2017』198,216頁．
　　　3）診療報酬改定率：1994年以降は『保険と年金の動向2016/2017』96頁，1992年以前は同書2007年版99,101頁から計算．

注：1）著書は単著23冊と単著に準ずる共著2冊（＊）の合計25冊．編著，訳書等は除く．
　　2）総理大臣名のカッコ内は就任月．その前までは前年と同じ．1989年6〜8月は宇野宗佑，1992年4〜6月は羽田孜．細川内閣の与党は非自民8党，鳩山・菅・野田内閣の与党は民主党．それ以外の内閣は自民党（等）が与党．
　　3）法と法改正は施行年．
　　4）2014年医療介護総合確保推進法と2017年介護保険法等改正は医療法改正を含む．
　　5）診療報酬改定率は厚生（労働）省発表の「ネット」（全体）改定率．1989, 1997年は消費増率引き上げに対応するもの．

加（2論文），③技術進歩と医療費増加（4論文），④医療提供体制の変貌−病院チェーンから複合体へ（7論文），⑤医師の所得と勤務形態および医師数と医療費との関係（3論文），⑥終末期医療費（4論文），⑦その他（3論文）．

しかし，残念ながら紙数の制約のため，医療政策研究論文（診療報酬改定の分析を含む）や評論・総説等は収録できませんでした．全論文には冒頭に要旨を付けましたが，その大半は元論文に付けていたものです．なお，⑥の終末期医療費に関わる4論文はすべて評論で実証研究ではありませんが，終末期医療費が膨大で医療費を圧迫しているとの誤解が現在も再生産されているので，それの「解毒剤」として政策的意味合いが大きいと判断し，収録しました．紙数の制約上，各論文の初出雑誌は省略しましたが，各著書の最後には「初出一覧」を付けています．これは，序論第1節で紹介する論文についても同じです．

第Ⅱ部には本書を除く全単著23冊のはしがき・あとがきと目次，及び上田敏先生との共著『脳卒中の早期リハビリテーション』（医学書院，1987）のはしがきと目次を収録しました（「はじめに」は上田敏先生執筆）．私はすべての著書の「はしがき」で，冒頭にその著書の目的・意義を書いた上で，各章のポイント・売りを書き，「あとがき」では前著出版以降の自分史・研究史を書くようにしています．

以下，第1節では，これら24冊から，医療経済・政策学には直接関係しない『福祉教育はいかにあるべきか』（勁草書房，2013）を除いた23冊について，ほぼ出版順に紹介します．著書の概括的紹介は第2部の各著書の「はしがき」に譲り，ここでは第1部に収録できなかったが，先駆的で歴史的価値が高いと自己評価しているか，私にとって「思い出深い」論文を中心に紹介します．第1部に収録した論文には終末期医療費に関するものを除いてすべて言及し，それらはゴチック表示し，カッコ内に第1部の章節名も示します．第2節では，本書第1部に収録できなかった論文に書いた，日本医療の将来予測を行うために考案した3つの分析枠組み・概念を紹介します．これは『地域包括ケアと福祉改革』（勁草書房，2017）第5章第1節3（168-171頁）

序　論　私の医療経済・政策学研究の軌跡

のダイジェストです．

## 第 1 節　全単著とそれに含まれる主要論文の紹介

『医療経済学』(1985) と『脳卒中の早期リハビリテーション』(1987)

　この 2 冊は日本福祉大学赴任後に出版しましたが，前者の原稿は代々木病院勤務時代に完成し，後者は私の代々木病院での診療と臨床研究のポイントを上田敏先生との対談によりまとめました．私は今でも時々，なぜ医師（リハビリテーション医）を辞めて医療経済・政策学研究者に転じたのかと質問されますが，その回答は両書の「あとがき」（第Ⅱ部に収録）に詳述しています．

『医療経済学』

　本書は私の最初の単著です．上述したように，私は代々木病院勤務医時代にも著書を 2 冊出版していましたが，それらは共（編）著でした．当初は標準的教科書を目指していましたが，途中から，経済学者ではなく医師である自己の特性＝臨床経験を生かして，「医療技術と医療費増加」を中心とするアクチュアルな諸問題の原理的・実証的分析を行うことに方向転換しました．そのために「臨床医の視角から」との副題を付けました．本書は，私が代々木病院勤務医時代に医療経済学の教えを受けた故江見康一先生（一橋大学名誉教授）から，「初めて臨床医の目でもって医療経済学を見るとどうなるか，という非常に新しい視点に立った本」と評価して頂きました（江見康一「戦後日本における医療経済研究の系譜と今後の課題」『生存科学』vol. 9, SeriesA: 67-80, 1998）．幸い本書は出版後 20 年以上も売れ続け，故柿原浩明氏（前京都大学教授）をはじめ，本書を読んで医療経済学研究に転じた医師等も何人か生まれました．

　本書で先駆的で歴史的意義があると自己評価している論文は第 3 章Ⅱと第 4 章Ⅱの 2 論文です．第 3 章Ⅱ「**医療の質を落とさない医療費節減**」（本書第

1部第1章第1節）では，代々木病院での実績をベースにして，「脳卒中医療・リハビリテーションの施設間連携［今流に言えば，ネットワーク］モデル」を作成し，それの経済的効果の試算」を行いました（以下，［　］は元の記述に対する補足）．それにより，脳卒中の早期リハビリテーションの費用節減効果を示すと共に，「在宅療養の"寝たきり老人"の生活費・家族介護費相当分をも含んだ広義の医療・福祉費用（real cost）は，施設収容患者の費用とほとんど差がないこと」を日本で最初に示しました．在宅・地域ケアの経済分析は私の医療経済学研究の原点の1つで，これ以降も継続的に研究を続けました．『医療改革と財源選択』（2009, 132頁）には**「重度障害者の在宅ケア費用は施設ケアよりも高いことに言及した拙著一覧」**の表を掲載しました（本書第I部第1章第1節補足）．

第4章2**「CTスキャナーの社会経済学」**は，日本がCTの普及率世界一になった背景を国際比較的視点から検討し「日本的特質」を抽出しました（本書第I部第3章第1節）．本論文はSocial Science and Medicine誌にも掲載され，国際的にも注目されました（The wide distribution of CT scanners in Japan. Social Science & Medicine 21: 1131-1137, 1985）．

本書で特に思い出深いのは，以下の3論文です．①第1章II「医療の経済的特性」：（医療）経済学の泰斗Fuchs氏とArrow氏の古典的論文中の医療サービスの経済的特性の定式化に対する率直な「疑問」を書きました．②第4章I「医療技術進歩と医療費への影響」：医療技術が医療費増加の主因とする通説を批判し，医療技術の発展段階と医療費の関係を原理的，実証的に検討しました．③第6章II「病院経営と医療管理」：中規模民間病院であるA病院（代々木病院）の経営近代化の歩みを，病院全体とリハビリテーション別に詳述し，「医療内容の向上と結合した病院経営の改善を追究する」ノウハウを示しました．

## 『脳卒中の早期リハビリテーション』

本書は全体としては臨床研究書ですが，III「一般病院のリハの運営」では，

在院日数は40日で当時としては非常に短いが,8割の患者が自宅退院していた代々木病院リハビリテーション病棟運営のノウハウを開陳しました.

『リハビリテーション医療の社会経済学』(1988)

　日本福祉大学に1985年に赴任後,大学での教育と代々木病院での診療・研修医指導のあわただしい「二本立」生活の中でまとめた初めての論文集です.

　私にとって思い出深い論文はⅠ-2「医療における民活導入と医療経済への影響——医療供給面での可能性と限界」です.私は民活導入を既存の民間医療機関による「伝統的民活」と営利企業による「新しい民活」に区分した上で,営利企業による医療への参入は限定的にしか進まないと予測しました.さらに,「医療への民活導入の社会経済的帰結」をマクロ経済的な視点から検討し,以下の3つをあげました:①「公費から私費へのシフト」,②「社会的総費用の増大」,③「支払い能力に基づく医療格差」.この分析枠組みは,その後,小泉政権や民主党政権の時代に出現した混合診療全面解禁論や医療の(営利)産業化論を批判的に検討する上でも有効だと考えています.ただし,本論文で「日本では,アメリカ流の株式会社や医療法人等が直接病院を所有する形での病院チェーンが全国展開することは今後もあり得ない」(31頁)と書いたのは,当時,日本でも医療法人等の私的病院チェーンが急増していることを見落とした不正確な認識でした.この点は,後に『現代日本医療の実証分析』(1990)第3章Ⅰ「わが国の私的病院チェーンはどこまで進んでいるか?」で訂正しました(本書第1部第4章第1節).

　本書で歴史的意義が大きいと自己評価している論文は,Ⅰ-3「[厚生省]国民医療総合対策本部中間報告[1987年]が狙う医療再編成」です.この論文は,私が初めて書いた本格的な医療政策研究論文で,「中間報告」が目指している「長期入院の是正」は必要だと認めた上で,それが医療・福祉費を増加する可能性が強いことをエビデンスに基づいて指摘するなど,「中間報告」に含まれる提案を複眼的・分析的に検討しました.この論文は,「中間

序　論　私の医療経済・政策学研究の軌跡

報告」作成に関わった有力技官（ペンネーム「三枝潤」）から，「中間報告に対する唯一の本格的な論文であり，厚生省内部を含めて相当なインパクトを与えた」と評価され，その方と『社会保険旬報』で公開論争も行いました（氏の批判に対する反論は同書I-4「改めて中間報告について」）．この論文と論争を契機にして，私は医療界で医療政策の「論客」と見なされるようになりました．

　本書で先駆的で学術的価値が高いと自己評価している論文は，I-5「障害老人の在宅ケア——条件と費用効果分析」で，欧米諸国での在宅ケアの費用効果分析の結果を統合して，「障害老人の在宅ケアは費用を節減しない」ことを明らかにし，「在宅ケアと施設ケア両方の充実」が求められると主張しました．紙数の制約上，この論文は本書に収録できませんでしたが，この論文を拡張した「**医療効率と費用効果分析——地域・在宅ケアを中心として**」（『日本の医療費』医学書院，1995）は本書第I部に収録しました（第1章第2節）．

　もう1つ歴史的意義が大きいと自己評価しているのは，Ⅲ「アジア諸国の医療とリハビリテーション」（3論文）です．これは，シンガポール，マレーシア，インドの現地調査とその際入手した文献に基づいてまとめた日本初のレポートです．先述したように，私は代々木病院勤務医時代の1980年に『世界のリハビリテーション——リハビリテーションと障害者福祉の国際比較』を出版していましたが，これの対象は欧米10か国に限定されていました．上記3か国の現地調査を行うことにより，各国がそれぞれの歴史・文化・政治経済に適合して，独自の医療・リハビリテーションを発展させていることを知り，「アジアは一つ」（岡倉天心）ではないことを実感しました．本章では，後に小泉政権時代の医療改革論争時に一部の論者が称揚したシンガポールの「医療貯蓄口座」（1984年発足）を，日本で最初に紹介しました（187-190頁）．

序　論　私の医療経済・政策学研究の軌跡

『90 年代の医療』(1990) と『複眼でみる 90 年代の医療』(1991) と『90 年代の医療と診療報酬』(1992)

　これら 3 冊は 1990-1992 年に連続的に出版した「90 年代医療」三部作と言えます.

『90 年代の医療』

　本書で先駆的で現在も読む価値があると自己評価している論文は Ⅱ-1「医療政策を分析する視点・方法論のパラダイム転換」で，次の 3 つの転換を主張しました．①川上武氏の「低医療費政策」の媒介的規定（単なる低診療報酬・公費出し惜しみ政策ではなく，「本来公共投資すべき医学研究・医学教育・医療施設などの費用を開業医をパイプとして患者に転嫁していく政策」『現代の医療問題』1989, 111 頁）に基づいて，医師・医療機関を医療政策の単なる被害者と見なすのではなく，それの持つ活力にも注目する．②医療政策・医療サービスの質を評価する際，「伝統的な生存権・社会保障権的視角に，医療技術・サービスの質を向上させるという視角を加え，『複眼的』に検討する」．③政府・厚生省の医療政策・実施能力を過大評価せず，先進的医療関係者・団体・自治体等が日頃の実践を理論化した「代替案」・対案を積極的に提案する．私はこの 3 つの視点は，現在でも医療政策を分析し，医療改革を考える上で有効だと判断しています．

　本書でもう 1 つ先駆的で現在でも読む価値があると自己評価している論文は，Ⅱ-2「リハビリテーション医療の効果と効率を考える」で，効率の一般的な定義（最小の資源で最大の効果を引き出す）を示した上で，以下の「医療・リハビリテーションの効率を考える上での 3 つの留意点」を示しました：①公平への配慮，②医療費ではなく社会的資源，③効果を総合的に評価．その上で，代表的な医療効率否定論の問題点を指摘し，リハビリテーション医療の効果の科学的研究の留意点を指摘しました．上記「3 つの留意点」は私が医療効率を論じる際の十八番になっており，後述する『日本の医療費』(1995) 第 4 章「医療効率と費用効果分析」にも再掲し，本書第 1 部第 1 章

序　論　私の医療経済・政策学研究の軌跡

第2節に収録しました．

　本書で一番思い出深いのは，副題を「『医療冬の時代』論を越えて」としたことで，Ⅰ-1「90年代の医療：予測と課題」で，「医療は決して衰退産業でも『冬の時代』でもなく，逆に将来に渡っての『安定産業』」と主張しました（7頁）．その根拠は2つあります．1つは，厚生省自身が1987年に社会保険審議会に提出した「国民医療費の長期将来推計」で，国民医療費は今後国民所得の増加率を上回って増加し続けると予測していたことです．私は前著『リハビリテーション医療の社会経済学』でもこのことに注目し，「国民医療費の伸び率を国民所得の伸び率以下に抑える」という公式の「医療費抑制の破綻」と位置付けました（7, 42頁）．私はこの前著でも，この認識に基づいて，「医療は今後も安定的な成長産業である」と指摘していました（7頁）．もう1つは，1980年代に入って私的病院の構造的な再編成が進み，私的病院チェーンが急増していることでした（Ⅰ-3「急増する私的病院チェーン」．これは，後述する『現代日本医療の実証分析』第3章Ⅰ「わが国の私的病院チェーンはどこまで進んでいるか？」（第1部第4章第1節）のダイジェスト版です）．

**『複眼でみる90年代の医療』**

　本書は，前著『90年代の医療』に寄せられた疑問や批判を踏まえ，90年代の医療をめぐる論争の「総決算」を目指した本で，「国民医療費と診療報酬」，「医療保障制度」，「医療供給制度」，「医療マンパワー」について包括的に分析・予測しました．この本は，私の著書の中では，後述する『現代日本医療の実証分析』と『保健・医療・福祉複合体』と共に，「書き下ろし」と言える本です．『地域包括ケアと福祉改革』（勁草書房，2017, 201頁）の「あとがき」では，「今まで一度も書いたことのない，医療経済・政策学の『書き下ろし』の単著」と書きましたが，この3冊のことを忘れていました．

　本書で一番先駆的と自己評価しているのは，序章で「原理からではなく事実から出発する」将来予測のスタンスと方法を確立したこと，および1章「90年代の国民医療費と診療報酬」で，「厚生省の政策選択基準は医療費抑

序　論　私の医療経済・政策学研究の軌跡

制（正確には公的医療費抑制）」という視点を確立したことです．この点は，本序論の第3節で詳しく述べます．

　本書で思い出深いのは，終章「ハードヘッド＆ソフトハート」です．当時，医療（運動）団体の間に根強かった，厚生省の政策全般を全否定するスタンスの限界を指摘し，「医療供給制度再編成策には部分的にせよ改善点が含まれている」ことに注意を喚起すると共に，医療団体や医療機関が，公平で「良質な効率的医療」の実践と改革案提示を行うことを提起しました．

**『90年代の医療と診療報酬』**

　本書は1992-1993年のアメリカ留学の直前に急遽まとめた論文集です．

　本書で学術的価値が高く歴史的意義も大きいと自己評価している論文は，Ⅲ-7「老人病院等の保険外負担の全国調査」です（本書第Ⅰ部補章第3節）．独自調査で入手した全国40都道府県の541病院のデータに基づいて，老人病院の現実の1人1月当たり保険外負担総額の全国平均は6.6万円であり，厚生調査調査の2.3万円の3倍に達している等の衝撃的事実を明らかにしました．この論文は「朝日新聞」の社説（1992年6月30日）で引用されると共に，国会論戦でも複数の政党の議員がこれに基づいて厚生省を追及しました．

　本書で先駆的と自己評価しているのは，医療者の自己改革の骨格を初めて提起したことです．このことを「はしがき」で以下のように圧縮して提起しました．「従来の『個別出来高払い方式』の枠内での診療報酬引き上げに対する国民の理解はほとんど得られていない．そのために，医療関係者・医療団体には，診療報酬の抜本改革の『代替案』を示すことが求められているし，それを国民の理解を得て実現するためには，①中規模以上の個々の民間病院の経理の公開の制度化と，②医療団体による医療の質の保証という，2大改革も避けて通れなくなっている．さらに，診療報酬の大幅引き上げがすぐには実現しない条件の下では，病院自身が医療の質の向上と経営安定化のために，①各医療機関の機能の明確化とネットワーク形成，②医療・経営の効率化，③保健福祉分野への『部分的』進出という，3つの『自助努力』を行う

こ␣とも，求められている」.

## 『現代日本医療の実証分析』(1990)

本書は先述した『90年代の医療』(1990)の主張を裏付ける実証研究書です．最初から『医療経済学』の後継書を目指し，『病院』1989年1月号-1990年4月号に「検証・日本医療の論点」を長期連載した後，それに大幅に加筆しました．そのために副題を「続　医療経済学」としました．本書は「1980年代の日本医療の構造的変化を，最近の『日本医療の論点』に即して，医療経済学の視点から実証的に明らかにすることを目的とし」，「常に『政策的意味合い』を明確にすることを心がけ，必要に応じて，筆者の価値判断を明示するとともに，厚生省や医療団体の主張のうち事実に反するものを批判」しました（「はしがき」・「あとがき」）．意外なことに，本書は1992年に厚生省の「吉村賞」を受賞しました．

本章は全5章（8論文）でいずれの論文も思い出深いのですが，学術的価値が高く歴史的意義も大きいと自己評価しているのは第1章，第2章I，第3章I，第4章Iの4論文で，いずれも本書第1部に収録しました．

第1章「わが国病院の平均在院日数はなぜ長いのか？」（本書第I部補章第1節）では，当時入手しうる限りの国際比較データを用いて，日本の病院の平均在院日数が長い理由を（半）定量的に検討すると共に，日本の病院の平均在院日数の長さは医療費増加の主因ではないことを示しました．

第2章I「1980年代の国民医療費増加要因の再検討」（同第2章第1節）では，厚生省による医療費増加要因分析は「自然増」を過大視していると批判し，1980年代の医療費増加の約5割は医療機関の費用増加による名目的なものであること，外来患者の診療所離れと病院指向によっても一般医療費増加の4分の1が説明可能であることを定量的に示しました．

第3章「わが国の私的病院チェーンはどこまで進んでいるか？」（同第4章第1節）では各種名簿の分析により1970年以降急増している私的病院の全体像を初めて明らかにし，それにより，日本の病院は小規模で独立してい

るとの常識，および1980年代を「医療（病院）冬の時代」と見なす悲観論の誤りを指摘しました．本論文では，病院チェーン化そのものと個々の病院チェーンの営利的行動とを区別して考えることも提起しました．

　第4章Ⅰ「**医師所得は高すぎるか？**」（同第5章第1節）は，私が1975年以降，断続的に行ってきた医師所得の実証研究の集大成です（最初の医師所得研究は「勤務医の給与と開業医」（『Modern Medicine』1975年6月号：9-20頁．川上武氏との共著））．当時入手しうる限りの資料を用いて，病院勤務医と開業医（一般診療所開設医）の所得の推移を検討し，開業医の「収支差額」の格差は大きく，下位25％では勤務医所得と同水準になっている等の新しい知見を示しました．併せて，国民医療費に対する医師・医療従事者所得の割合は50％前後，医師所得の割合は20％前後で安定していることを実証しました．これは，『医療経済学』（1985）第5章Ⅰ「医師所得の構造分析」で初めて明らかにしたことの「追試」と言えます．尚，後述する『日本の医療費』（1995）第6章Ⅱ「**90年代前半の勤務医の給与と所得**」は本論文の「続編」で，1990年代前半にも勤務医の給与は減少し続けていることを確認すると同時に，患者から医師への謝礼の「3つの傾向」を示しました（第5章第1節補注に概要）．私の知る限り，現在に至るまで，本論文は医師所得に関する最も包括的な実証研究論文です．

## 『「世界一」の医療費抑制政策を見直す時期』（1994）と『日本の医療費』（1995）

　この2冊は1992年8月-1993年8月のアメリカUCLA公衆衛生大学院留学の成果物とも言えます．アメリカ留学中および帰国直後の「心理的高揚状態」にある時に論文（実証研究論文と評論）を量産し，この2書にまとめました．

## 『「世界一」の医療費抑制政策を見直す時期』

　本書の一番の「売り」は，書名と同名の1章です．日米比較に基づいて，

日本の「世界一」厳しい医療費抑制政策の見直しの必要性を多面的に論じました．本書は「『世界一』の医療費抑制政策を見直す」というメッセージの明快さもあり，医療団体や医療関係者から幅広い支持を受け，私の著書の中では一番売れ，4年間で7刷となりました（ただし，累計部数は7000部にとどまります）．従来，日本では日本対「欧米」という比較が普通でしたが，私はアメリカ留学で，アメリカの医師・研究者が，アメリカとヨーロッパの医療制度はあらゆる面で異質であると理解・主張していることを肌で感じました．そこで本章では，「少なくとも医療・福祉に関しては，日本対ヨーロッパ（カナダ，豪州を含む）対アメリカという『三極構造』で比較すべき……．簡単に言えば，ヨーロッパ諸国が主流（『国際標準』），日本とアメリカは，逆方向の両極端の国」との「先進国医療の『三極構造』」論を提起しました（13頁）．この分析枠組みは現在でも有効と思っています．

　本書で一番学術的価値があり歴史的意義も大きいと自己評価しているのは3章「特定療養費制度の『一般』制度化は成功するか？」です．当時，厚生省がなし崩し的に特定療養費制度を拡大［現在の表現では「混合診療拡大」］していることに強い疑問を持ち，非公開資料を含めて入手しうる限りの資料を用いて，「特定療養費制度の過去，現在，将来」を検討しました．私は「長期的に見ても特定療養費制度の全面的『一般』制度化［現在の表現では，「混合診療全面解禁」］は困難」であると予測する一方で，特定療養費制度の拡大により「アメリカほどではないにせよ，中所得層と低所得層とが分断され，社会の統合性・安定性が損なわれる恐れが強い」と指摘し，「公的医療費の拡大による日本医療の質の引き上げと医療へのアクセスの確保が，わが国社会の安定性・統合性を維持・向上させる上でも不可欠なことを最後に強調」しました（154,156頁）．この論文は混合診療研究の先駆的論文と言えますが，分析対象は差額ベッド等の「選定療養」に限定し，「高度先進医療」は除いた限界があります．

　本書で，今読んでも一番「面白い」と思うのは，4章「私のみたアメリカの医療と医療経済学」で，アメリカ留学を通して学んだり，実感したことを

序　論　私の医療経済・政策学研究の軌跡

10の柱立てで紹介しました．それの「おわりに」では，「単純な日米医療（政策）の比較が不毛」であると結論付けたうえで，以下のように，「日本がアメリカから学べるかも知れない3点」をあげました．①「『良い（善い）』医療政策の必要条件は，データ・実証研究ではなく，『良い』価値観・価値判断」．②「わが国の政策形成過程の『透明性』を高める」．③「アメリカの医療サービス研究のうち，わが国でも（部分的に）移植・実施可能なのは，医療の質の評価・向上のための研究と長期ケアの費用効果分析，およびそのための『研究の制度化』」（216頁）．

『日本の医療費』

『「世界一」の医療費抑制政策を見直す時期』が3章を除いて評論であるのと異なり，本書はガチガチの実証研究書で，全6章（13論文）です．特に学術的価値があり，歴史的意義も大きいと自己評価している論文は，第1章Ⅰ，第2章Ⅰ，同Ⅱ，第4章，第6章の5つで，いずれも本書第Ⅰ部に収録しました．

第1章Ⅰ「人口高齢化は医療費増加の主因か？」（本書第Ⅰ部第2章第2節）は，私が『90年代の医療』（1990）Ⅱ-3「長寿社会は灰色か」と『現代日本医療の実証分析』（1990）第2章Ⅰ「1990年代の国民医療費増加要因の再検討」で行った研究の「決定版」であり，日本のデータ分析と欧米諸国の実証研究に基づいて，人口高齢化は医療費増加の主因ではない（ただし，日本では重要な要因ではある）ことを実証しました．

第2章Ⅰ「MRI（磁気共鳴装置）導入・利用の日米比較」（第3章第2節）は，アメリカ留学中からＵＣＬＡの研究者と始めた共同研究で，先述した『医療経済学』（1985）第4章Ⅱ「CTスキャナーの社会経済学」のMRIへの拡張版です．日米比較を多面的に行い，当時アメリカやヨーロッパでは原理的に不可能と言われていた「ハイテク医療技術と医療費抑制の『共存』」が日本で実現した4つの要因を明らかにしました．本研究は1993年にスイスで開かれた国際会議でも発表して注目を集め，その報告書にも収録されました

(Niki R, Mankovich NJ: Coexistence of wide diffusion of Magnetic Resonance Imaging and cost containment: A case study in Japan. In: Rink PA (ed): The Rational Use of Magnetic Resonance Imaging. Blackwell Wissenschafts-Verlag, Berlin, 1995. pp. 397-414).

第2章Ⅱ「**慢性透析医療と医療費の日米比較——医療費の支払い方式と水準が『医療の質』に与える影響**」(第3章第3節)は,MRIの日米比較論文と一対とも言えます.これら2論文と,紙数の制約のため本書には収録できなかった第2章Ⅲ「技術進歩は1980年代に医療費水準を上昇させたか?——技術進歩と医療費抑制政策との関係」により,医療技術進歩は医療費増加の単純な「独立変数」ではなく,医療費抑制政策により相当程度操作可能な「従属変数」であることを明らかにできました(ただし,ここでの「独立変数」「従属変数」は比喩的な意味です).この視点は,2016年に喧伝された「オプジーボ亡国論」を検討する際にも有効でした(後述).

第4章「**医療効率と費用効果分析——地域・在宅ケアを中心として**」(第1章第2節)は,地域・在宅ケアの経済分析の「総説」として歴史的意義が非常に高いと自己評価しています.前半で医療効率の原理的検討を多面的に行い,後半では,欧米諸国で行われた地域・在宅ケアの「効率」測定=費用効果分析の結果を紹介しています.本書で紹介した知見のほとんどは,20年以上を経た現在でもほとんどそのまま妥当します.例えば,「重度障害者の在宅・地域ケアの費用は[公的費用に限っても]施設ケアの費用よりも高くなる」ことは,2017年に出版されたOECD: Tackling Wasteful Spending on Health(『医療の無駄に挑戦する』)の「高額な長期ケアの浪費を抑制する」(208-209頁.15か国調査)でも再確認されています.

第6章Ⅰ「**医療法人の病院チェーン化は1980年代後半以降どのくらい進んだか?**」(第4章第2節)は,『日本の医療費』第3章Ⅰ「わが国の私的病院チェーンはどこまで進んでいるか?」の「続編」です.新たに老人保健施設等開設による「ヘルスケアグループ」化についても検討し,次に述べる「保健・医療・福祉複合体」研究の「先駆け」とも言えます.

## 『保健・医療・福祉複合体』(1998)

　本書は1996～1998年の足掛け3年間，文字通り専念・没頭してまとめたガチガチの実証研究書です．厚生労働省の公式統計ではまったく分からない保健・医療・福祉複合体の実態を全国の延べ1644人の個人・施設・組織からいただいた貴重な資料や情報と，全国の複合体の実地調査に基づいて多面的に明らかにしました．私は，この調査に際して，保健・医療・福祉複合体を「母体法人が単独，または関連・系列法人とともに，医療施設（病院・診療所）となんらかの保健・福祉施設の両方を開設しているもの」(略称は「複合体」) と定義しました．これは私が行った最大の実証研究で，しかも学術的価値が高く，私のライフワークと自己評価しています．1999年に社会政策学会奨励賞を受賞しました．

　複合体調査は5種類の全国調査（私的医療機関を「母体」とする特別養護老人ホームの全国調査，同老人保健施設の全国調査，私的病院・老人保健施設・特別養護老人ホームを開設しているグループの全国調査等）から成り，本書に収録した第I部「保健・医療・福祉複合体の全体像——全国調査の総括と評価，将来予測」(本書第I部第4章第5節) はそれの総括論文です．本書には，私立医科大学と (500床以上の) 大病院の構造と発展の調査研究も収録しました．

　本論文では，全国調査の結果に基づいて保健・医療・福祉複合体の全体像を示した上で，「考察」で私の事前予想（仮説）の検証を行い，医療経済学・医療政策研究からみた「複合体」の光と影について考察しました．具体的には，「複合体」の経済的効果を理論的に検討し，次に2000年に開始される介護保険が「複合体」の追い風になると私が予測する理由を説明し，最後に「複合体」の4つのマイナス面を指摘しました．

　実はこの研究は，当初は介護保険制度とは無関係に計画しましたが，介護保険論争を挟んだ結果，「介護保険の先（の21世紀の保健・医療・福祉システム）を読む研究」，ドラッカーの言葉を借りると「すでに起こった未来」の研究になったと自己評価しています．本書の出版後，「複合体」という用語は，医療・福祉関係者の間で「一般名詞」になりました．

序　論　私の医療経済・政策学研究の軌跡

本書で一番思い出深いのは,「あとがき」で,次のように言い切ったことです.「最近のわが国の医療改革の議論や研究をみると,日本医療の現実と歴史を無視した,外国(特にアメリカ)直輸入の改革論や思いつき的に概念だけを展開する改革論が目につく.本書はこのような安易な風潮に対するアンチテーゼでもある」.

## 『介護保険と医療保険改革』(2000)

上記『保健・医療・福祉複合体』出版前後に発表した論文をⅠ「介護保険と保健・医療・福祉複合体」,Ⅱ「医療保険改革と国民医療費」,Ⅲ「外科・眼科・リハビリテーション医療の経済分析」の3本の柱に整理した上で,介護保険制度が発足した2000年4月に出版しました.これ以降の著書は,すべて論文集です.

Ⅰでは介護保険の全体的評価と将来予測を多面的に行いました.私にとって思い出深いのは,それの2「『保健・医療・福祉複合体』の功罪」の最後で,『保健・医療・複合体』出版後に行ったフィールド調査に基づいて,「介護保険下の『複合体』の多様化と『ネットワーク』形成」について論じ,「『複合体』と『ネットワーク』形成は,対立的にとらえるべきではない」と指摘したことです(本書第1部第4章第3節補論1).

他面,Ⅰ-1の「介護保険制度の全体的評価と将来予測」では,「介護保険『制度』は短命――5-10年で『高齢者医療・介護保険』に再編成」(12頁)との不正確な予測もしてしまいました.この点については,後述する『介護保険制度の総合的研究』(2007.13頁)で私の「最大の誤り」と自己反省しました.そのポイントは本書第Ⅱ部の『介護保険と医療保険改革』の「はしがき」の後に書きました(576頁).

本書でもう1つ思い出深いのは,Ⅱ-2「幻想のビッグバンとDRG/PPS」です.2000年ビッグバンが導入・実施されるとのキャッチフレーズに踊らされるのではなく,医療者が着実に自己改革を進めていくことを提起し,次の「自己改革の3本柱」を提起しました:「①個々の医療機関の役割の明確

化,②医療・経営の効率化と標準化,③他の医療・福祉施設との連携強化(ネットワーク形成)または『保健・医療・福祉複合体』化」(122頁).これは,先述した『90年代の医療と診療報酬』での「3つの自助努力」の微進化版と言えます.

### 『21世紀初頭の医療と介護』(2001)と『医療改革と病院』(2004)

この2冊は小泉政権(2001年4月-2006年9月)の5年間の厳しい医療費抑制政策と医療分野への部分的市場原理導入政策を批判的に分析した論文集です.両書で一番思い出深いのは,副題をそれぞれ,「幻想の『抜本改革』を超えて」,「幻想の『抜本改革』から着実な部分改革へ」としたことです.

2000年前後には,厚生労働省や医療団体・医療関係者の間では,医療(保険)制度の抜本改革は不可避または不可欠と喧伝されていたので,特に『21世紀初頭の医療と介護』に「幻想の『抜本改革』を超えて」という挑発的副題を付ける時は,「清水の舞台から飛び降りる」思いでした.この時点では,これは私の「信念」でしたが,その後厚生労働省の公式文書や幹部の発言を丁寧に読み解くことにより,厚生労働省が「2001年3月以降『抜本改革』とは言わなくなった」ことを発見しました(『医療改革と病院』72-74頁).両書出版以降,この認識は徐々に医療団体・医療関係者の間に広がり,今や「定説」になっています.ただし,医療の実態を知らない政治家や(新古典派)経済学者の間には,今でも「抜本改革」が必要・可能と思っている方が少なくありません.

### 『21世紀初頭の医療と介護』

本書で最も先駆的でしかも歴史的意義があると自己評価している論文は序章「21世紀初頭の医療・社会保障改革——3つのシナリオとその実現可能性」です.私は,改革シナリオは1980-1990年代前半までの2つから,1990年代末以降は,次の3つになったとの「事実認識」を示しました:①医療・社会保障分野にも市場原理を全面的に導入する新自由主義的改革,②国民皆

保険・皆年金制度の大枠は維持しつつ，部分的に公私二階建て化する改革，③公的医療費・社会保障費用の総枠拡大．その上で，第1のシナリオの全面実施はなく，実現可能性が高いのは第2のシナリオだとの「客観的」将来予測を示しました．併せて，私が支持する第3のシナリオを実現するためには，「医療者の自己改革」が不可欠であるとして，「個々の医療機関レベルでの3つの自己改革」と個々の医療機関レベルの改革の枠を超えたより大きな2つの改革（①医療・経営情報公開の制度化と②専門職団体の自己規律）を提起しました．前者は，『介護保険と医療改革』Ⅱ-2で示した改革を具体化したものです．後者は本書で初めて提起しました．

　本書で最も思い出深い論文は，第Ⅰ章一「小泉政権の医療制度改革を読む」です．小泉内閣の閣議決定「今後の経済財政運営及び経済社会の構造改革に関する基本方針［骨太方針2001］(2001年6月21日) をすぐに分析し，決定のわずか10日後に『社会保険旬報』(7月1日号) に元論文を掲載しました．

　本書で最も学術的価値が高く，歴史的意義も大きいと自己評価している論文は第Ⅴ章「保健・医療・福祉複合体とIDSの日米比較研究」です（本書第Ⅰ部第4章第4節）．詳細な文献研究とアメリカ・カリフォルニア州のIDS (Integrated Delivery System.「統合医療供給システム」) の実地調査に基づいて，アメリカのIDSの全体像を日本で最初に明らかにしました．この研究では『「世界一」の医療費抑制政策を見直す時期』(1994) で指摘した，「日米医療の異質性の再確認」も行いました．日本の複合体研究としては，第Ⅳ章一「京都府の介護保険指定事業者の実態調査」も学術的価値が高いと自己評価しています．

『医療改革と病院』

　本書は，1997年以来2003年まで7年間も続いた「医療（保険）制度抜本改革」論議の終息を確認し，それに代わる部分改革を道を示しました．第Ⅱ章「21世紀初頭の医療改革の3つのシナリオと医療者の自己改革」は前著『21世紀初頭の医療と介護』序章の「続編」で，特に「医療者の自己改革と

序　論　私の医療経済・政策学研究の軌跡

制度の部分改革」について，より詳しく問題提起しました．

　本書で最も歴史的意義があると自己評価しているのは，第Ⅱ章「医療提供制度の2つの『抜本改革』論の挫折と崩壊」で，「株式会社の病院経営参入論」と「一般病床半減説」について，それぞれ私の事実認識，「客観的」将来予測と価値判断を示しました．本書で初めて提起した「新自由主義的医療改革の本質的ジレンマ」については，第2節で述べます．

　私にとって一番思い出深いのは，第2章補論「**医療・福祉の連携か複合か――両者の対立は無意味，真理は中間にある**」です（本書第Ⅰ部第4章第2節補論2）．私自身は，これにより無意味な論争に終止符を打ったと判断しています．

『医療経済・政策学の視点と研究方法』(2006)

　本書は，私が1972年に医師になって以来35年間続けてきた勉強と研究を通して身につけた，医療経済・政策学の視点と方法，技法を集大成したものです．書名は「医療経済・政策学の」と限定的ですが，第4章「私の研究の視点と方法」と第5章「資料整理の技法」の内容は「社会科学全般」に適用できると自己評価しています．私の著書には珍しくコラムを10も付けました．

　第4章では「私の研究の3つの心構えとスタンス」を以下の3つに整理しました．第1は医療改革の志を保ちつつ，リアリズムとヒューマニズムの複眼的視点から研究を行う．第2は，事実とその解釈，「客観的」将来予測と自己の価値判断（あるべき論）を峻別するとともに，それぞれの根拠を示して「反証可能性」を保つ．第3はフェアプレイ精神です：①出所・根拠となる文献と情報は全て明示する．②自分と立場の異なる組織や研究者の主張も全否定せず，複眼的に評価する．③自己の以前の判断に誤りがあることが判明した場合には，それを潔く認める（104-106頁）．私は，このスタンスを，講演の冒頭で必ず述べるようにしています．

　第5章では，研究方法の一環あるいは基礎となる資料整理の個々の技法に

序　論　私の医療経済・政策学研究の軌跡

ついて，私の「流儀」を詳しく紹介しました．ここで私はこれらの技法に普遍的なものはなく，最適な方法は個々人で異なるし，同一人物でも，年齢や経験を積み重ねるととともに変わってくることを強調しました．その後10年間で，研究の最適な方法だけでなく，研究の最適スタイルも，年齢によって変わることに気付きました（『地域包括ケアと福祉改革』(2017) 191 頁）．

　本書で私がきわめて「ユニーク」(現在に至るまで類似論文がない) と自己評価しているのは第2章「医療政策の将来予測の視点と方法」です．他の医療経済・政策学研究者にみられない私の特徴の1つは，現状分析だけでなく，将来予測にも挑戦し続けていることです．本論文では，私の行っている「客観的」将来予測の枠組み，政府・厚生労働省の公式文書や閣議決定，政府高官や政策担当者の講演録等の読み方のノウハウを紹介しました．本論文の最後では，私の過去の将来予測の誤りの原因の分類・検討も行いました．

　第1章「医療経済・政策学の特徴と学習方法」で思い出深いのは，アメリカで主流の新古典派医療経済学は日本医療の分析には無力であると私が考える3つの理由を示したこと，および医療経済学の「実証研究のみでは政策の妥当性は評価でき」ず，「政策について論じる場合には自己の価値判断の明示が必要なこと」を，強調したことです．

## 『介護保険制度の総合的研究』(2007)

　本書は，私が1995-2006年の12年間に行った介護保険研究・論争を集大成したものです．厚生労働省による介護保険の公式の解説や通史には欠落している重要な事実や視点を多数含んだ「もう1つの介護保険史」になっていると自己評価しています．私は本書で，2006年度に日本福祉大学から第2の学位（社会福祉学）を取得しました．最初の学位（医学博士）は1983年に東京大学から授与されました（研究テーマ「脳卒中患者の障害の構造の研究」『総合リハビリテーション』11巻6-8号，1983年）

　本書で一番歴史的意義があると自己評価している論文は第1章「介護保険論争の原点」で，これの初出は，里見賢治氏・伊東敬文氏との共著『公的介

護保険に異議あり［もう１つの提案］』（ミネルヴァ書房，1995）です（原題は「公的介護保険の問題点」）．

本書で学術的価値が一番あると自己評価しているのは，第５章第２節「新予防給付の行方」です．2005 年介護保険制度改革の切り札とされた「新予防給付」（介護予防）の医学的・経済的効果について包括的文献レビューを行い，介護予防による介護・医療費の抑制効果を実証した研究は世界的にも皆無であることを明らかにしました．これ以降，厚生労働省は医療・介護改革で費用抑制できると主張する場合も，根拠となる文献を示さなくなりました．それを示すと私にすぐに否定されてやぶ蛇になることを懸念しているためと聞いたこともありますが，真偽は不明です（笑）．

『医療改革』（2007）と『医療改革と財源選択』（2009）

この２冊は，５年に及んだ小泉政権が終了した後，首相が１年ごとに交代した（第一次）安倍・福田・麻生内閣時代（2006 年 9 月-2009 年 9 月）に出版した論文集です．当時は，小泉政権が強行した過度の医療費抑制政策により，「医療危機」・「医療荒廃」が社会問題化し，医療関係者の間では絶望感が蔓延していましたが，私は敢えて医療改革の「希望の芽」が生まれていることに注意を喚起しました．

『医療改革』

本書で思い出深いのは，第１章第３節「敢えて『希望を語る』」で，「最近の制度改革の肯定面と専門職団体の自己規律の強化」に注目しました．

本書で一番歴史的意義があると自己評価しているのは，第２章第１節２「混合診療問題の政治決着の評価と医療機関への影響」と第２章第４節２「療養病床の再編・削減」の２論文で，後期小泉政権が実施した２つの改革について複眼的に分析しました．前者では，2004 年 12 月に行われた混合診療問題の政治決着（部分解禁）の評価と医療機関への影響を包括的に検討しました．この論文で一番強調したことは，混合診療全面解禁をめぐる論争の本質

が公的医療保険の給付水準理念の対立（「最適水準」説対「最低水準」説）にあることです．

「療養病床の再編・削減」では，2005年末に突如提起された療養病床再編・削減方針を「手続き民主主義と医療効率の視点から」検討し，医療療養病床の15万床への削減とそれによる医療・介護費の大幅削減が困難・不可能な理由を説明しました．併せて，「社会的入院の是正」自体には賛成だが，方針は「手続き民主主義」に反するため賛成できないとの私の価値判断を示し，「介護難民」・「医療難民」の発生を予防するための3つの制度的対応を提起しました．

本書で一番学術的価値が高いと自己評価している論文は第5章第1節「**医療満足度と国際比較調査の落とし穴**」です（本書第Ⅰ部補章第2節）．これは，医療満足度の国際比較調査を行った12論文の文献学的研究です．

本書で最近「再発見」したのは，第4章第1節「医療制度改革と増大する医療ソーシャルワーカーの役割――社会福祉教育の近未来にも触れながら」です．後述するように私は2013年に日本社会福祉教育学校連盟会長になり，福祉教育改革について研究・発言する機会が増え，本論文を読み返したところ，今でもそのまま通用すると感じました．本論文では，まず四半世紀ぶりの大改革となった2006年医療制度改革が「MSW（医療ソーシャルワーカー）の業務に特に大きな影響を与える4点」をあげました．次に「有能なMSW養成のための社会福祉教育の新しい課題」として3つの短期的課題をあげ，さらに「中期的課題として，医療ソーシャルワーカーの『マネジメント』能力の向上のための教育が不可欠」と述べました．私は，この能力を身につけるためには医療経済・政策学の基礎知識も必要と考えています．1999年度に開設した日本福祉大学社会福祉学研究科福祉マネジメント専攻（夜間制の社会人大学院．2009年度から「医療・福祉マネジメント研究科」）では初年度から「医療経済学」（現・医療福祉経済論）を開講し，私が担当しています．

序　論　私の医療経済・政策学研究の軌跡

## 『医療改革と財源選択』

　本書で一番思い出深いのは，第1章第3節「公的医療費増加の財源選択と私の判断」とその補論「医療費の財源選択についての私の考えの変化」です．ここでは，私が医療費増加の主財源は社会保険料，補助的財源は消費税を含む租税と判断する理由，および私が2006年にこの判断に到達するまでの「試行錯誤」を包括的かつ率直に述べました．もう1つ思い出深いのは，補章第1節「医療政策の現状と課題」で，私自身と同僚・友人の経験と実績に基づいて，「研究者は政策形成にどのように貢献しうるのか」について，率直に問題提起しました．

　本書で一番歴史的意義があると自己評価しているのは，第4章第2節「リハビリテーション診療報酬改定を中長期的視点から複眼的にみる」です．1980年以降四半世紀のリハビリテーション診療報酬改定のプラス面とマイナス面を歴史的に検討すると共に，2008年に「試行的」に導入された回復期リハビリテーション病棟の「質に応じた評価」の問題点を国際的な経験と研究も紹介しながら検討しました．

　本書で一番学術的価値が高いと自己評価しているのは，第5章第2節「**医師数と医療費の関係を歴史的・実証的に考える**」です（本書第Ⅰ部第5章第3節）．吉村仁氏の「医療費亡国論」が医療費・医師数抑制政策の原点であるとの主張が誤りであることを指摘した上で，医師数増加は医療費増加をもたらすとの主張が，3種類のマクロ経済学的実証研究等により完全に否定されていることを示しました．

## 『民主党政権の医療政策』(2011) と 『TPPと医療の産業化』(2012)

　この2冊は，民主党政権時代（2009年9月-2012年12月）の医療政策をリアルタイムで分析した論文集であり，民主党政権の医療政策を包括的に分析した唯一の本でもあります．両書で一番強調したことは，日本を含めた先進国には，政権交代によっても医療政策の「抜本改革」は生じないという経験則があることでした．

序　論　私の医療経済・政策学研究の軌跡

## 『民主党政権の医療政策』

　本書全体の内容は第1章「政権交代と民主党の医療政策」に凝縮されています．私にとって思い出深いのは，それの「補足」で，「民主党マニフェストの目玉政策と言える子ども手当を除いた医療・福祉の諸制度に関しては，公約の達成度と各制度の予算規模とが逆の関係にある（つまり金額が大きい制度は達成度が低いが，金額が小さい制度は達成度が高い）」との「仮説」を提起したことです．私は，この仮説は，その後，再度の政権交代で安倍政権が成立した後も妥当すると判断しています．

　もう1つ思い出深い論文は第6章第2節「医療・健康の社会格差と医療政策の役割」で，「医療格差を縮小するための私の改革案とその実現可能性」を述べました．これは，先述した『医療改革と財源選択』(2009)第1章第3節「公的医療費増加の財源選択と私の判断」の「補足」とも言えます．

　本書で一番歴史的意義があると自己評価している論文は，第6章第3節「川上武先生の医療政策・医療史研究の現代的意義」です．2009年7月に83歳で亡くなられた川上武先生（医師・医事評論家，私の恩師）の，医療政策・医療史研究の最重要著作9冊を示すと共に，先生が提唱した8つの「『メイド・イン・ジャパン』の医療政策・医療史研究の概念・視点」の現代的意義を検討しました．

## 『TPPと医療の産業化』

　本書では，民主党の菅・野田内閣の下で部分的に復活した医療への市場原理導入政策（TPPへの参加方針と医療の営利産業化方針）を中心として，民主党政権の医療政策を批判的に，しかし複眼的に検討しました．

　本書で歴史的意義が大きいと自己評価しているのは，第1章「TPPと混合診療」，特に2「TPPに参加するとアメリカは日本医療に何を要求してくるか？」です．この論文では，TPPに参加すると国民皆保険が崩壊する，いや医療に影響はないとの両方向の極論を排し，アメリカの要求を3段階（医療機器・医薬品価格の規制撤廃・緩和→医療特区に限定した市場原理導入→市

場原理の全面的導入）に分けて，それぞれの実現可能性を予測しました．この3段階の予測は，その後，医療団体の共通認識になりました．

本書には収録しなかったが学術的価値が高いと自己評価しているのは第2章「医療産業化論の歴史的・理論的検討」(6論文)，特に第2節「医療への市場原理導入論の30年」と第4節「日本の民間病院の『営利性』と活力」です．第2節では，「医療の企業化」には営利産業の医療への参入だけでなく，一部の医師や病院の営利的行動も含まれることを指摘しました．第4節では，「活力」には「創造的活力」と危機に際して「生き延びる」という意味での活力の2種類があること，および日本の民間病院は経済学的には，カナダの医療経済学者エヴァンズ氏の提起した「営利のみを目的とするのではない」(not-only-for-profit) 組織と位置付けられることを指摘し，民間病院には「非営利性の強化と活力の両立」が求められていると問題提起しました．

同じく本書には収録しなかったが，学術的価値が高いと自己評価しているのは第4章第1節「介護予防の問題点」と第5章第1節「国民皆保険50年——『いつでも，どこでも，だれでも』という標語の来歴を探る」です．前者は，『介護保険制度の総合的研究』(2007) 第5章第2節「新予防給付の行方」の「追試」で，介護予防開始後5年経っても，それによる介護費削減効果は実証されていないことを示しました．後者では，入手しうる限りの資料と関係者の証言により，「いつでも，どこでも，だれでも」という標語は1970年前半に革新政党や医療運動団体，および岩手県沢内村が，それぞれ独自に，あるべき医療の理念として用い始めたことを初めて明らかにしました．この標語は1960年代から用いられていたと主張する方もいますが，それのエビデンスは示されていません．

学術的価値が高いと判断し本書に収録した論文は第4章第3節「**日本の保健・医療・福祉複合体の最新動向と『地域包括ケアシステム』**」です（本書第Ⅰ部第4章第5節）．本論文では，『保健・医療・福祉複合体』(1998) 出版以降の複合体と複合体研究の動向を分析し，「複合体の最近の注目すべき動き」として，次の3点を指摘しました：①地域の中核的複合体による地域振

興，地域経済活性化の取り組み．②地方都市を本拠地とする大規模複合体の首都圏・大都市への進出．③すべての巨大民間病院チェーンの複合体化．最後に，「地域包括ケアシステム」が複合体への新しい追い風になると予測しました．

**『安倍政権の医療・社会保障改革』(2014)**

本書は，2012年12月に成立した第二次安倍内閣の医療・社会保障政策を包括的かつ個別的に検討した初めての著作です．私は安倍政権の医療政策の中心は，伝統的な（公的）医療費抑制政策の徹底であり，部分的に医療の（営利）産業化政策も含んでいると位置付けました．

一番思い出深い論文は，第1章第5節「社会保障制度改革国民会議報告書を複眼的に評価し，『[社会保障改革] プログラム法案』を批判する」です．私は，安倍内閣の下でも，報告書が「社会保障の機能強化」という理念を復活させたことに注目し，「医療・介護分野の改革」は大変見識があり，今後の改革議論の重要な叩き台になると評価しました．

本書で一番学術的価値が高いと自己評価している論文は第3章「地域包括ケアシステムと今後の死に場所」(4論文)，特に第3節「**21世紀初頭の都道府県・大都市の『自宅死亡割合』の推移**」です（本書第Ⅰ部第1章第3節）．今後の「自宅死亡割合」の変化を予想するための基礎作業として，『人口動態統計』等により2000-2011年の都道府県・大都市の「自宅死亡割合」の推移を多面的に検討し，以下のような意外な事実を初めて定量的に明らかにしました：①自宅死亡割合の推移には大きな地域差があり，首都圏・関西圏やそれ以外の大都市では増加に転じているが，「その他」地域では減少し続けている．②東京都区部では自宅死亡が急増しているが，その4割は「孤独死」の増加による．③2010年には，1990年代までは残っていた自宅死亡割合と高齢者の子との同居割合の相関が消失している．

もう1つ学術的価値が高いと自己評価している論文は第5章第1節「**病院勤務医の開業志向は本当に生じたのか？**」です（本書第Ⅰ部第5章第2節），

2000-2010年の全国・都道府県データを用いて，小松秀樹医師が2006年に提唱して一世を風靡した「勤務医の立ち去り型サボタージュ」(開業医シフト)説の妥当性を検証し，棄却しました．

## 『地域包括ケアと地域医療連携』(2015)と『地域包括ケアと福祉改革』(2017)

この2冊の主な内容はそれぞれの書名に示した通りですが，共に，安倍政権の下での他の医療・社会保障改革のライブな分析も含んでいます．両書の書名に共通する私の「こだわり」は，「地域包括ケアシステム」という公式用語を用いず，「地域包括ケア」を用いていることです．その理由は，「地域包括ケアシステム」の実態は，全国共通・一律に実施される「システム」ではなく，それぞれの地域で関係機関が協力共同して実施する「ネットワーク」だからです．このことは，現在では厚生労働省も公式に認めるようになっています．例えば，『平成28年版厚生労働白書』(201頁)はそのものズバリ，「地域包括ケアシステムとは，『地域で暮らすための支援の包括化，地域連携，ネットワークづくり』に他ならない」と書きました(『地域包括ケアと福祉改革』81頁).

## 『地域包括ケアと地域医療連携』

本書で一番学術的価値が高いと自己評価している論文は第1章第2節「地域包括ケアシステムの法・行政上の出自と概念拡大の経緯を探る」です．2000-2014年に発表された各種の政府文書等を網羅的・探索的に検討し，地域包括ケアシステムは，公式には2003年に介護保険制度改革として初めて提起されたが，2004-2008年の「法行政的空白(停滞)期」を経て，概念と対象が徐々に拡大し，2013年以降は病院も明示的に含むようになったことを示しました．

本書で歴史的意義が大きいと自己評価しているのは第2章「地域医療構想と病院再編」(5論文)です．第1-3節では，「地域医療構想策定ガイドライン」や「専門調査会第1次報告」を複眼的に検討して，私が病床の大幅削減

序　論　私の医療経済・政策学研究の軌跡

が困難と考える理由を包括的に述べました．第4節では，2014年度診療報酬改定で示された7対1病床大幅削減方針の実現可能性はなく，妥当でもないことを示しました．第5節では，2013年の「日本再興戦略」で提起された「ホールディングカンパニー型法人」（メガ医療事業体）が迷走の末挫折し，それに代わって「地域医療連携推進法人」が制度化されたが，その実効性は乏しいことを指摘しました．

　第5章第1節「リハビリテーション科医に必要な医療経済・政策学の視点と基礎知識」は，日本リハビリテーション医学会の教育講演をまとめたもので，医療経済学の入門論文・総説として完成度が非常に高いと自己評価しています．

『地域包括ケアと福祉改革』

　本書の新しさは，第2章「福祉改革の展開」（4論文）で，2015-2016年に発表された各種の福祉改革文書をライブで分析したことです．私は2015年5月に日本社会福祉教育学校連盟会長（任期2年）に選ばれ，新たに政府・厚生労働省の福祉政策の分析や福祉教育改革の提言をまとめる機会が増え，研究の守備範囲も「医療・介護」から「医療・介護・福祉」へと拡大しました．第2章はその成果物です．第2章で思い出深いのは，第2節で安倍政権が閣議決定した「ニッポン一億総活躍プラン」の分析をした際，安倍政権は憲法・外交面では極めて「タカ派的」だが，その社会政策には「リベラル」，「現実主義」の側面もあることに注意を喚起したことです（73-74頁）．第1章「地域包括ケア政策と地域医療構想」は，前著『地域包括ケアと地域医療連携』第1・2章の「続編」です．

　本書で一番思い出深い論文は序章「今後の超高齢・少子社会を複眼的に考える」です．私は長年，ドイツの大哲学者ヘーゲルの教え「何か偉大なことをしようとする者は，（中略）自己を限定することを知らなければならない」を守り，自分の専門分野以外の発言は控えていました．しかし，この論文では，医療・福祉関係者を含め広く国民に蔓延している将来に対する悲観論を

払拭するために，①日本社会の扶養負担が今後急増する，②日本の労働生産性伸び率が低い，③日本は高医療費国になったとの3つの通説の誤りを指摘しました．

本書で一番学術的価値が高いと自己評価している論文は，第4章第2節「國頭医師のオプジーボ亡国論を複眼的に評価する」です．国際的・国内的経験に基づいて，今後，新医薬品・医療技術の適正な値付けと適正利用を推進すれば，技術進歩と国民皆保険制度は両立できると主張しました（本書第Ⅰ部第3章第4節）．

本書で一番思い出深い論文は第5章「私の行ってきた研究とその方法――60歳以降の研究の『重点移動』と著書『量産』の秘密」です．これは，『医療経済・政策学の視点と研究方法』(2006) 第4章の「続編」と言えます．

## 第2節　日本医療の将来予測を行うために考案した分析枠組み・概念

次に，本書第Ⅰ部に収録した論文には書いていない，日本医療の将来予測を行うために私が考案した3つの分析枠組み・概念を紹介します．それらは，①「将来予測の3つのスタンス」，②「厚生省の政策選択基準」と「新自由主義的医療改革の本質的ジレンマ」，③「21世紀初頭の医療・社会保障改革の3つのシナリオ」です．私は，現在では，これらは「将来予測」だけでなく，個々の医療政策を大局的・歴史的視点から分析する上でも有用であると判断しています．

**将来予測の3つのスタンス**

まず，「将来予測の3つのスタンス」は，『複眼でみる90年代の医療』(1991) 序章で初めて示しました（1-6頁）．

第1のスタンスは政府の施策を批判して，社会保障の理念を完全に満たす「あるべき医療」を対置するもの，第2のスタンスは厚生省の最大限願望が実現した場合に，将来起こりうる最悪の事態＝「地獄のシナリオ」を示して，

序　論　私の医療経済・政策学研究の軌跡

警鐘乱打するものです．この2つは，主に医療運動団体が主張していました．この2つのスタンスは一見正反対に見えますが，政府の医療政策（それも最大限願望）のみに眼を奪われ，①医師・医療機関の内部に存在する弱点や，②現実の医療の変化（特に医師・医療機関の階層分化）を無視しているか見落としている，あるいはタブーにしている，という共通の弱点を持っています．

私はこれら2つのスタンスの弱点を補うために，第3のスタンスとして，研究者の立場から，医療の徹底的な実証分析に基づいて，今後生じる確率の高い**客観的・実証的**予測を行い，それが現在に比べどのように変わるのか変わらないのか，どのような「光と影」（積極面と否定面）を持っているのか，を**複眼的**に考察することを提唱しました．

当時私は，以下の3つの研究や調査に基づいて，（90年代の）医療政策の予測を行いました．①（80年代の）日本医療の構造的変化の徹底的な実証分析．②自己の臨床経験に即して判断すると共に，それを補足するために新しい動きが注目される医療機関を個々に訪問し，そこから生の情報を得る（フィールド調査）．③政府・厚生省の公式文書や政策担当者の講演記録の分析（文献学的研究）．

## 厚生省の政策選択基準と新自由主義的医療改革の本質的ジレンマ

次に，「厚生省の政策選択基準」は，同じく『複眼でみる90年代の医療』で次のように提起しました．「厚生省の政策選択基準はあくまで医療費抑制（正確には公的医療費抑制）であり，その政策が実施された場合には，**結果的に国民医療や医療機関の経営の困難が増すことが多い**，と媒介的に考えるべき」．「厚生省は医療費増加を招くことが明らかな政策は，**特別の事情がないかぎり**，選択しないという視点から，厚生省の医療政策を評価する．こうすれば，厚生省が打ち出している政策アドバルーンのうち，実際にはどれが採用されるかを，かなり正確に予測できる」．ここで「特別の事情」とは，「外圧［アメリカ］による政策変更」である（13-14, 28-29頁）．今では信じがたいことですが，当時，「医療関係者や医療団体の間には，80年代に厚生省が

序論 私の医療経済・政策学研究の軌跡

強行した厳しい医療・福祉『見直し』政策に反発する余り，厚生省を『悪の帝国』と見なし，厚生省の打ち出すすべての政策が国民医療の破壊や『民間病院つぶし』，あるいは大企業の市場・利潤の拡大，を**直接**の目的としていると全否定する傾向が見られ」ました（13頁）．

この分析枠組み・概念を進化させたものが，『医療改革と病院』(2004)で提起した「新自由主義的医療改革の本質的ジレンマ」です：「医療の市場化・営利化は，企業にとっては新しい市場の拡大を意味する反面，医療費増加（総医療費と公的医療費の両方）をもたらすため，（公的）医療費抑制という『国是』と矛盾する」(21頁)．この分析枠組みにより，小泉政権の絶頂期にも，私は企業の医療機関経営の解禁や混合診療の全面解禁はないと正確に予測できました．

## 21世紀初頭の医療・社会保障改革の3つのシナリオ

第3の「21世紀初頭の医療・社会保障改革の3つのシナリオ」は，『21世紀初頭の医療と介護』(2001)序章で初めて提起しました．私はそこで，1990年代までは一枚岩だった体制（内閣・官庁・自由民主党・経済団体・政府系研究者等）の医療・社会保障改革のシナリオが1990年代末に2つに分裂し，その結果，21世紀初頭には改革のシナリオは，①新自由主義的改革，②社会保障制度の［部分的－後に補足］公私2階建て化，③公的医療費・社会保障費用の総枠拡大の3つになったと主張しました（4: 6-37頁）．「3つのシナリオ」は『医療経済・政策学の視点と研究方法』(2006)第3章でより詳しく説明しました（47-70頁）．

「3つのシナリオ」は，小泉政権時に提起しましたが，その後の第1次安倍・福田・麻生政権，民主党政権，および現在の安倍政権の医療・社会保障改革を分析する上でも有効と判断しています．そのポイントは，小泉政権以降の歴代政権の医療・社会保障改革は，現在の安倍政権のものを含め，新自由主義改革一色ではないことです．安倍首相は，歴代自民党政権のうちでも飛び抜けて保守的イデオロギーが強く，憲法解釈・外交面で「タカ派」的政

序　論　私の医療経済・政策学研究の軌跡

策を強行していますが，安倍政権の医療・社会保障政策は，歴代政権の政策を引き継いだ「部分改革」であり，「抜本改革」は目ざしていないことをリアルに見る必要があります．

**補足：診療報酬改定を分析した論文一覧**

　第1節ではほとんど触れませんでしたが，私は1990年代から2016年まで，ほぼ毎回の診療報酬改定を複眼的に分析してきました．それは医療機関の経営に大きな影響を与えるだけでなく，医療改革のテコ・誘導策としても用いられてきたからです．紙数の制約のためそれらの論文は本書に収録できませんでしたが，厚生労働省による公式の解説を補う「もう一つの診療報酬改定史」になると判断し，その一覧を以下に示します（出版社は，最初の論文を除き，すべて勁草書房）．

- 「看護婦の給与と診療報酬は1980年代に改善されたか」『現代日本医療の実証分析』医学書院，1990, 169-185頁．
- 「[90年代に] 診療報酬全体の大幅引き上げはなく，出来高払い制度も『修正』される」『複眼で見る90年代の医療』1991, 20-39頁．
- 「1992年4月診療報酬改定の検証」『90年代の医療と診療報酬』1992, 2-51頁．
- 「90年代の診療報酬と病院経営を考える」『90年代の医療と診療報酬』1992, 54-98頁．
- 「1994年医療費改定は『第二次保険・医療改革』のはじまり──不公正で不透明な医療行政を憂える」『「世界一」の医療費抑制政策を見直す時期』1994, 96-110頁．
- 「1996年診療報酬改定をこうみる── 5つの不公正・不透明」『介護保険と医療保険改革』2000, 133-144頁．
- 「2000年診療報酬改定と一般病院・患者」『21世紀初頭の医療と介護』2001, 96-106頁．

- 「2002 年診療報酬改定の意味するもの」『医療改革と病院』2004, 179-203 頁.
- 「2004 年診療報酬改定の特徴」『医療改革と病院』2004, 247-254 頁.
- 「2004・2006 年の診療報酬改定の特徴」『医療改革』2007, 62-89 頁.
- 「[2008 年改定] 診療報酬本体プラス改定の意味」『医療改革と財源選択』2009, 74-75 頁.
- 「リハビリテーション診療報酬改定を中長期的視点から複眼的にみる」『医療改革と財源選択』2009, 140-157 頁.
- 「2010 年診療報酬改定報道の 3 つの盲点」『民主党政権の医療政策』2011, 42-48 頁.
- 「財政審「建議」[2014 年度] 診療報酬引き下げ論の検証」『安倍政権の医療・社会保障改革』2014, 58-66 頁.
- 「[2014 年診療報酬改定] 7 対 1 病床大幅削減方針の実現可能性と妥当性を考える」『地域包括ケアと地域医療連携』2015, 64-77 頁.
- 「2016 年度診療報酬改定の狙いとその実現可能性・妥当性を考える」『地域包括ケアと福祉改革』2017, 109-120 頁.

# 第Ⅰ部
# テーマ別の主要実証研究

全論文は，明らかな誤字を直すと共に，最低限の表記の統一を行った：数字は原則として算用数字とし，全論文を「本節」と表記した．必要に応じて【訂正】と明示した．
- 文体はですます調とである調が混在．
- 執筆者の呼称は「筆者」と「私」が混在．
- 外国人名の表記はカタカナと英語が混在（索引はカタカナ表記に統一）．
- 引用文献の表示も，文科系の方式と理科系の方式が混在．
- 古い論文では，一部の用語が現在の呼称と異なる．例：看護婦，収容施設，痴呆性老人．
- 専門用語の日本語訳も一部異なる（索引ではそれが分かるようにした）．
- 引用した人物の所属は，論文執筆時のもの．

# 第1章　脳卒中リハビリテーションと地域・在宅ケアの経済分析

## 第1節　医療の質を落とさない医療費削減
――「脳卒中医療・リハビリテーションの施設間連携モデル」による経済効果の具体的検討

(『医療経済学』医学書院, 1985, 第3章Ⅱ, 77-92頁.)

　1980年代の医療費抑制時代には, 医師・医療従事者に対して**医療の質を低下させないで医療費・医療資源を効率的に使用する**という新しい努力が求められている. 今後はこのような努力・モデルづくりなしに, 財政主導の医療費抑制政策を転換させることは望めないとすらいえる. そのための分析手法として**費用便益・費用効果分析**が最近注目をあびている.

　費用便益・費用効果分析には制約条件が多数存在するために, 計算結果（純便益, 費用／効果比など）のみに基づいて政策決定をすることはできないが, 両手法により問題の構造を明らかにすることは可能である. また分析の対象を限定し, 医療の実態・医療技術の性格を正確に反映したモデルを作製した上で費用効果分析を行えば,「医療の質を落とさない医療費節減」の可能性を検討することも可能である.

　本節ではこの点について, 筆者の臨床経験に基づいて作製した「**脳卒中医療・リハビリテーションの施設間連携モデル**」を用いて具体的検討を行う. このモデルは発症後早期の医療・リハビリテーションに重点を置いており, ①一般病院, ②自宅（在宅医療サービス）, ③リハビリテーション専門病院, ④長期療養施設を構成要素としている. その結果このモデルによる医療・リハビリテーションでは, 一般病院のみに長期入院する場合に比べて, **19-48％の費用節減**（1981年価格）が可能なことが明らかにされる.

　また在宅療養の"寝たきり患者"の生活費・家族介護費相当分をも含んだ広義の医療・福祉費用（real cost）は, 施設収容患者の費用とほとんど差がないことも示される.

医療費増加の主因が入院医療費・高額医療費にあることは第2章[「国民医療費」の構造分析と国際比較・省略]で示したとおりであり，今後の医療費抑制もここに焦点がある．このことは，わが国より一足先に医療費高騰時代に入っていた欧米諸国では早くから認識されていた[1][2]．そして70年代後半からは，その対策として薬価規制，高額医療機器の導入規制・共同利用の促進などと共に，強力な病院医療費抑制策が取られている．特に老人医療の分野ではナーシングホーム，在宅ケアによる病院医療の「代替」が図られ，その効果もあり欧米諸国の病院の在院日数は近年減少傾向にある[3]．

それに対してわが国では伝統的に欧米諸国に比べて病院の在院日数が著しく長いだけでなく，最近もそれは増加し続けている．厚生省「病院報告」によると，一般病床の平均在院日数は，1970年の32.5日から1980年の38.3日へと，10年間で5.8日も増加している．

しかし今後医療の質を落とさないで医療費・医療資源を効率的に利用していくためには，この異常に長い在院日数の短縮が不可欠である．そしてそれを実現するためには，病院間，病院・診療所間という医療施設間連携にとどまらず，在宅医療・福祉機関，福祉施設をも含んだ総合的な施設間連携を促進することが重要である．

わが国でも近年ようやくこのような医療・福祉施設間連携の重要性が認識され，その実践報告も生まれている．しかし欧米諸国と異なり，それの経済的効果を検討した報告はほとんどみられない．

筆者は長年中規模一般病院を中心とした脳卒中医療・リハビリテーションの施設間連携＝患者の流れの円滑化の模索を行い，その実績は別に報告してきた[4]〜[8]．本節ではその経済的効果を費用効果分析の手法を用いて検討してみたい．

## 1 脳卒中医療・リハビリテーションの位置

その前に，ここでわが国医療における脳卒中医療・リハビリテーションの

位置（比重）を整理しておきたい．

　脳卒中（脳血管疾患）の死亡率は近年低下を続け1981年には悪性新生物に死亡順位首位の座を譲ったとはいえ，依然全死因の約21.8％を占めている（厚生省「人口動態統計」1981年）．

　厚生省「患者調査」(1980年）によると脳血管疾患の調査1日の患者数は25.89万人であり，総数の3.23％である．このうち53.3％に当たる13.80万人は入院患者であり，単一疾患としては精神分裂病の19.04万人に次いで多い．そのため入院患者総数に占める比率は11.06％と高く，特に70歳以上の高齢入院患者ではその比率は27.51％に達している．更に脳血管疾患の平均在院日数は147.6日と著しく長く，精神分裂病，結核を除いた一般疾患の中では最長である（ただし「患者調査」による脳血管疾患の平均在院日数は調査年による変動が大きい．そのため後述する経済計算では，1976〜1981年の5年間の単純平均値120日を全国平均値として用いる）．

　厚生省「国民医療費」(1980年）によると，脳血管疾患医療費は一般診療費中の2.3％であり意外に少ないが，70歳以上高齢患者では入院医療費の22.1％を占めている．

　ただしこの医療費中に占める医学的リハビリテーションの比率はまだごくわずかである．厚生省「社会医療調査」（1980年）によると脳血管疾患の入院1日当たり医療費10,471円中，「理学療法」はわずか2.1％に過ぎない．この数字はわが国におけるリハビリテーションの立ち遅れを雄弁に示しているといえよう．

　このように大きな比重を占める脳卒中医療・リハビリテーションの施設間連携を徹底させると，医学的効果だけでなく大幅な在院日数の短縮とそれに伴う経済的効果が期待できる．更にその結果は他の老人疾患・長期慢性疾患医療の効率化にも応用できよう．

## 2 脳卒中医療・リハビリテーションの施設間連携のモデル

脳卒中医療・リハビリテーションの施設間連携＝患者の流れのモデルには上田[9]，三島[10]のものがあるが，ここでは，筆者の勤務していた代々木病院での実績[4]～[8]に基づいてまとめたモデル（図1）により検討を行いたい．

脳卒中医療・リハビリテーションにかかわる施設は，職業的リハビリテーション施設も含めて多種にわたる．しかしここでは経済計算の簡便化のためもあり，発症後早期の医療・リハビリテーションに重点を置いて，それらを①一般病院，②自宅（在宅医療サービス），③リハビリテーション専門病院，④長期療養施設の4種類に単純化した．

### (1) 一般病院での医療・リハビリテーション

このモデルの中心は一般病院内にリハビリテーション部門を設置することにある．リハビリテーションというとまだ大規模な設備・スタッフが必要との誤解があるが，実際には小さな訓練室と平行棒などの最低限の設備，および医師と看護婦（できれば理学療法士とソーシャルワーカー）だけでも，充分効果が期待できる[4][5][9][12][13]．

このように一般病院内に小規模でもリハビリテーション部門を設置し，脳

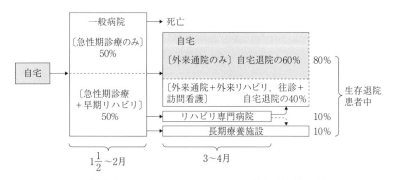

図1　脳卒中医療・リハビリテーションの施設間連携モデル

第1章 脳卒中リハビリテーションと地域・在宅ケアの経済分析

卒中急性期の診断・治療と併行して早期リハビリテーションを実施すると，患者の80％（死亡患者を除く）は直接自宅へ退院可能となる．代々木病院で内科病棟の一部で不充分な設備・スタッフでリハビリテーションを行っていた1975年7月〜1978年12月の時期でも，ちょうど80％の患者は自宅へ退院し，10％がリハビリテーション専門病院へ，9％が長期療養施設へ転院していた[5]．三好[12]，沢浦[13]も同様に，一般病院で早期リハビリテーションを実施することにより，それぞれ83％，82％の患者が直接自宅退院したと報告している（死亡患者は除いて筆者が再計算）．

しかも，そのために必要とされる在院日数も決して長くはない．図2は，代々木病院の全脳卒中患者の平均在院日数の推移を示したものである．上述したように，内科病棟の一部でリハビリテーションを行っていた1978年12

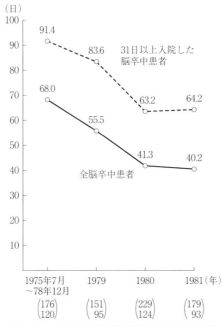

図2 代々木病院の脳卒中患者の平均在院日数の推移
注：（ ）内上段は全脳卒中患者数，下段は31日以上入院した脳卒中患者数．

月までの平均在院日数でさえ 68 日であり，全国平均 120 日の約半分である．その後病院機能の強化（リハビリテーション専門病棟開設，救急指定）と施設間連携の徹底により，全脳卒中患者の平均在院日数は 80 年 41.3 日，81 年 40.2 日まで低下している．

ただし全脳卒中患者のうち，死亡例や運動障害のないくも膜下出血，短期間で自然治癒する軽症例（TIA・RIND など）を除き，おおむね 1 月以上の入院リハビリテーション（理学療法，作業療法）を必要とする患者は約半数である[5][6][14]．そして，このような患者の平均在院日数は図 2 に示したように約 2 か月（1980 年 63.2 日，1981 年 64.2 日）である．なおイギリスの一般病院での脳卒中リハビリテーションの平均在院日数も約 2 か月（Isaacs ら[15] 58 日，Garraway ら[16] 65 日）である．

### (2) 自宅退院患者の医療・リハビリテーション

次に自宅退院する患者のうち，約 60％の屋外歩行・日常生活動作（ADL）自立患者は診療所または病院外来での一般医学的管理のみで充分である．それに対して早期リハビリテーションを施行しても屋内歩行〜ベッド上生活自立にとどまった患者（20-30％）に対しては，退院後の能力低下を防ぐために，外来（または在宅）での理学療法・作業療法の継続が必要である．更に早期リハビリテーションを施行しても全介助（"寝たきり"）にとどまって自宅退院した患者（10-20％）には，往診・訪問看護サービスの実施が不可欠である（1975 年 7 月〜1980 年 9 月に代々木病院から自宅退院した脳卒中患者 339 人の内訳：屋外歩行 60.0％，屋内歩行 21.5％，ベッド上生活自立 7.1％，全介助 11.2％）[8]．

筆者の経験では，このように在宅医療・リハビリテーションをきめ細かく実施すれば，より多くの患者が自宅退院可能となるだけでなく，一般病院の在院日数も大幅に短縮できる．そしてこの点は，先述したように Bryant ら[17] が厳密なコントロール・スタディで確認している．

### (3) リハビリテーション専門病院

しかし一般病院で早期リハビリテーションを励行しても，約 10% の患者は更に専門病院への転院を必要とする．このような患者は主として壮年患者で，長期間のリハビリテーションにより歩行・日常生活動作の自立，言語機能の改善，職業復帰などが期待できる患者である．ただし，この比率は一般病院のリハビリテーション機能とリハビリテーション専門病院の地理的配置によって変化する．例えば代々木病院では，リハビリテーション専門病棟を設置して以後は，専門病院転院患者は約 5% に半減している[7]．

### (4) 長期療養施設

ここで「長期療養施設」とは，特別養護老人ホーム，療護施設，いわゆる"老人専門病院"などの総称である．一般病院で早期リハビリテーションを徹底しても，全介助にとどまる患者や家族の介護条件に恵まれない患者など 10% の患者がここへ転院する（代々木病院の場合，長期療養施設転院患者の 78.4% は全介助患者，また長期療養施設転院の全介助患者の平均家族数は 2.86 人で自宅退院した全介助患者の 4.76 人に比べて著しく低かった）[8]．

なお従来，脳卒中患者の予後は長期間のリハビリテーションを施行しないと分からないとされていた．しかし筆者の検討では，早期リハビリテーションを励行すれば，入院後 1 か月時に 9 割の患者の最終自立度（歩行自立度）の予測が可能であり，特に最終的に全介助にとどまる長期間の医学的リハビリテーション不適応患者は，この時点でほぼ全員識別できることが判明している[14]．そのために筆者はこのような全介助患者は，この時点で家族の受け入れ条件・在宅医療を整備して自宅退院させるか，長期療養施設へ転送すべきであると考えている．

## 3 脳卒中医療・リハビリテーションの施設間連携の経済的効果の試算

このように脳卒中医療・リハビリテーションの施設間連携を徹底することにより，医学的効果（歩行・ADLの向上など）だけでなく，社会的効果（患者・障害者の地域社会での生活への復帰と職業復帰）が生ずることについてはすでに多くの報告があり，筆者も別の機会にその総説を行った[18]．

ここではそれを当然の前提として，経済的効果の試算（1981年価格）を行ってみたい．「対照」としては一般病院のみで平均120日間入院治療を行う場合（上述したように，全国平均）を仮定し，施設間連携による費用節減の可能性を検討した．

### (1) 試算のための条件設定とその根拠（表1）

**各種サービス必要量（根拠は既述）**

①施設間連携群では，まず全患者100人が一般病院に平均45日間入院する．そのうち50人（50％）は理学療法のみを，25人（25％）は理学療法と作業療法を受ける（それぞれ月25日）．

②一般病院の死亡患者は14人（14％），残り86人中70人（生存患者の82％）は自宅へ退院するが，8人（同9％）はリハビリテーション専門病院へ，同じく8人は長期療養施設へ転院する．

③自宅退院した70人中42人（自宅退院患者の60％）は一般医学的管理のみを受ける．しかし18人（同26％）はそれに加えて外来での月2回の理学療法または作業療法の継続を受ける．残りの10人（同14％）は月2回の往診と月4回の訪問看護を受ける．

④リハビリテーション専門病院と長期療養施設転院患者それぞれ8人は，そこで，医療・リハビリテーション・介護を受ける．

なお，③，④の期間は便宜上75日（対照群の一般病院在院日数120日－施設間連携群の一般病院在院日数45日）とする．

表1 脳卒中医療・リハビリの施設間連携による医療費節減のモデル計算
（患者100人・4か月当たり） （1981年価格）

|  |  | 患者数 | 月間医療費 |  | 月数 | 医療費総額 |
|---|---|---|---|---|---|---|
| 施設間連携時の医療費 | 一般病院 |  |  |  |  |  |
|  | 　一般診療費 | 100人 | 36万円 | （1.2万円/日×30日） | 1.5月 | 5,400万円 |
|  | 　理学療法 | 50 | 7.5 | （0.3万円/日×25） | 同 | 562.5 |
|  | 　作業療法 | 25 | 同 |  | 同 | 281.25 |
|  | 　小計 | 100 | 41.6 | （1.39万円/日×30日） | 同 | 6,243.75 |
|  | 自宅 |  |  |  |  |  |
|  | 　一般診療費 | 70 | 1万円 |  | 2.5 | 175 |
|  | 　外来PT, OT | 18 | 0.6 | （0.3万円/回×2回） | 同 | 27 |
|  | 　往診 | 10 | 0.6 | （　　同　　） | 同 | 15 |
|  | 　訪問看護 | 10 | 1.2 | （0.3万円/回×4回） | 同 | 30 |
|  | 　小計 | 70 | 1.4 |  | 同 | 247 |
|  | リハビリ専門病院 | 8 | 30万円 | （1.0万円/日×30日） | 2.5 | 600 |
|  | 長期療養施設 | 8 | 20万円 |  | 同 | 400 |
|  | 合計 | 100 | 18.7万円 | （0.62万円/日×30日） | 4.0 | 7,491 |
| 一般病院でのみ診療 |  | 100 | 36万円 | （1.2万円/日×30日） | 4.0 | 14,400 |
| 差額 |  |  |  |  |  | 6,909 (48.0%節減) |

⑤それに対して対照群では，全患者100人が一般病院のみに120日間入院し，そこで急性期治療と慢性期治療（一部リハビリテーション）を受ける．

**各種サービスの費用（1981年価格）**

①一般病院の一般診療費は施設間連携群も対照群も共に1日12,000円：社会保険診療報酬支払基金「医療機関別診療状況調」（1981年6月診療分）による社会保険医科診療分の入院1日当たり医療費は11,872円．なお「社会医療調査」（1980年）によると，脳血管疾患の入院1日当たり医療費は10,471円で，総数の10,404円とほとんど差がない．

②自宅退院後の一般診療費は月10,000円：上記支払基金資料による社会保険医科診療分の入院外1件（1月）当たり医療費は8,364円，同時期の国民健康保険分は9,212円．

③理学療法,作業療法は入院,外来とも1回当たり3,000円:身体障害運動療法,同作業療法の施設基準承認時の「複雑なもの」.ただし支払機関の日常の査定では,外来分はほとんど「単純なもの」(1回1,200円)に減額されている.

④往診は1回3,000円:現行2km以内2,000円だが多少の加算あり.

⑤訪問看護は1回3,000円:現在は制度化されていないので,とりあえず③に準じた.

⑥リハビリテーション専門病院の総医療費は1日当たり10,000円:リハビリテーション専門病院の大半は基準看護を採用していないため,一般病院より低目にした.

⑦長期療養施設の総費用は月20万円:1981年度の特別養護老人ホームの老人保護措置費(生活費と事務費)1人当たり月額は175,870-141,930円(地域・施設規模により異なる).これに医療費を加えると約20万円と推定できる.

(2) 試算結果

以上の条件設定により患者100人・4か月(120日)当たり医療費を試算すると,表1に示したように,一般病院でのみ診療を行う対照群の医療費総額14,400万円に対して,施設間連携群のそれは7,491万円に過ぎず,差額は6,909万円に達している.このことは脳卒中医療・リハビリテーションの施設間連携により,医療費総額が実に48%も節減され得ることを示している.

ここでは便宜上期間を120日間に限定して計算した.しかし脳卒中医療・リハビリテーションの施設間連携による医学的効果・社会的効果は,より長期間継続することが確認されている[18].逆に対照群のように平均120日間一般病院で急性期治療と慢性期治療を受けた患者は,その一部がその後更にリハビリテーション専門病院へ転院しているのが現状である.そのためにより長期間で両群を比較すると,施設間連携群の経済的効果(費用節減率)は更に増大すると予測できる.

## 4 施設間連携の条件変更による試算結果の変化（「感度分析」）

以上の計算は，代々木病院での実績および各種官庁統計に基づいて，標準的と思われる条件（数値）を設定して行った．ここでは更に施設間連携の条件をその費用増高の方向で種々に変えることにより，試算結果がどのように変化するかを検討する（これは，結論の安定性を確認するための手法で，「感度分析」と呼ばれている）（表2）．

### (1) 一般病院の費用増への条件変更

これには一般病院の平均在院日数が延長する場合と，1日当たり医療費が増加する場合の2つが考えられる．

①一般病院の平均在院日数が60日に延長した場合

これは図2に示したように，代々木病院で施設間連携がまだ不徹底であっ

表2 施設間連携群の条件変更時の費用節減率の変化（1981年度）

（患者100人・4か月当たり）

| 施設間連携群の条件変更 | 施設間連携群の費用 | | | | 一般病院でのみ診療する場合と比べての費用節減 | 同，比率 |
|---|---|---|---|---|---|---|
| | 一般病院 | 自宅 | リハビリ専門病院長期療養施設 | 合計 | | |
| 基準条件 | 万円 6,244 | 万円 247 | 万円 1,000 | 万円 7,491 | 6,909 | % 48.0 |
| ①一般病院の平均在院日数60日 | 8,325 | 197.6 | 800 | 9,322.6 | 5,077 | 35.3 |
| ②一般病院の1日当たり総医療費2万円 | 9,000 | 247 | 1,000 | 10,247 | 4,153 | 28.8 |
| ③自宅退院患者全員に月6.5万円の生活費支給 | 6,244 | 1,384.5 | 1,000 | 8,629 | 5,771 | 40.1 |
| ④自宅退院患者中全介助患者（10人）に月9.5万円の介護手当支給 | 6,244 | 484.5 | 1,000 | 7,729 | 6,671 | 46.3 |
| ③+④ | 6,244 | 1,622 | 1,000 | 8,866 | 5,534 | 38.4 |
| ①+③+④ | 8,325 | 1,297.6 | 800 | 10,422.6 | 3,977 | 27.6 |
| ②+③+④ | 9,000 | 1,622 | 1,000 | 11,622 | 2,778 | 19.3 |

た1978年12月までの平均在院日数68日の近似である．筆者の体験でも平均在院日数を45日に短縮し維持するためには，厳密な入退院管理など非常な努力と緊張が要求されるのに対して，60日という平均在院日数は早期入院・早期リハビリテーションを徹底させるだけでも比較的容易に達成できる．

この場合一般病院の医療費は8,325万円に増加するが，自宅，リハビリテーション専門病院，長期療養施設の費用は小計998万円に減少するので，医療費総額は9,323万円となる．これでも対照群と比べての費用節減率は35.3%である．

②一般病院の1日当たり医療費が2万円に増加した場合

短期間で集中的に診療・リハビリテーションを行う場合，単にリハビリテーション費用が加わるだけでなく，一般診療費・看護費も増加することが予想される（ちなみに，代々木病院のリハビリテーション病棟では，特2類の看護基準に加えて2人を傾斜配置している[7]．

ここでは上述した支払基金資料による大学病院の社会保険医科入院分の1日当たり医療費19,725円および代々木病院入院の脳卒中患者1日当たり医療費20,510円（ただし，理学療法・作業療法施行患者[7]により1日2万円とした．

この場合一般病院の医療費は9,000万円となるが，他は変化せず，医療費総額は10,247万円にまで上昇する．しかしそれでも，対照群と比べての費用節減率は28.8%である．

(2) 自宅退院患者の生活費・介護手当の加算

今までの計算はすべて医療費の枠内のものであった．しかし病院または施設入院患者の「医療費」には，食費・住居費などの生活費相当分の費用が実質上含まれているのに対して，自宅退院患者ではそれらは全く患者・家族の負担となっている．更に早期リハビリテーションを施行しても全介助に終わって自宅退院した患者の介護はほとんど家族の手で行われており，この（潜在的）費用も無視できない．そこでここでは分析の枠組みを「社会全体とし

ての資源の利用」[19]へと広げて，これらの費用も含めた計算を行うことにする．

③自宅退院患者全員（70人）に月6.5万円の生活費を支給した場合

④自宅退院患者中全介助患者（10人）に月9.5万円の介護手当を支給した場合

③は総理府統計局「家計調査年報」（1981年）の全国全世帯の1人当たり消費支出63,328円により，④は労働省「賃金構造基本統計調査」（1981年）のパートタイム女子労働者の産業計の1時間当たり所定内給与額524円（×1日6時間×30日＝94,320円）により条件設定した．

③の場合，自宅退院患者の費用は1,384.5万円に激増するため，費用総額も8,629万円となる．しかしそれでも費用節減率は40.1％である．④の場合の費用節減率は46.3％であり，基準条件とほとんど変わらない．更に③と④を同時に実施しても費用総額は8,866万円にとどまり，費用節減率は依然38.4％という高い水準を保っている．なお，もし③，④のような生活費・介護手当支給が制度化されると，自宅退院患者が増加し，長期療養施設入院患者は減少することが予測され，結果的に費用節減率は更に高くなると期待できる．

ひるがえって自宅退院した全介助患者の1人当たり月間費用は，この場合総額18.8万円（一般診療費1.0万＋往診0.6万＋訪問看護1.2万＋生活費6.5万＋介護費9.5万）に達しており，長期療養施設入所患者の費用20万円とほとんど差がない．このことは「社会全体としての資源の利用」という枠組みでみる限り，重度患者の在宅費用は，施設入所の場合に比べて決して安くはないことを示している．

更に施設間連携群の費用増高のために，①と③・④，②と③・④を組み合わせて計算すると費用総額は大幅に増加するが，それでも費用節減率は27.6％，19.3％を保っている．

この他，早期リハビリテーションによる死亡率の低下，言語治療費用の加算，リハビリテーション専門病院転院患者の増加などによっても施設間連携

群の費用は増加するが，それでも対照群の費用を上回ることはない．

　これらの結果より脳卒中医療・リハビリテーションの施設間連携が徹底すれば，医学的・社会的効果だけでなく，経済的効果も確実に期待できるといえよう．

### 施設間連携の経済的効果実現を阻むもの

　以上，筆者の勤務していた代々木病院での脳卒中医療・リハビリテーションの施設間連携の実績に基づいて作製したモデルの経済的効果を検討してきた．その結果一般病院にのみ長期間入院する場合に比べて，施設間連携により19−48％の費用節減（1981年価格）が可能なことが明らかとなった．

　ただし，このような経済的効果が一病院・一地域の枠を超えて全国的に実現するためには，各種医療・福祉施設が適正に作られ，合理的に連携することが不可欠である．

　しかしわが国の医療供給制度では，①病院の機能分化（特に急性期病院と慢性期病院との）がほとんど行われていない；②リハビリテーションの施設を有する一般病院がまだ少なく，しかも行政は過度に厳しい施設承認基準によりその普及を抑制している[7]；③リハビリテーション専門病院が温泉地に偏重して設置されている；④長期療養施設中，特別養護老人ホームが絶対的に不足している．それの代替をしている"老人病院"は一般病院と比べて必ずしも費用節減的ではない；⑤開業医以外の在宅医療・福祉サービスがわが国では未発達である（訪問看護が制度化されていないのは先進資本主義諸国中ほとんど日本だけである）等々，問題が山積している．

　そのために，本節で明らかにした施設間連携による経済的効果も全国的に実現することは，現状では困難である．

　また代々木病院で平均在院日数を大幅に短縮し得た技術的基礎として，脳卒中患者の早期の予後予測法を確立したことがあげられる．一般に慢性疾患医療の効率化を行うためには，単に医療システムを整備するだけではなく，各疾患の科学的な予後予測法（予後学）を確立することが不可欠である．こ

第 1 章　脳卒中リハビリテーションと地域・在宅ケアの経済分析

**補足　重度障害者の在宅ケア費用は施設ケア費用よりも高いことに言及した拙著一覧**

○『医療経済学』（医学書院，1985）：第 3 章Ⅱ「医療の質を落とさない医療費削減」で「脳卒中医療・リハビリテーションの施設関連携の経済的効果の試算」（シミュレーション）を行い，自宅退院患者の医療費に「生活費・介護手当の加算」を行った「『社会全体としての資源の利用』という枠組みでみる限り，重度患者［全介助患者］の在宅費用は，施設入所に比べて決して安くはない」ことを示した（77-92 頁．元論文は『病院』42: 37-42, 1983）．

○『リハビリテーション医療の社会経済学』（勁草書房，1988）：Ⅰ- 5「障害老人の在宅ケア──条件と費用効果分析」で，欧米諸国での費用効果分析の結果を紹介して，「障害老人の在宅ケアは費用を節減しない」ことを示すとともに，その理由を説明し，最後に今後求められるのは「在宅ケアと施設ケア両方の充実」であると主張した（98-120 頁）．

○『90 年代の医療』（勁草書房，1990）：Ⅱ- 3「在宅ケアの問題点を探る」で，私が指導した日本福祉大学大学院生吉浦輪君の修士論文中の「寝たきり老人の在宅ケアの ADL 自立度別社会的総費用」データを紹介して，完全寝たきり群の社会的総費用は老人病院費用や特養費用を上回ることを示した（123-137 頁）．

○『複眼でみる 90 年代の医療』（勁草書房，1991）：3 章「90 年代の医療供給制度」の中で，在宅介護の大半を「外部化」した事例の金銭費用調査に基づいて，「在宅ケアは施設ケアに比べて安価ではない」ことを示すとともに，ある精神障害者団体が行ったシミュレーション調査に基づいて，精神病院に長期間入院している精神障害者を病院から退院させ，地域ケアに切り換えた場合には，入院時よりもはるかに多額の公的費用がかかることを示した（122-126 頁）．

○『90 年代の医療と診療報酬』（勁草書房，1992）：Ⅱ- 5「90 年代の在宅ケアを考える」の「在宅ケアの医療費節減効果をめぐる論争の決算」で，予防接種ワクチン禍訴訟の原告（重度の脳障害児）の生活時間調査に基づいて，障害児が家族の手厚い介護により「寝かせきり」の生活を脱してより高い QOL を享受するためには，「寝かせきり」の介護より，はるかにコスト（介護時間・金銭的出費）がかかることを示した（134-140 頁）．

○『日本の医療費』（医学書院，1995）：第 4 章「医療効率と費用効果分析」で，「欧米諸国の地域ケアの費用効果分析の概要」を詳しく紹介し，「驚くべきことに，費用に家族の介護費用を含めず，公的医療費・福祉費に狭く限定した場合にさえ，地域ケアのほうが費用を増加させるとする報告が多い」ことを示した（173-197 頁）．

○『21 世紀初頭の医療と介護』（勁草書房，2001）：第Ⅲ章「わが国の高齢者ケア費用──神話と真実」の 5 で，わが国の実証研究データ（国民健康保険中央会，広島県御調町）を紹介して，「在宅ケアを拡充すれば施設ケアは減らせる，わけではない」ことを示した．最後に，「わが国の地域包括ケア最先進地域で，いわば介護保険を先取りした高水準の在宅ケアを提供している……御調町の経験は，今後わが国で介護保険制度により在宅ケアを大幅に拡充しても，施設ケアを減らすことはできないことを暗示している」と指摘した（192-197 頁）．

出所：『医療改革と財源選択』勁草書房，2009, 132 頁．

こに，医師・医療従事者のもう1つの課題があると筆者は考えている．

> 注：今回の試算では両群の平均在院日数を代々木病院の実績と厚生省「患者調査」に基づいて設定した．そのために施設間連携群では14％の患者が発症後平均1.5か月で死亡するのに対して，対照群では全患者が4か月間生存するという仮定になってしまい，対照群の医療費総額が過大に推計される結果になっている．この点を補正するために，対照群の14％も平均1.5か月で死亡すると条件変更すると，対照群の医療費総額は13,140万円にまで低下する（36×86×4＋36×14×1.5）．しかしこの金額は施設間連携群のどんな条件変更時の医療費総額をも上回っており，今回の試算の結論は変わらない．

## 文 献

（1） ロッシュ，G., 武見太郎監訳：「医療経済学入門――集合的サービスのシステム」春秋社，1980（原著1973）．
（2） Aftalion F, et al: La santé des Français, Presses Universitaires de France, 1981.
（3） 石本忠義：「世界の医療保障制度――変革と展望」勁草書房，1982．
（4） 二木立：中規模一般病院でのリハビリテーションの運営．病院，36(2): 52-53, 1977．
（5） 二木立：都市中規模病院におけるリハビリテーション活動――脳卒中患者の流れを中心に．総合リハ，7: 495-502, 1979．
（6） 二木立：代々木病院リハビリテーション科の管理と運営．病院，39: 277-281, 1980．
（7） 二木立：一般病院におけるリハビリテーションの経営的問題．理・作・療法，15: 993-999, 1981．
（8） 二木立：脳卒中患者が自宅へ退院するための医学的社会的諸条件．総合リハ，11: 895-899, 1983．
（9） 上田敏：「目でみる脳卒中リハビリテーション」東大出版会，1981．
（10） 三島博信：リハビリテーション医療の経済的側面．総合リハ，9: 525-530, 1981．
（11） 林 弘，他：一般病院におけるStroke clinicの実績と問題点．病院，35: 27-31, 1976．
（12） 三好正堂：総合病院でのリハビリテーション診療．病院，39: 172-175, 1980．
（13） 沢浦美奈子：大田病院リハビリテーション科の医療．病院，39: 627-630, 1980．
（14） 二木立：脳卒中リハビリテーション患者の早期自立度予測．リハ医学，

19: 201-233, 1982.
(15) Isaacs B: Five year's experience of a stroke unit. Health Bull (Edinb.), 35: 93-98, 1977.
(16) Garraway WM, et al: Management of acute stroke in the elderly: Preliminary results of a controlled trial. Br. Med J., 1: 1040-1043, 1980.
with and without home care. Stroke, 5:54-59, 1974.
(17) Bryant NH, et al: Comparison of care and cost outcomes for stroke patients with and without home care. Stroke, 5:54-59, 1974.
(18) 二木立：脳卒中リハビリテーションプログラムとその効果．医学のあゆみ，116:439-450, 1981.
(19) Drummond MF: Principles of economic appraisal in health care. Oxford University Press, 1980.

# 第2節　医療効率と費用効果分析
―――地域・在宅ケアを中心として

(『日本の医療費』医学書院，1995，第4章，173-197頁.)

　本節の前半では，医療効率の原理的検討を行い，後半では，欧米諸国で行われた地域・在宅ケアの「効率」測定＝費用効果分析の結果を紹介する．
　効率とは，原理的には，限られた「資源」をもっとも有効に用いて最大の「効果」を引き出すことである．従って医療効率とは医療費抑制と同じではない．現実にも医療の効率化により医療費総額が増加することがある．医療効率を考える上では，①その前提として公平に配慮すること，②資源・費用の範囲を公的医療費に限定せず，私的医療費や金銭表示されない資源も含めること，③効果を総合的に評価すること，の3点に留意しなければならない．②で特に重要なのは，一般の経済計算では無視される家族介護である．これを正当に評価すると，重度障害者の在宅・地域ケアの費用は施設ケアの費用よりも高くなる．
　医療効率を検討する場合には，「生産効率（技術効率）」と「配分効率」を区別しなければならない．同様に，「医療技術自体（個々の医療技術）」と「医療技術システム」，「プロダクト・イノベーション」と「プロセス・イノベーション」も区別する必要がある．
　欧米諸国では，地域・在宅ケア（リハビリテーション）の厳密な費用効果分析が多数行われている．その結果，地域ケアの効果は限定的で，しかも施設ケアに

> 比べて公的費用が高くなることが確認されている．この結果は，地域ケアを普及すれば医療費を抑制できるというわが国で根強い期待が「幻想」にすぎないことを示している．ただし，地域ケアの効果が少ないという欧米での結果は，日本にはそのままあてはまらない可能性もある．

## 1 「効率」(化)の定義——医療効率化と医療費抑制とは異なる

「効率」あるいは「効率化」とは，原理的には限られた「資源」をもっとも有効に用いて最大の「効果」を引き出すこと，あるいは効果÷費用の比率を最大化することと定義される[1]~[3]．医療の場合にも，ごく抽象的次元では，効率化とは可能な限り少ない医療資源を用いて可能な限り多くの医療効果を引き出すことである．

効率化には2つの接近方法がある．1つは，利用可能な医療資源が固定されている場合であり，その医療資源を最も有効に用いて，最大限の医療効果を引き出すこと．もう1つはある医療効果が目標として決まっている場合であり，その目標を達成するために最も少ない医療資源の利用方法を考える，という意味での効率化である．

不幸なことに，わが国の医師・医療従事者の間には，医療効率化イコール厚生省による医療費抑制政策という理解が根強いし，これは一面の真理である．なぜなら，厚生省が，公式に「医療の効率化」を提起した「国民医療総合対策本部中間報告」(1987年)では，それは事実上医療費抑制の手段とされていたからである[4]．

### 医療効率化で医療費が増加する2つの例

しかし，原理的には，医療の効率化と医療費抑制とは同じではない．現実にも医療の効率化が逆に医療費総額を引き上げることがありうる．2つの例を示そう．

1つは，たとえ費用が増えてもそれ以上に大きな効果を生み出す新しい技

術が開発された場合である．たとえば費用が50％増えるけれども，効果は100％増える新しい医療技術（効果をどんな尺度で判定するかについては後述）は，旧来の技術に比べて2倍効率的と言える．

もう1つは，病院の平均在院日数短縮による医療費総額の増加である．わが国病院の異常に長い平均在院日数を短縮することは，今後避けて通れない．その場合には，患者の退院後の受け皿を整備するとともに，入院医療の「効率化」が不可欠である．このようにして治療効果を減らさずに（あるいは向上させつつ），在院日数を短縮した場合，患者1人当たりの入院医療費は減少する．しかし，リハビリテーション医療のように，患者の医療ニーズに比べて供給が遅れている医療分野では，平均在院日数の短縮は，入院患者総数の増加を招く．しかも，患者1人1日当たりの医療費は入院後逓減するため，同一ベッドを一定期間，1人の患者が占有する場合に比べて，複数の患者が利用する方が，医療費総額は増加する．つまり，この場合には，平均在院日数の短縮により，医療費総額が増加するのである[4]．それに対して，医療供給が医療需要を上回っている場合には，平均在院日数が短縮すれば空きベッドが生じるため，医療費総額は減少しうる．

筆者は，欧米諸国に比べたわが国のリハビリテーション医療の立ち遅れを考慮すると，リハビリテーション医療の分野でこそ，他の医療分野以上に，限られた稀少な資源を有効利用して，より多くの患者に良質のサービスを提供するという意味での「効率化」が求められている，と考えている．

## 2 医療効率を考えるうえでの3つの留意点

先述した「効率（化）」の定義は，特に医療に限定されたものではなく，一般の財やサービス（市場で売買される商品）の生産にも共通している．しかし，医療の効率化を考える場合には，一般の財やサービスの生産における効率と医療における効率との違いを理解する必要がある．筆者は，医療と一般の商品が全く別物だという考え方には賛成できないが，医療に特殊性があ

るのは当然である．以下，それらを3点示す[2]．

## (1) 公平への配慮

第一は，医療の効率を考える「前提」として，国民・患者の医療を受ける権利を保証する必要があることである．憲法25条の表現を借りれば，国民の有する「健康で文化的な最低限度の生活を営む権利」の保証である．

医療以外の分野では，一般に効率と公平との「バランス」が重視されるが，医療の場合には，効率の「前提」として，公平の保証が求められる，と筆者は考える．

## (2) 公的医療費ではなく，社会的資源として把握

第二の留意点は，資源・費用の範囲を，広く社会的次元で把握することである．一般に医療の資源・費用と言うと，公的医療費（保険診療費）のみが考えられやすい．しかし，広く社会的次元からみた資源・費用には，官庁統計には現れない私的な医療費負担，および金銭表示されないさまざまな資源・費用も含まれる．

前者の代表が，老人病院等で常態化している「お世話料」等の保険外負担である．これを無視すると，病院医療の費用（特に患者負担）を過少評価することになる．たとえば，老人入院患者の自己負担は，老人保健法上は1991年度には1月当たり1万2000円であった．しかし筆者が行った老人病院等の保険外負担の全国調査によると，患者はこれ以外に全国平均で6万5744円もの保険外負担を支払っていた[5]．しかもこれは，差額ベッド代や付き添い看護の自己負担分を含まない「控えめな」数字なのである．老人入院患者が多額の保険外負担を支払っていることは，その後，東京都の調査や連合の調査によっても，確認されている[6][7]．

**金銭表示されない社会的資源：家族介護やボランティア**

金銭表示されない資源・費用の代表例は，在宅ケアにおける家族介護であ

る．伝統的な在宅ケアの費用計算では，医療費やホームヘルパーの費用は含まれるが，家族介護は無視される．これは，現行の経済計算では，市場で売買される労働のみが計上されるためである．そのために，家族介護だけでなく，主婦の労働の経済価値も無視されることになる．ボランティア活動に関しても，事情は同じである．

しかし広く社会的次元からみると，家族介護やボランティアはいずれも重要な資源である．簡単に考えると，家族介護者が介護の時間を家庭外で働ければ所得が得られる．つまり，彼ら（彼女たち）はそのような潜在的所得を放棄して介護しているのである．このような「逸失所得」を，経済学では「機会費用」と呼ぶ．あるいは，家族介護を家族員以外の介護（公的介護または企業による介護）と同等なもの——「対価性のある労働」——と見なして，経済的評価を行うこともできる．

一般の経済理論では前者（機会費用）が正しいとされているが，実際にそれを測定するのは困難である．そのため，現実には，「機会費用」の代用として，家族介護者がパート勤務した場合の時給が用いられることが多い．しかし，これでは介護労働の経済的価値を過少評価してしまう．そのために筆者は，現在では後者の立場から，介護時間をホームヘルパーの時給で換算すべきだ，と考えている．

この点を無視すると，見かけ上の効率化が生まれる．たとえば，在宅ケアが施設ケアに比べて効率的，あるいは費用節減的であるという主張である．筆者は寝たきり老人や重度の障害者でも，患者・障害者が在宅生活を希望し，しかも家族に介護の条件と意志がある場合には，医療者あるいは福祉担当者はそれを援助して，可能な限り在宅ケアを進めるべきだと思っている．しかし，それと社会的に見た費用面で，在宅ケアが施設ケアに比べて安上がりか否かは別問題である．

結論を先に書くと，少なくとも重介護を必要とする場合には，在宅ケアの方が社会的総費用が高くなる．さらに，後述するように，最近の欧米での厳密な比較対照試験では，公的費用に限定しても在宅ケアは施設ケアに比べて

安価ではないことが明らかになっている．

**在宅ケアの費用の範囲・内訳**

在宅ケアの費用を考えるうえで参考になるのは，表1に示した，イギリスのDrummondが提唱している費用（資源）の範囲・内訳である[8]．

彼は費用（資源）に医療資源（土地，建物，人員，設備，消耗品）のみでなく，医療以外の援助サービスと患者・家族の資源を加えることを提唱している．医療以外の援助サービスというと，一般には公的な福祉サービスのみが考えられがちなのに対して，彼はそれにボランティアまでも含めている．また，患者・家族の資源には，患者・家族の時間（費用），患者負担の薬品・包帯等，移送費，家屋改造費，特別食などを細大もらさず含めている．この点は在宅ケアの費用計算時に特に重要であり，逆に患者・家族の負担する資源・費用を無視すると，在宅ケアの費用の過小評価が生じてしまう．

最近では厚生省も「老人介護の社会的費用」の中に，「家族ケアのコスト」を加えるようになっている[9]．それによると，1990年には家族ケアのコストは2兆821億円にも達し，老人介護の社会的費用総額3兆7652億円の55.2％を占めている．このコストの算出方式は次の通りである．在宅の要介護老人の1日当たり平均介護時間（重度7時間，中度3.5時間）×365日×要介護老人数（重度77万7404人，中度60万9579人）×ホームヘルパー補助金基準額（なぜか一律中介護基準で時給740円）[10]．

筆者はこのような厚生省の「方向転換」を評価したい．ただし，ホームへ

表1　費用（資源）の内訳（Drummond, 1980）[8]

| |
|---|
| ①医療資源：土地，建物，人員，設備，消耗品 |
| ②医療以外の援助サービス：福祉サービス，ボランティア |
| ③患者・家族の資源 |
| 　ⓐ患者・家族の時間 |
| 　ⓑ患者負担の薬品・包帯等 |
| 　ⓒ移送費 |
| 　ⓓ家屋改造費 |
| 　ⓔ特別食 |

ルパーの費用として実際の費用よりもかなり低い国の補助金基準額（しかも中介護基準）を用いているため，これでも相当の過少推計になっている，と考える．

それに対して，わが国でもアメリカでも在宅ケア企業の関係者は，このような家族ケアのコストを無視して，現在でも在宅ケアの方が施設・病院ケアよりも安価だとする主張を繰り返している[11]～[13]．

## 寝たきり老人の在宅ケアのADL自立度別社会的総費用

ただし，障害老人のケア費用は，障害の程度によってまったく異なる．表2は，日本福祉大学大学院生（当時）の吉浦が，愛知県三河健生会と共におこなった「豊橋市寝たきり老人・介護者実態調査」の結果を基にして，Drummondの方法に準じて寝たきり老人の在宅ケアの1月当たり社会的総費用をADL（日常生活動作）自立度別に推計したものである[14]．

ここでは，在宅ケアの費用に医療費，オムツ代だけでなく，家族の直接的

表2 寝たきり老人の在宅ケアのADL自立度別社会的総費用（吉浦，1990）[14]

（月額：万円）

| ADL　　　（人） | 医療費 | オムツ代 | 直接介護費用＝A | 生活費 | 総費用＝B | A/B（％） |
|---|---|---|---|---|---|---|
| 屋内歩行群（5） | 1.1 | 0.0 | 5.2 | 7.7 | 14.0 | 37.1 |
| 中　　間　群（17） | 1.0 | 0.6 | 15.4 | 7.7 | 24.7 | 62.3 |
| 完全寝たきり群（6） | 1.7 | 1.4 | 30.9 | 7.7 | 41.7 | 74.1 |
| 平　　均　　（28） | 1.2 | 0.7 | 16.9 | 7.7 | 26.4 | 64.0 |

注：1）家政婦利用料は，愛知県家政婦紹介所家政婦利用料の病人・老人介護の場合の家庭料金1時間1,060円（5：00PM-9：00AMは25％増）．
　　2）今回の試算は，直接的介護時間のみを基にしているため，直接的介護の間は，介護時間としてカウントされていない．しかし家政婦の派遣は，1回の派遣による拘束時間すべてが実労働時間であるため，実際の費用は本試算結果よりも相当高額である．
　　3）オムツ代は，市場最低価格単価70円にオムツ利用ケースの交換回数を乗じ算定した．
　　4）生活費は総理府統計局「家計調査年報」（1987）の全国全世帯1人当たり消費支出（76,551円）を用いた．
　　5）医療費は，調査世帯の受診方法（往診・通院）と受診頻度の実態に基づき算定した．往診には1988年4月診療報酬改定後の寝たきり老人訪問診療料500点を，通院には厚生統計協会「社会医療診療行為別調査報告」（1986年）から1日当たり入院外老人医療費448.7点をそれぞれ当てはめ，各ケースの1か月の受診回数を乗じた．

介護費用および寝たきり老人本人の生活費も含めている．そして家族の直接的介護費用は，家族の介護時間に，愛知県の1時間当たり家政婦利用料金1060円を乗じて求めている．

寝たきり老人全体では，在宅ケアの社会的総費用は1月当たり平均26.4万円と相当高額である．しかも，この費用は，ADL自立度により大きく異なる．つまり，日中ほとんど臥床していても，トイレにだけは1人で歩いて行ける「屋内歩行」群では，総費用は1月当たり14万円だが，食事・寝返りを含めたすべての動作に介助を要する「完全寝たきり」群では，総費用は実に41.7万円に達している．このうち，家族による直接的介護費用が30.9万円，74％を占めていた．

このように「完全寝たきり」群で直接的介護費用が巨額になるのは，この群では家族による介護時間が1日当たり実に8.5時間に達しているためである．それに対して，「屋内歩行」群では，家族による介護時間は1日当たり1.4時間にとどまっていた．

わが国でも，在宅寝たきり老人の実態調査は少なくないが，そのほとんどは，寝たきり老人全体を一括して調査検討を行っている．しかし，寝たきり老人の在宅ケアが家族に与える負担の大きさを検討する場合には，寝たきり老人のADL自立度を考慮することが不可欠なことを，この調査結果は示している．

この調査以後，わが国でも，障害老人の在宅ケア費用をADL自立度（厚生省の「障害老人の日常生活自立度（寝たきり度）判定基準」による4区分）別に測定することが一般化しつつあり，しかもいずれの調査でも，介護費用は自立度が低下するほど，増大することが確認されている[15][16]．

なお，欧米諸国では20年近く前から要介護老人・障害者の社会的介護費用の障害重症度別の推計が行われている．筆者が調べた限りでもっとも古いものは，1977年にアメリカの会計検査院が行ったモデル計算である[17]．図1に示したように，在宅ケアの費用を正規のサービス費に限定すると，それは常に施設ケアの費用を下回るが，家族・友人のサービス費を加えた総費用

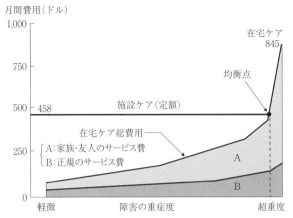

図1　障害の重症度別在宅ケア・施設費用の比較
U. S. General Accounting, 1977. (Spiegel, 1983[17]より重引)

は，障害が重度化するにつれて急増し，「重度」で施設ケアの費用と同水準になり，「超重度」では施設ケアの費用を大きく上回る，と推計された．

この点は，その後の多くの研究で確認されている[18]〜[21]．それらの中で注目すべきものは，福祉最先進国スウェーデンのSvenssonらによるもので，公的費用（ホームヘルプ費＋移送費）に限定しても，重度障害者では在宅ケアの方が施設ケアよりも高くなることが，実証されている[20]．

### (3) 効果を総合的に評価

医療効率を考える上での第三の留意点は，効果を総合的，多面的，科学的に評価することである．この点は，一般の医療以上に，リハビリテーション医療で重要である．逆にこの点が曖昧にされると，リハビリテーション医療や在宅ケアの効果・効率の過少評価が起こる．

言うまでもなく伝統的な医学の世界では，医療効果は死亡率の低下で測られてきた．現在でも，各国の衛生水準を国際比較する場合には，死亡率，あるいはそれから導き出される平均寿命，平均余命，乳児死亡率，妊産婦死亡率等が用いられている．

しかし，このような指標のみを用いると，リハビリテーション医療の効果は充分に示せない．そのために，リハビリテーション医学の世界では，伝統的に日常生活動作（ADL）の向上が非常に強調されてきた．歴史的にみれば，ADLの概念を確立したことが，リハビリテーション医学の学問としての確立の上でも，リハビリテーション医療の普及の上でも，決定的役割を果たした．しかしながら，最近はADLに加えて，QOL（生活の質，人生の質）自体を評価しようという気運が強まっている．

ただし，ADLに関しては，曲がりなりにも専門職の間で合意があるのに対して，QOLの概念・範囲に関してはまだ定説がない．ある研究者は客観的な指標のみでQOLをとらえようとするし，別の研究者は，逆に障害者あるいはその家族の主観・満足のみでQOLを測ろうしている．しかし，後述するように，最近の欧米での地域ケア（リハビリテーション）の費用効果分析では，QOLを客観的な側面と主観的な側面との両面から評価するようになっている．

## 医療分野のQOL研究の主な文献

欧米諸国で用いられている医療分野でのQOL評価尺度については，McDowell, Walkerら，Spilkerら，Bowling, Walkerら，の総説的著作に詳しく紹介されている[22]〜[26]．

これらのうち，もっとも新しくかつもっとも包括的な著作は，Walkerらの『QOL評価：1990年代における重要事項』である[26]．本書では，代表的な13のQOL尺度が詳しく紹介されるとともに，主要8疾患（癌，慢性関節リウマチ，パーキンソン病，気管支喘息・閉塞性肺疾患，高血圧，狭心症，精神疾患，皮膚疾患）別に，代表的なQOL研究文献が紹介されている．さらに，「付録」として，代表的な6つの評価尺度（Quality of Well-Being Scale, The Nottingham Health Profile, The McMaster Health Index Questionnaire, The Index of Health-Related Quality of Life 等）の評価用紙も付けられている．

また，医学分野のQOL研究についてのもっとも包括的な文献目録は

Spilker らによるものであり，1990年1月1日以前に発表された579文献が収録されている[27]．ただし，Gill らの「QOL 測定の質の批判的な評価」によると，これらの研究の質は，まだ低いとされている[28]．

ともあれ，リハビリテーション医療をはじめとした現代医療の効率を検討する場合には，QOL を多面的，科学的に評価する必要がある．そこまでしないと，特に重度障害者の医療やリハビリテーションは，死亡率や ADL が改善されないから効果がない，あるいは費用対効果比が低い，と否定されかねないからである．

## 3 生産効率と配分効率との区別

医療の効率を考えるときに見落としてならないことは，効率には，「生産効率（production efficiency）」と「配分効率」(allocative efficiency) の2種類があることである[3][29]．生産効率は，技術的効率（technical efficiency）[30]，操作的効率（operational efficiency）[31]，あるいはX効率[1]とも呼ばれる．「生産性」もこれらとほぼ同じ意味で使われる．

生産効率とは，生産されるサービスがあらかじめ1つ（たとえば地域リハビリテーションの場合，訪問理学療法）に決められており，それを生産するために必要な費用（資源）を最小化する，または与えられた資源で生産するサービス量を最大化することである．この生産効率については，必要な情報が与えられている場合，一義的な解（答）が得られる．

それに対して，配分効率とはさまざまなサービスを社会的にみて最適に配分することである．地域リハビリテーションの場合には，通院・通所リハビリテーションと訪問リハビリテーションとの間の最適な資源配分，あるいはより狭く，訪問理学療法と訪問看護との間の最適な資源配分，逆に広くは地域リハビリテーションと施設内リハビリテーション，リハビリテーションと他の医療・保健分野との間の最適な資源配分である．

ここで注意すべきことが，2つある．1つは，ただ1つの正解が存在する

「生産効率」と異なり,「配分効率」には正解がなく,究極的には社会の価値判断で決められること.もう1つは,たとえ特定のサービスの生産効率の向上が達成されても,必ずしも「配分効率」の向上にはつながらないことである.それは,社会的にみて過剰なサービスが生産され,しかもそのために,他の有用なサービスの生産が抑制される場合である.

医療効率を向上させるためには,この2種類の効率の両方に留意する必要がある.

## 4　2種類の医療技術の区別

### (1)　「医療技術自体」対「医療技術システム」

医療の効果と効率を向上させるためには,広義の「医療技術」の向上・革新が必要である.そして,医療技術の革新を図る上では,広義の医療技術を「医療技術自体」(個々の医療技術) と「医療技術システム」に二分した上で,それぞれの技術の向上・革新を検討する必要がある.この二分法はわが国では川上が提唱したものだが,医療の効率化を原理的に検討する上で不可欠だと筆者は考えている[32].

医師・医療従事者が医療技術の向上という場合に念頭に置くのは,ほとんど「医療技術自体」(個々の医療技術) である.たとえば,診断・治療の技術,理学療法や作業療法の技法・技能である.これらが医療技術の重要な要素であることは事実だが,それ以外に「医療技術システム」も広義の医療技術に含まれる.個々の病院の枠内では医療チームの組織のされ方,さらに各種医療施設や福祉施設間の機能分化や連携,これらを「医療技術システム」と呼ぶ.

医療チームの問題はさておき,一般には施設間の連携は制度的・社会的な問題だと思われているし,確かにそういう側面もある.個々の医療技術 (診断・治療技術,技法・技能) には社会的な影響は少なく,少なくとも,先進国

の枠内では，共通点が多いのに対して，システムとしての技術は社会的文化的な影響を受けるからである．しかし同時に，それらにも技術としての共通性・普遍性も含まれている．

なぜなら，個々の医療技術（診断・治療技術，技法・技能）だけが医療効果を産むのではなくて，医療技術システムも医療効果を生み出す上で重要な役割を果しているからである．特に医療の効率化を図る上では，個々の医療技術の向上を図るだけでは不十分で医療技術システムの改革が不可欠である．

脳卒中患者のリハビリテーションを例にとると，ある画期的な技法が開発されることによってリハビリテーションの効果（ひいては効率）が向上する可能性はもちろんあるが，多くの場合，技術システムをきちんと確立することによる効果・効率の向上の方が大きい．あるいは，ある病院の個々のリハビリテーション医師，理学療法士，作業療法士等が高度の技法・技能を有していても，その病院に脳卒中患者が発症後すぐ入院し，しかも各種リハビリテーションが速やかに開始される「医療技術システム」が確立していないと，それらの技法は宝の持ちぐされになってしまう[33]．

(2) 「プロセス・イノベーション」対「プロダクト・イノベーション」

「医療技術自体」対「医療技術システム」という対比は川上独特のものだが，この対比を「技術革新」（イノベーション）の視点からもっと一般的に表現すると，「プロダクト・イノベーション」（まったく新しい製品を生み出すこと）対「プロセス・イノベーション」（工程革新．既存の製品の製造過程やコスト面を改良改善すること）と表現することもできる[34]．最近わが国でも「リエンジニアリング」が画期的な経営改善手法として一部で注目されているが，これはコンピュータ技術を駆使したプロセス・イノベーションとも言える[35]．

ここで重要なことは，医療における「プロダクト・イノベーション」（医療技術自体の改善）は主として医師や製薬・医療機器企業等によって行われるのに対して，「プロセス・イノベーション」のためには，事務職を含めた医療チーム全体の参加が不可欠なことである．

そのためもあって，最近の医療経営学では，「プロセス・イノベーション」の重要性が強調されるようになっている．たとえば，Berwickらは，「医療の質は医師によって作られるという神話」を批判し，医療プロセス革新の重要性を強調している[36]．池上も，「病院組織が抱えている問題は，……医師によるプロダクト面のイノベーションよりも，むしろ医療チームによるプロセス面の改善による効率化が主題」と主張している[37]．さらにFalconerは，「リハビリテーション医療における費用節減と質の向上は，治療場面で用いられる技法を変えなくても，チームメンバーの交流と調整のプロセスを改善することにより達成できる．」と述べている[38]．

以上から，医療の効果・効率を向上するためには，医療専門職の技法・技能を高める努力をする（「プロダクト・イノベーション」）だけでは不十分であり，病院内の医療チームや病院外の各種施設，あるいは在宅を含めたさまざまなサービス提供機関との連携，つまり「医療技術システム」の改善・改革（「プロセス・イノベーション」）が不可欠なことが明らかであろう．

## 5　効率の測定方法——地域・在宅ケアでは費用効果分析が主流

効率の測定方法には，伝統的には費用効果分析（CEA）と費用便益分析（CBA）の2つがある．これらの手法に加えて1980年代中葉以降は，費用効用分析（CUA）もさかんに用いられるようになっている．これらの方法は，同一の目的を達成するための複数の手段の「費用」と，「効果」「便益」または「効用」を測定し，それを一定の判断基準で比較し，もっとも「効率的」な手段を示す分析方法と定義される．これらの詳細は，第5章3［ミクロ経済学的にみた医薬品の適正使用——臨床経済学の可能性と限界（省略）］で詳しく述べる．

ただし，リハビリテーション医療や地域・在宅ケアの分野で用いられているのは，ほとんど費用効果分析（CEA）のみである．医療の他の分野では，最近は費用効用分析（CUA）も盛んに行われるようになっているが，筆者が

調べた範囲では,地域・在宅ケアの分野で行われた費用効用分析は3つにすぎない[39]〜[41].

費用効果分析では,費用は金銭表示するが,効果は,延命,ADLの改善,QOLの向上等の「実物」表示でよい.ただし,この場合にも,効果は何らかの形で「数値化」(共通の間隔尺度または順序尺度で表現)される必要がある.費用効果分析の弱点は,効果の指標が「実物」表示されるため,効果が類似した分野の比較しかできないことである.たとえば,障害老人の在宅ケアと施設ケアとの比較や,癌の手術療法と放射線療法との比較は可能であるが,障害老人のケアと癌治療との比較は,費用効果分析ではできない.

## 6 欧米での地域ケアの費用効果分析の概要

わが国では残念ながら地域リハビリテーション,地域・在宅ケアの費用効果分析は,一部のシミュレーション分析を除けばまったく行われていない.それに対して,欧米諸国では,特に1980年代以降,それらの厳密な費用効果分析が多数行われるようになっている.ここでは,主として米国での地域ケアの費用効果分析の最近の知見を紹介する.

米国では1970年代以降,地域ケアの費用効果分析が盛んに行われている.そして,1970年代の費用効果分析では,施設ケアに比べて地域ケアが費用節減をもたらすとする報告が主流だった.しかし,1980年代以降に行われるようになった厳密な無作為化比較対照試験(RCT)では,逆に地域ケアは総費用を増加させるという報告が多くなっている.しかも驚くべきことに,費用に家族の介護費用を含めず,公的医療・福祉費に狭く限定した場合にさえ,地域ケアのほうが費用を増加させるとする報告が多いのである.

### (1) アメリカでの在宅障害老人対象の地域ケアモデル事業

この点で決定的と思われるのは,米国連邦政府の委託で,在宅障害老人を対象にして行われた16の地域ケアモデル事業(Channeling)の結果である.

これらのモデル事業は，いずれもナーシングホーム入所のリスクが高いと判断された在宅障害老人に対して，一般の基準よりはるかに高い医療・福祉サービスを長期間提供している．

ここでは Kemper らがこれら16事業のうち，厳密な無作為化比較対照試験（RCT）が実施された9つの事業の，事業開始後1年間の結果を詳細に検討した結果をまとめたものを紹介する[42)(43]．

先ず，ナーシングホームへの入所率を見ると，6事業のうち5事業で，地域ケア実施群の入所率は対照群と比べて同じかわずかに低いだけであった．第二に，病院への入院率もナーシングホームの場合と同じく，同じかわずかの減少にすぎなかった．第三に，地域ケア費用・ナーシングホーム入所費用・入院医療費等を合計した公的総費用は，8事業のうち5事業で地域ケア群の方が対照群よりも高く，2事業では2群間に費用の差が見られなかった．第四に，家族介護に関しては，1事業を除いて変化はみられなかった．第五に，QOL（生活の質）を評価するために，地域ケアに対する満足度を検討したところ，これを調査した3事業すべてで地域ケア群の障害老人・介護者のほうが対照群に比べて有意に高い，社会的交流も6事業中3事業で地域ケア群のほうが有意に高い，という結果であった．それに対して，地域ケア実施後の ADL の変化に関しては4事業で地域ケア群で有意の改善がみられたが，別の4事業では差がないか，地域ケア群で逆に低下していた．

以上の結果は，公的な地域ケアの拡大が公的費用と効果の両方を増すことを示している．この点を踏まえて Kemper らは，公的な地域ケアの拡大は公的費用節減という視点からではなく，患者・介護家族に対する効果という視点から正当化されるべきである，と結論づけている．

## (2) 地域基盤の長期ケアの費用効果分析の総括

アメリカの Weissert および Hedrick の最新（1994年）の総説によると，訪問ケア，老人デイケア，ホスピスケア，地域での諸サービスの統合等，「地域基盤の長期ケア」（community-based long-term care）の厳密な費用効果分析

は，上記モデル事業を含めて，欧米諸国では32も行われており，しかもそのうち22が無作為化比較対象試験に基づくものである[44]．ただし，両氏によると，欧米でも亜急性期の患者を対象とした「ハイテク在宅ケア」の費用効果分析はまだ行われていない．

表3はそれらの結果の総括である．驚くべきことに，これらの研究の多くでは，地域ケアによる客観的な健康水準の改善または悪化防止効果は，否定されている．人生への満足等の主観的，社会的側面に関しても，「満たされていなかったニーズの充足」以外は，効果はごく限定的である．

さらに，地域ケアによるナーシングホームや病院への入院の抑制効果もごくわずかであり，そのために，施設ケア費用と地域ケア費用とを合算した公

表3 地域基盤の長期ケアの費用効果分析の総括

1. 医学的尺度・QOL

| 効果尺度 | 報告 | 改善 | 悪化 | 有意差なし |
|---|---|---|---|---|
| 延命 | 29 | 7 | 1 | 21 |
| ADL | 32 | 3 | 4 | 25 |
| IADL（手段的ADL） | 14 | 2 | 3 | 9 |
| 移動性 | 15 | 0 | 2 | 13 |
| 知的機能 | 28 | 3 | 0 | 25 |
| 人生への満足 | 24 | 5 | 1 | 18 |
| 社会的活動 | 16 | 4 | 0 | 12 |
| 社会的交流 | 18 | 3 | 1 | 14 |
| 満たされていなかったニーズの充足 | 35 | 21 | 0 | 14 |
| 介護者の満足度 | 18 | 4 | 1 | 13 |

2. 社会的尺度

| 効果尺度 | 報告 | 減少 | 増加 | 有意差なし |
|---|---|---|---|---|
| ナーシングホーム入院率 | 15 | 4 | 0 | 11 |
| ナーシングホーム在院延数 | 19 | 7 | 1 | 11 |
| 病院入院率 | 12 | 2 | 2 | 8 |
| 病院在院延数 | 22 | 6 | 0 | 16 |

出典：Weissert, et al (1994)[44]
注：1）IADL（手段的ADL）とは家事や家計管理の能力．
　　2）公的ケア総費用は平均13％増加．

的ケア総費用は，平均13％も増加するのである．

　ここで見落としてならないことは，これらの研究では，ごく一部を除いて，家族介護の金銭表示は行われていないことである．もし，これが行われれば，地域ケア群の費用がさらに大幅に増加することは確実である．

　この「総括」は，Weissert等が1988年に行った膨大な総説[45][46]に，その後に発表された研究結果を補ったものである．これらはわが国で今後地域ケアの費用効果分析を行う上での「必読文献」と言える．

**医師の地域ケア・チームへの参加は費用節減をもたらす？**

　なお，これらの地域ケアの大半は看護婦主導であり，医師抜きで行われている．それに対して，Hughes, Cummingsらは，アメリカ退役軍人庁が実施した重度障害者（退役軍人）に対する病院基盤の在宅ケアの無作為化比較対照試験に基づく費用効果分析により，医師がチームに積極的に参加する場合には，公的費用が10％低下することを示している（ただし統計的には有意ではない）[47]〜[49]．これは，医師が医療資源の合理的な利用の「門番」の役割を果たすからとされている．

　Zimmerらも，重症・末期患者を対象とするロチェスター大学病院基盤の在宅ケアの，無作為化比較対照試験に基づく費用効果分析で，医師が「在宅医療チーム」に参加することによる費用節減効果を示している（ただし，やはり有意ではない）[50]．

　これら2つの研究は，Weissertらの総括にも含まれている．さらに，Weissertらの総括後発表された研究として，スウェーデンのMelinらも，医師がチームリーダーとなって障害老人の在宅リハビリテーションを実施することにより，標準的な在宅医療に比べて，より大きな効果（手段的なADLの改善）と，統計的に有為な費用節減がもたらされたことを，やはり無作為化比較対照試験に基づく費用効果分析により示している[51][52]．

　医師が地域ケア・リハビリテーションに積極的に関与することによる費用節減効果は，この分野の費用効果分析の重要な論点，あるいは可能性と言え

よう.

## (3) ヨーロッパ諸国での地域ケアの費用効果分析

ただし,Weissert らの総説・総括で検討されている文献の大半は,アメリカで行われたものであり,ヨーロッパ諸国(イギリス,北欧諸国,オランダ等)の研究は,英文で書かれたものも含めて,なぜか大半が「無視」されている.

しかし,ヨーロッパ諸国では,障害老人・障害者に対する地域ケアはアメリカよりもはるかに広範かつ手厚く行われており,しかも現実に行われている地域ケアの費用効果分析が着実に行われている.それに対して,アメリカで行われている地域ケアの費用効果分析は,大半がなんらかの実験的な(つまり実施期間が限定された)「モデル事業」に基づくものである.筆者は,別の機会に「テクノロジー・アセスメント(技術評価)」には,情報(探索・提供)志向のアメリカ型と,政策志向のヨーロッパ型の2つがあると述べたことがある[53].この対比は,地域ケアの費用効果分析研究についてもあてはまる,と言えよう.

ヨーロッパの研究でもっとも注目すべきものは,前述したスウェーデンの Melin らによる研究,およびイギリスの Young, Foster が行った,病院退院後の脳卒中患者に対する2種類の地域リハビリテーション(デイホスピタル対訪問理学療法)の,無作為化比較対照試験(RCT)に基づく費用効果分析である[54]〜[56].それにより,訪問理学療法の方がデイホスピタルよりも効果が大きく,費用も安価ですむことが明らかにされている.イギリスはデイホスピタルの発祥の地だけに,さまざまな種類のデイケア(広義)が実施されており,その評価もさまざまに行われている[57].例えば,Gerard は,3種類のデイケア(デイホスピタル,専門医が運営するデイ・サービス・センター,社会センター)の費用効果分析を行っている(ただし,モデル計算)[58].

また,最近では,痴呆性老人の地域ケアの費用効用分析(「効用」を「質を調整した生存年」(QALY)の延長で測定)も行われるようになっている.その最初のものは,Drummond らがカナダで行った痴呆性老人の地域ケアの無作

為化比較対照試験に基づく費用効用分析である[40]．この研究では，痴呆性老人の介護家族者に対する支援プログラムの効用（家族のQOLの向上）と費用が調査され，効用も費用も増加するという結果が得られている．

また，スウェーデンのWimoらは，痴呆性老人に対するグループホームの費用効用分析を行っている．これは無作為化比較対照試験ではないが，対照群に在宅生活群と施設入所群がとられ，グループホーム群の「質を調整した生存年」の延長1年当たりの費用は，他の2群に比べて少ないという結果が得られている[41]．

その他，ヨーロッパ（スウェーデン，イギリス）やオーストラリアでは，最近大腿骨骨折治療患者の早期退院・在宅（訪問）リハビリテーションの費用効果分析が，筆者の調べた範囲で四つ行われており，いずれも（公的）費用節減効果が確認されている[59]〜[62]．ただしこれらはいずれも無作為化比較対照試験に基づくものではない．また，これらはいわば「亜急性期」リハビリテーションの費用効果分析であり，日本的な意味での在宅（訪問）リハビリテーションとは，まったく異質である．

なお，ヨーロッパ諸国では，伝統的にさまざまな地域・在宅ケアの効果の無作為化比較対照試験が行われているが，その場合に費用を金銭表示していないものも少なくない[63]〜[68]．

(4) 地域ケアが費用効果的ではない7つの理由

わが国だけでなく，欧米諸国で地域ケアが推進されてきた背景の1つには，それが公的ケア費用の総額を抑制するという期待があったが，上述したように，現在では，それはほぼ否定されるにいたっている．この理由を包括的に検討したWeissertらはそれを以下の7点にまとめている[69]．この文献は今から10年前（1985年）に発表されたものだが，上げられている「理由」は現在でも十分に通用する．

①地域ケアは施設ケアの代替ではなく補完：地域ケアの利用者の大半は実際には施設入所の危機に瀕してはおらず，地域ケアを受けなくても施設入所

することはない．彼らは地域ケアを施設ケアの「代替」としてではなく，既存のサービスへの「補完」として受けている．

②地域ケアで避けられるのは短期入所のみ：地域ケアで施設入所が避けられる者は少数存在するが，それらは短期入所の可能性のある者のみである．それに対して，施設へ長期入所するような重度の障害老人は，地域ケアのみでは在宅生活を続けられない（別の研究者は，在宅ケアの利用者と施設入所者の単純な比較は「リンゴとオレンジの比較」に等しいと批判している）[70]．

③その結果，地域ケアの費用を相殺するほどの施設費用の大幅な節減は生じない．

④地域で施設入所のハイリスク群を発見するのは極めて困難：この場合のハイリスク群とは，身の回り動作に介助を要する単身者であるが，このような条件を満たす者は全老人の2.5％にすぎず，しかもその多くがすでに施設入所している．

⑤高いスクリーニング費用：地域ケアを費用効果的にするためには，対象を施設入所のハイリスク群に限定する必要があるが，そうしようとすると，事前のスクリーニング・評価費用が膨大になってしまい，実際のサービス費用を上回ってさえしまう．

⑥高い単価：地域ケアの単価は一見安いように見えるが，多くのプログラムは定員に比べて実際の利用者がごく少ないため，多くの遊休スタッフや設備を抱えており，その結果，実際の単価は相当高くなっている．

⑦地域ケアの健康状態を改善する効果（延命，ADL・精神状態の改善，社会活動への参加等）は限られている．他面，地域ケアにより，患者本人や介護者の満足が向上する事は認められているが，このような効果はサービスの提供ではなく，現金給付によってのほうが安価に得られる可能性がある．

ただし，Weissertは地域ケアの否定論者ではなく，地域ケアに対するニードは施設入所の危険がない者でも大きいこと，また地域ケアが家族介護者の支援システムとしてもつ重要性は認めている．さらに，その効率を向上させるためには，対象を老人一般から障害者全般に変更すべきと提案している．

なお，本論からは外れるが，私は，同じ視点から，わが国で導入が予定されている公的介護保険の対象に「高齢者以外の障害者」を含めないのは，公平（普遍性）の原則に反するだけでなく，高齢障害者用と「高齢者以外の障害者」用との2つの介護システムをつくることにより，無駄や非効率が発生する，と考えている[71][72]．

### (5)「限界分析」——欧米の研究結果はそのまま日本にはあてはまらない？

それに対して，「地域ケアの効果が少ない，またはない」という結果を日本にそのまま当てはめることはできない，と筆者は考える．この点を「限界分析」という視点から簡単に述べる[4]．これは医師・医療関係者には馴染みのない用語だが，近代経済学の基本的概念である．

一般に効果というと，全体的・平均的な効果が連想される．しかし，それとは別に，すでに一定水準のサービス生産が行われている時に，更に一単位のサービスを追加して生じる追加的な効果を「限界」効果と呼ぶ．そして，既存のサービスの生産水準が高いほど，追加的サービスによる限界効果は低くなる（逓減する）のが普通である．

地域ケアの効果を検討する時にも，平均的効果と限界効果（追加的効果）とを区別することが必要である．欧米の地域ケアの費用効果分析では，ほとんどの場合，対照群も伝統的な地域ケアは受けている．そのため，そこで検討されているのは，地域ケアそのものの効果ではなく，新しい高度な地域ケアの伝統的地域ケアに比べての追加的・限界的効果なのである．

それに対してわが国では，一部の地域を除いて開業医による往診以外の地域ケア（リハビリテーション）はほとんど行われていないため，新たに地域ケアを開始した場合には，相当の効果が生じることが期待できるとも言える．わが国で，今後地域ケアを普及させるためには，この点についての実証研究が不可欠だ，と筆者は考えている．

ただしわが国では，地域ケアによる費用節減は，欧米以上に期待できない．なぜなら，欧米諸国に比べてわが国の入院費用（特に長期入院の費用）は極

端に安いため,少し濃厚な地域ケアを行えば,長期入院の費用をすぐに上回ってしまうことが,確実だからである.ちなみに,OECDの国際比較調査によると,少し古いが1982年前後の入院1日当たり医療費は日本の60米ドルに対して,アメリカは日本の6倍の360米ドル,日本とアメリカを含んだ14か国平均も日本の2.8倍の170米ドルであった[73].

## 文 献

( 1 )　Mooney GH: Economics, Medicine and Health Care, pp. 8, 15, Wheatsheaf Books Ltd, Brighton, 1986.
( 2 )　二木立:リハビリテーション医療の効果と効率を考える.二木立:90年代の医療,pp. 90-122,勁草書房,1990.
( 3 )　Aday LA, et al: Evaluating the Medical Care System - Effectiveness, Efficiency, and Equity, pp. 73-76, Health Administration Press, Michigan, 1993.
( 4 )　二木立:リハビリテーション医療の社会経済学,勁草書房,1988.
( 5 )　二木立:老人病院等の保険外負担の全国調査.二木立:90年代の医療と診療報酬,pp. 198-230,勁草書房,1992.［本書第I部補章第3節］
( 6 )　東京都:高齢期における医療費用等と生活設計——「高齢者の生活費用等実態調査」報告書,東京都,1992.
( 7 )　日本労働組合総連合会:「要介護者を抱える家族」についての実態調査,1995.要旨は,賃金と社会保障 No. 1150: 51-65, 1995.
( 8 )　Drummond MF: Principles of Economic Appraisal in Health Care, p. 27-30, Oxford University Press, Oxford, 1980.
( 9 )　厚生省高齢者介護対策本部事務局:高齢者介護問題を考える,p. 25,長寿社会開発センター,1994.
(10)　健康保険組合連合会:老人ケアの社会的コストに関する調査研究報告書,健康保険組合連合会,1992.
(11)　飯田亮:在宅医療は企業の手で.文藝春秋 72(6): 212-217, 1994. 5.
(12)　福田潤:ヘルス・ケア・ビジネス,pp. 43-46,中央経済社,1994.
(13)　Anderson K: Is is still sweet home care? Business & Health Jan 1993: 42-46.
(14)　吉浦輪:障害老人の在宅ケアにおける家族負担とその金銭表示の試み——三河健生会:豊橋市ねたきり老人・介護者実態調査を基礎に.日本福祉大学研究紀要 81（第1分冊）: 127-152, 1990.（要旨は,2)pp. 126-130.)
(15)　社団法人シルバーサービス振興会:長期入院高齢者の退院後の在宅における療養・介護等を確保するために必要な民間事業者の対応に関する調査研究事

業報告書,社団法人シルバーサービス振興会,1991.
(16) 岩田正美・平野隆之・馬場康彦:高齢者在宅介護費用の研究,長寿社会開発センター,1993.
(17) Spiegel AD: Home Health Care. National Health Publishing, pp. 354-358, Owings Mills, 1983.
(18) Culyer AJ, et al: Caring for the elderly: A European perspective on today and tomorrow. J Health Politics, Policy and Law 10: 469-487, 1985.
(19) Snell M: Community care for the elderly: Costs and dependency. Soc Sci Med 20: 1313-1318, 1985.
(20) Svensson M, et al: Home service costs: The Swedish experience. Health Policy 19: 197-209, 1991.
(21) O'Shea E, et al: The relationship between the cost of community care and the dependency of old people. Soc Sci Med 37: 583-590, 1993.
(22) McDowell I, et al: Measuring Health: A Guide to Rating Scales and Questionnairs, Oxford University Press, Oxford, 1987.
(23) Walker SR, et al (ed.): Quality of Life - Assessment and Application, MTP Press, Lancaster, 1988. (Quality of Life 研究会訳: Quality of Life —— 評価と応用,丸善プラネット,1993.)
(24) Spilker B (ed): Quality of Life Assessments in Clinical Trials. Raven Press, New York, 1990.
(25) Bowling A: Measuring Health - A Review of Quality of Life Measurement Scales, Open University Press, Buckingham, 1991.
(26) Walker SR, et al (ed.): Quality of Life Assessment: Key Issues in the 1990s, Kluwer Academic Publishers, Dordrecht, 1993.
(27) Spilker B, et al: Quality of life bibliography and indexes. Med Care 28 (suppl 12): DS1-DS77, 1990.
(28) Gill TM, et al: A critical appraisal of the quality of quality-of-life measurements. JAMA 272: 619-626, 1994.
(29) Davis K, et al: Health Care Cost Containment, pp. 4-5, John Hopkins University Press, Baltimore, 1990.
(30) Folland S, et al: The Economics of Health and Health Care, pp. 394-397, Macmillan Publishing Company, New York, 1993.
(31) Donaldson C, et al: Economics of Health Care Financing, pp. 68-71, St. Martin's Press, New York, 1993.
(32) 川上武:技術進歩と医療費——医療経済論,pp. 58-123, 勁草書房,1986.
(33 二木立・上田敏:脳卒中の早期リハビリテーション,医学書院,1987.
(34) 佐藤隆三:技術の経済学,p. 43, PHP, 1985.
(35) M. ハマー,J. チャンピー,野中郁次郎監訳:リエンジニアリング革命,

日本経済新聞社, 1993.
(36) Berwick DM, et al: Curing Health Care, pp. 14, 32-43, Jossey-Bass Publishers, San Francisco, 1990.［「キュアリング・ヘルスケア」中山書店, 2002］
(37) 池上直己：医療の政策選択, pp. 108-109, 勁草書房, 1992.
(38) Falconer JA, et al: The critical path method in stroke rehabilitation: Lessons from an experiment in cost containment and outcome improvement. Quarterly Review Bulletin January 1993: 8-15.
(39) Detsky AS, et al: A cost-utility analysis of the home parenteral nutrition programme at Toronto General Hospital. J Parenteral and Enteral Nutrition 10: 49-57, 1986.
(40) Drummond MF, et al: Economic evaluation of a support program for caregivers of demented Elderly. Int J Technology Assessment in Health Care 7: 209-219, 1991.
(41) Wimo A: Cost-utility analysis of Group living in dementia care. Intl J Technology Assessment in Health Care 11: 49-65, 1995.
(42) Kemper P, et al: Community care demonstrations: What have we learned? Health Care Financing Review 8(4): 87-100, 1987.
(43) Kemper P: The evaluation of the National Long term Care Demonstration: 10. Overview of the findings. Health Serv Res 23: 161-174, 1988.
(44) Weissert WG, et al: Lessons learned from research on effects of community-based long-term care. J Am Geriatr Soc 42: 348-353, 1994.
(45) Weissert WG, et al: The past and future of home- and community-based long-term care. Milbank Q 66: 309-388, 1988.
(46) Weissert WG, et al: Home and community care: Three decades of findings. In: Petersen MD, et al (eds): Health Care of the Elderly - An Information Sourcebook, pp. 39-126, Sage Publications, Newbury Park, 1988.
(47) Hughes SL, et al: A randomized trial of veterans administration home care for severly disabled veterans. Med Care 28: 135-145, 1990.
(48) Cummings JE, et al: Cost-effectiveness of veterans administration hospital-based home care - A randomized clinical trial. Arch Intern Med 150: 1274-1280, 1990.
(49) Cummings JE, et al: Cost-effectiveness of home care. Clinics in Geriatric Medicine 7: 865-874, 1991.
(50) Zimmer JG, et al: A randomized controlled study of a home health care team. Am J Public Health 75: 13-141, 1985.
(51) Melin AL, et al: Efficacy of the rehabilitation of elderly primary health care patients after short-stay hospital treatment. Med Care 30: 1004-1015,

1992.
(52) Melin AL, et al: The cost-effectiveness of rehabilitation in the home: A study of Swedish elderly. Am J Public Health 83: 356-362, 1993.
(53) 二木立:「世界一」の医療費抑制政策を見直す時期, pp. 206-207, 勁草書房, 1994.
(54) Young JB, et al: The Bradford community stroke trial: Eight week results. Clin Rehab 5: 283-292, 1991.
(55) Young JB, et al: The Bradford community stroke trial: results at six months. BMJ 304: 1085-1089, 1992.
(56) Young J, et al: Day hospital and home physiotherapy for stroke patients: A comparative cost-effectiveness study. J R Coll Physicians 27: 252-258, 1993.
(57) Forster A, et al: Day hospital and stroke patients. Int Disability Studies 11: 181-183, 1989.
(58) Gerard K, et al: An appraisal of the cost-effectiveness of alternative day care settings for frail elderly people. Age and Ageing 17: 311-318, 1988.
(59) Jarnlo GB, et al: Early rehabilitation at home of elderly patients with hip fractures and consumption of resources in primary care. Scand J Prim Health Care 2: 105-112, 1984.
(60) Moeller G, et al: Hospital care versus home care for rehabilitation after hip replacement. Intl J Technology Assessment in Health Care 8: 93-101, 1992.
(61) Sikorski JM, et al: The domicilliary rehabilitation and support program - Rationale, organisation and outcome. Med J Australia 159: 23-25, 1993.
(62) Hollingworth W, et al: Cost analysis of early discharge after hip fracture. BMJ 307: 903-906, 1993.
(63) Vetter NJ, et al: Effect of health visitors working with elderly patients in general practice: A randomised controlled trial. BMJ 288: 369-372, 1984.
(64) Hendriksen C, et al: Conseqences of assessment and intervention among elderly people: A three year randomised controlled trial. BMJ 289: 1522-1524, 1984.
(65) Townsend J, et al: Reduction in hospital readmission stay of elderly patients by a community based hospital discharge scheme: A randomized controlled trial. BMJ 297: 544-547, 1988.
(66) Loekk J, et al: Mortality and morbidity rates of discharged elderly day care patients - A one-year follow-up of an experimental day care programme. Scand J Prim Health Care 9: 79-82, 1991.
(67) Pathy MSJ, et al: Randomised trial of case finding and surveillance of elderly people at home. Lancet 340: 890-893, 1992.

第1章 脳卒中リハビリテーションと地域・在宅ケアの経済分析

(68) Van Rossum E, et al: Effects of preventive home visits to elderly people. BMJ 307: 27-32, 1993.
(69) Weissert WG: Seven reasons why it is so difficult to make community-based long-term care cost-effective.Health Serv Res 20: 423-433, 1985.
(70) Hughes SL: Apples and oranges? - A review of evaluation of community-based long-term care. Health Serv Res 20: 461-488, 1985.
(71) 二木立：公的介護保険一辺倒の議論に異議あり．社会保険旬報 No. 1867: 6-11, 1868: 9-12, 1995.
(72) 二木立：公的介護保険をめぐる諸問題．公衆衛生，59(10): 680-683, 1995.
(73) 二木立：現代日本医療の実証分析，pp. 18, 医学書院，1990.［本書第Ⅰ部補章第1節］

## 第3節　21世紀初頭の都道府県・大都市の「自宅死亡割合」の推移——今後の「自宅死亡割合」の変化を予想するための基礎作業

(『安倍政権の医療・社会保障改革』勁草書房，2014,
第3章第3節，109-130頁．)

　本節では，今後の「自宅死亡割合」の変化を予想するための基礎作業として，2000-2011年の都道府県・大都市の「自宅死亡割合」の推移を多面的に調査します．その結果，自宅死亡割合の推移には大きな地域差があり，首都圏・関西圏やそれ以外の大都市では増加に転じているが，「その他」地域では減少し続けている，東京都区部では自宅死亡が急増しているが，その4割は「孤独死」の増加による等の意外な事実を明らかにします．

## はじめに

　21世紀に入ってからの医療政策・診療報酬改定では，在宅医療や自宅等での看取りが非常に重視されています．

　小泉政権時代の2005年には，一時，「自宅等での死亡割合を4割」に引き上げる数値目標が示され，それにより2025年度には約5000億円の医療給付費を削減できるとの試算も示されました（2005年7月29日の社会保障審議会

医療保険部会「中長期の医療費適正化効果を目指す方策について」).ただし,これは小泉首相から医療費抑制の具体的方策を示すよう厳しく指示された厚生労働省がいわば苦し紛れに発表した数値にすぎず,小泉政権の終了と共に立ち消えになりました.

しかし,その後の毎回の診療報酬改定でも,在宅医療や在宅での看取りを促進するための施策が次々と打ち出されています.民主党野田内閣時代の閣議決定「社会保障・税一体改革について」(2012年2月17日)の「医療・介護等」改革でも,「できる限り住み慣れた地域で在宅を基本とした生活の継続を目指す地域包括ケアシステム」が柱の1つにされました.2012年8月に成立した「社会保障制度改革推進法」でも,「医療保険制度」(改革)の柱の1つとして,「医療の在り方については,(中略)特に人生の最終段階を穏やかに過ごすことができる環境を整備する」ことが掲げられました.

最近は,これらの施策が大都市部では効果をあげ,在宅・自宅での死亡割合が上昇しているとの指摘もされています(文献1).厚生労働省も,「在宅死亡率[正しくは割合]」が2005年の14.4%を底にして上昇に転じ,2009年度には15.7%になったと発表しています(2011年1月21日の中医協総会「医療介護の連携について(その2)」中の「在宅死亡率の推移(全国)」,他.図1).

そこで,本節では,厚生労働省「人口動態統計」等を用いて,2000-2011年の「自宅死亡割合」の推移とその要因を,都道府県・大都市を中心にして検討します.次に,その結果を踏まえて,今後自宅死亡割合が増加するか否かについて考察します.主な調査結果は以下の通りです.①長年続いていた自宅死亡割合の低下は全国レベルでは2005・2006年で底を打ちましたが,その後は一進一退であり,明らかに上昇に転じたとまでは言えません.②自宅死亡割合の推移には大きな地域差があり,首都圏・関西圏やそれ以外の大都市では増加に転じていますが,「その他」地域では減少し続けています.③かつては,高齢者の子との同居割合が高い県ほど自宅死亡割合が高い傾向がありましたが,現在はそのような傾向は完全に消失しています.④東京都区部では自宅死亡が急増していますが,それの4割は「孤独死」の増加によ

図1 在宅死亡率の推移（全国）

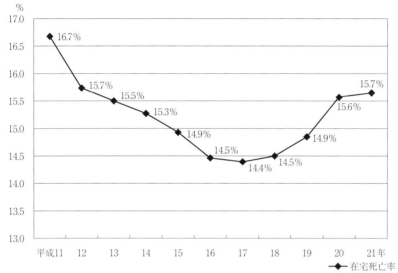

出所：中医協総会資料，2011年1月21日．
出典：1951-2009，人口動態調査（厚生労働省人口動態・保健統計課）．

るものです．

## 1　全国の自宅死亡割合の推移
——　2005・06年で下げ止まった後一進一退[注1・2]

　まず，全国の「自宅死亡割合」（死亡総数に対する自宅での死亡数の割合）の推移を検討します．表1は，厚生労働省「人口動態統計」により，1990-2011年の死亡の場所別にみた死亡数割合の推移をみたものです．ここで注意すべきことは「自宅」には，グループホーム，サービス付き高齢者向け住宅，届け出のない老人施設も含まれていることです．前二者を含むことは，厚生労働省「平成24年度版死亡診断書（死体検案書）記入マニュアル」（8頁）に明記されています．届け出のない老人施設も含まれることは，統計情報部の担当者に直接問い合わせて確認しました．なお，「老人ホーム」には

第Ⅰ部　テーマ別の主要実証研究

表1　死亡の場所別にみた死亡数割合の推移

| 年 | 死亡数割合 | | | | | | | 死亡数 | |
|---|---|---|---|---|---|---|---|---|---|
| | 総数 | 病院 | 診療所 | 老健施設 | 老人ホーム | 自宅 | その他 | 総数 | 自宅 |
| 1990 | 100 | 71.6 | 3.4 | 0.0 | | 21.7 | 3.3 | 820,305 | 177,657 |
| 2000 | 100 | 78.2 | 2.8 | 0.5 | 1.9 | 13.9 | 2.8 | 961,653 | 133,534 |
| 2001 | 100 | 78.4 | 2.8 | 0.6 | 2.0 | 13.5 | 2.7 | 970,331 | 131,337 |
| 2002 | 100 | 78.6 | 2.8 | 0.6 | 1.9 | 13.4 | 2.7 | 982,379 | 131,379 |
| 2003 | 100 | 78.9 | 2.7 | 0.6 | 1.9 | 13.0 | 2.8 | 1,014,951 | 131,991 |
| 2004 | 100 | 79.6 | 2.7 | 0.6 | 2.1 | 12.4 | 2.6 | 1,028,602 | 127,445 |
| 2005 | 100 | 79.8 | 2.6 | 0.7 | 2.1 | 12.2 | 2.5 | 1,083,796 | 132,702 |
| 2006 | 100 | 79.7 | 2.6 | 0.8 | 2.3 | 12.2 | 2.4 | 1,084,450 | 131,854 |
| 2007 | 100 | 79.4 | 2.6 | 0.8 | 2.5 | 12.3 | 2.4 | 1,108,334 | 136,437 |
| 2008 | 100 | 78.6 | 2.5 | 1.0 | 2.9 | 12.7 | 2.3 | 1,142,407 | 144,771 |
| 2009 | 100 | 78.4 | 2.4 | 1.1 | 3.2 | 12.4 | 2.4 | 1,141,865 | 141,955 |
| 2010 | 100 | 77.9 | 2.4 | 1.3 | 3.5 | 12.6 | 2.3 | 1,197,012 | 150,783 |
| 2011 | 100 | 76.2 | 2.3 | 1.5 | 4.0 | 12.5 | 3.5 | 1,253,066 | 156,491 |
| '90-'00 | 0.0 | 6.6 | −0.6 | 0.5 | 1.9 | −7.8 | −0.5 | 141,348 | −44,123 |
| '00-'11 | 0.0 | −2.0 | −0.5 | 1.0 | 2.1 | −1.4 | 0.7 | 291,413 | 22,957 |
| '00-'05 | 0.0 | 1.6 | −0.2 | 0.2 | 0.2 | −1.7 | −0.3 | 122.143 | −832 |
| '05-'11 | 0.0 | −3.6 | −0.3 | 0.8 | 1.9 | 0.3 | 1.0 | 169.270 | 23.789 |

資料：厚生労働省「人口動態統計」．
注：「助産所」は略（1990年以降は死亡割合0.00％）
　　「老人ホーム」とは，養護老人ホーム，特別養護老人ホーム，軽費老人ホーム及び有料老人ホーム．
　　1994年までは老人ホームでの死亡は，自宅又はその他に含まれる．
　　「自宅」にはグループホーム，サービス付き高齢者住宅，届け出のない老人施設を含む．

「養護老人ホーム，特別養護老人ホーム，軽費老人ホーム及び有料老人ホーム」が含まれます．

　自宅死亡割合は1990年の21.7％から2000年の13.9％へと7.8％ポイントも低下しましたが，2000年以降は低下幅が徐々に縮小し，2005・2006年の12.2％を底にして，それ以降わずかに上昇し，2011年には12.5％になっています．ただし，2007年以降の4年間は文字通りの一進一退であり，現時点では，明らかに上昇傾向に転じたとは断言できません．ただし，死亡総数の増加に対応して，自宅死亡数は2006年の13.2万人を底にして，以後明らかに増加に転じています．2011年の15.6万人はほぼ1996年の水準（15.0万人）です．

「はじめに」で述べたように，厚生労働省は「在宅死亡率」が2005年の14.4％から2009年の15.7％へと上昇したと発表しています．しかし，この「在宅」には自宅だけでなく「老人ホーム」も含んでいます（このことは，図のどこにも書かれていません）．この期間に老人ホームでの死亡割合は2.1％から3.2％へと1.1％ポイント上昇しており，「在宅死亡率」上昇の大半はこれによるものです．ちなみに「人口動態統計」では，1994年までは「老人ホームでの死亡は，自宅又はその他に含まれ」ており，厚生労働省はこの古い定義を（意図的に）復活させたのかもしれません．ただし，厚生労働省が2008年以降発表している，有名な「死亡場所別，死亡者数の年次推移と将来推計」では，「自宅」と「介護施設（老健，老人ホーム）」は区別されているので，2つの発表の間には明らかな不整合・矛盾があります．

## 2　都道府県別の自宅死亡割合・順位の推移

次に，都道府県別の自宅死亡割合の推移を検討します．**表2**は，2000-2011年の都道府県別の自宅死亡割合とそれの都道府県順位を示したものです．表1で示したように，2000-2011年の全国データは比較的安定していましたが，都道府県別レベルでは，自宅死亡割合・死亡順位とも激変しています．

**東京都等で急増・急上昇**

都道府県別死亡割合でもっとも注目すべきことは，東京都が2000年の12.2％から2011年の16.1％へと11年間で3.8％ポイントも上昇したことです（表には示しませんでしたが，東京都の1990年代の自宅死亡割合は12％台で一進一退しており，明らかに上昇傾向に転じたのは2000年以降です）．この上昇幅は47都道府県の中で突出しています．2位は神奈川県の2.0％ポイント増，3位は大阪府の1.1％ポイント増です．これら3都府県を含めて，この11年間に自宅死亡割合が少しでも増加したのは8都道府県にすぎません．逆に

表2　都道府県別の自宅死亡割合・同順位の推移

| | 自宅死亡割合 | | | | 増減 | | | 都道府県順位 | |
|---|---|---|---|---|---|---|---|---|---|
| | 2000 | 2005 | 2010 | 2011 | '00-'11 | '00-'05 | '05-'11 | 2000 | 2011 |
| 総数 | 13.9 | 12.2 | 12.6 | 12.5 | -1.4 | -1.6 | 0.2 | | |
| 01 北海道 | 8.3 | 8.1 | 8.7 | 8.7 | 0.4 | -0.2 | 0.6 | 47 | 45 |
| 02 青森 | 13.5 | 10.6 | 11.0 | 10.5 | -3.0 | -2.9 | -0.1 | 28 | 34 |
| 03 岩手 | 12.8 | 12.0 | 11.6 | 9.6 | -3.2 | -0.9 | -2.4 | 34 | 38 |
| 04 宮城 | 17.0 | 14.5 | 14.7 | 11.6 | -5.4 | -2.5 | -2.9 | 8 | 25 |
| 05 秋田 | 15.5 | 12.0 | 10.0 | 10.2 | -5.3 | -3.5 | -1.8 | 18 | 35 |
| 06 山形 | 18.0 | 13.6 | 11.9 | 11.3 | -6.7 | -4.3 | -2.3 | 5 | 30 |
| 07 福島 | 17.3 | 14.2 | 13.3 | 12.8 | -4.5 | -3.1 | -1.4 | 6 | 17 |
| 08 茨城 | 14.4 | 11.7 | 11.4 | 11.3 | -3.0 | -2.7 | -0.3 | 23 | 28 |
| 09 栃木 | 14.3 | 12.4 | 12.7 | 12.8 | -1.4 | -1.9 | 0.4 | 24 | 16 |
| 10 群馬 | 14.2 | 11.3 | 10.8 | 11.3 | -2.9 | -2.9 | 0.0 | 26 | 29 |
| 11 埼玉 | 12.0 | 11.6 | 11.5 | 11.8 | -0.2 | -0.4 | 0.2 | 41 | 24 |
| 12 千葉 | 14.2 | 13.2 | 14.1 | 14.3 | 0.1 | -1.0 | 1.1 | 25 | 7 |
| 13 東京 | 12.2 | 13.2 | 16.1 | 16.1 | 3.8 | 0.9 | 2.9 | 39 | 2 |
| 14 神奈川 | 12.8 | 12.5 | 14.3 | 14.8 | 2.0 | -0.3 | 2.3 | 35 | 6 |
| 15 新潟 | 19.2 | 14.5 | 12.5 | 12.5 | -6.8 | -4.7 | -2.0 | 2 | 20 |
| 16 富山 | 13.0 | 10.1 | 11.1 | 10.7 | -2.2 | -2.9 | 0.7 | 33 | 32 |
| 17 石川 | 13.4 | 10.8 | 9.5 | 9.4 | -4.0 | -2.5 | -1.4 | 30 | 39 |
| 18 福井 | 14.9 | 11.7 | 10.3 | 11.2 | -3.7 | -3.2 | -0.5 | 21 | 31 |
| 19 山梨 | 15.2 | 12.2 | 12.5 | 13.0 | -2.3 | -3.0 | 0.8 | 19 | 15 |
| 20 長野 | 19.8 | 14.6 | 13.6 | 13.6 | -6.3 | -5.2 | -1.0 | 1 | 11 |
| 21 岐阜 | 16.5 | 13.6 | 13.5 | 13.3 | -3.3 | -2.9 | -0.4 | 10 | 13 |
| 22 静岡 | 16.3 | 13.0 | 13.8 | 13.6 | -2.7 | -3.3 | 0.6 | 12 | 10 |
| 23 愛知 | 13.4 | 11.4 | 12.1 | 12.0 | -1.4 | -2.0 | 0.6 | 29 | 22 |
| 24 三重 | 16.7 | 13.9 | 13.3 | 13.6 | -3.1 | -2.9 | -0.2 | 9 | 9 |
| 25 滋賀 | 18.9 | 14.2 | 15.2 | 14.9 | -4.0 | -4.7 | 0.7 | 4 | 5 |
| 26 京都 | 15.9 | 13.8 | 14.6 | 14.1 | -1.8 | -2.1 | 0.4 | 15 | 8 |
| 27 大阪 | 13.8 | 14.3 | 15.4 | 15.0 | 1.1 | 0.5 | 0.7 | 27 | 4 |
| 28 兵庫 | 15.7 | 14.5 | 15.4 | 15.7 | 0.0 | -1.2 | 1.2 | 16 | 3 |
| 29 奈良 | 17.1 | 16.8 | 16.4 | 17.2 | 0.0 | -0.4 | 0.4 | 7 | 1 |
| 30 和歌山 | 18.9 | 15.0 | 13.8 | 13.3 | -5.6 | -3.9 | -1.7 | 3 | 12 |
| 31 鳥取 | 16.5 | 13.5 | 12.3 | 13.1 | -3.4 | -3.0 | -0.4 | 11 | 14 |
| 32 島根 | 16.0 | 12.8 | 11.4 | 11.5 | -4.5 | -3.2 | -1.2 | 13 | 26 |
| 33 岡山 | 15.0 | 11.7 | 11.0 | 11.4 | -3.6 | -3.3 | -0.3 | 20 | 27 |
| 34 広島 | 14.4 | 12.0 | 11.9 | 12.3 | -2.1 | -2.4 | 0.3 | 22 | 21 |
| 35 山口 | 11.9 | 11.1 | 10.6 | 10.6 | -1.3 | -0.8 | -0.5 | 42 | 33 |
| 36 徳島 | 13.2 | 11.2 | 9.9 | 10.1 | -3.1 | -2.0 | -1.1 | 31 | 36 |
| 37 香川 | 15.6 | 11.2 | 12.3 | 11.9 | -3.7 | -4.4 | 0.7 | 17 | 23 |
| 38 愛媛 | 16.0 | 12.8 | 13.2 | 12.5 | -3.5 | -3.2 | -0.3 | 14 | 19 |

第1章　脳卒中リハビリテーションと地域・在宅ケアの経済分析

|  | 自宅死亡割合 | | | | 増減 | | | 都道府県順位 | |
| --- | --- | --- | --- | --- | --- | --- | --- | --- | --- |
|  | 2000 | 2005 | 2010 | 2011 | '00-'11 | '00-'05 | '05-'11 | 2000 | 2011 |
| 39 高　知 | 11.6 | 10.0 | 10.8 | 10.1 | −1.5 | −1.6 | 0.1 | 43 | 37 |
| 40 福　岡 | 10.1 | 9.1 | 8.7 | 8.7 | −1.4 | −1.0 | −0.3 | 46 | 43 |
| 41 佐　賀 | 12.5 | 10.2 | 8.0 | 8.0 | −4.6 | −2.3 | −2.2 | 37 | 47 |
| 42 長　崎 | 10.3 | 8.8 | 9.0 | 9.3 | −1.0 | −1.5 | 0.6 | 45 | 40 |
| 43 熊　本 | 10.4 | 9.5 | 8.6 | 9.0 | −1.4 | −0.9 | −0.5 | 44 | 42 |
| 44 大　分 | 12.5 | 9.5 | 8.8 | 8.2 | −4.3 | −3.0 | −1.4 | 38 | 46 |
| 45 宮　崎 | 13.1 | 11.1 | 8.9 | 8.7 | −4.3 | −2.0 | −2.4 | 32 | 44 |
| 46 鹿児島 | 12.1 | 9.8 | 9.1 | 9.1 | −3.0 | −2.2 | −0.7 | 40 | 41 |
| 47 沖　縄 | 12.5 | 11.7 | 11.9 | 12.8 | 0.3 | −0.9 | 1.1 | 36 | 18 |

資料：厚生労働省「人口動態統計」．
注：自宅死亡割合は小数点以下1桁までしか表示していないが，都道府県別順位は小数点以下3桁の数値で判定した．
岩手県・宮城県・福島県の2011年の自宅死亡割合の減少は東日本大震災のためと思われる．

39府県で低下し，しかも，6％ポイント以上低下が6県，1％ポイント以上低下が37県もあります．

2000-2005年と2005-2011年に二分してみると，前者では自宅死亡割合が上昇したのは東京都と大阪府だけで，残りの45道府県で減少していました．それに対して，後者では減少は26県に減りました．

自宅死亡割合の都道府県順位をみると，やはり東京都の躍進が顕著で，2000年の39位から，2011年には2位へと37位も順位を上げています（東京都が2位になったのは2009年から）．2011年の1位は奈良県（17.2％．2005年から），3位は兵庫県（15.7％）．大阪府も2000年の27位から，2011年の4位に躍進しました．

## かつての「自宅ケア先進県」で急減

表2でもう1つ注目すべきことは，2000年に自宅死亡割合が高かった県では，その後自宅死亡割合・順位が急減していることです．一番目立つのは，2000年の介護保険制度開始前後には「自宅ケア（自宅での看取り）最先進県」と謳われていた長野県の自宅死亡割合が2000年の19.8％（1位）から2011年の13.6％（11位）へと6.3％ポイントも低下し（減少幅第3位），東京都

(16.1%)を下回るに至ったことです．同じく2000年には自宅死亡割合が2位だった新潟県も19.2%から12.5%（20位）へと6.8%ポイント低下し（減少幅1位），2011年には全国平均（12.5%）と同水準になりました．3位だった和歌山県も18.9%から13.3%（12位）へと5.6%ポイント低下しました（減少幅4位）．自宅死亡割合の減少幅2位は，3世代家族・高齢者の子との同居割合が高く，やはり「在宅ケア先進県」と言われていた山形県で，2011年の18.0%（5位）から2011年の11.3%（30位）へと6.7%ポイントも減少し，2011年には全国平均（12.5%）さえ下回るに至りました．

なお，都道府県別の2000年の自宅死亡割合と2000-2011年の自宅死亡割合増減%ポイントとの相関係数は−0.581で，明らかな逆相関があります．このことは，統計的にも，2000年に自宅死亡割合が高かった県ほど，その後の自宅死亡割合低下幅が大きい傾向があることを示しています．

## 自宅死亡割合と子との同居割合との相関は消滅

表3は，1995-2010年の65歳以上の高齢者の子との同居割合（以下，子との同居割合）と自宅死亡割合，および各年の両者の都道府県別数値の相関係数の推移をみたものです．一見すると，全国レベルでは，子との同居割合の低下と自宅死亡割合の低下はほぼ並行しています．

しかし，都道府県別の子との同居割合と自宅死亡割合の相関係数は，1995年の0.605から2010年の−0.001へと，ほぼ一直線に低下しています．このことは，統計的には，ほんの15年前にはまだ存在していた子との同居率と

表3　65歳以上の高齢者の子との同居割合と自宅死亡割合等の推移

| 年 | | 1995 | 1998 | 2001 | 2004 | 2007 | 2010 |
|---|---|---|---|---|---|---|---|
| 全国 | 子との同居割合 | 54.3 | 50.3 | 48.4 | 45.5 | 43.6 | 42.3 |
| | 自宅死亡割合 | 18.3 | 15.9 | 13.5 | 12.4 | 12.3 | 12.6 |
| 両者の都道府県別データの相関係数 | | 0.605 | 0.528 | 0.476 | 0.326 | 0.155 | −0.001 |

資料：厚生労働省「グラフでみる世帯の状況―国民生活基礎調査の結果から」．
　　　厚生労働省「人口動態統計」．
注：国民生活基礎調査」の大規模調査は3年ごとに実施．
　　1995年の子との同居割合，相関係数には兵庫県を含まない（阪神淡路大震災のため）．

自宅死亡割合との正の相関関係が，2010年には完全に消失したことを意味します．これにより，自宅死亡割合は高齢者の子との同居割合が高い（つまり家族介護力が高いはずの）県ほど高いというかつての常識は完全に覆されたと言えます．

順序が逆になりましたが，表4に2001年と2010年の都道府県別の65歳以上の者の子との同居割合と自宅死亡割合を示します．特徴的な都道府県をみると，山形県は子との同居割合が2001年69.5％，2010年65.1％と高水準を維持しており，共に1位ですが，自宅死亡割合は同じ期間に17.0％（5位）から11.9％（23位）へと大幅に低下しています．同じ傾向は，新潟県でもみられます．逆に，東京都では子との同居割合の順位は2000年42位，2010年43位と低いままなのに，自宅死亡割合の順位は35位から2位に急上昇しています．同じ傾向は，大阪府，神奈川県でもみられます．他方，北海道，鹿児島県等では，子との同居率・順位も，自宅死亡割合・順位も低いままです．

### 死亡数の多い都道府県順位と累積死亡数・割合

表5は，2011年の死亡総数の都道府県別順位と累積死亡数・割合をみたものです．

死亡数が一番多いのは言うまでもなく東京都の10.6万人（8.5％）で，以下，大阪府の7.9万人，神奈川県の7.1万人，愛知県の6.0万人，埼玉県の5.8万人と続きます．ただし，ここまでの上位5都府県の累積死亡割合は29.8％にとどまります．死亡数上位10都道府県に拡げるとようやく49.5％と，ほぼ5割になります．逆に言えば，死亡総数の5割は残り37府県で生じています．

本節の枠を超えますが，将来の都道府県別死亡数・割合は公式には報告されていないので，それの近似値として，2025年の65歳以上高齢者の都道府県別推計人口・割合を用いて，それの累積割合を計算すると，上位5都府県で33.5％，上位10都道府県で54.4％になり，2010年の累積死亡割合より，それぞれ3.7％ポイント，4.9％ポイント上昇するにすぎません（国立社会保

第Ⅰ部 テーマ別の主要実証研究

表4 都道府県別の65歳以上の者の子との同居割合と自宅死亡割合 (2001, 2010年)

| | 2001 | | 2010 | | 都道府県順位 | | | |
|---|---|---|---|---|---|---|---|---|
| | 子との同居割合 | 自宅死亡割合 | 子との同居割合 | 自宅死亡割合 | 子との同居 | | 自宅死亡割合 | |
| | | | | | 2001 | 2010 | 2001 | 2010 |
| 全国 | 48.4 | 13.5 | 42.3 | 12.6 | | | | |
| 01 北海道 | 34.7 | 8.1 | 31.0 | 8.7 | 46 | 46 | 47 | 44 |
| 02 青 森 | 58.1 | 12.9 | 50.8 | 11.0 | 16 | 16 | 30 | 32 |
| 03 岩 手 | 62.1 | 11.8 | 54.5 | 11.6 | 8 | 10 | 38 | 26 |
| 04 宮 城 | 60.3 | 16.5 | 52.1 | 14.7 | 11 | 12 | 10 | 6 |
| 05 秋 田 | 60.1 | 14.7 | 55.2 | 10.0 | 12 | 8 | 19 | 37 |
| 06 山 形 | 69.5 | 17.0 | 65.1 | 11.9 | 1 | 1 | 5 | 23 |
| 07 福 島 | 62.2 | 16.9 | 58.1 | 13.3 | 7 | 3 | 7 | 15 |
| 08 茨 城 | 65.7 | 13.8 | 55.3 | 11.4 | 2 | 6 | 25 | 29 |
| 09 栃 木 | 61.9 | 13.1 | 55.1 | 12.7 | 10 | 9 | 29 | 17 |
| 10 群 馬 | 54.4 | 13.9 | 48.2 | 10.8 | 20 | 20 | 24 | 33 |
| 11 埼 玉 | 56.5 | 11.9 | 43.5 | 11.5 | 17 | 26 | 37 | 27 |
| 12 千 葉 | 52.1 | 13.7 | 43.8 | 14.1 | 25 | 25 | 27 | 9 |
| 13 東 京 | 37.3 | 12.4 | 33.5 | 16.1 | 42 | 43 | 35 | 2 |
| 14 神奈川 | 43.8 | 12.7 | 37.9 | 14.3 | 35 | 33 | 32 | 8 |
| 15 新 潟 | 65.3 | 18.7 | 58.3 | 12.5 | 3 | 2 | 2 | 19 |
| 16 富 山 | 62.3 | 13.5 | 56.2 | 11.1 | 5 | 5 | 28 | 30 |
| 17 石 川 | 55.9 | 13.8 | 51.9 | 9.5 | 18 | 13 | 26 | 39 |
| 18 福 井 | 64.2 | 14.1 | 56.8 | 10.3 | 4 | 4 | 21 | 36 |
| 19 山 梨 | 53.5 | 16.1 | 48.8 | 12.5 | 22 | 19 | 11 | 18 |
| 20 長 野 | 52.9 | 18.7 | 51.2 | 13.6 | 23 | 15 | 1 | 12 |
| 21 岐 阜 | 62.0 | 16.9 | 50.6 | 13.5 | 9 | 17 | 9 | 13 |
| 22 静 岡 | 60.0 | 16.0 | 54.5 | 13.8 | 13 | 11 | 12 | 10 |
| 23 愛 知 | 53.6 | 12.8 | 46.1 | 12.1 | 21 | 23 | 31 | 22 |
| 24 三 重 | 50.0 | 16.9 | 43.4 | 13.3 | 29 | 27 | 6 | 14 |
| 25 滋 賀 | 62.2 | 17.3 | 49.7 | 15.2 | 6 | 18 | 4 | 5 |
| 26 京 都 | 44.9 | 15.0 | 36.5 | 14.6 | 33 | 38 | 15 | 7 |
| 27 大 阪 | 35.5 | 14.2 | 33.7 | 15.4 | 45 | 42 | 20 | 3 |
| 28 兵 庫 | 42.8 | 15.5 | 35.8 | 15.4 | 36 | 39 | 13 | 4 |
| 29 奈 良 | 50.9 | 16.9 | 39.4 | 16.4 | 27 | 32 | 8 | 1 |
| 30 和歌山 | 46.6 | 18.2 | 37.7 | 13.8 | 32 | 34 | 3 | 11 |
| 31 鳥 取 | 59.2 | 15.2 | 51.9 | 12.3 | 14 | 14 | 14 | 20 |
| 32 島 根 | 54.6 | 14.9 | 47.9 | 11.4 | 19 | 21 | 17 | 28 |
| 33 岡 山 | 49.5 | 14.0 | 42.1 | 11.0 | 30 | 29 | 23 | 31 |
| 34 広 島 | 40.4 | 14.0 | 36.9 | 11.9 | 39 | 37 | 22 | 24 |
| 35 山 口 | 36.0 | 10.9 | 34.2 | 10.6 | 43 | 41 | 43 | 35 |

第 1 章　脳卒中リハビリテーションと地域・在宅ケアの経済分析

|  | 2001 | | 2010 | | 都道府県順位 | | | |
| --- | --- | --- | --- | --- | --- | --- | --- | --- |
|  | 子との同居割合 | 自宅死亡割合 | 子との同居割合 | 自宅死亡割合 | 子との同居 | | 自宅死亡割合 | |
|  | | | | | 2001 | 2010 | 2001 | 2010 |
| 36 徳　島 | 49.4 | 12.4 | 43.2 | 9.9 | 31 | 28 | 33 | 38 |
| 37 香　川 | 52.8 | 14.7 | 40.6 | 12.3 | 24 | 30 | 18 | 21 |
| 38 愛　媛 | 40.1 | 15.0 | 33.3 | 13.2 | 40 | 44 | 16 | 16 |
| 39 高　知 | 37.9 | 11.1 | 35.3 | 10.8 | 41 | 40 | 42 | 34 |
| 40 福　岡 | 42.6 | 9.9 | 37.5 | 8.7 | 37 | 36 | 45 | 45 |
| 41 佐　賀 | 58.3 | 11.8 | 55.3 | 8.0 | 15 | 7 | 39 | 47 |
| 42 長　崎 | 42.2 | 9.7 | 39.6 | 9.0 | 38 | 31 | 46 | 41 |
| 43 熊　本 | 51.4 | 10.2 | 46.7 | 8.6 | 26 | 22 | 44 | 46 |
| 44 大　分 | 44.1 | 11.6 | 37.6 | 8.8 | 34 | 35 | 41 | 43 |
| 45 宮　崎 | 36.0 | 12.4 | 32.8 | 8.9 | 44 | 45 | 34 | 42 |
| 46 鹿児島 | 26.6 | 11.7 | 23.8 | 9.1 | 47 | 47 | 40 | 40 |
| 47 沖　縄 | 50.3 | 12.3 | 44.9 | 11.9 | 28 | 24 | 36 | 25 |

資料：厚生労働省「国民生活基礎調査」，厚生労働省「人口動態統計」．

図 5　2011 年の死亡数（総数）の都道府県順位と累積死亡数・割合

| 死亡数順位 | | 死亡数 | 累積死亡数 | 同割合 |
| --- | --- | --- | --- | --- |
| | 総数 | 1,253,066 | | |
| 1 | 東　京 | 105,723 | 105,723 | 8.5 |
| 2 | 大　阪 | 78,952 | 184,675 | 14.8 |
| 3 | 神奈川 | 70,946 | 255,621 | 20.4 |
| 4 | 愛　知 | 59,720 | 315,341 | 25.2 |
| 5 | 埼　玉 | 57,670 | 373,011 | 29.8 |
| 6 | 北海道 | 56,970 | 429,981 | 34.4 |
| 7 | 兵　庫 | 52,259 | 482,240 | 38.6 |
| 8 | 千　葉 | 51,689 | 533,929 | 42.7 |
| 9 | 福　岡 | 48,112 | 582,041 | 46.5 |
| 10 | 静　岡 | 37,303 | 619,344 | 49.5 |

資料：厚生労働省「人口動態統計」．
注：都道府県別死亡数，累積死亡数には，所在地外国・不詳者の死亡（2493 人）は含まない．
　　累積死亡割合はこれ等を除いた 1,250,573 人を分母にして計算．

障・人口問題研究所「日本の都道府県別将来推計人口——平成17（2005)-47（2035）年——平成19年5月推計」83頁．2010年の65歳以上の高齢者の死亡は死亡総数の85.2%を占める）．

このことは，現在も，将来も，死亡場所や自宅死亡の問題は，一部の大都道府県に限定された問題ではなく，全国的問題であることを示しています．

## 3 13大都市の自宅死亡割合の推移

ここまでは都道府県レベルの検討をしてきましたが，これだけでは，大都市とそれ以外の地方で起きている自宅死亡割合の変化を過小評価してしまう可能性があります．同一都道府県内でも，大都市部とそれ以外の地域では，自宅死亡割合に相当の違いがあることが予想されるからです．

表6は，2000-2011年の市部・郡部，13大都市・同所在都道府県「その他」の自宅死亡割合の推移をみたものです．ここで13大都市とは，東京都区部と2000年時点での政令指定都市12市を指します．神奈川県と福岡県には政令指定都市が2つあるので，大都市を有する都道府県数は11になります．なお，2011年には政令指定都市は19市に増加していますが，新しい指定都市の死亡数は2000年の「人口動態統計」には掲載されていません．

表6 市部・郡部，13大都市・当該都道府県「その他」の自宅死亡割合の推移

| | | 2000 | 2005 | 2010 | 2011 | '11-'00 |
|---|---|---|---|---|---|---|
| 国 | 総数 | 13.9 | 12.2 | 12.6 | 12.5 | -1.4 |
| | 市部 | 13.2 | 12.3 | 12.8 | 12.8 | -0.4 |
| | 郡部 | 15.9 | 12.1 | 11.2 | 10.6 | -5.3 |
| | 差 | -2.0 | 0.1 | 1.4 | 1.9 | |
| | 13大都市 | 12.8 | 13.2 | 15.2 | 15.2 | 2.4 |
| | その他 | 14.1 | 12.0 | 11.9 | 11.8 | -2.3 |
| | 差 | -1.3 | 1.2 | 3.3 | 3.4 | |
| 東京 | 区部 | 12.9 | 14.3 | 17.8 | 17.5 | 4.6 |
| | その他 | 10.6 | 10.7 | 12.5 | 13.0 | 2.4 |
| | 差 | 2.3 | 3.6 | 5.3 | 4.4 | |

第1章　脳卒中リハビリテーションと地域・在宅ケアの経済分析

|  |  | 2000 | 2005 | 2010 | 2011 | '11-'00 |
|---|---|---|---|---|---|---|
| 北海道 | 札 幌 | 9.6 | 9.8 | 10.6 | 11.3 | 1.7 |
|  | その他 | 7.9 | 7.5 | 8.0 | 7.7 | -0.2 |
|  | 差 | 1.7 | 2.2 | 2.6 | 3.6 |  |
| 宮 城 | 仙 台 | 15.7 | 14.9 | 16.6 | 15.9 | 0.1 |
|  | その他 | 17.6 | 14.3 | 13.7 | 10.1 | -7.5 |
|  | 差 | -1.9 | 0.6 | 3.0 | 5.8 |  |
| 千 葉 | 千 葉 | 11.8 | 12.4 | 14.9 | 14.9 | 3.2 |
|  | その他 | 14.6 | 13.3 | 13.9 | 14.2 | -0.4 |
|  | 差 | -2.8 | -0.9 | 1.0 | 0.8 |  |
| 神奈川 | 横 浜 | 12.7 | 12.7 | 15.4 | 15.9 | 3.1 |
|  | 川 崎 | 12.7 | 13.8 | 14.7 | 15.5 | 2.7 |
|  | その他 | 12.8 | 11.9 | 13.3 | 13.6 | 0.8 |
|  | 差 | -0.1 | 1.1 | 1.9 | 2.1 |  |
| 愛 知 | 名古屋 | 12.7 | 11.7 | 13.1 | 13.2 | 0.6 |
|  | その他 | 13.7 | 11.3 | 11.6 | 11.3 | -2.4 |
|  | 差 | -1.1 | 0.4 | 1.5 | 1.9 |  |
| 京 都 | 京 都 | 14.6 | 13.5 | 15.0 | 15.0 | 0.4 |
|  | その他 | 17.6 | 14.1 | 14.0 | 13.1 | -4.5 |
|  | 差 | -3.0 | -0.6 | 1.1 | 1.9 |  |
| 大 阪 | 大 阪 | 14.4 | 15.7 | 17.2 | 16.6 | 2.1 |
|  | その他 | 13.5 | 13.6 | 14.5 | 14.2 | 0.6 |
|  | 差 | 0.9 | 2.2 | 2.7 | 2.4 |  |
| 兵 庫 | 神 戸 | 14.4 | 15.0 | 16.1 | 17.1 | 2.7 |
|  | その他 | 16.1 | 14.3 | 15.2 | 15.2 | -0.9 |
|  | 差 | -1.7 | 0.7 | 1.0 | 1.9 |  |
| 広 島 | 広 島 | 12.5 | 11.6 | 12.6 | 13.1 | 0.5 |
|  | その他 | 15.3 | 12.2 | 11.6 | 11.9 | -3.3 |
|  | 差 | -2.8 | -0.6 | 0.9 | 1.1 |  |
| 福 岡 | 北九州 | 9.4 | 8.7 | 8.4 | 8.2 | -1.2 |
|  | 福 岡 | 10.5 | 10.0 | 10.4 | 10.9 | 0.5 |
|  | その他 | 10.2 | 8.9 | 8.1 | 8.1 | -2.1 |
|  | 差 | -0.3 | 0.4 | 1.3 | 1.4 |  |

資料：厚生労働省「人口動態統計」．
注：13大都市は東京都区部と2000年時点の政令指定都市12市．
　　仙台市と宮城県その他の2011年の自宅死亡割合急減は東日本大震災の影響と思われる．

まず，市部・郡部別の自宅死亡割合をみると，2000年には市部13.2％，郡部15.9％で郡部の方が2.0％ポイント高かったのが，2005年には市部の方が0.1％ポイント高くなり，2011年にはその差は1.9％にまで拡大しています．ただし，市部でも2000-2005年には自宅死亡割合は低下しています．

それに対して，13大都市（合計）では自宅死亡割合は2000年の12.8％から2005年の13.2％，2010・2011年の15.2％へと増加し続けています．自宅死亡割合を13大都市以外の「その他」（全国）と比べると，2000年には1.3％低かったのに対して，2011年には3.4％も高くなっています．

13大都市別にみると，北九州市を除いた12大都市で，2000-2011年に自宅死亡割合が増加しています．特に増加が顕著なのは，東京都区部で，2000年の12.9％から2011年の17.5％へと4.6％ポイントも増加し，13大都市中1位になっています（ただし，2010年の17.8％からは微減です）．以下，②千葉市（3.2％ポイント増），②横浜市（3.1％ポイント増），川崎市・神戸市（2.7％ポイント増）で，増加幅が大きい上位5大都市中4大都市が首都圏に集中しています．

13大都市が所在する都道府県の「その他」の地域をみると，2000-2011年に自宅死亡割合が増加しているのは，東京都（2.4％ポイント増）と神奈川県（0.8％ポイント増），大阪府（0.6％ポイント増）にすぎず，それ以外の8県の「その他」では低下しています．一番減少幅が大きい「その他」は，東日本大震災の影響があると思われる宮城県を除けば，京都府で4.5％ポイントも減少しています．ただし，2005-2011年に限定すると，上記3都府県に加えて，北海道，千葉県，兵庫県の「その他」でも，自宅死亡割合は増加に転じていました．

## 4　東京都区部の自宅死亡増加の4割は「孤独死」増加

ただし，表6で示した大都市部での自宅死亡割合の増加を，そのまま額面通りに受け取ることはできません．一般に「自宅死亡（在宅死）」というと，

手厚い在宅ケア（医療・介護）に支えられた「家族による看取り」・「家族の中での安らか（平穏）な死」がイメージされがちです．しかし，統計上の「自宅死亡」には，グループホーム（正式名称は認知症対応型共同生活介護）やサービス付き高齢者向け住宅（2012年までは高齢者専用賃貸住宅）での死亡や，誰にも看取られることのない自宅での「孤独死」も含まれるため，これらの増加により見かけ上の自宅死亡割合が増加している可能性もあるからです．以下，この点を東京都（区部）について，検証します．

まず，東京都の自宅死亡割合の増加はグループホームと高齢者専用賃貸住宅の増加によるものとの仮説を立てました．そのために，厚生労働省「介護サービス施設・事業所調査」と財団法人高齢者住宅財団「高齢者専用賃貸住宅登録状況」，総務省「日本の統計2012」を用いて，2010年の65歳以上人口に対するグループホーム定員と高齢者専用賃貸住宅戸数を計算したところ，東京都は共に全国最下位でした（全国平均はそれぞれ4.5人，1.4戸．東京都はそれぞれ1.5人，0.5戸．表は略）．これによりこの仮説は棄却されました．

次に，東京都区部の自宅死亡割合の増加は「孤独死」の増加によるものとの仮説を立てました．東京都区部では，全国で唯一，東京都監察医務院により，医師法第21条に基づく異状死のすべてが検案・解剖されており，このデータを基にして，金涌佳雅氏等は1987-2007年の「孤独死」（「一人暮らしの者の異状死死亡で死亡場所が自宅の場合」）が急増していることおよびその要因を報告しています[2][3]．

表7は，金涌氏等によるこの「孤独死」数データと「人口動態統計」のデータを接合して，1995-2011年の東京都区部の「孤独死」数と自宅死亡数・割合の推移をみたものです（2008-2011年については東京都監察医務院からデータ提供を受けました）．

2000-2011年に自宅死亡数は7636人から12,688人への66.2%増加していますが，そのうちの「孤独死」数は2454人から4490人へと83.0%も増加しています．そのため，自宅死亡に対する「孤独死」の割合は2000年の32.1%から35.4%へと増加しています．その結果この期間の自宅死亡数増加

表7　東京都区部の「孤独死」数と自宅死亡数・割合の推移

| | 孤独死数 (A) | 自宅死亡数 (B) | (B−A) | (A/B × 100) | 自宅死亡割合 | 孤独死を除いた自宅死亡割合 |
|---|---|---|---|---|---|---|
| 1995 | 1,880 | 7,349 | 5,469 | 25.6 | 12.9 | 9.6 |
| 2000 | 2,454 | 7,636 | 5,182 | 32.1 | 12.9 | 8.8 |
| 2005 | 3,383 | 9,287 | 5,904 | 36.4 | 14.3 | 9.1 |
| 2006 | 3,395 | 9,534 | 6,139 | 35.6 | 14.6 | 9.4 |
| 2007 | 3,950 | 10,659 | 6,709 | 37.1 | 15.9 | 10.0 |
| 2008 | 3,780 | 11,191 | 7,411 | 33.8 | 16.5 | 10.9 |
| 2009 | 3,875 | 11,170 | 7,295 | 34.7 | 16.5 | 10.8 |
| 2010 | 4,711 | 12,819 | 8,108 | 36.8 | 17.8 | 11.3 |
| 2011 | 4,490 | 12,688 | 8,198 | 35.4 | 17.5 | 11.3 |
| '00-'11 | 2,036 | 5,052 | 3,016 | 3.3 | 4.6 | 2.6 |
| '11/'00 × 100 | 183.0 | 166.2 | 158.2 | | | |

出所：金涌佳雅・他「世帯分類別の異状死基本統計―東京都区部における孤独死の実態調査」『厚生の指標』57（10），2010
　　　金涌佳雅・他「東京都23区における孤独死統計（平成15-19年）」，2011（東京都監察医務院のホームページに公開）．
　　　2008年以降については東京都監察医務院からデータ提供を受けた．
注：「孤独死」は「一人暮らしの者の異状死死亡で死亡場所が自宅の場合」．
　　2000-2011年の自宅死亡数増加に対する孤独死数増加の寄与率は40.3%（2036/5052）．

（5052人）に対する「孤独死」数増加（2036人）の寄与率は40.5%に達します．

　視点を変えて，自宅死亡数から「孤独死」数を除いた死亡数の死亡総数に対する割合を再計算すると，2000年は8.8%，2011年は11.3%で2.6%ポイントの増加にとどまります．

　以上から，東京都区部における自宅死亡数増加の4割は「孤独死」数の増加によるものであり，これを除いた自宅死亡割合は微増にとどまっていると言えます．

## 5　考察――今後の「死亡急増時代」に自宅死亡割合は増加するか？

　これまでの分析結果をまとめると以下の通りです．①長年続いていた自宅死亡割合の低下は全国レベルでは2005・2006年で底を打ちましたが，その後は一進一退であり，明らかに上昇に転じたとまでは言えません．②自宅死

亡割合の推移には大きな地域差があり，首都圏・関西圏やそれ以外の大都市では増加に転じていますが，「その他」地域では減少し続けています．③かつては高齢者の子との同居割合が高い県ほど自宅死亡割合が高い傾向がありましたが，現在はそのような傾向は完全に消失しています．④東京都区部では自宅死亡が急増していますが，それの4割は「孤独死」の増加によるものです．

　これらの結果のうち，私自身にとっても一番意外だったのは④です．なぜなら，従来は，最近の大都市部における自宅死亡割合の増加は，在宅ケア（医療・介護）の拡充のためと考えられてきたし，それを示唆する統計も少なくなかったからです．例えば，厚生労働省は「高齢者の訪問看護利用者数が多い都道府県では，在宅で死亡する者の割合が高い傾向がある」（相関係数＝0.64）というキレイな図を発表しています（2012年1月21中医協総会「医療介護の連携について（その2）」）．武林亨氏も，同様に，在宅看取率（自宅死亡割合）は，在宅看取り実施施設数，訪問看護ステーションへの指示書交付施設数，訪問看護ステーション利用者回数・利用実人数と統計的に有意な関係があると報告しています[4]．

　しかし，「孤独死」の増加が東京都区部に限らず，他の大都市にも共通する現象であることを考えると，大都市の自宅死亡数・割合の増加，およびそれに対する在宅ケアの普及の寄与は，かなり割り引いて考えなければならないかもしれません．

　ともあれ，以上の結果，および今後到来する「死亡急増時代」では単身高齢者・夫婦高齢者世帯の死亡が急増することを考えると，今後，「地域包括ケアシステム」を中心とする在宅ケア拡充策が推進されても，「孤独死」を除いた自宅死亡割合を大きく高めることは困難だと思います．

**厚生労働省も自宅死亡割合を高めることは困難と認識**

　私は，賢明な厚生労働省も，建前とは別に，本音では，今後，グループホームやサービス付き高齢者向け住宅（以下，サ高住）等での死亡を除いた「狭

義の自宅死亡」割合を高めることは困難であると認識していると推察しています．

　私がこう判断する根拠は2つあります．1つは，「はじめに」でも引用した厚生労働省「死亡場所別，死亡者数の年次推移と将来推計」では，2030年の狭義の自宅死亡が約20万人（死亡総数の12％）とされ，この数値はこの推計の基準年とされている2006年の自宅死亡割合12.2％と同水準だからです．

　もう1つの根拠は，これも「はじめに」で引用した，2012年2月の閣議決定「社会保障・税一体改革大綱」の「在宅サービス・居住系サービスの強化」の項で，「切れ目のない在宅サービスにより，**居宅生活の限界点を高める**ための24時間対応の訪問サービス，小規模多機能型サービスなどを充実させる」と書かれているからです．ちなみに，「限界点を高める」の初出は，社会保障審議会介護保険部会「介護保険制度の見直しに関する意見」（2010年11月30日）で，そこでは「居宅介護の限界点を高めていく」と表現されていました[5]．

　上記閣議決定の表現は玉虫色ですが，「居宅生活の限界点を高める」とは，すべての高齢者を自宅・居宅で看取ることは不可能と認めたうえで，濃厚な在宅ケアの提供により，自宅での療養をギリギリまで追求するが，最期は病院・施設で看取ることを想定しているとも読めます．

　私は厚生労働省のこのような（隠れた・本音の）判断はリアルだと思います．その理由は3つあります．第1は，2003年の厚生労働省「終末期医療に関する調査」によると，「自分が痛みを伴う末期状態の患者となった場合」，または「脳血管障害や痴呆等によって日常生活動作が困難となり，さらに治る見込みのない疾患に侵された場合」に，「自宅で最期まで療養したい」と考えている一般国民は，それぞれ10.5％，22.7％にすぎないからです[6]．第2の理由は，日本福祉大学の研究者が行った訪問看護ステーションの大規模全国調査で，死亡した在宅要介護者の遺族（介護者）の満足度は自宅死亡で常に高いとは限らず，介護者が病院を希望していたが自宅で死亡した場合には，

病院に入院して死亡した遺族より低いことが実証されているからです[7][8].

第3は,現在の診療・介護報酬を前提にする限り,自宅での看取りを可能にするための,24時間対応の濃厚な在宅ケア(医療・介護)が事業者の採算ベースにのる地域は人口が密集している大都市部に限られるからです.逆に,報酬をさらに引き上げると,公的医療・介護費用に限定しても(つまり,家族介護の「リアルコスト」を無視しても),施設ケアよりも在宅ケアの方がはるかに高額になるのは確実です.現在の診療報酬でも,がん末期等重症患者の在宅医療に熱心に取り組んでいる診療所の医療費は,入院医療費に比較して必ずしも割安とは限らないことが示されています[9].

## サ高住等での「自宅死亡」は急増するか?

厚生労働省が上述したリアルな認識に基づいて,今後,有料老人ホームやサ高住が急速に整備され,そこでの死亡が急増することを期待しているのは確実です.既に述べたように,サ高住は「自宅」に含まれるので,今後,そこでの死亡を含んだ「自宅死亡割合」が増加する可能性は十分にあります.

ただし,都市部でのサ高住の料金の相場が1人月15-20万円であることを考慮すると,有料老人ホームはもちろん,サ高住を利用できるのは都市部の厚生年金族に限られると思います.この点について,「地域包括ケアシステム」の厚生労働省側の立役者と言える宮島俊彦前老健局長も「サービス付き高齢者向け住宅というのは,どちらかというと高齢者の単身・夫婦世帯が増える都市対策として考えられている」と明言しています[10].

しかも,高齢者の持ち家比率およびそれへの満足度が非常に高く,共に8割を超えていることを考えると(総務省「住宅・土地統計調査(2008年)」,内閣府「国民生活に関する世論調査(2011年)」),都市部の厚生年金族でも,もともと住んでいた自宅を売却しての有料老人ホームやサ高住への「早めの住み替え」が大規模に進むとは考えにくいと思います.さらに,日本の高齢者の医療依存(あるいは医療への信頼)の強さを考慮すると,医療のバックアップのないサ高住での死亡が急増することも考えにくいと言えます.

厚生労働省幹部が，最近，異口同音に医療機関によるサ高住の開設を推奨しているのはこのためだと思います．主な発言は以下の通りです．武田俊彦社会保障担当参事官（当時）「……粗悪な高齢者用住宅がつくられないよう，医療法人のような医療提供者が街づくりに関与するパターンがあってもいいと個人的には思っている」[11]．鈴木康裕保険局医療課長（当時）「私は，有料老人ホームやサービス付き高齢者向け住宅のような集住系の施設に入ってもらい，そこに医療や介護サービスを付けて対応するしか方法がないと思っている．（中略）各医療法人が土地や建物，医療・介護サービスなどを提供することで，質や効率性を高めていくことが求められる」[12]．

私はこのような率直な発言の背景には，厚生労働省の以下のような思惑・危機意識があると推察しています．今後急増する死亡者を病院ですべて看取ることは困難であるが，既存の老人福祉施設も財政制約上大幅には増やせない．かといって自宅での看取りを大幅に増やすことは困難なので，サ高住や有料老人ホームでの看取りを促進したい．しかし，粗悪なものが急増すると社会問題になるので，非営利でケアの質が担保されやすい医療機関を母体とするものを増やしたい．

ただし，有料老人ホームやサ高住の多くは実態的には「入所施設」に近いため，それらの整備については，国土交通省と厚生労働省との間に「温度差」があることも見落とせません．具体的に言えば，国土交通省が両者の整備に前のめりなのに対して，厚生労働省幹部の中にはそれに懐疑的な方が少なくありません．

先に述べた厚生労働省「死亡場所別，死亡者数の年次推移と将来推計」では，2030年には，医療機関，介護施設（老健，老人ホーム），自宅以外の「その他」の場所での死亡が47万人（28％）に達するとされ，それの多くが有料老人ホームやサ高住での死亡になると予想・期待されています．しかし，私は，この将来推計中の，医療機関での死亡数は今後一定という仮定，および介護施設での死亡数は施設整備数に比例するという仮定は非現実的であり，今後生じるであろう病院（特に慢性期病院）の在院日数のさらなる短縮と介

護報酬による施設での看取り促進の政策誘導により，両者での死亡を大幅に上積みすることは十分に可能だと判断しています．今後の病院での死亡数増加の可能性については，本章第2節［省略］で詳しく論じました[13]．

**文　献**
(1)　新田閊夫「どこで看取るか——看取りの場を考える」『医療白書2012年度版』日本医療企画，2012, 158-166頁．
(2)　金涌佳雅・森晋二郎・他「世帯分類別の異状死基本統計——東京都区部における孤独死の実態調査」『厚生の指標』57(10)：20-25頁，2010.
(3)　金涌佳雅・谷藤隆信・他「東京都23区における孤独死統計（平成15-19年）」2011（東京都監察医務院のホームページに公開）．
(4)　武林亨「（平成22年度厚生労働科学研究費補助金特別研究事業）在宅療養支援の実態把握と機能分化に関する研究」2011（厚生労働省のホームページに公開）．
(5)　太田貞司編『大都市の地域包括ケアシステム』光生館，2012, 8-9頁．
(6)　厚生労働省「終末期医療に関する調査等検討会報告書」2004（厚生労働省のホームページに公開）．
(7)　樋口京子・近藤克則・他「在宅療養高齢者の看取り場所の希望と『介護者の満足度』に関する要因の検討——終末期に向けてのケアマネジメントに関する全国訪問看護ステーション調査から」『厚生の指標』48(13)：8-15, 2001.
(8)　宮田和明・近藤克則・樋口京子編『在宅高齢者の終末期ケア——全国訪問看護ステーション調査に学ぶ』中央法規，2004.
(9)　濃沼信夫・川島孝一郎・他「在宅医療の医療経済」．大内尉義・他編『高齢者の退院支援と在宅医療』メジカルビュー社，2006, 210-217頁．
(10)　宮島俊彦「地域包括ケアの展望⑤」『社会保険旬報』2514号：17頁，2012.
(11)　武田俊彦「一体改革における在宅医療の推進」『日本医事新報』4600号：14-17, 2012.
(12)　鈴木康裕「平成24年度診療報酬改定について——新しいフロンティアが我々の前にある」『日経ヘルスケア』2012年5月号：64頁．

【注1】自宅死亡割合が増えているのは悪性新生物だけ
　　自宅死亡割合が増加に転じた2005-2011年の，主な死因（悪性新生物，心疾患（高血圧性を除く），脳血管疾患，肺炎，不慮の事故）別の自宅死亡割合の推移をみると，悪性新生物では5.7％から8.2％へと2.5％ポイント増加していました．それに対して他の4死因および主な死因以外の死因では，自宅死亡割合はすべて低下していました（悪性新生物以外のすべての死因の自宅死亡割合は15.1％から

14.2％へと 0.9％ポイント低下）．2005-2011 年に自宅死亡数（総数）は 22,957 人増加していましたが，悪性新生物の自宅死亡数増加（11,648 人）の寄与率は 50.7％に達していました．ただし，2011 年でも悪性新生物の自宅死亡割合（8.2％）は死亡総数の自宅死亡割合（12.5％）より 4.3％ポイントも低いことも見落とせません．

### 【注2】自宅死亡中の自殺・外因死の割合は低下

自宅死亡には自宅での自殺も含まれるため，自宅死亡増加に自宅での自殺増加が寄与しているとの「仮説」を立て，自宅死亡数が増加に転じた 2005-2011 年のデータを調べてみました（『人口動態統計』下巻の「死亡数，性・死亡の場所・死因（死因簡単分類別）」データ）．その結果，自殺のうち自宅死亡の割合は 2005 年の 40.7％から 2011 年の 43.9％に増加していましたが，自殺総数は 30,553 人から 28,896 人へと減少していたため，自宅死亡のうちの自殺の割合も 9.4％から 2011 年の 8.1％へと減少しており，この「仮説」は棄却されました．死因を「外因死」全体（不慮の事故＋自殺＋他殺＋その他の外因）に拡げても，自宅死亡に対する割合は 14.2％から 13.4％へとやはり低下していました．

## 第2章 人口高齢化と医療費増加

### 第1節　1980年代の国民医療費増加要因の再検討

(『現代日本医療の実証分析』医学書院, 1990, 第2章Ⅰ, 22-41頁.)

①従来のわが国の国民医療費増加要因分析では「自然増」が過大視されてきた. しかし, 1980年代の国民医療費増加の49%は, 医療機関の費用増加による名目的なものであり, 真の「自然増」は19%にすぎない.
②人口高齢化の国民医療費増加「寄与率」は21%にすぎない. また, 現在では1人当たり老人医療費増加率は1人当たり国民医療費の増加率とほとんど同水準になっている. 更に, 老人の「長期入院」は医療費増加要因ではない.
③1980年代に新たに生じた外来患者の診療所離れと病院志向により, この間の一般診療医療費増加の26%が「説明」可能である.

### はじめに

　近年国民医療費の増加要因が改めて注目されている. 1980年代前半の老人保健法や健康保険抜本改革等の「第一次保険医療改革」と診療報酬の事実上の凍結によって, 国民医療費の増加率は急減し, 1983・84年度にはそれぞれ4.9%, 3.8%と, 2年続けて国民所得の増加率を下回った. しかし, その後, 国民医療費は, 毎年1兆円ずつ増加し続けており, 1990年度には20兆9000億円に達すると予測されている. そのため, 最近の国民医療費の増加要因分析では, 医療費改定, 人口増, 人口高齢化では説明されない医療費の「自然増」の大きさが特に注目を集めている. しかし, 筆者はこのような

議論は医療機関の費用増加という要因を見落としていると考えている．本節では，この視点から国民医療費の増加要因を再計算し，1980年代の医療費増加の約5割は医療機関の費用増加によるいわば名目的なものであり，真の「自然増」は約2割にすぎないことを明らかにする．

次に，老人医療費は，1970年代に引き続いて1980年代にも，国民医療費の増加率をはるかに上回って増加し続けているため，人口高齢化が国民医療費増加の主因であるとの理解はなかば常識化している．更に，1987年の厚生省国民医療総合対策本部中間報告以降，老人の「長期入院」が医療費増加の重要因子として注目されている．しかし，本節では，1983年の老人保健法実施以降は，1人当たり老人医療費の増加率は1人当たり国民医療費の増加率とほとんど同水準になっていること，および老人の「長期入院」は老人医療費増加の要因ではまったくないことを明らかにする．

更に，本節では，従来の国民医療費増加要因分析でまったく見落とされてきた，1980年代の患者の受療行動の変化（特に外来患者の診療所離れと病院指向）が国民医療費の増加に与える影響を検討し，それにより1980年代の一般診療（医科）医療費増加の約25％が説明可能なことを示したい．

## 1　厚生省方式による国民医療費増加要因分析

表1は厚生省方式により，1980-87年度（以下1980年代と略す）と1970-80年度（同1970年代）の国民医療費の要因別増加率・増加寄与率を示したものである．

かつて厚生省は国民医療費の増加要因を，医療費改定，人口増，「自然増」（残余）の3要因に分けていた．しかし，1987年4月に厚生省が社会保険審議会に提出した「国民医療費の長期将来推計」以後は，それに人口高齢化を加えた4要因により，医療費増加の検討を行なうようになっている．

ここで，人口高齢化による医療費増加率は，表2に示したように，「国民医療費」統計中の年齢階級別1人当たり一般診療医療費と各年の人口構成を

第2章 人口高齢化と医療費増加

表1 国民医療費の増加要因分析 (1) －厚生省方式

| | 1980-87年度 | | | | 1970-80年度 | | |
|---|---|---|---|---|---|---|---|
| | 増加倍率<br>(87/80) | $\log{}^{87}/_{80}$ | 増加<br>寄与率 | 年平均<br>増加率 | 増加率<br>(80/70) | 増加<br>寄与率 | 年平均<br>増加率 |
| 国民医療費 | 1.509 | 0.1787 | 100.0% | 6.02% | 4.799 | 100.0% | 16.98% |
| 医療費改定 | 1.006 | 0.0026 | 1.5% | 0.09% | 1.819 | 38.1% | 6.17% |
| 人口増加 | 1.044 | 0.0187 | 10.5% | 0.62% | 1.129 | 7.7% | 1.22% |
| 人口高齢化 | 1.092 | 0.0382 | 21.4% | 1.27% | 1.111 | 6.7% | 1.06% |
| 「自然増」 | 1.316 | 0.1192 | 66.7% | 4.00% | 2.103 | 47.4% | 7.72% |

資料:1) 厚生省「国民医療費」
2) 総務庁「国勢調査報告」「昭和62年10月1日現在推計人口」
3) 「保険と年金の動向昭和63年」146-148ページ等より作成.
注:1) 「自然増」の増加倍率＝国民医療費の増加倍率÷(医療費改定による医療費増加倍率×人口増加倍率×人口高齢化による1人当たり医療費増加倍率)
2) 各要因の増加寄与率＝log(各要因の増加倍率)÷log(国民医療費の増加倍率).
例えば, 1980〜87年度の人口増加の国民医療費増加寄与率＝log1.044÷log1.509＝0.0187÷0.1787＝0.214

表2 人口高齢化による1人当たり医療費増加の推計

| | 年齢階級別1人当たり一般診療医療費と人口構成 | | | |
|---|---|---|---|---|
| | 1人当たり医療費<br>(1987年度, 千円) | 人口構成 (%) | | |
| | | 1987年 | 1980年 | 1970年 |
| 計 | 129.4 | 100.0 | 100.0 | 100.0 |
| 0〜14歳 | 47.2 | 20.2 | 23.5 | 23.9 |
| 15〜44歳 | 62.5 | 44.2 | 45.7 | 50.8 |
| 45〜64歳 | 168.6 | 24.7 | 21.7 | 18.2 |
| 65歳以上 | 464.6 | 10.9 | 9.1 | 7.1 |

(1) 1980年の人口構成を用いた場合の1987年の1人当たり医療費:47.2×0.235＋62.5×0.457＋168.6×0.217＋464.6×0.091＝118.5千円
1980〜87年度まで7年間の人口構成高齢化による1人当たり医療費の増加:129.4/118.5＝1.092倍
同年平均増加率:$\sqrt[7]{1.092}-1=1.27\%$
同様にして,
(2) 1970年の人口構成を用いた場合の1人当たり医療費:106.7千円
1970〜87年度まで17年間の増加:1.213倍
同年平均増加率:1.14%
(3) 1970〜80年まで10年間の増加:1.213/1.092＝1.111倍
同年平均増加率:1.06%
資料:厚生省保険局調査課:Q＆A医療費の高齢化伸び率(「週刊社会保障」No. 1543-1989.7.10)の方法により,厚生省「国民医療費」と総務庁「国勢調査報告」「昭和62年10月1日現在推計人口」を用いて試算.

用いて計算される．厚生省は，1983年度以降の人口高齢化による国民医療費増加率を各年とも1.2％と発表しているがこれは概数であり，厳密には，1980年代の7年間の年平均増加率は1.27％である．それに対して，1970年代のそれは1.06％にすぎない．

表3は，1970-90年度の20年間の診療報酬引上げと薬価基準引下げの推移を示したものである．

表3 診療報酬と薬価基準改定の推移（1970-1990年度）

| 改定年月 | 診療報酬引き上げ率 | | | | 薬価基準引き下げ率 | | 合計 | 診療報酬指数（'70年10月1日＝100） |
|---|---|---|---|---|---|---|---|---|
|  | 医科 | 歯科 | 薬局 | 平均 | 薬価ベース | 医療費ベース |  |  |
| 1970. 7.1 | 0.97％ |  |  | 0.87％ |  |  | 0.87％ | — |
| 1970. 8.1 |  |  |  |  | 3.0％ | 1.3％ | －1.3％ | 100.0 |
| 1972. 2.1 | 13.7％ | 13.7％ | 6.5％ | 13.7％ | 3.9％ | 1.7％ | 12.0％ | 112.0 |
| 1974. 2.1 | 19.0％ | 19.9％ | 8.5％ | 19.1％ | 3.4％ | 1.5％ | 17.6％ | 131.7 |
| 1974.10.1 | 16.0％ | 16.2％ | 6.6％ | 16.0％ |  |  | 16.0％ | 152.8 |
| 1975. 1.1 |  |  |  |  | 1.55％ | 0.4％ | －0.4％ | 152.2 |
| 1976. 4.1 | 9.0％ |  | 4.9％ | 8.2％ |  |  | 8.2％ | 164.7 |
| 1976. 8.1 |  | 9.6％ |  | 0.8％ |  |  | 0.8％ | 166.0 |
| 1978. 2.1 | 11.5％ | 12.7％ | 5.6％ | 11.6％ | 5.8％ | 2.0％ | 9.6％ | 181.9 |
| 1981. 6.1 | 8.4％ | 5.9％ | 3.8％ | 8.1％ | 18.6％ | 6.1％ | 2.0％ | 185.5 |
| 1983. 1.1 |  |  |  |  | 4.9％ | 1.5％ | －1.5％ | 182.8 |
| 1983. 2.1 |  |  |  | 0.3％ |  |  | 0.3％ | 183.3 |
| 1984. 3.1 | 3.0％ | 1.1％ | 1.0％ | 2.8％ | 16.6％ | 5.1％ | －2.3％ | 179.1 |
| 1985. 3.1 | 3.5％ | 2.5％ | 0.2％ | 3.3％ | 6.0％ | 1.9％ | 1.4％ | 181.6 |
| 1986. 4.1 | 2.5％ | 1.5％ | 0.3％ | 2.3％ | 5.1％ | 1.5％ | 0.8％ | 183.05 |
| 1988. 4.1 | 3.8％ |  | 1.7％ | 3.4％ | 10.2％ | 2.9％ | 0.5％ | 184.0 |
| 1988. 6.1 |  | 1.0％ |  | 0.1％ |  |  | 0.1％ | 184.1 |
| 1989. 4.1 |  |  |  | 0.1％ | －2.4％ | －0.7％ | 0.8％ | 185.6 |
| 1990. 4.1 |  |  |  | 3.7％ | 9.2％ | 2.7％ | 1.0％ | 187.5 |

資料：「保険と年金の動向1989年」145～147頁等より作成．
注：1) 1970～78年及び1988年6月の診療報酬改定では，医療機関全体の「平均」引き上げ率が発表されていないので，当該年度の「国民医療費」の医科・歯科・薬局別百分率を用いて試算．
　　2) 1989年4月の改定は，消費税導入に伴い，診療報酬と薬価基準の引き上げのため，薬価基準「引き下げ」率がマイナスとなる．
　　3) 診療報酬指数は，1970年10月1日現在（年度中央値）＝100として，試算．
　　　 1970～1980年度の診療報酬引き上げ率＝1978年の指数－100＝81.9％．
　　　 1980～87年度の診療報酬引き上げ率＝183.05/181.90－1＝0.6％．

1970年代の10年間には，診療報酬は薬価基準の引下げを考慮しても81.9％引き上げられたが，1980年代の診療報酬改定では，診療報酬の引上げ率自体が低いだけでなく，薬価の大幅な引下げが連続的に行われたために，診療報酬の増加は1978-87年度の7年間でわずか0.6％と，ほとんど凍結されている．

　この間の事情の変化に関して中村文子氏[1]は，診療報酬引上げ率の総枠は，1970年代前半から1978年2月の点数改正までは，医療経営の経費の増加率に基づいて決定されていたのに対して，1981年6月の点数改正以降は，国家財政逼迫を理由にして，政治的に決められるようになったと説明している[注1]．

　この中村氏の指摘は，図1に示したように，診療報酬（薬価引下げを含む）と消費者物価，賃金（医療業常用労働者1人平均月間現金給与額）の1970-88

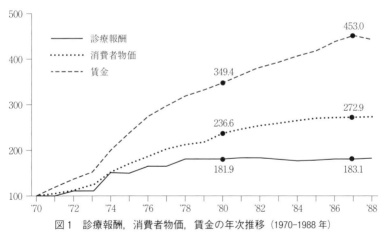

図1　診療報酬，消費者物価，賃金の年次推移（1970-1988年）

資料：1）表3
　　　2）総務庁「消費者物価指数年報」
　　　3）労働省「毎月勤労統計要覧」，より作成

注：1）診療報酬指数は，1970年10月1日＝100として，各年10月1日現在（年度中央値）で計算．薬価基準引き下げ分を含む．
　　2）消費者物価指数は，年平均．原資料では，1985年＝100．
　　3）賃金は，医療業常用労働者1人平均月間現金給与額（年平均値）．

年の年次推移を比較することにより，容易に確認できる．1970年代にも，医療費の引上げ率は消費者物価や賃金上昇率を常に下回っていたが，1978年までは曲がりなりにも，それらを後追いはしていた．しかし，1981年以降は，診療報酬の引上げを薬価基準の引下げがほとんど相殺するという，いわば「ゼロサムゲーム」（損得の合計がゼロになるゲーム）の改定になっていることが，一見して明らかである．

しかも，表3・図1の診療報酬改定率は，あくまで厚生省の発表した「公称改定率」であり，必ずしも実態を正確に示しているとは言えない．特に，1981年6月の改定は2.0％の引上げとされているが，医療関係者の多くは，改定直後から，「公表と実態に大きなギャップ」があり「前代未聞の実質ダウン」だと主張した[2]．この主張は，その後，「社会医療調査」による1件当たり点数の増加率が，81年6月改定前3年間は診療報酬が凍結されていたにもかかわらず年平均8.7％だったのに対して，81年6月の医療費「引上げ」後は，2.6％にまで激減したことからも，確認されている[3]．しかし，残念ながら，この「公称改定率」以外に信頼すべきデータは存在しないため，以下この「公称改定率」を用いた検討を行う．

このように，1980年代には診療報酬は事実上凍結されたにもかかわらず，国民医療費は，表1に示したように，年平均6.02％ずつ増加している．そのために，要因別の国民医療費増加寄与率も大きく変化した．つまり，医療費改定の国民医療費増加寄与率は1970年代には38.1％を占めていたのに対して，1980年代には1.5％とほとんど消失し，それに代わって，「自然増」の寄与率が47.4％から66.7％へと19.3％ポイントも増加したのである．人口高齢化による国民医療費増加寄与率も1970年代の6.7％から1980年代の21.4％へと激増しているが，それでも「自然増」の増加寄与率の3分の1にとどまっている．

## 2　医療機関の費用増加を考慮した国民医療費増加要因分析

　この「自然増」の原因について，従来，医療機関に好意的な立場からは医療技術の進歩（「医学・医術・薬学の高度化」）によるもの，医療機関に批判的な立場からは「乱診乱療」によるものと主張されてきた．

　筆者は，この両方が「自然増」に含まれていると考えている．しかし，常識的に考えて，毎年の医療費増加の約6割もが，医療技術の進歩や乱診乱療のみでもたらされるとするのには，無理がある．

　筆者は，「自然増」の原因を検討する場合には，江見氏[4]が行ったように，次の数式により，医療費を「稼動面と経費面の双方を突き合わせる形で考える」べきだ，と考えている．

$$(R=)P \cdot Q = E + S$$
　ここで，R：医療費，P：点数単価，Q：件数，
　　　　　E：経費，S：経営余剰．

　この「式の左辺は医療機関の稼動面ひいては稼動収入を表し，右辺は支出面を表す」．つまり，医療費は医療機関の経営サイドからは人件費，薬剤費，物件費，利子負担，減価償却費，租税公課，その他の経費などの費用なのである．特に人件費（開業医所得を含む．以下同じ）は，第4章医師所得は高すぎるか？［本書第Ⅰ部第5章第1節］表25で示すように，少なくとも1970年代後半以降は，常に国民医療費ベースで総費用の5割を占めている．そして，これらの費用は診療報酬改定の有無によらず，賃金・物価の上昇を反映して毎年上昇している．上述したように，1980年代には，薬価基準は大幅に引き下げられているが，実際の診療・医療経営では，相対的に高価格の新薬が次々に導入されているために，実際の薬剤費用は逆に上昇しており，その結果総費用に対する薬剤費の割合はほとんど変わっていない【注2】．

そのために，点数単価(P)の改定が時間的に遅れたり引き下げられる場合には，医療機関の側は，それと費用増加とのギャップを埋めるために，たとえ技術進歩がない場合にも，患者増や医療サービスの密度を高める（Qを増加させる）ことにより収益増を図ろうとする．

このような医療機関の行動と「経営努力」は，なかば防衛的なものであり，単純に乱診乱療とは言えない．そして，後述するように，この結果生じる医療費増加が，1980年代の「自然増」の大半を占めているのである[注3]．

わが国でこの点を先駆的に実証したのは里見氏[6][7]である．氏は，「国民医療費の上昇の要因は，一般的物価上昇（インフレーション）による名目的な部分とその他の実質的増加の部分とに分けて考えることが必要であ」り，医療保障制度の側からみれば，前者は「当然増要因とみなされるべき」との視点から，消費者物価上昇率を国民医療費の実質増加率を求めるためのデフレーターと仮定し，1955-85年度の30年間の国民医療費の増加の約40％は物価上昇による名目的なものであることを実証している．

ただし，上述したように人件費が国民医療費の50％を占めていること，しかも，図1に示したように，他の産業分野と同じく医療でも人件費の上昇率はほぼ一貫して消費者物価の上昇率を上回っていることを考慮すると，デフレーターとして消費者物価上昇率のみを用いると，医療機関の費用増加率を過小評価する可能性が大きい．

表4は，これらの点を考慮して，①医療機関の人件費とその他の経費の増加率はそれぞれ医療業の常用労働者現金給与総額と消費者物価の上昇率に等しい，②医療機関の総費用（以下費用）に対する人件費の割合は各年とも50％で一定，と仮定して算出した，医療機関の費用増加率である．

1980年代の7年間の医療機関の費用増加率は22.5％であり，同じ期間の消費者物価上昇率15.3％を7.2％ポイント上回っている．また，この医療機関の費用増加を，消費者物価上昇と，消費者物価上昇を越える医療機関の費用増加とに分解すると，1980年代の医療機関の費用増加のうち，70.3％は消費者物価上昇によるものであることが分かる．

第2章 人口高齢化と医療費増加

表4 医療機関の費用の増加率の推計

|  | 1987年 | 1980年 | 1987/80 | 1980/70 |
|---|---|---|---|---|
| 人件費（医療業常用労働者現金給与総額） | 350,651 | 270,491 | 1.296 | 3.494 |
| その他の経費（消費者物価指数） | 100.7 | 87.3 | 1.153 | 2.366 |
| 合計 |  |  | 1.225 | 2.930 |
| 合計の再構成　　消費者物価上昇 |  |  | 1.153 | 2.366 |
| 　　　　　　　消費者物価上昇を越える医療機関の費用増加 |  |  | 1.062 | 1.238 |
| 増加寄与率（％）消費者物価上昇 |  |  | 70.3% | 80.1% |
| 　　　　　　　消費者物価上昇を越える医療機関の費用増加 |  |  | 29.7% | 19.9% |
| 年平均増加率（％） |  |  | 2.94% | 11.35% |

資料：労働省「毎月勤労統計要覧」と総務庁「消費者物価指数年報」より作成．
注：1）試算に当たっての仮定：
　①医療機関の人件費（開業医所得を含む．以下同じ）とその他の経費の増加率は，それぞれ医療業の常用労働者現金給与総額と消費者物価の上昇率に等しい．
　②医療機関の総費用に対する人件費の割合は各年とも50％で一定．
　2）現金給与総額，消費者物価指数とも年平均値．後者の基準年＝1985年．
　　1970年の人件費，消費者物価指数は省略．

表5 国民医療費の増加要因分析(2)—医療機関の費用増加を考慮した場合

|  | 1980-87年度 | | | 1970-80年度 | | |
|---|---|---|---|---|---|---|
|  | 1987/1980 | 増加寄与率 | 年平均増加率 | 1980/1970 | 増加寄与率 | 年平均増加率 |
| 国民医療費 | 1.509 | 100.0% | 6.02% | 4.799 | 100.0% | 16.98% |
| 人口増加 | 1.044 | 10.5% | 0.62% | 1.129 | 7.7% | 1.22% |
| 人口高齢化 | 1.092 | 21.4% | 1.27% | 1.111 | 6.7% | 1.06% |
| 医療機関の費用増加 | 1.225 | 49.3% | 2.94% | 2.930 | 68.5% | 11.35% |
| 　医療費改定による補填分 | 1.006 | 1.5% | 0.09% | 1.819 | 38.1% | 6.17% |
| 　非補填分 | 1.218 | 47.9% | 2.86% | 1.160 | 30.4% | 4.88% |
| その他 | 1.081 | 18.8% | 1.12% | 1.306 | 17.0% | 2.71% |

　表5は，このように医療機関の費用増加を考慮した場合の国民医療費の増加要因分析である．要因は，①人口増加，②人口高齢化，③医療機関の費用増加，④その他（残余）の4つに分け，更に③医療機関の費用増加は，医療費改定による補填分と，非補填分に細分している．

　その結果，1980年代の国民医療費増加のうち，ほぼ5割（49.3％）が医療機関の費用増加によるいわば名目的なものであり，その他の要因＝真の「自然増」によるものはわずか18.8％にすぎない．しかも，興味深いことに，その他の要因＝真の「自然増」の増加寄与率は，国民医療費が高騰し続けた

1970年代も17.0％であり，1980年代とほとんど同水準である．

また，1970年代には，医療機関の費用増加の国民医療費増加寄与率は68.5％と1980年代に比べて相当高かったが，その55.6％（38.1％÷68.5％）は，医療費改定により補填されていた．それに対して，1980年代には，医療機関の費用増加のうち医療費改定で補填されたのはわずか3.0％（1.5％÷49.3％）にすぎないのである．先に表1で示したように，厚生省方式で推計した見かけ上の「自然増」の国民医療費増加寄与率は1980年代に急増しているが，これは医療機関の費用増加が1980年代には医療費改定ではほとんど補填されていないための当然の結果である（厚生省方式の「自然増」＝医療機関の費用増加のうち医療費改定により補填されない分＋その他の要因）．

このような医療機関の費用増加を考慮した国民医療費の増加要因分析は，一見机上の空論に見えるかもしれないが，そうではない．実はこの方法は，米国の「対人保健医療費」（personal health care expenditures）の増加要因分析で伝統的に用いられているのである．

わが国と異なり公定医療価格がない米国では，表6に示したように，医療費の増加要因は，①人口増加，②一般物価の上昇，③医療価格の上昇（一般物価の上昇を越える医療サービス価格の上昇），④その他（残余）の4つに分けられており，最も増加寄与率が高いのは常に一般物価の上昇である．ちなみ

表6 米国の対人保健医療費の要因別増加寄与率の推移（1972-1986年）

| 年 | | 72-74 | 75・76 | 77-79 | 80・81 | 82 | 83 | 84 | 85 | 86 |
|---|---|---|---|---|---|---|---|---|---|---|
| 対人保健医療費<br>年平均増加率 | | 11.9 | 14.2 | 12.7 | 16.2 | 12.5 | 9.8 | 8.1 | 8.3 | 9.0 |
| 増加寄与率 | 人口増加 | 9 | 7 | 9 | 7 | 8 | 11 | 11 | 11 | 11 |
| | 一般物価上昇 | 54 | 54 | 63 | 61 | 51 | 44 | 52 | 40 | 32 |
| | 医療価格上昇 | -4 | 15 | 5 | 10 | 27 | 26 | 24 | 23 | 22 |
| | その他 | 41 | 24 | 23 | 22 | 14 | 19 | 13 | 26 | 35 |
| | 合計 | 100 | 100 | 100 | 100 | 100 | 100 | 100 | 100 | 100 |

資料：National Health Expenditures 各年版．Health Care Financing Review 4(1): 6, 5(1): 18, 6(2): 9, 7(1): 8, 8(1): 4, 8(4): 11.

注：1）「医療価格上昇」は，「一般物価の上昇を上回る医療サービス価格の上昇」の略．
　　2）1987年のNational Health Expenditures統計には，要因別増加寄与率は掲載されていない（Health Care Financing Review 10(2): 109, 1988.）

に，1986年の各要因の増加寄与率は，①人口増加11％，②一般物価の上昇32％，③医療価格の上昇22％，④その他35％と推計されている．

わが国と異なり，米国の対人保健医療費の増加要因分析では，人口高齢化は独立した増加要因として扱われてはおらず，事実上「その他」の要因に含まれている．なお，米国の1966-86年の20年間の人口高齢化による対人保健医療費増加率は10.5％（年平均0.5％）と試算されており[8]，わが国よりも相当低い．そして同じ期間の対人保健医療費の年平均増加率が12.3％であることから，米国におけるこの20年間の人口高齢化の対人保健医療費増加寄与率は4.3％と推計できる（log1.005 ÷ log1.123）．これを「その他」の増加寄与率から差し引くと，米国でもわが国と同じく，真の「自然増」による医療費増加寄与率は2割前後となる．この結果は，日米両国では医療（保障）制度が大きく異なるにも関わらず，医療費増加要因はごく近似していることを示唆しており，興味深い．

尚，1980年代に，わが国の医療機関が費用増加を補填するための「経営努力」を行えたのは，1980年代にはまだ1970年代の診療報酬大幅引上げの"余韻"が残っていたためだ，と筆者は考えている．しかし，今後は，①診療報酬が厳しく抑制されるだけでなく，②さまざまなマルメ・事実上の定額払い方式が拡大し，そのうえ，③支払基金による査定・減点が強化されることにより，このような「経営努力」による収益増加の余地は大幅に縮小するだろう．

## 3 老人医療費増加は国民医療費増加の主因か？

先に表1で示したように，厚生省方式を用いても，1980年代の人口高齢化による国民医療費増加寄与率は約2割にすぎない．人口高齢化自体が医療費増加の主因でないことは，OECD（経済協力開発機構）が1988年に発表した『高齢化する人口（Aging populations）』[9]でも，定量的・計数的に明らかにされている．この報告書は，1980年から2040年にいたる実に60年間と

いう長い枠で，人口構成の高齢化で公的医療費がどのくらい増加するかを，各国別に予測しており，わが国の予測数値は60％である．そして，このような公的医療費の増加を補填するために必要とされる生産年齢人口1人当たりの実質所得増加率は，年率にしてわずかに0.79％にすぎないのである．このように，人口の高齢化そのものが，国民医療費増加の主因ではないということは，国際的な常識になっている．

しかしわが国では，依然として，人口高齢化が医療費増加の主因とする誤解が根強く，更に1987年の厚生省国民医療総合対策本部中間報告以来，特に老人の「長期入院」が医療費増加のスケープゴートにされている．

このような誤解の最大の理由は，人口高齢化そのものによる医療費増加と「老人医療費」の増加との混同にある．紙数の制約上表には示さなかったが，1980年代の7年間の国民医療費（一般診療費）総額の増加率が50.1％であるのに対して，70歳以上の高齢者の医療費（以下「老人医療費」）の増加率は実に102.7％に達している．更に，同期間の老人医療費の国民医療費増加寄与率は実に46.7％を占めている．

しかし，このような「老人医療費」の増加の急騰も，1人当たり老人医療費に着目すると様相は一変する．

図2は，1人当たりの老人医療費と1人当たり国民医療費との対前年増加率の推移を示したものである．1人当たり老人医療費の増加率は，老人医療費無料化により潜在需要が一気に顕在化した1973・74年度を除けば，1981年度まで常に1人当たり国民医療費の増加率を約2％ポイント上回る水準を保っていた．しかし，1983年に老人保健法が実施され，老人患者の受診抑制と医療機関に対する制限診療が強化された結果，1983年度以降は1人当たり老人医療費と1人当たり国民医療費との増加率格差は完全に消失し，1986・87年度には，逆に1人当たり国民医療費が1人当たり老人医療費の増加率を上回るに至っている．1人当たり老人入院医療費の増加率の抑制は更に著しく，1986・87年度は共に3.9％で，1人当たり老人医療費（入院＋入院外）の共に4.9％を下回ってさえいる．

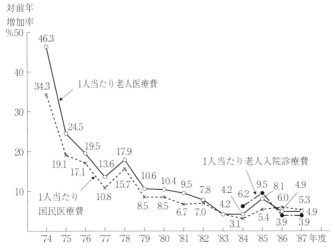

図2 1人当たり老人医療費・国民医療費の対前年増加率の推移 (1974-1987年)
資料：1) 厚生省「老人医療事業年報」
　　　2) 厚生省「国民医療費」
注：老人医療費は1983年1月以前は旧老人医療費支給制度の対象者，1983年2月以降は老人保健法による医療の対象者に係るもの

図3は，1人当たり老人医療費と1人当たり国民医療費等の指数を示したものである．従来の同種の分析では，①指数の基準年は老人医療費が無料化された1973年とされ，しかも②医療費総額のみが示され1人当たり医療費は無視されることが多く，その結果老人医療費の増加が過大視された．それに対して，①指数の基準年を老人保健法が本格実施された1983年度とし，しかも②1人当たり医療費に着目すると，1987年度の1人当たり老人医療費指数は123.9で，1人当たり国民医療費指数121.4とほとんど同水準となる．

更に，表7は，入院期間別の老人入院患者延数の構成割合の推移を示したものである．6か月以上入院している「長期入院」患者の割合は，1983-87年度の5年間とも5割前後でほぼ安定している．しかも，1983年の老人保健法施行以降は，長期入院の老人患者の診療報酬に関しては，「入院時医学管理料」が極めて低額に設定されているだけでなく，検査，投薬，注射の実施が厳しく制限され，限りなく定額制に近づいていることを考慮すると，こ

第Ⅰ部　テーマ別の主要実証研究

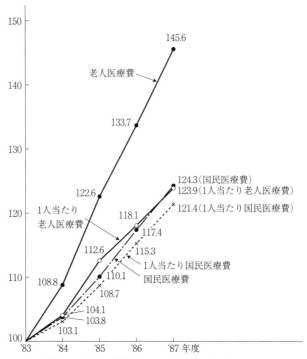

図3　1人当たり老人医療費・国民医療費等の指数（1983年度＝100）

表7　入院期間別の老人入院患者延数の構成割合の推移（1983-1987年）

| 年 | 1983 | 1984 | 1985 | 1986 | 1987 |
|---|---|---|---|---|---|
| 〜2週間 | 9.0 | 9.5 | 9.8 | 10.6 | 10.3 |
| 〜1月 | 7.8 | 8.1 | 8.8 | 8.7 | 8.7 |
| 〜3月 | 18.7 | 18.5 | 17.3 | 18.6 | 18.1 |
| 〜6月 | 13.9 | 13.0 | 12.6 | 14.1 | 10.9 |
| 6月超 | 50.6 | 50.9 | 51.5 | 48.0 | 52.0 |
| 合　計 | 100.0 | 100.0 | 100.0 | 100.0 | 100.0 |

資料：厚生省「社会医療診療行為別調査報告」の老人医療・入院期間別医学管理料回数から作成．
注：調査対象は，1985年までは政府管掌健康保険のみだったが，1986年以降は国民健康保険も加えられた．

の5年間で，6か月以上の長期入院患者の入院医療費の老人（入院）医療費総額に対する割合はむしろ低下していると推定される．以上より，老人医療費増加の主因が「長期入院」にあるとする通説の誤りは明らかであろう．

　筆者は，6か月以上の長期入院患者が老人入院患者の5割を占めている現状は決して望ましいとは考えていない．また，このような患者の相当部分は，特別養護老人ホーム等の長期療養施設や在宅ケアが充分に整備されれば，病院から退院可能だとも推定している．この点に関しての全国統計はないが，後に第5章［脳卒中リハビリテーションの社会経済学］の表3・4［省略］で示すように，兵庫県と神奈川県での調査によれば，専門的リハビリテーションを受けている入院患者のうち，主治医が医学的には退院可能と判断している患者は2～3割を占めている．また，1989年に実施された健康保険組合連合会東京連合会「老人医療入院分調査報告」[10]によれば，老人入院患者のうち，介護を主体とした治療と思われる入院や通院で治療可能と思われるものを含む入院等，「社会的入院」と見なされる患者がやはり約3割を占めている．

　しかし，ここで注意すべきことは，筆者が中間報告をめぐって厚生省関係者と行った公開論争で明らかにしたように，「社会的入院」を是正しても医療・福祉費は削減されず，逆に増加する可能性が高いことである[11]．そのために筆者は，「長期入院の是正」や「在宅ケアの充実」は，あくまで患者・障害老人のケア・生活の質（QOL）の向上の視点から行うべきであると考えている．

　このように1983年の老人保健法実施以降，1人当たりの老人医療費の増加率は，入院分を含めて，国民医療費のそれとほとんど同水準にまで抑制されている．それにも関わらず，図2に示したように，老人医療費は国民医療費を大きく上回るスピードで増加しているが，この差はほとんど老人数の増加によってもたらされたいわば不可避的ものである．

　そのために筆者は，1人当たり老人医療費の増加が完全に抑制されている中で，更に老人医療費の抑制を強行することは，不可能と考えている．この

点で，最近岡光序治厚生省老人保健福祉部長が，従来の厚生省の「国民医療費の伸びを国民所得の伸びの範囲にとどめる」という政策目標を事実上放棄し，人口増と人口の高齢化による医療費増加分は「別枠でカウントする」必要を認めていることは，見識ある判断と言えよう（日本病院会病院長・幹部職員セミナーでの講演．「社会保険旬報」No. 1662. pp. 9-11, 1989）．

以上の検討では，資料の制約のため，老人保健法ベースの老人医療費のみを問題にしてきた．しかし，1983年の老人保健法施行以降，老人の入院診療報酬が厳しく抑制されているため，老人病院はそれによる収益不足を「お世話料」等の保険外負担の徴収によって補填するようになっている．次節「医療費地域差の背後にあるもの」［省略］で示すように，大都市部ではそれの"相場"は月10万円以上にも達している．このことは，経済学的には，老人医療費の「公費から私費へのシフト」を意味する．そのため，両者を含めた広義の1人当たり老人医療費の増加率は，上述した老人保健法ベースの医療費増加率を少なからず上回ると推定される．この点についての実証的検討は，今後の課題としたい．

更に，より原理的には，老人に医学的・社会的に見て適正な医療を提供した場合に，1人当たり老人医療費の増加率が必然的に国民1人当たり医療費の増加率を上回るか否かについて，学際的に検討する必要があろう．

## 4 患者の受療行動の変化による医療費増加

最後に，1980年代に入って新たに生じている患者の受療行動の変化（特に外来患者の診療所離れと病院指向）による国民医療費の増加について検討したい．

厚生省「患者調査」によると，1970年代には，医科外来患者の病院受診割合は，1970年23.6％，1979年22.3％でほとんど安定していた．しかし，1980年代には，この割合は急速に上昇し，1987年には32.6％に達している．しかも，安西[12]の病院病床規模別1床当たり外来患者数の検討によると，

このような病院外来患者の増加は 300 床以上の大病院を中心として生じている．同じく外来といっても，病院外来の医療費は診療所に比べ相当高く，しかも，大病院外来ほど高い．例えば，表 8 に示すように，1987 年の外来診療の 1 件当たり点数は診療所の 841.0 点に対して，病院は 1248.4 点であり，48.4% も高い．もちろん，同じく外来診療といっても，病院と診療所では，患者の疾病の種類・重症度が異なるため，医療費のみの単純な比較は意味がない．しかし，同じ患者が，病院を受診した場合と診療所を受診した場合にさえ，医療費に相当の開きが生じることも，よく知られている．

そのため，1980 年代に新しく生じてきた外来患者の病院指向の高まりにより，国民医療費が少なからず増加したと推定される．この点を国民医療費ベースで検討することは困難なため，ここでは，社会保険診療報酬支払基金「医療機関別診療状況調」（対象は社会保険及び社会保険被保険者・家族の老人保健）を用いて，検討したい．

表 8 は，人口高齢化による 1 人当たり医療費増加を検討したのと同じ方法で，患者の受療行動の変化による医科の 1 件当たり医療費（平均点数）増加

表 8 患者の受療行動の変化による医科 1 件当たり医療費増加の推計

| 入院入院外・病院診療所別医科 1 件当たり平均点数と構成割合 | | | | |
|---|---|---|---|---|
| | 1 件当たり平均点数(1987 年) | 件数構成割合（%） | | |
| | | 1987 年 | 1980 年 | 1970 年 |
| 合計 | 1,655.6 | 100.00 | 100.00 | 100.00 |
| 入　院・病院 | 28,085.1 | 2.36 | 2.06 | 2.13 |
| 　　　・診療所 | 12,644.9 | 0.40 | 0.50 | 0.65 |
| 入院外・病院 | 1,248.4 | 30.54 | 24.51 | 22.50 |
| 　　　・診療所 | 841.0 | 66.70 | 72.93 | 74.72 |

(1) 1980 年の件数構成割合を用いた場合の 1987 年の医科 1 件当たり平均点数：$28085.1 \times 0.0206 + 12644.9 \times 0.005 + 1248.4 \times 0.2451 + 841.0 \times 0.7293 = 1561.1$ 点
　1980-87 年度まで 7 年間の件数構成割合の変化による医科 1 件当たり平均点数の増加：$1655.6/1561.1 = 1.0605$ 倍
　同年平均増加率：$\sqrt[7]{1.0605} - 1 = 0.84\%$
　同様にして
(2) 1970 年の件数構成割合を用いた場合の 1 件当たり平均点数：1589.7 点
　1970-87 年度まで 17 年間の増加：1.0415
(3) 1970-80 年まで 10 年間の増加：$1.0415/1.0605 = 0.982 \cdots 1.8\%$ の減少！
資料：社会保険診療報酬支払基金「医療機関別診療所状況調」（各年 5 月診療分）より計算．

を推計したものである．本来病院分に関しては，入院・入院外とも，病床規模別に検討すべきだが，その数値は公表されていない．

1980年代の7年間に，病院外来の件数割合は24.5％から30.54％へと6.0％ポイントも増加し，逆に診療所外来のそれは72.9％から66.7％へと6.2％ポイントも減少している．また，病院の入院件数割合も，2.06％から2.36％へと0.3％ポイント増加している．それに対して，1970年代の患者の受療行動の変化はわずかである．

このような1980年代に入って新たに生じた患者の受療行動の変化により，医科1件当たり平均点数は7年間で6.05％（年平均0.84％）増加したと推計される．現実の医科1件当たり平均点数は1980年の1316.2点から1987年の1655.6点へと7年間で25.79％（年平均3.33％）増加していることから，患者の受療行動の変化の医療費増加寄与率は実に25.6％に達していると推計される（log1.0605÷log1.2579）【注4】．

もちろんこのような患者の受療行動の変化は，単に患者の主観的「嗜好」の変化の結果生じたものではなく，人口・疾病構造の変化や医療技術の進歩等のいわば客観的要因の変化も影響していると思われる．また，統計数理的にも，患者の受療行動の変化による医療費増加を，先に表5で示した人口高齢化，医療機関の費用増加，その他の要因による医療費増加と完全に分離することはほとんど不可能である．しかし，他面，人口・疾病構造の変化や医療技術の進歩等の客観的要因が1970年代に比べて1980年代に大幅に変化したと考えることにも無理がある．

そのために，筆者は，1980年代に新たに生じた患者の受療行動の変化のもう1つの要因として，病院（特に大病院）の外来重視への転換を重視すべきだと考えている．先に述べたように，1980年代に診療報酬が事実上凍結されている状況の下では，従来入院医療に重点をおいてきた大病院を含めて，病院は新たな増収源として外来医療を重視し始めた．そして，1980年代に加速された勤務医の（大）病院への集中がそれを可能にした［本書第Ⅰ部第5章第1節表2・3参照］．このような病院側の行動の変化が，患者の「嗜好」

の変化とうまくマッチした結果，診療所から病院への外来患者のシフトが生じたのではなかろうか．

この点についての価値判断はここでは差し控えるが，このような患者の受療行動の変化が，わが国で長らく建前的に主張されてきた「病院と診療所との機能分化」（病院の入院医療への特化）を，最終的に不可能にしたことは疑いないだろう．

【注1】昭和「53年（1978年）2月の点数改正までは……，医療経営の経費を医師技術料とその他の職種の人件費，薬品費を除く物件費に分けて，医師技術料の増加率は1人当たり国民総生産の増加率をあて，その他の人件費は1人当たり雇用者所得の増加率を用い，薬品費以外の物件費は消費者物価指数の増加率を用いて，これに医療経営経費の構成割合をウェートとした加重平均をもって，医療費引上げ率とした」(2)49頁

【注2】「医療経済実態調査」から，1981年と1987年の医業費用に対する医薬品費の割合を計算すると，病院総数では22.5％対23.1％で一定，一般診療所総数では33.7％対37.8％で，1987年の方が多少高い．

【注3】わが国では，医療団体・関係者の多くは政府の「低医療費政策」を「低診療報酬政策」と理解している．それに対して，川上武氏は，かねてから，明治以来の日本医療の歴史的分析・現状分析に基づいて，低医療費政策を「本来公共投資すべき医学研究・医学教育・医療施設などの費用を開業医をパイプとして患者に転嫁していく政策」，「本来公共投資すべき医療を営利性をパイプとして個人（開業医→患者）に転嫁してくる政策」と規定している(5)．そして，1980年代の診療報酬が据え置かれているにもかかわらず国民医療費が増加するという一見矛盾した現象は，伝統的な低医療費政策の理解では説明できず，川上氏の規定でのみ正しく理解できる，と筆者は考えている．

【注4】先述したように，1980年代の病院の外来患者増は特に大病院で著しいが，病院病床規模別の公的医療費統計は存在しない．そこで，それの近似として，病院種類を国立病院・公的病院・大学病院・法人病院・個人病院の5種類に細分し，表8と同じ計算をしたところ，1980年の件数割合を用いた場合の1987年の医科1件当たり平均点数は1558.3点となり，病院種類を区別しないで計算した数値1561.1点とほとんど変わらなかった．

文　献

（1）　中村文子：国民医療費の構造とフロー分析．社会保障研究所編『医療システム論』東京大学出版会，1985. pp. 49-90.
（2）　病院事務長座談会：病院からみた［1981年］6月医療費改定．社会保険旬

第Ⅰ部　テーマ別の主要実証研究

報 No. 1369, pp. 8-14, 1981.
（3）　現代医療経済研究会：56年6月診療報酬改定の意味するもの—— 57年社会医療調査の分析から．社会保険旬報 No. 1474, 1477, 1479, 1984.
（4）　江見康一：診療報酬の分析視角．上掲『医療システム論』pp. 31-48.
（5）　川上武『現代の医療問題』東京大学出版会，1972.
（6）　里見賢治：国民医療費の上昇とその要因．社会問題研究 34(2)：47-80, 1985.
（7）　里見賢治：医療保障政策の動向と国民医療費．社会問題研究 37(2)：43-74, 1988.
（8）　Division of National Cost Estimates, Office of the Actuary, Health Care Financing Administration: National health expenditures, 1986-2000. Health Care Financing Review 8(4): 1-36, 1987.
（9）　OECD: Aging populations, 1988.
（10）　健康保険組合連合東京連合会：老人医療入院分調査報告，1989.
（11）　二木立『リハビリテーション医療の社会経済学』勁草書房，1988.
（12）　安西将也：最近10年間における病院・診療所別外来患者の受療行動に関する研究．病院管理 24(3)：249-255, 1987.

# 第2節　人口高齢化は医療費増加の主因か？

（『日本の医療費』医学書院，1995，第1章Ⅰ，2-25頁．）

> わが国では，人口構成の高齢化が国民医療費増加の「主因」という理解が常識化している．本節では，この常識が事実誤認であることを，各種官庁統計の包括的分析と欧米諸国での先行研究の成果に基づいて，以下の手順で明らかにする．①わが国では人口高齢化は医療費増加の重要な要因ではあるが主因ではない．②わが国では人口高齢化「のみによる」医療費増加率は2000年以降低下する．③人口高齢化のみによる医療費増加率は，現在（1990年代）のわが国では，欧米諸国に比べて相当高いが，2000年以降は，わが国と欧米諸国との差は大幅に縮まる．本節では合わせて，老人医療費に関する四つの「通説」——老人1人当たりの医療費増加率は老人以外よりも高い，老人医療費増加の主因は入院医療費増加等——が，今や「過去の常識」となっていることを，指摘する．以上の検討を通して，一般の常識とは逆に，老人保健法の実施以降，老人医療費は過度に抑制されていることを，明らかする．

第 2 章　人口高齢化と医療費増加

## はじめに

　わが国では，人口構成の高齢化（以下，「人口高齢化」と略す）が国民医療費増加の「主因」あるいは，人口高齢化により医療費が大幅に増加するという理解は，今や常識化している．老人医療費に多少でも触れた論文，報告書，新聞記事等で，これについて触れていないものはないとさえ言える．

　このことを理由にして，医療保険，老人医療の診療報酬引き上げの必要性を否定する主張も根強い．たとえば，筆者は，1980年代以降続けられている「世界一」厳しい医療費抑制政策がもたらしたわが国医療の2つの歪み（欧米諸国に比べた医療の質の低さと隠された患者負担の拡大）を克服するために，公的医療費の総枠をヨーロッパ並みの水準に引き上げることを提唱している[1]が，それに対して広井良典氏は，次のように反論している．「ヨーロッパと日本の高齢化率及びその進展の構造を見ないで日本の医療費を『大幅に引き上げる』政策をとれば，2020年頃の高齢化のピーク時にはわが国の医療費はヨーロッパをはるかに上回るものとなってしまうはずである．」[2].

　筆者も，今後の高齢社会化に対応して，わが国の医療，福祉，さらには社会・経済全体の「構造改革」が必要だ，と考える．しかし，人口高齢化自体による医療費増加は大きくはなく，わが国の潜在成長力を前提とすれば，十分に吸収可能だ，とも思っている．ちなみに，『平成7年度経済白書』も，「高齢化社会を迎えると，社会保障にかかわる負担が増加し，将来の現役世代の生活水準は現在の現役世代の生活水準より低下するのではないかという懸念」を簡単なモデル分析により検討し，「年率0.5％のグロス賃金上昇率が達成されれば，ネット賃金はおおむね現行水準となり，現行の生活水準を維持できるとの結果」を得ている[3].

　人口高齢化による医療費増加が大きくないことは，筆者が以前に行った1980-87年度の国民医療費増加要因分析において，簡単に実証した[4]．本節では，この点を，各種官庁統計を用いてより包括的に検討したい．その上で，

その結果を欧米諸国での実証研究の結果と照合する.

それにより，①わが国では人口高齢化は医療費増加の重要な要因ではあるが主因ではないこと，②わが国では人口高齢化「のみによる」医療費増加率は2000年以降低下すること（「のみによる」意味は後述），および③人口高齢化のみによる医療費増加率は，現在（1990年代）のわが国では，確かに欧米諸国に比べて相当高いが，2000年以降は，わが国と欧米諸国との差は大幅に縮まること，を示す.

本節では，あわせて，老人医療費に関する四つの「通説」──①老人1人当たりの医療費の増加率は老人以外よりも高い，②老人医療費増加の主因は入院医療費増加，③老人の入院受療率が増加し続けている，④老人医療では一般医療に比べて注射の医療費が高い──が，今や「過去の常識」となっていることも，明らかにする.

## 1　老人医療費総額の「高騰」と老人医療費増加の2要因

表1は，厚生省「国民医療費」と厚生省「老人医療事業年報」により，老人保健法に基づく現行の老人医療事業が1983年に発足して以降10年間の，国民医療費と老人医療費との推移を示したものである．なお，「老人医療費」の受給対象者には，70歳以上の老人だけでなく，「65歳以上70歳未満で障害認定を受けたもの（いわゆる「寝たきり老人」）」も含まれている（1993年度で受給者総数の2.30％．その医療費割合は不明）.

1983年度以降，老人医療費の対前年度増加率は，国民医療費のそれを上回り続けている．1983～93年度の10年間の年平均増加率は，国民医療費の5.3％に対して，老人医療費は8.4％であり，3.1％ポイントも高い．1983年度を100とする老人医療費指数も1993年度で224.5に達し，国民医療費の167.5を57.0ポイントも上回っている．その結果，老人医療費の国民医療費に対する割合は，1983年度の22.8％から毎年増加し続け，1993年度には30.6％に達している.

## 第2章 人口高齢化と医療費増加

表1 国民医療費と老人医療費の推移

| 年度 | 実額 | | 対前年度増加率 | | 指数 | | 老人医療費 |
|---|---|---|---|---|---|---|---|
| | 国民医療費 | 老人医療費 | 国民医療費 | 老人医療費 | 国民医療費 | 老人医療費 | ÷国民医療費 |
| | (億円) | | (%) | | (1983年度=100) | | (%) |
| 1983 | 145,438 | 33,185 | | | 100.0 | 100.0 | 22.8 |
| 1984 | 150,932 | 36,098 | 3.8 | 8.8 | 103.8 | 108.8 | 23.9 |
| 1985 | 160,159 | 40,673 | 6.1 | 12.7 | 110.1 | 122.6 | 25.4 |
| 1986 | 170,690 | 44,377 | 6.6 | 9.1 | 117.4 | 133.7 | 26.0 |
| 1987 | 180,759 | 48,309 | 5.9 | 8.9 | 124.3 | 145.6 | 26.7 |
| 1988 | 187,554 | 51,593 | 3.8 | 6.8 | 129.0 | 155.5 | 27.5 |
| 1989 | 197,290 | 55,578 | 5.2 | 7.7 | 135.7 | 167.5 | 28.2 |
| 1990 | 206,074 | 59,269 | 4.5 | 6.6 | 141.7 | 178.6 | 28.8 |
| 1991 | 218,260 | 64,095 | 5.9 | 8.1 | 150.1 | 193.1 | 29.4 |
| 1992 | 234,784 | 69,372 | 7.6 | 8.2 | 161.4 | 209.0 | 29.5 |
| 1993 | 243,631 | 74,511 | 3.8 | 7.4 | 167.5 | 224.5 | 30.6 |
| 1983〜1993年度平均 | | | 5.3 | 8.4 | | | |

資料:1) 厚生省「国民医療費」
　　　2) 厚生省「老人医療事業年報」
注:1) 国民医療費の年度は会計年度．老人医療事業の年度は，当該年の3月から翌年の2月まで．
　　2) 老人医療の給付対象者には，70歳以上老人だけでなく，65〜69歳の「寝たきり老人」を含む（1993年度で総数の2.30%）．両者の医療費は分離されていない．

　以上は，老人医療費の「高騰」が論じられるときに，必ず示される数値である．これだけをみると，人口高齢化による医療費増加に疑問の余地はないように見える．しかし，ものごとはそれほど簡単ではない．

　老人医療費の増加には，受給対象者数の増加と受給対象者1人当たり医療費増加の2要因があり，両者の間には，「老人医療費対前年度比＝受給対象者対前年度比×1人当たり医療費対前年度比」という関係がある．表2は両者の対前年度比，およびこの恒等式を対数変換することによって得られる両要因の老人医療費増加寄与率の推移を示したものである（増加寄与率の計算方法は表の注参照）．

　年度によって多少の変動があるが，両要因の対前年度増加率と増加寄与率はほぼ拮抗している．1983-1993年度の10年間では，受給対象者数増加よりも，1人当たり老人医療費増加の方が，増加率，増加寄与率とも多少高い

## 表2 老人医療費増加の2要因（受給者数増加と1人当たり医療費増加の推移）

| 年度 | 受給対象者数（千人） | 対前年度比 | 1人当たり老人医療費（円） | 対前年度比 | 増加寄与率（%） 受給対象者数 | 1人当たり老人医療費 |
|---|---|---|---|---|---|---|
| 1983 | 7,491 | | 443,010 | | | |
| 1984 | 7,823 | 1.044 | 461,448 | 1.042 | 51.6 | 48.5 |
| 1985 | 8,157 | 1.043 | 498,637 | 1.081 | 35.0 | 65.0 |
| 1986 | 8,484 | 1.040 | 523,033 | 1.049 | 45.2 | 54.8 |
| 1987 | 8,805 | 1.038 | 548,680 | 1.049 | 43.6 | 56.4 |
| 1988 | 9,084 | 1.032 | 567,930 | 1.035 | 47.6 | 52.4 |
| 1989 | 9,363 | 1.031 | 593,606 | 1.045 | 40.6 | 59.4 |
| 1990 | 9,732 | 1.039 | 608,983 | 1.026 | 60.2 | 39.8 |
| 1991 | 10,112 | 1.039 | 633,841 | 1.041 | 48.9 | 51.1 |
| 1992 | 10,488 | 1.037 | 661,440 | 1.044 | 46.1 | 53.9 |
| 1993 | 10,884 | 1.038 | 684,627 | 1.035 | 51.8 | 48.2 |
| '83～'93 | | 1.453 | | 1.545 | 46.2 | 53.8 |

資料：厚生省「老人医療事業年報」より計算．
注：1）老人医療費＝受給対象者数×1人当たり医療費
　　2）老人医療費対前年度比＝受給対象者数対前年度比×1人当たり医療費対前年度比．
　　3）2要因の老人医療費増加寄与率は，2)式を対数変換して求める．
　　1992/93年度を例にすると，
　　①老人医療費の対前年度比＝1.074＝1.038×1.035．
　　②log1.074＝log1.038＋log1.035
　　③受給者数増加の寄与率＝log1.038/log1.074＝0.518
　　　1人当たり医療費増加の寄与率＝log1.035/log1.074＝0.482

（増加寄与率は46.2%対53.8%）．そして，人口高齢化が医療費に与える影響を分析的に検討する場合には，これら2要因を区別して検討する必要があるのである．

## 2　1人当たり老人医療費（特に入院医療費）の抑制

先ず，1人当たり老人医療費増加について検討する．表3は，1人当たり国民医療費と老人医療費（1983年度を100とする指数と対前年度増加率）の10年間の推移を示したものである．後者は，入院，外来の数値も合わせて示した．

1人当たり医療費の指数は，総額の場合とまったく異なり，老人医療費と

表3 1人当たり国民医療費・老人医療費（指数，対前年度増加率）の推移

| 年度 | 指数（1983年度＝100） | | | | 対前年度増加率（％） | | | |
|---|---|---|---|---|---|---|---|---|
| | 国民医療費 | 老人医療費 | 同入院 | 同外来 | 国民医療費 | 老人医療費 | 同入院 | 同外来 |
| 1983 | 100.0 | 100.0 | 100.0 | 100.0 | | | | |
| 1984 | 103.1 | 104.2 | 106.2 | 100.2 | 3.13 | 4.16 | 6.20 | 0.18 |
| 1985 | 108.7 | 112.6 | 116.3 | 105.7 | 5.40 | 8.06 | 9.49 | 5.53 |
| 1986 | 115.3 | 118.1 | 120.8 | 111.5 | 6.03 | 4.89 | 3.93 | 5.42 |
| 1987 | 121.5 | 123.9 | 125.6 | 118.1 | 5.39 | 4.90 | 3.90 | 5.94 |
| 1988 | 125.5 | 128.2 | 128.9 | 122.9 | 3.32 | 3.51 | 2.65 | 4.06 |
| 1989 | 131.5 | 134.0 | 132.3 | 129.8 | 4.79 | 4.52 | 2.62 | 5.61 |
| 1990 | 137.0 | 137.5 | 133.0 | 133.9 | 4.15 | 2.59 | 0.54 | 3.16 |
| 1991 | 144.6 | 143.1 | 134.6 | 142.0 | 5.54 | 4.08 | 1.26 | 6.11 |
| 1992 | 155.0 | 149.3 | 140.6 | 145.2 | 7.22 | 4.35 | 4.42 | 2.21 |
| 1993 | 160.4 | 154.5 | 142.3 | 151.7 | 3.52 | 3.51 | 1.20 | 4.45 |

資料：1）厚生省「国民医療費」．2）厚生省「老人医療事業年報」．

国民医療費とでほとんど同水準である．それどころか，1991年度以降は，老人医療費指数が国民医療費指数を下回るにいたっている．この傾向は，特に老人の入院医療費で著明であり，その1993年度の指数は142.3であり，国民医療費指数の160.4を18.1ポイントも下回っている．

この点は，1人当たり老人医療費と国民医療費の対前年度増加率の推移をみると，よりはっきりする．1人当たり老人医療費の対前年度増加率は，指数の場合よりも2年早く，1989年度以降，1人当たり国民医療費の増加率を下回るようになっている．入院分の1人当たり老人医療費は，それよりもさらに3年早い1986年度から，国民医療費の増加率を下回っている．

このことは，老人保健法実施後の老人医療費（特に入院医療費）の抑制がいかに厳しいものであったかを，明らかに示している．一般には，老人1人当たり医療費の増加率は老人以外の1人当たり医療費の増加率を大幅に上回っていると思われている．しかも，これは，後に「考察」で述べるように，国際的常識でもある．しかし，少なくともわが国に関しては，これはもはや「過去の常識」である．

図1は，診療種類別1人当たり老人医療費の（対前年度）増加寄与率の推

第Ⅰ部　テーマ別の主要実証研究

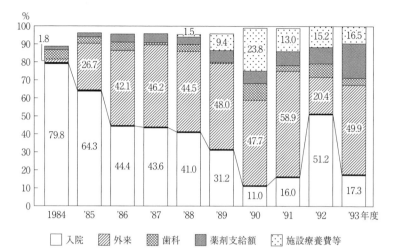

**図1　診療種類別の1人当たり老人医療費増加寄与率の推移**
資料：厚生省「老人医療事業年報」より計算.
注：1）薬剤支給額は薬局調剤医療費，施設療養費等は老人保健施設療養費と老人訪問看護の合計．
　　2）医療費の支給（療養費払い分）の図示は省略．
　　3）入院，外来，施設療養費以外の数値は省略．

移を示したものである．「老人医療事業年報」では，老人医療費は，①入院，②外来（入院外），③歯科（以上①～③を合計したものが「老人診療費」），④薬剤の支給（薬局調剤医療費），⑤医療費の支給（療養費払い分），⑥施設療養費等（老人保健施設療養費＋老人訪問看護療養費）の6つに区分されているが，図では医療費の支給分は，省略している．

老人医療事業発足直後の1984年度には，入院の1人当たり老人医療費増加寄与率は79.8％にも達していた．しかし，その後毎年減少し続け，1990年度には11.0％にまで低下した．入院の医療費増加寄与率はその後反転し，1992年度には51.2％にまで急増した．しかし，これは1992年4月の診療報酬改定により，入院看護料が大幅に（20％）引き上げられたための「一過性」の上昇であり，1993年度には，ふたたび17.3％にまで急減した．

一般には，老人医療費増加の主因は，入院医療費の増加と思われている．しかし，これはもう1つの「過去の常識」である．

## 3　入院医療費抑制のメカニズム

そこで次に，老人の入院医療費がどのように抑制されたのかを検討する．先ず，診療費の「3要素」の変化（対前年度増減率）を**表4**に示す．

ここで，診療費の「3要素」の間には「1人当たり入院診療費（対前年度比）＝受診率（対前年度比）×1件当たり日数（対前年度比）×1日当たり診療費（対前年度比）」という関係がある．

3要素の対前年増減率の変化でもっとも著明なことは，1990年度以降の受診率の低下である．老人医療制度発足直後の1984年度には，受診率の対前年度増加率は4.67％にも達し，他の2要因の増減率を大幅に上回っていた（表には示していないが，その1人当たり診療費増加寄与率は76.0％にも達していた）．しかし，受診率の対前年度増加率はその後減少し，1990年度からは4年連続してマイナスに転じている．1件当たり日数の対前年度増減率は1984

表4　1人当たり老人入院診療費の「3要素」の推移

| 年度 | 実数 | | | | | 対前年度増減率（％） | | |
|---|---|---|---|---|---|---|---|---|
| | 1人当たり診療費（円） | 受診率 | 1件当たり日数 | 1日当たり診療費（円） | 1人当たり診療費 | 受診率 | 1件当たり日数 | 1日当たり診療費 |
| 1983 | 237,429 | 84.08 | 23.72 | 11,904 | | | | |
| 1984 | 252,147 | 88.01 | 23.67 | 12,105 | 6.20 | 4.67 | −0.23 | 1.69 |
| 1985 | 276,074 | 91.36 | 23.60 | 12,803 | 9.49 | 3.81 | −0.28 | 5.77 |
| 1986 | 286,913 | 92.74 | 23.59 | 13,114 | 3.93 | 1.51 | −0.05 | 2.43 |
| 1987 | 298,100 | 94.36 | 23.53 | 13,428 | 3.90 | 1.75 | −0.27 | 2.39 |
| 1988 | 306,001 | 97.34 | 23.29 | 13,495 | 2.65 | 3.16 | −0.99 | 0.50 |
| 1989 | 314,006 | 98.36 | 23.12 | 13,807 | 2.62 | 1.05 | −0.74 | 2.31 |
| 1990 | 315,692 | 97.84 | 23.00 | 14,028 | 0.54 | −0.53 | −0.52 | 1.60 |
| 1991 | 319,668 | 96.97 | 22.83 | 14,439 | 1.26 | −0.89 | −0.74 | 2.93 |
| 1992 | 333,805 | 94.86 | 22.42 | 15,697 | 4.42 | −2.18 | −1.81 | 8.71 |
| 1993 | 337,812 | 92.89 | 22.07 | 16,478 | 1.20 | −2.08 | −1.55 | 4.98 |

資料：厚生省「老人医療事業年報」
注：1人当たり診療費＝受診率×1件当たり日数×1日当たり診療費．
　　受診率は，老人医療受給対象者100人当たりの年間レセプト件数．

年度以降一貫してマイナスであるが，1990年度以降は，受診率のマイナス幅の方が1日当たり日数のマイナス幅よりも大きくなっている．このことは，少なくとも1990年度以降の1日当たり入院医療費抑制の主因が，受診率低下によることを示している．

一般には，老人の入院受診率は上昇し続けており，それが老人の（入院）医療費増加をもたらしていると思われているが，これは第三の「過去の常識」と言えよう．

これら2要因とは異なり，1日当たり診療費の対前年度増減率は1984年度以降常にプラスであるが，全体としては2％前後にとどまっており，「安定」した伸び率と言える．1992年度のみは8.71％という高い伸び率を示しているが，先述したように，これは1992年4月の医療費改定による入院看護料の急増のためである．

老人入院医療費の分析の最後に，厚生省「社会医療診療行為別調査」を用いて，入院1日当たり診療行為大分類別点数の変化を検討する．**表5**に示したように，1986年と1993年の7年間に，入院の1日当たり総点数は1286.9点から1530.9点へと244点（19.0％）増加した．それに対して，「入院」（診療行為大分類の「入院」とは室料，看護料，入院時医学管理料等の合計）に次いで点数が高い注射は，212.7点から168.8点へと，43.9点（20.7％）も減少した．次に点数の減少が大きいのは処置のマイナス21.7点（24.8％減）であり，投薬も2.9点（3.5％）減少している．それに対して，増加が著しいのは「入院」であり，7年間に217.1点（31.2％）も増加している．その結果，入院のみによる総点数増加寄与率は89.0％にも達している．

それに対して，「一般医療」では，同じ期間に，1人当たり投薬と注射の点数はわずかながらも増加している（それぞれ3.4点，10.8点）．その結果，1986年には，老人の1人当たり注射点数（212.7点）は，一般のそれ（175.3点）を21.3％も上回っていたのに対して，1993年には，逆に168.8点対178.7点と，5.5％下回るに至っている．表には示していないが，老人医療の1人当たり注射点数が一般医療を初めて下回ったのは，1990年である．

第2章 人口高齢化と医療費増加

表5 老人医療・一般医療の入院1日当たり診療行為別点数の変化

1. 老人医療

| 診療行為大分類 | 1986年(点) | 1993年(点) | 差(点) | 増減率(%) | 増減寄与率(%) |
|---|---|---|---|---|---|
| 総数 | 1286.9 | 1530.9 | 244.0 | 19.0 | 100.0 |
| 診療 | 1.4 | 3.3 | 1.9 | 138.1 | 0.8 |
| 在宅療養 | 0.0 | 0.9 | 0.9 | | 0.4 |
| 投薬 | 82.0 | 79.2 | −2.9 | −3.5 | −1.2 |
| 注射 | 212.7 | 168.8 | −43.9 | −20.7 | −18.0 |
| リハビリテーション | 19.3 | 29.1 | 9.8 | 50.6 | 4.0 |
| 精神病特殊療法 | 0.3 | 1.1 | 0.9 | 332.3 | 0.4 |
| 画像診断 | 31.9 | 47.1 | 15.2 | 47.6 | 6.2 |
| 検査 | 101.1 | 100.6 | −0.5 | −0.5 | −0.2 |
| 処置 | 87.4 | 65.7 | −21.7 | −24.8 | −8.9 |
| 手術 | 49.0 | 110.9 | 62.0 | 126.5 | 25.4 |
| 麻酔 | 6.3 | 10.9 | 4.6 | 74.1 | 1.9 |
| 放射線治療 | 0.5 | 1.2 | 0.6 | 113.4 | 0.3 |
| 入院 | 694.9 | 912.0 | 217.1 | 31.2 | 89.0 |

2. 一般医療

| 診療行為大分類 | 1986年(点) | 1993年(点) | 差(点) | 増減率(%) | 増減寄与率(%) |
|---|---|---|---|---|---|
| 総数 | 1347.9 | 1642.7 | 294.8 | 21.9 | 100.0 |
| 診療 | 2.6 | 4.6 | 2.0 | 75.5 | 0.7 |
| 在宅療養 | 0.0 | 1.0 | 1.0 | | 0.3 |
| 投薬 | 64.2 | 75.0 | 10.8 | 16.8 | 3.7 |
| 注射 | 175.3 | 178.7 | 3.4 | 1.9 | 1.2 |
| リハビリテーション | 16.0 | 17.2 | 1.2 | 7.7 | 0.4 |
| 精神病特殊療法 | 2.8 | 7.4 | 4.7 | 168.5 | 1.6 |
| 画像診断 | 44.4 | 58.9 | 14.4 | 32.5 | 4.9 |
| 検査 | 119.3 | 123.8 | 4.5 | 3.8 | 1.5 |
| 処置 | 52.6 | 44.6 | −8.0 | −15.1 | −2.7 |
| 手術 | 86.7 | 145.4 | 58.7 | 67.7 | 19.9 |
| 麻酔 | 18.2 | 30.7 | 12.5 | 68.4 | 4.2 |
| 放射線治療 | 0.8 | 1.7 | 0.9 | 113.4 | 0.3 |
| 入院 | 764.8 | 953.6 | 188.8 | 24.7 | 64.1 |

資料：厚生省「社会医療診療行為別調査報告」
注：同調査の対象は1986年以降，政府管掌健康保険と国民健康保険に拡大された．

一般には，老人医療では一般医療に比べて，注射が多用されている（「点滴漬け」）と言われている．しかし，これは第4の「過去の常識」である．表5は，この間の老人の入院1日当たり医療費「抑制」の主因が，注射と薬剤費の抑制であることも示している．

## 4　老人対老人以外の1人当たり医療費倍率の低下

老人保健法による老人医療事業発足以降の，老人1人当たり医療費の抑制ぶりは，老人対老人以外の1人当たり医療費の倍率の推移をみることでも，明らかにできる．そして，後述するように，国際的には，人口高齢化による医療費増加の指標として，これがよく用いられている（ただし，その場合には老人は「65歳以上」とされるのが一般的）．

図2は，厚生省「国民医療費」を用いて，70歳以上の1人当たり一般診療医療費（医科．歯科は含まない）の0〜69歳に対する倍率の推移を，総数，入院，外来別に計算したものである．この計算の基礎となる，年齢区分別1人当たり医療費は，1977年度分から発表されており，1993年度まで17年間

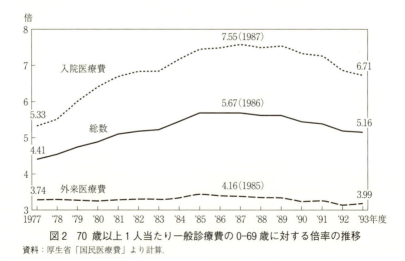

図2　70歳以上1人当たり一般診療費の0-69歳に対する倍率の推移
資料：厚生省「国民医療費」より計算．

の変化が観察できる．

まず総数の倍率は，1977年度の4.41倍から漸増して1986年度には，5.67倍に達した．しかし，この倍率はその後一転して毎年減少し続け，1993年には5.16倍にまで低下している．表には示していないが，これは老人医療事業発足直前の1982年度（5.18倍）とほぼ同水準である．

入院も，総数と傾向は同じであるが，増減の幅がより大きい．つまり，1977年度に5.33倍と，総数に比べて相当高かったものが，その後さらに増加し，1987年度に7.55倍に達した後減少に転じ，1993年度には6.71倍にまで低下している（1981年度の6.70倍と同水準）．

外来は，総数に比べて倍率が低いだけでなく，この間の変化幅も小さい．それでも，1977年度の3.74倍→1985年度の4.16倍→1993年度3.99倍と，同じパターンの変化をしている．

以上の結果は，老人保健法施行以降の老人医療費（特に入院医療費）の抑制の激しさを，改めて示している．

ただし，老人対老人以外の1人当たり医療費の倍率を，「一般診療医療費」ベースで示すと，この倍率を実際（国民医療費ベース）よりもやや過大表示することになる．なぜなら，国民医療費には，一般診療費以外に，1人当たり医療費が老人対老人以外とでほとんど差がない歯科医療費（1993年度で国民医療費の9.5％）等が含まれるからである．「国民医療費」統計でも，年齢区分別の1人当たり歯科診療費は1984年度から発表されている．しかし，薬局調剤医療費，老人保健施設療養費，老人訪問看護医療費の年齢区分別1人当たり費用は公表されていない．これら3種類の医療費は合わせても，1993年度で国民医療費の4.4％を占めるにすぎないが，近年急増している．しかも，老人保健施設療養費と老人訪問看護医療費は歯科医療費とは逆に大半が70歳以上の老人のためのものであるため，無視すべきではない．

そこで，**表6**の注3-5に示した方法で，これら3種類の医療費を70歳以上と70歳未満とに区分した上で，国民医療費ベースの70歳以上老人対0〜69歳の医療費倍率の推移を計算した．国民医療費ベースの1993年度の倍率

表6　70歳以上1人当たり医療費の0-69歳に対する倍率の推移

| 年度 | 国民医療費<br>（筆者推計）<br>(A) | 一般診療<br><br>(B) | 歯科診療 | 薬局調剤 | (A － B) |
|------|------|------|------|------|------|
| 1984 | 4.80 | 5.43 | 0.86 | 4.35 | －0.64 |
| 1985 | 5.01 | 5.67 | 0.92 | 4.63 | －0.66 |
| 1986 | 5.01 | 5.67 | 0.94 | 4.60 | －0.67 |
| 1987 | 5.02 | 5.68 | 0.94 | 4.55 | －0.66 |
| 1988 | 4.95 | 5.59 | 0.97 | 4.49 | －0.64 |
| 1989 | 4.99 | 5.60 | 0.96 | 4.43 | －0.61 |
| 1990 | 4.89 | 5.43 | 1.02 | 4.41 | －0.55 |
| 1991 | 4.87 | 5.39 | 1.04 | 4.29 | －0.52 |
| 1992 | 4.73 | 5.19 | 1.09 | 4.20 | －0.46 |
| 1993 | 4.73 | 5.16 | 1.11 | 4.05 | －0.43 |

資料：1) 厚生省「国民医療費」，2) 厚生省「老人医療事業年報」，3) 厚生省「老人保健施設調査」より計算・推計．

注：1) 一般診療分と歯科診療分は「国民医療費」の年齢区分別1人当たり医療費から計算．歯科診療分は1984年度以降公表．
　　2) 国民医療費分は，それらに以下の方法で算出した薬局調剤分，老人保健施設分，老人訪問看護分を加えて，筆者推計．
　　3) 70歳以上の薬局調剤医療費は「老人医療事業年報」中の「薬剤の支給費」．ただし，これには「65歳以上70歳未満で障害認定を受けた者」も含まれる．1993年度分は1992年度の国民医療費分対老人医療費分の割合を代用して算出．
　　4) 70歳以上の老人保健施設療養費は，「老人保健施設調査」による各年の70歳以上利用者割合を用いて算出（この割合は，年齢不詳を除いて計算）．
　　5) 老人訪問看護医療費はすべて70歳以上と仮定．

は4.73倍であり，一般診療医療費ベースの倍率5.16倍よりも，0.43ポイント低い．他面，この倍率の推移は，一般診療医療費ベースの場合と同じく，1984年度の4.80倍から，1987年度の5.02倍へと増加した後，減少に転じている．

## 5　人口構成の高齢化のみによる医療費増加

次に，老人医療費増加のもう1つの要因である，老人数の増加について検討する．ただし，人口高齢化による医療費増加を検討する場合には，老人人口の増加による老人医療費のみを問題にするのは誤りであり，人口構成全体

の変化による医療費全体の変化を検討しなければならない．

　なぜなら，人口高齢化のみによる医療費増加を計算する場合には，人口が一定，かつ人口高齢化以外の要因では医療費は増えないと仮定するが，この場合には老人人口の増加に対応して老人以外の人口が減少し，その結果老人以外の医療費も減少する．そして，人口高齢化による医療費増加とは，老人人口増加による老人医療費増加からこの医療費減少を除いたものだからである．

　そして，人口高齢化による医療費増加とは，狭義には，このような医療費増加のみを指すのである．以下，それを人口高齢化「のみによる」医療費増加と呼ぶ．

　このような人口高齢化のみによる医療費増加の計算方法と結果を表7に示す．計算方法は簡単であり，(A)各年度の年齢区分別1人当たり医療費が基準年度（表では1990年度）と常に同一と仮定して，それに(B)各年度の人口構成割合を乗じることにより，(C)各年度の，人口高齢化のみによる1人当たり医療費を算出する．それをもとにして，(D)一定期間の人口高齢化による1人当たり医療費の年平均増加率を計算する．これは，「ラスパイレス数量指数」と呼ばれる（『東洋経済新報社版・経済学大辞典Ⅱ』738頁）．

　わが国では，一般には，基準年の年齢区分別1人当たり医療費として，「国民医療費統計」に掲載されている「一般診療医療費」の数値が用いられている．しかし，先述したように，これでは人口高齢化のみによる医療費増加率をやや過大に表示してしまう．そのために，**表7**では，それに加えて，「国民医療費」ベースの推計も行った（1990年度の年齢区分別1人当たり国民医療費の推計方法は，表7の注1参照）．以下，この国民医療費ベースの推計結果を示す．

　人口高齢化のみによる年平均医療費増加率は，1970年代（1970-1980年度）の10年間では0.97％だったが，1980年代には1.24％に増加し，さらに1990年代初頭の3年間（1990-1993年度）には，1.64％に上昇している．その結果，人口高齢化のみによる国民医療費増加寄与率は，1970年代にはわずか

第Ⅰ部　テーマ別の主要実証研究

### 表7　人口構成の高齢化のみによる医療費増加の推計
――1990年度の年齢区分別1人当たり医療費を基準として

(A) 年齢区分別1人当たり医療費（1990年度，単位：千円）

|  | 総数 | 0-14 | 15-44 | 45-64 | 65〜 |
|---|---|---|---|---|---|
| 一般診療費 | 145.43 | 51.40 | 67.10 | 180.18 | 499.60 |
| 国民医療費 | 166.71 | 65.46 | 84.05 | 206.41 | 537.10 |

(B) 人口構成割合（％）

| 年 | 総数 | 0-14 | 15-44 | 45-64 | 65〜 |
|---|---|---|---|---|---|
| 1970 | 100.00 | 23.93 | 50.84 | 18.16 | 7.07 |
| 1980 | 100.00 | 23.51 | 45.71 | 21.69 | 9.09 |
| 1990 | 100.00 | 18.24 | 44.07 | 25.61 | 12.08 |
| 1993 | 100.00 | 16.70 | 43.00 | 26.75 | 13.55 |
| 2000 | 100.00 | 15.18 | 39.73 | 28.06 | 17.03 |
| 2010 | 100.00 | 16.37 | 36.19 | 26.16 | 21.28 |
| 2025 | 100.00 | 14.50 | 32.67 | 27.04 | 25.79 |

(C) 人口構成の高齢化のみによる1人当たり医療費（単位：千円）

| 年 | 一般診療費ベース | 国民医療費ベース | |
|---|---|---|---|
| 1970 | 114.46 | 133.85 | |
| 1980 | 127.25 | 147.40 | |
| 1990 | 145.44 | 166.72 | (基準年) |
| 1993 | 153.33 | 175.06 | |
| 2000 | 170.10 | 192.72 | |
| 2010 | 186.15 | 209.42 | |
| 2025 | 206.94 | 231.28 | |

(D) 年平均医療費増加率

| 年 | 人口高齢化による年平均医療費増加率（％） | | 国民医療費年平均増加率（％） | 人口高齢化による医療費増加寄与率（％） | |
|---|---|---|---|---|---|
|  | 一般診療費ベース | 国民医療費ベース |  | 一般診療費ベース | 国民医療費ベース |
| 1970〜1980 | 1.07 | 0.97 | 16.98 | 6.75 | 6.15 |
| 1980〜1990 | 1.35 | 1.24 | 5.57 | 24.64 | 22.72 |
| 1990〜1993 | 1.78 | 1.64 | 5.74 | 31.55 | 29.16 |
| 1993〜2000 | 1.49 | 1.38 | | | |
| 2000〜2010 | 0.91 | 0.84 | | | |
| 2010〜2025 | 0.71 | 0.66 | | | |

資料：1) 厚生省「国民医療費」，2) 厚生省人口問題研究所「日本の将来推計人口（平成4年9月推計）」，3) 厚生省「国民健康保険医療給付実態調査（平成4年度）」，4) 厚生省「国民健康保険実態調査（平成4年度）」より，計算・推計．

注：1) 1990年の年齢区分別1人当たり国民医療費は，資料3），4）より計算される．1992年度の国民健康保険加入者の年齢区分別1人当たり調剤医療費比率が，1990年度国民医療費の調剤薬局医療費でも同じと仮定して，筆者試算．国保の1人当たり調剤医療費は，1992年度から公表．他保険では未公表．
2) 人口構成の高齢化のみによる各年度の1人当たり医療費は，1990年度の年齢区分別1人当たり医療費に各年の人口構成割合を乗じて計算．計算例として1993年度（一般診療費ベース）を示すと，(51.40×16.70＋67.10×43.00＋180.18×26.75＋499.60×13.55)/100＝153.33千円．
3) 人口構成の高齢化のみによる国民医療費増加寄与率は，次の恒等式の対数を用いて計算．
国民医療費の増加率＝人口高齢化による医療費増加率×他の要因による増加率
計算例として1990〜1993年度（一般診療費ベース）を示すと，log(1.0178)/log(1.0574)＝0.3155．

6.15％にすぎなかったものが，1980年代には22.72％に増加し，1990年代初頭には29.16％にまで増加したが，それでも3分の1に満たない．

この結果は，人口高齢化のみによる医療費増加が，最近では，医療費増加の重要な要因となっているが，主因ではないことを示している．

**人口高齢化のみによる医療費増加の将来推計**

表7では，過去の推計だけでなく，厚生省人口問題研究所「日本の将来推計人口——平成4年9月推計」に基づいて，2025年度までの将来推計も示している．それにより，意外なことに，人口高齢化のみによる年平均医療費増加率は今後減少しつづけること，が明らかにされている．

つまり，この増加率は1993-2000年度の7年間では，1.38％となり，1990年代初頭の3年間の1.64％よりも低下する．さらに，2000〜2010年の10年間には0.84％，2010-2025年の15年間には，0.66％にまで低下するのである．2000年以降の人口高齢化による医療費増加率は，現在だけでなく，1980年代，さらには人口高齢化による医療費増加がほとんど問題にされなかった1970年代よりも低い．

一般には，人口高齢化のみによる医療費増加は，今後の「超高齢社会」化により加速する，と思われている．しかし，現実には，人口高齢化のみによる医療費増加は，現在（1990年代前半）がピークであり，以後減少し続けるのである．

この理由は，2000年以降は，65歳以上の人口割合が増加し続ける反面，その増加スピードは低下するからである．**表7(B)**に示したように，65歳以上の人口割合は1990-2000年の10年間には12.08％から17.03％へと4.95％ポイントも増加するが，この割合の増加は2000-2010年の10年間には4.25％ポイント，2010-2025年の15年間には4.51％ポイントに低下するのである．

ただし，このような推計は，年齢区分別1人当たり医療費の基準年に何年を選ぶかで異なってくる．たとえば，70歳以上対70歳未満の1人当たり国

民医療費がピークだった1987年度を基準年に選べば，増加率は今回の推計よりは高くなるし，逆に1993年度を基準年に選べば低くなる，と予測される．しかし，実際に計算をしたところ，少なくとも年平均増加率に関しては，基準年の選び方による差は，ごく小さいことが判明した．また，表7に示したように，国民医療費ベースではなく，一般診療医療費ベースを用いれば増加率はやや高くなるが，これは不適切な計算である．

ちなみに，『平成7年版厚生白書』の「医療費の将来推計における（要因別）伸びの内訳」でも，人口高齢化による国民医療費増加率（年度平均）が示されている[5]．それによると，1993-2000年が1.6％，2000-2010年度が1.2％，2010-2025年度が0.7％とされている．『白書』では，その算出方法が示されていないが，一般診療医療費ベースの推計であることは確実である．基準年が不明なため，筆者の推計値との厳密な比較はできないが，2000-2010年の1.2％は明らかに過大推計である．それに対して，2010-2025年の0.7％は，筆者の推計結果とほぼ一致する．

ともあれ，この『白書』の推計は，人口高齢化による医療費増加率が今後低下し続けることを，厚生省自身が「公認」したものと言え，貴重である．

## 6　考察——欧米諸国の実証研究結果との照合

### (1)　本研究の限界——保険外の患者負担を無視

以上の分析から，わが国でも，人口高齢化による医療費増加は，過去・現在・将来とも，医療費増加の重要な要因ではあっても，「主因」ではないことが示された．

ただし，官庁統計を用いた以上の分析には，1つの欠陥がある．それは，「国民医療費」や「老人医療費」には含まれない，保険外の患者負担を無視していることである．老人病院等の「お世話料」に代表されるこのような非公式の患者負担は，老人医療制度発足以後の入院医療費の厳しい抑制により，

急増した可能性がある．それについて筆者は，以前，独自に行った「老人病院等の保険外負担の実態調査」等に基づいて，1991年度の70歳以上入院患者の保険外負担の総額が3274億円（付き添い看護料自己負担分762億円，差額ベッド代715億円，老人病院保険外負担1198億円，非老人病院保険外負担599億円）と，ごく粗い推計をしたことがある[6]．

このような，老人の入院医療における公費から私費への「コストシフト」の拡大を考慮すると，老人対老人以外の1人当たり（入院）医療費倍率の1980年代後半以降の低下は，相当割り引かなければならない．他面，それを加えても，人口構成の高齢化のみによる医療費増加率が，大きく増加するとは考えにくい．

## (2) 欧米諸国の実証研究—— 3つの研究方法

次に，人口高齢化による医療費増加についての，国際的な実証研究を紹介しながら，わが国の特殊性と共通性を考えたい．わが国では，欧米諸国に比べて人口高齢化のスピードが速いことを理由にして，人口高齢化による医療費増加も欧米よりはるかに大きいとの主張が根強いからである．たとえば，1994年に開催された「OECD医療制度改革ハイレベル会合の概要」によると，イギリスのAbel-Smithが，「人口の高齢化が医療費増大に与える影響は比較的小さい」と報告したのに対して，日本からの参加者は「高齢期における医療費の消費が大であるなど，人口の高齢化が医療費の増高に与える影響が大きい」と反論している[7]．

なお，人口高齢化と医療費増加に関する最近10年間の英語文献を収集するにあたっては，主要医療（経済）雑誌10数誌のバックナンバーを直接チェックするとともに，医学文献と経済学文献の代表的データベース（MedlineとEconlit）を用いた検索を行った．

わが国だけでなく，欧米諸国でも，人口高齢化が医療費増加の主因とする主張は，広く行われている．しかし，現在までに行われた実証研究では，少なくともそれが「主因」でないことは，完全に実証されている．それどころ

か，後述するように，人口高齢化と医療費増加との間の関連を実証したマクロ経済分析は，ほとんど存在しないのである．

アメリカの著名な医療経済学者 Getzen がまとめているように，人口高齢化による医療費増加の研究は，次の3つの方法で行われている[8]．1つは，老人対老人以外の1人当たり医療費の倍率の変化を測定する方法，もう1つは基準年の年齢区分別1人当たり医療費と各年の人口構成割合を用いて人口高齢化のみによる医療費増加を計算する方法であり，この2つは，本節で筆者も行った．筆者が行わなかった第三の方法は，各国の医療費データ等を用いたマクロ経済分析（回帰分析等）により，各国の医療費水準・増加率の決定因子（所得増加，人口高齢化率等）とその程度を，総合的に測定する方法である．

### (3) 人口高齢化のみによる医療費増加の諸研究

そして，現在までに行われたすべての第二の方法による研究で，人口高齢化のみによる医療費増加率はごく低いことが確認されている．表8はOECDによる推計をまとめたものである[9][10]．1960-1984年の24年間の人口高齢化のみによる年平均医療費増加率は，調査対象となったOECD加盟国全体で0.3％にすぎない．この増加率は，1980-2040年には0.55％へとほぼ倍増すると予測されているが，それでも1％の半分にすぎない．この推計によると，日本の1960-1985年の値は0.5％でOECD平均（0.3％）よりも大分高いが，1980-2040年の値は0.63％であり，OECD平均（0.55％）よりわずかに高いにすぎない．

ただし，このOECD推計は日本の将来推計人口として，おそらく「1986年推計」を用いており，現在からみると過少推計になっている可能性が強い．そこで，表7と同じく，最新の「平成4年9月推計」を用いて再計算（ただし基準年は1990年）したところ，日本の1980-2040年の人口高齢化のみによる年平均医療費増加率は0.79％にまで上昇したが，やはり1％を相当下回っている．

## 第2章 人口高齢化と医療費増加

**表8 人口構成の高齢化のみによる医療費増加の推計（OECD）**

| 国名 | 1960-84年 年平均増加率（%） | 1980-2040年 (1980 = 100) | 年平均増加率（%） |
|---|---|---|---|
| カナダ | 0.3 | 218 | 1.31 |
| フランス | 0.1 | 119 | 0.29 |
| 西ドイツ | 0.2 | 90 | −0.18 |
| イタリア | 0.2 | 108 | 0.13 |
| 日本 | 0.5 | 146 | 0.63 |
| イギリス | 0.3 | 121 | 0.32 |
| アメリカ | 0.3 | 178 | 0.92 |
| 七大国平均 | 0.3 | 140 | 0.56 |
| オーストラリア | 0.2 | 240 | 1.47 |
| ベルギー | 0.1 | 99 | 0.00 |
| デンマーク | 0.2 | 95 | −0.09 |
| フィンランド | 0.7 | | |
| アイルランド | 0.0 | | |
| オランダ | 0.4 | 137 | 0.53 |
| スウェーデン | 0.5 | 117 | 0.26 |
| スイス | 0.3 | | |
| 8か国平均 | 0.3 | | |
| 総平均 | 0.3 | 139 | 0.55 |

資料：1) OECD：Financing and Delivering Health Care, 1987, p.58 Table 23[9].
2) OECD：Ageing Populations, 1988, p.36 Table 19[10].

注：1) 1960-84年分は，1960年の65歳以上1人当たり医療費／同65歳未満の倍率を用いて推計．
2) 1980-2040年分は，1980年の年齢3区分別医療費（0〜14, 15〜64, 65〜）を用いて推計．

OECDの推計は，加盟国全体の傾向を知るには好都合だが，個々の国の推計に関してはときに信頼性に欠けることもある．多くの国では，研究者や政府機関が独自のより詳細な推計を行っているが，「言葉の壁」等のために，それらを入手することは困難である．**表9**に，筆者が入手しえた3か国（アメリカ，カナダ，スウェーデン）の人口高齢化のみによる医療費増加率の推計を示す[11]〜[13]．それによると，2000年以降のアメリカとカナダの年平均増加率はそれぞれ0.61％，0.66％であり，日本の増加率に近い．それに対して，他の先進国に比べて一足先に超高齢社会化したスウェーデンでは，1970-1985年の年平均増加率が0.85％とわが国並みに高かった反面，2000年以降

第Ⅰ部　テーマ別の主要実証研究

表9　人口構成の高齢化のみによる医療費の年平均増加率の推計

| 国名 | 期間 | 増加率（％） |
|---|---|---|
| アメリカ | 1946〜1966 | 0.12 |
| | 1966〜1986 | 0.50 |
| | 1986〜2006 | 0.54 |
| | 2006〜2026 | 0.61 |
| カナダ | 1950〜1970 | 0.00 |
| | 1976〜2001 | 0.60 |
| | 2001〜2031 | 0.66 |
| スウェーデン | 1970〜1985 | 0.85 |
| | 1985〜1995 | 0.55 |
| | 1995〜2005 | 0.02 |
| | 1985〜2005 | 0.28 |

出所：1）DNCE, OC, HCFA（1987）, p. 15[11]の表より，筆者計算．
　　　2）Evans（1985）, p. 444[12]．
　　　3）Gerdtham（1993）, p. 4-5[13]．
注：1）3か国とも基準年の年齢区分別医療費を元にして推計．
　　2）基準年は，アメリカ1986年，カナダ1976年，スウェーデン1985年．

は0.28％にまで低下する，と予測されている．

　以上の結果をまとめると，わが国の人口高齢化のみによる医療費増加率は，1990年代には欧米諸国に比べて相当高いが，2000年以降は，欧米諸国に比べてやや高い水準にまで低下する，と言える．

## （4）老人対老人以外の1人当たり医療費の倍率の変化に関する諸研究

　欧米諸国の研究ではこのように，人口高齢化のみによる医療費増加率がごく低いことが確認されるとともに，広義の人口高齢化による医療費増加要因としては，それよりも老人対老人以外の1人当たり医療費の倍率が上昇し続けていることが，強調されている．筆者が調べた範囲では，この倍率は，スウェーデン，カナダ，アメリカで，①1980年代後半までは増加し続けていること，および②これによる医療費増加の方が人口高齢化のみによる医療費増加よりもはるかに大きいことが，共通して確認されている[13]〜[20]．たとえば，アメリカでは，65歳以上人口対0-64歳以上人口の1人当たり医療費の倍率は，3.0倍（1965年）→3.3倍（1970年）→3.6倍（1977年）→4.2倍（1987

年）と，漸増している[19][20]．なお，この第二の方法による研究は，カナダで飛び抜けて活発に行われている[14]～[18]．

それに対してわが国では，先に示したように，この倍率は1980年代後半以降低下し続けている．つまり，最近のわが国では，この倍率の増加という形での医療費増加は生じていないのである．

表10は，OECDによる老人1人当たりの公的医療費水準の国際比較（1980年前後）を示したものである[10]．ここでは，指標として65歳以上対0-64歳の倍率と，70歳以上対0-64歳の倍率の2つが用いられている．

医療費の範囲は国によって異なるため，厳密な比較はできないが，大まかな傾向は分かる．それによると，日本の65歳以上対0-64歳の倍率は4.8倍であり，OECD平均の4.3倍に比べて，多少高いにすぎない．日本の70歳以上対0-64歳の倍率は5.3倍であり，OECD平均の5.8倍よりも多少低い．しかも，わが国の老人医療費には，ヨーロッパ諸国なら「医療費」ではなく「福祉費」に含まれるような「社会的入院」医療費が相当額含まれていることを考慮すると，わが国における老人対老人以外のこの倍率は実質的にはさ

表10　老人1人当たり公的医療費水準の国際比率（OECD）

（1980年前後）

| 国名 | 65歳以上÷0-64歳 | 70歳以上÷0-64歳 |
| --- | --- | --- |
| オーストラリア | 4.9 | 8.0 |
| カナダ | 4.5 | 6.7 |
| デンマーク | 4.1 | 4.8 |
| フランス | 2.4 | 2.8 |
| 西ドイツ | 2.6 | 3.1 |
| アイルランド | 4.5 | 6.0 |
| イタリア | 2.2 | |
| 日本 | 4.8 | 5.3 |
| オランダ | 4.5 | 6.2 |
| スウェーデン | 5.5 | 9.2 |
| イギリス | 4.3 | 6.6 |
| アメリカ | 7.4 | |
| 平均 | 4.3 | 5.9 |

資料：OECD：Ageing Populations, 1988, p.33 Table 15[10]．

らに低いと思われる．なお，アメリカではこの倍率が極端に高い（65歳対0-64歳で7.4倍）．その理由は，国民皆保険制度がないアメリカでは，老人と貧困者・障害者のみが公的医療費でカバーされているためである．総医療費ベースでみると，アメリカでもこの倍率は3.9倍にまで低下する[9](p.90)．

わが国では，1人当たり老人医療費が老人以外の医療費に比べて「非常に高い」ことのみを取り出して，わが国の老人医療の「非効率」「無駄」の証明とする議論が少なくない．しかし，表10は，それが単純かつ「情緒的議論」であることを示している．

以上の2つの方法による推計の結果をまとめると，わが国では人口高齢化（狭義・広義）による医療費増加は，欧米諸国に比べて，特別に大きくはない，と言えよう．

### (5) 医療費増加要因のマクロ経済分析

最後に，筆者が行わなかった，第三の方法による研究を概観したい．Getzenが指摘するように，第一，第二の方法は，人口高齢化以外の要因が医療費に与える影響を無視しており，方法的に欠陥，限界がある[8]．

人口高齢化による医療費増加を「示す」方法としては，第一，第二の方法以外のもっと素朴な方法として，各国の人口高齢化率と医療費水準の推移を図示して，各国とも両者が右上がりなことを根拠にして，人口高齢化による医療費増加を「証明」する方法がある．広井が，筆者の主張への「反証」としてあげているのは，主としてこのような図である[21]．しかし，これは，人口高齢化以外の要因のコントロール（標準化）を欠いた非科学的方法である．このような初歩的誤りを避けるためには，人口高齢化だけでなく医療費（水準・増加）に影響を与えると思われる他の要因を含んだマクロ経済分析を行う必要がある．

筆者が調べた範囲では，今までに行われた各国の医療費水準決定因子のマクロ経済分析で，「被説明変数」に1人当たり（実質）医療費，「説明変数」に，人口高齢化率だけでなく所得水準等を加えた回帰分析を行った研究論文

は少なくとも七つある[8][9][22]〜[26](ただし,この文献検索は不完全).

しかし,それらのうち人口高齢化率が医療費水準を高める有意の因子であることを証明したのは,Hitirisらの研究1つだけである[26].しかも,彼らの研究でも,両側対数変換を行って計算した場合にのみ,有意になっていた.この研究では65歳以上人口割合の回帰係数は0.55である.このことは,65歳以上の人口割合が1%ポイント上昇すると,1人当たり医療費は0.55%増加することを意味する.ちなみに,65歳以上の人口割合が1%ポイント増加するのに要する期間は,人口高齢化のスピードがピークに達しているわが国でさえ,2年である.つまり,この研究結果を当てはめれば,最近のわが国では,人口高齢化のみによる1人当たり医療費の年平均増加率は,0.27%ということになる(1.0055のルートは1.0027).これは,表7で計算した,1990-1993年の人口高齢化のみによる医療費増加率1.38%のわずか5分の1にすぎない.しかも,この研究以外,マクロ経済分析で人口高齢化が医療費増加因子であることを統計的に証明した研究はないのである.

そのために,1994年に発行された医療費問題の膨大な総説書でも,「今後の人口高齢化が将来の医療費増加の重要な要因であることは広く指摘されている.……しかし,このような人口学的要因と1人当たり医療費との間の明らかな相関は現在のところまだ証明されていない」ことが,確認されている[27].

では,マクロ経済分析による,医療費増加の主因(または医療費水準の最大の決定因子)は何か? それは,1人当たりの所得水準(の増加)である.この点は,Newhouseが1977年に発表した古典的研究以来のすべての研究が確認している[28].しかも,それの「寄与率(決定係数)」は,ほとんどの研究で,90%前後という高さである.

## (6) Getzen「人口高齢化と医療費増加」

この第三の方法(マクロ経済分析)による研究で決定的と思われるものは,Getzenの論文「人口高齢化と医療費増加」である[8].彼は,既存の研究の

多くはデータ数が少なく，しかもクロスセクション（横断面分析）にとどまっていることを批判し，それに代わって，OECD 加盟 24 か国中データの揃っている 20 か国（日本を含む）の 1960, 1970, 1980, 1988 年の 4 時点のデータを用いた詳細な回帰分析等を行った．以下に，その主な結果を紹介する．

第一に，1 人当たり実質医療費（各国の GNP デフレータと PPP（購買力平価）を用いて，すべて米ドル表示）を被説明変数，高齢化率（65 歳以上の老年人口割合）のみを説明変数とするクロスセクションの単回帰分析では，各年とも，両者の間に弱い関連が認められた（ただし統計学的には有意ではない）．しかし，説明変数として各国の 1 人当たり所得を加えた重回帰分析を行うと，高齢化率の回帰係数の値はわずかながらもマイナスになった（ただし有意ではなく，ゼロとみなされる）．さらに，4 時点のデータすべてをプールした回帰分析をおこなったところ，1 人当たり医療費と高齢化率との単回帰分析では，高齢化率の回帰係数は有意に高かったが，それに 1 人当たり所得と観察年のダミー変数を加えた重回帰分析では，やはり高齢化率の回帰係数は有意ではなくなった．

第二に，1 人当たり医療費の増加率（1960 年-1988 年，または 1960-70, 70-80, 80-88 年のデータをプール）を被説明変数とする回帰分析も行ったが，結果は同じであった．

第三に，彼の別の研究では，1 人当たり医療費の所得弾力性はほぼ 1 であること（1 人当たり医療費は 1 人当たり所得に比例して増加）が確認されているため，所得効果（所得増加が医療費増加に与える影響）を除外するために，1 人当たり医療費に代えて医療費の GNP に対する割合を用い，それと老齢化率との関係の散布図を作成した（図 3）．それにより，1988 年の各国の老齢化率と医療費の GNP に対する割合との間にも，1960-1988 年の老齢化率の変化と医療費の GNP に対する割合の変化との間にも，何の相関もないことが明らかである．

以上の結果に基づいて Getzen は，人口高齢化による医療費増加はマクロ経済分析では証明できない，厳密には人口高齢化により医療費が増加するこ

第2章 人口高齢化と医療費増加

(A) 横断面分析（1988年）

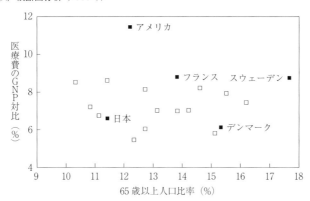

(B) 増加率（1960〜1988年）

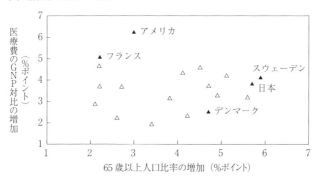

図3　OECD17か国における高齢化率と総医療費のGNPに対する割合との相関図
資料：Getzen (1990), p. S102[8]より．

とを完全に否定はできないが，その増加率は一般に想像されているよりもはるかに小さい（おそらく老齢化率の1％上昇に対して，1人当たり医療費は0.25-0.5％増加）と，主張している．

最後に，彼は，「人口高齢化が医療費増加の主因ではないことを示す実証研究が，老人への言われなき非難を弱めることに貢献する」と主張し，このような実証研究は，「医療費水準が，客観的な趨勢——人口や，死亡率，技

術，あるいは他のコントロール不能な要因——の産物ではなく，主として政治的かつ専門職による選択の結果だという認識を補強する」と，結んでいる．

わが国でも，今や，人口高齢化による医療費増加を過大視し，「老人への言われなき非難」を強める，単純で情緒的議論との決別が求められている，と言えよう．

**文　献**

（ 1 ）　二木立：「世界一」の医療費抑制政策を見直す時期，勁草書房，1994.
（ 2 ）　広井良典：医療の経済学，p. 44, 日本経済新聞社，1994.
（ 3 ）　経済企画庁：平成 7 年版年次経済報告，pp. 254, エコノミスト臨時増刊，1995.
（ 4 ）　二木立『現代日本医療の実証分析』医学書院，1990.［本書第Ⅰ部第 2 章第 1 節］
（ 5 ）　厚生省：平成 7 年版厚生白書，p. 356, ぎょうせい，1995.
（ 6 ）　二木立：90 年代の医療と診療報酬，pp. 198-230, 勁草書房，1992.
（ 7 ）　北波孝：OECD 医療制度改革ハイレベル会合の概要(上)．週刊社会保障 No. 1818: 48-51, 1994.
（ 8 ）　Getzen TE: Population aging and the growth of health expenditures. Journal of Gerontology. 47(3): S98-104, 1992.
（ 9 ）　OECD: Financing and Delivering Health Care. OECD, 1987. (福田素生・岡本悦司訳：保健医療の財政と供給，社会保険研究所，1991.)
（10）　OECD: Ageing Populations. OECD, 1988.
（11）　Division of National Cost Estimates, Office of the Actuary, Health Care Financing Administration: National health expenditures, 1986-2000. Health Care Financing Review 8(4): 1-26, 1987.
（12）　Evans RG: Illusions of necessity. Journal of Health Politics, Policy and Law 10: 439-467, 1985.
（13）　Gerdtham Ulf-G: The impact of aging on health care expenditur in Sweden. Health Policy 24: 1-8, 1993.
（14）　Barer ML, et al: Aging and health care utilization. Soc Sci Med 24: 851-862, 1987.
（15）　Evans RG, et al: The long good-bye: The great transformation of the British Columbia hospital system. Health Services Research 24: 435-459, 1989.
（16）　Barer ML, et al: Trends in use of medical services by the elderlyin British Columbia. Can Med Assoc J 141: 39-45, 1989.

第 2 章　人口高齢化と医療費増加

(17) Hertzman C, et al: Flat on your back or back to your flat? Soc Sci Med 30: 819-828, 1990.
(18) Marzouk MS, et al: Aging, age-specific health care costs and the future health care burden in Canada. Canadian Public Policy 17: 49-506, 1991.
(19) Fisher CR: Differences by age groups in health care spending. Health Care Financing Review 1(4): 65-90, 1980.
(20) Waldo DR, et al: health expenditures by age group, 1977and 1987.Health Care Financing Review 10(4): 111-120, 1989.
(21) 広井良典：医療費増加と経済成長. 医療経済研究 1: 69-82, 1994.
(22) Kleinman E: The determinants of national outlay on health. In Perlman M (ed): The Economics of Health and Medical Care, pp. 68-81, Macmillan, London, 1974.
(23) Leu R: The public-private mix and international health care costs. In Culyer AJ, Joensson B (ed): Public & Private Health Services,pp.41-63,Basil Blackwell, Oxford, 1986.
(24) Gerdtham Ulf-G: A pooled cross-section analysis of the health care expenditures of the OECD countries. In Zweifel P, Frech III HE (ed): Health Economics Worldwide, pp. 287-310, Kluwer Academic Publishers, Dordrecht, 1992
(25) Gerdtham Ulf-G, et al: An econometric analysis of health care expenditure. Journal of Health Economics 11:63-84,1992.
(26) Hitiris T, et al: The determinants and effects of health expenditures in developed countries. Journal of Health Economics 11: 173-181, 1992.
(27) Hoffmeyer UK, McCarthy TR: Financing Health Care Volume I, pp. 83-84, Kluwer Academic Publishers, Dordrecht, 1994.
(28) Newhouse J: Medical-care expenditure: A cross-national survey. Journal of Human Resources 12: 115-125, 1977.

# 第3章　技術進歩と医療費増加

## 第1節　CTスキャナーの社会経済学

(『医療経済学』医学書院, 1985, 第4章Ⅱ, 112-129頁.)

> 1970年代以降の医療技術進歩は目覚ましく,次々に大型・高額機器が開発されている.しかし,医療費抑制政策の下では,技術進歩自体が医療費急騰の主因であるとする批判や,最新の機器がその費用に見合うだけの効果をもたらしていないとする批判が強まっている.
> 　本節では,高額機器の典型としてCTスキャナーを取り上げ,それが医療費に与える影響を実証的に検討する.合わせて,日本でそれの普及率が世界一になった背景を国際比較的視点からも検討し,「日本的特質」を抽出する.
> 　なお,本書には収録しなかったが,原著第4章「医療技術進歩と医療費増加」のⅠでは,医療技術進歩の発展段階と医療費の関係について,川上武とThomasの医療技術の3区分説に拠って原理的に検討すると共に,医療技術進歩が医療費増加に与える影響の2つの測定方法(マクロな「残余法」とミクロな「診断名別研究法」)を紹介し,Ⅲで血液透析の普及状況と問題点,医療費への影響を検討した.川上武とThomasの3区分説については,本章第4節の【注3】で簡単に紹介する.

　X線検査とコンピュータとを結合して従来描出不可能であった軟部組織の形態学的診断を可能にしたCTスキャナー(computed tomography scanner,以下CTと略す)は「第2次医療技術革新」の寵児とさえいえる.特に頭部用CTは今や脳血管疾患,脳外傷,脳腫瘍などの早期診断に不可欠の機器となっている.

このCTがわが国に初めて導入されたのは，わずか10年前の1975年である．しかしその後CTは当初価格2億円という高額機器にもかかわらず急速に普及し，1982年12月には2,120台に達した．

このCTの医学的検討はすでに種々行われている．他面それの社会経済的検討は，わが国ではまだ断片的にしか行われていない．本節では医療施設，医療機器メーカー，国民医療費という3つの面からCTの検討を行いたい．

## 1 医療施設からみたCT

### (1) CT設置台数の急増

わが国最初のCTは，1975年8月東京女子医大に設置され，8月26日最初の検査が行われた．機種は頭部用EMIスキャナーであった．このCTは世界で170番目のものであり，導入時期からみる限りわが国は欧米諸国より数年遅れていた．当時アメリカではすでに100台以上のCTが稼動していた．

しかし，図1に示すように，その後，CTの設置台数は急速に増加した．特に1979-82年の4年間は毎年約400台ずつ増加し，1982年12月末には2,120台（人口100万対18.5台）に達している．

表1は，国別CT台数を比較したものである．日本ではすでに1978年の時点で292台（人口100万対2.6台）であり，アメリカに次ぐ水準であった．更に1982年には台数でアメリカの2,318台に比肩でき，人口100万対台数18.5台はアメリカの10.7台の1.7倍に達している．文字通り普及率世界一である．CT開発国であるイギリスと比較すると台数で18倍，人口100万対台数でも8.8倍であり，その"異常"なまでの普及ぶりがわかる．

補1） CTスキャナー設置台数は1983年以降も増加を続け，1984年6月には2,821台（人口100万対23.6台）に達しており，すでに実数でアメリカを追い抜いた可能性が強い．機種別にみると，わが国でも最近は全

第3章 技術進歩と医療費増加

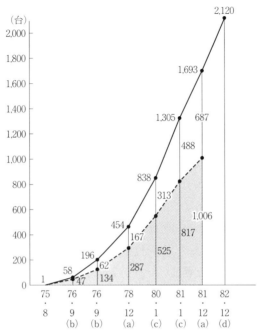

図1 わが国の CT 設置台数の推移

白い部分は全身用，■部は頭部用

資料：(a) 厚生省「医療施設調査」1978, 1981 (b) 麦谷真理ほか：公衆衛生, 44: 364, 1980
(c) 「新医療」誌調査, 7(4), 8(4) (d) 日経メディカル」12 (4): 208, 1983

表1 国別 CT 台数の比較

|  | 1978年3月 | | 1982年12月 | |
| --- | --- | --- | --- | --- |
|  | 台数 | 人口<br>100万対 | 台数 | 人口<br>100万対 |
| 日本 | 292 | 2.6 | 2,120 | 18.5 |
| アメリカ | 933 | 4.4 | 2,318 | 10.7 |
| イギリス | 52 | 0.9 | 115 | 2.1 |
| 西ドイツ | 93 | 1.5 | 230 | 5.4 |
| フランス | 12 | 0.2 | 80 | 1.5 |
| スウェーデン | 13 | 1.6 | — | — |
| イタリア | — | — | 90 | 1.6 |
| オランダ | — | — | 80 | 5.7 |
| カナダ | — | — | 72 | 3.1 |

資料：Jonsson, E. et al: New Eng. J. Med. 299 : 665, 1978
『日経メディカル』12(4): 208, 1983

身用CTの増加が著しく，1984年には1,466台（52.0%）と，頭部用CTを上回るに到っている（各社別X線CT納入実績表　新医療11(10)：83, 1984）．

### (2) 機種別CTの推移

CTは，大別して頭部専用CTと全身用CT（大半は頭部も検査可能）に分けられる．世界的にみても，CT導入当初は頭部用CTが主流であった．しかし欧米では早くから全身用CTへ中心が移っている．少し古いがBantaの全米調査（1978年5月）[1]によると，全稼働CT1,042台中全身用CTは701台（67.3%）を占めている．

それと対照的に，わが国では依然頭部用CTが多数を占めている．全身用CTの比率は1975～78年には増加し，1978年9月に40.3%に達した．しかしそれ以後はほとんど横這いであり，1981年12月でも40.6%にとどまっている（図1）．

このように欧米諸国と異なりわが国で頭部用CTが多数を占めている理由としてまず考えられるのは，わが国では欧米諸国に比べて脳血管疾患が著しく多いという疾病構造の違いである．今やCTは脳血管疾患を中心とした頭部疾患の早期診断・治療方針の選択に不可欠の機器となっている．

それだけでなくわが国では特に1979年以降「普及型」CTの登場等により，頭部CTの価格が大幅に低下し，それが民間中小病院へ急速に普及したことも見落とせない．

以下，この点について詳しいデータの得られる1981年厚生省調査を中心として検討したい．

### (3) 施設別CT

①施設別CT設置台数　図2は施設別CT設置台数を1977年1月と1981年12月で比較したものである．

わずか5年の間にCT設置台数は85台から1,693台へと20倍に激増し，

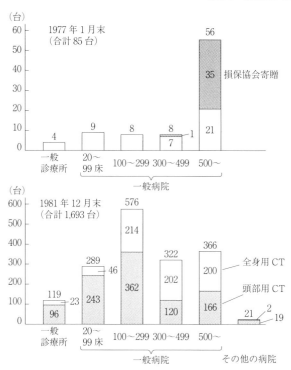

図2 施設別CT設置台数. 1977年と1981年の比較
資料:厚生省「医療施設調査」1981年. Modern Medicine 1977年4月号.

しかも一般診療所,中小病院にまで広範に普及したことが一目でわかる.1981年には一般診療所のCTは119台で総数の7.0%である.更に299床以下の中小規模の一般病院のCT台数は865台に達しており,総数の51.1%を占めている.

それに対して,1977年には総数85台のうち56台(65.9%)は500床以上の大病院に集中していた.ただし,このうち35台は日英経済摩擦(英国側の大幅な入超)解消のため大蔵省の指導で緊急輸入され,日本損害保険協会により各大学へ寄贈されたものである.これを除いた"自主購入"分についてみると,すでに1977年時点でも一般診療所,中小病院まで広くCTが設

置されていたことがわかる．

事実わが国の「企業家精神」に富む民間医療機関経営者は，各地で公的医療機関に先がけてCT導入を行っていた．全国的にみてもCT第4号機は東京女子医大，名古屋保健衛生大学，関東逓信病院に続いて，1976年1月に民間病院である小林脳神経外科（信州上田市，60床）に導入されている．更に同年8月には初めて一般診療所．（東岩槻診療所）にCTが導入されている．このような民間医療機関の「活力」がわが国におけるCTの爆発的普及の引き金の一つになったことは疑いない．

② **CTを有する一般病院** 次に対象を全CTの大半（1981年で91.7%）を有する一般病院に限定し，病床規模別・開設者別の検討を行いたい．

表2は病床規模別のCTを保有する一般病院数である．頭部用または全身用CTを保有する一般病院数は1,411で，一般病院総数の17.3%に達している．病床規模とCT保有率の間には強い相関があり，20-49床の小病院の3.1%に対して，500床以上の大病院では83.6%に達している．しかしCT保有率は50-99床の小規模病院でも8.9%であり，100-299床の中規模病院では22.7%である．そして299床以下のCT保有一般病院数は837で，総数の59.3%を占めている．

表2 CTを保有する一般病院数(1) ———— 病床規模 CTの種類別

| 病床規模 | 一般病院総数 | 頭部用CTを保有する一般病院 | | 全身用CTを保有する一般病院 | | 頭部用CTと全身用CTの両方を保有する一般病院〈推定〉 | | 頭部用または全身用CTを保有する一般病院 (A)+(B)-(C)〈推定〉 | |
|---|---|---|---|---|---|---|---|---|---|
| | | (A) | % | (B) | % | (C) | % | | % |
| 総数 | 8,167 | 885 | 10.8 | 645 | 7.9 | 119 | 1.5 | 1,411 | 17.3 |
| 20～49 | 2,512 | 67 | 2.7 | 15 | 0.6 | 3 | 0.1 | 79 | 3.1 |
| 50～99 | 2,264 | 176 | 7.8 | 30 | 1.3 | 5 | 0.2 | 201 | 8.9 |
| 100～299 | 2,450 | 361 | 14.7 | 214 | 8.7 | 18 | 0.7 | 557 | 22.7 |
| 300～499 | 617 | 120 | 19.4 | 201 | 32.6 | 18 | 2.9 | 303 | 49.1 |
| 500～ | 324 | 161 | 49.7 | 185 | 57.1 | 75 | 23.1 | 271 | 83.6 |

資料：厚生省「医療施設調査」1981年
注：頭部用CTと全身用CTの両方を有する一般病院は，「新医療」9巻3号の「各社別CT納入実績表」（82年1月末現在），「病院要覧」1979年版（1977年12月末の病床数記載）により筆者が推定．

このような中小病院へのCTの普及は，日本にのみみられる現象である．例えばBantaの全米調査[1]（1978年5月）によると，CT保有「地域病院」（わが国の一般病院に相当）総数740に対して，99床以下の小病院はわずか9（1.2%），100-299床の中規模病院も225（30.4%）にとどまっている．

更に機種別にCT保有率をみると，病床規模により構造的違いが存在するのがわかる．つまり299床以下の中小病院では頭部用CTの保有率が全身用CTの保有率より高いのに対して，300床以上の大病院では逆に全身用CTの保有率のほうがかなり高くなっている．

表3は，開設者別のCTを保有する一般病院数である．病院の開設者とCT保有率との関連は比較的弱く，中小病院が大半の個人病院でもCT保有率は8.4%である．CT保有率が最も高いのは日赤・済生会等の「その他」公的病院で44.3%である．CT機種別にみると，個人，医療法人では頭部用CTの保有率が相対的に高いのに対して，国，公立（都道府県立・市町村立）では，逆に全身用CTの保有率が高いという違いがみられる．

以上施設別CTの検討を行ってきた．その結果わが国のCTの急激な増加は，主として民間中小病院への頭部用CTの著しい普及によってもたらされたことが明らかとなった．

表3　CTを保有する一般病院数(2)————開設者別

(1981年12月末)

| 開設者 | | 一般病院総数 | 頭部用CTを保有する一般病院 | % | 全身用CTを保有する一般病院 | % | 頭部用または全身用CTを保有する一般病院〈推定〉 | % |
|---|---|---|---|---|---|---|---|---|
| 総数 | | 8,167 | 885 | 10.8 | 645 | 7.9 | 1,411 | 17.3 |
| 公的 | 国 | 441 | 64 | 14.5 | 85 | 19.3 | 116 | 26.3 |
| | 公立 | 999 | 108 | 10.8 | 175 | 17.5 | 263 | 26.3 |
| | その他 | 291 | 72 | 24.7 | 63 | 21.6 | 129 | 44.3 |
| 社会保険関係団体 | | 139 | 20 | 14.4 | 28 | 20.1 | 44 | 31.7 |
| 医療法人 | | 2,488 | 291 | 11.7 | 142 | 5.7 | 418 | 16.8 |
| 個人 | | 3,135 | 220 | 7.0 | 52 | 1.7 | 262 | 8.4 |
| その他 | | 674 | 110 | 16.3 | 100 | 14.8 | 179 | 26.6 |

資料・注：表2に同じ．

しかしこのような民間中小病院には放射線科専門医がいない場合がほとんどであり，そのような病院でのCTの運用・保守管理については，早くからアカデミーの放射線科専門医から批判が加えられている．特に1977年11月には，「放射線診断におけるコンピュータ断層撮影の役割に関する研究」班（班長田坂皓東大教授）の「CT設置基準小委員会」が，CT設置を200床以上の病院で常勤の放射線科専門医のいる病院に限定するという「試案」を発表している[2]．

確かに全身用CTは技術的に未確立な面が多く，その読影には専門的知識・経験が不可欠である．また胸腹部臓器の疾患は全身用CTだけで確定診断できることはむしろ少なく，他の諸検査（超音波，血管造影，シンチグラムなど）の適切な施行が必要であり，その選択・総合診断にも専門的知識・経験が要求される．

それに対して頭部用CTによる診断技術はほぼ確立しており，放射線科専門医でなくとも，一定期間の研修・経験により修得可能である．また脳血管疾患を中心とした頭部疾患の大半（特に救急疾患）の診断はCTのみでも可能である．

このような医療技術面からみた全身用CTと頭部用CTの違いにより，民間中小病院への頭部用CT普及の一端を説明することができよう．

だが，それ以外にわが国の医療供給制度の特殊性（歪み）を見落とすわけにはいかない．CTは救急医療で特に大きな威力を発揮するが，わが国の国公立大病院・大学病院の多くは救急医療を充分に行っておらず，救急医療の大半は民間病院によって行われている．1980年「医療施設調査」によると，病院総数のうち救急病院は33.4％であるが，国立病院で救急病院であるものは24.1％，医育機関で救急病院であるものも29.1％にすぎない．逆に全救急病院3,020のうち1,948（64.5％）は個人・医療法人病院なのである．このような第一線の救急医療を担う民間中小病院へ頭部用CTが急速に普及していったことは充分にうなづけるところである．

他面患者の絶対数が少ない中小病院にCTが導入された場合，採算確保の

視点からCT検査適応の拡大＝過剰検査の発生する危険が常に存在する．

## (4) 都道府県別CT台数

表4は都道府県別の人口100万対CT台数の上位・下位5都府県を示したものである．

他の医療機器・施設・従事者の場合と同様に，都道府県別の格差は大きい．最高の富山県の25.4台に対して，最低の山形県は8.0台と31％の水準にとどまっている．

このような格差は都市レベルでみるともっと著しい．例えば高知県南国市では人口4.5万人に対して3台のCTが設置されており，人口100万対台数は66.9台に達している．その他石川県金沢市のそれも44.3台，富山県富山市のそれも39.5台に達している．このようなCTの「過剰設置」は，わが国の医療制度・行政の無計画性を雄弁に物語っているといえよう．

なお，表4に示したように，都道府県別人口100万対CT台数と人口10万対医師数との間にはかなりの相関がある．特に，それぞれの上位5県中4県（石川，京都，鳥取，徳島）は一致している．また，両者の相関係数も0.4555とかなり高い．

表4 人口対比CT台数と医師数————上位・下位5都道府県の比較

| | | 人口100万対CT台数 | | 人口10万対医師数 | |
|---|---|---|---|---|---|
| | | 都道府県 | （台） | 都道府県 | （人） |
| 全国 | | | 14.44 | | 138.2 |
| 上位5都府県 | 1 | 富山 | 25.4 | 徳島 | 194.1 |
| | 2 | 石川 | 24.0 | 石川 | 191.8 |
| | 3 | 京都 | 22.4 | 鳥取 | 188.3 |
| | 4 | 鳥取 | 21.5 | 京都 | 185.4 |
| | 5 | 徳島 | 20.6 | 東京 | 184.9 |
| 下位5県 | 1 | 山形 | 8.0 | 埼玉 | 81.8 |
| | 2 | 長崎 | 8.8 | 沖縄 | 89.6 |
| | 3 | 宮崎 | 9.5 | 千葉 | 92.9 |
| | 4 | 千葉 | 10.2 | 福井 | 107.9 |
| | 5 | 埼玉 | 10.4 | 茨城 | 94.6 |

資料：厚生省「医療施設調査」，同「医師・歯科医師・薬剤師調査」

## (5) CTの利用状況の日米比較

医療施設面からの検討の最後に，CTの利用状況を日米比較により検討する．

表5は，帝京大放射線科教授の柄川が1979年に行ったアンケート調査の結果である[3]．先に述べたように1979年にはCTはまだ民間中小病院に本格的に普及していなかったが，これ以後同種の調査は行われていない．それに対して，アメリカではEvensらが1976年以来継続的にCTの利用状況を調査し，その結果を基にして積極的に政策提言を行っている[4]〜[8]．

まず，1週当たりの稼動時間はわが国では42.8-30.1時間とアメリカの60-52時間に比べてかなり短い．特にアメリカではCTの97-94％が救急医療に使用されているのに対して，わが国ではCTの日曜日稼動は1/4-1/6にすぎない．

表5　CTの利用状況の日米比較

| | | 1979年6〜8月 | | アメリカ1978年 | |
|---|---|---|---|---|---|
| | | 頭部用 | 全身用 | 頭部用 | 全身用 |
| アンケート回答施設数 | | 81 | 43 | 70 | 64 |
| 1週当たり稼動時間 | | 30.1 | 42.8 | 60 | 52 |
| 日曜日稼動 | | 1/4 | 1/6 | 救急使用 97％ | 94％ |
| 1週当たり患者数　（人） | | 40.5 | 50.1 | 63 | 34 |
| 造影剤使用率　（％） | | 35.0 | 頭 50.0 他 42.6 | 68 | 68 |
| 専任スタッフ数 （平均） | 医師（人） | 0.75 | 0.46 | (1976年) 0.96 2.3 + 1.1 (その他) 1.2 | |
| | 技師（人） | 1.2 | 1.6 | | |
| | 看護婦（人） | 0.9 | 0.6 | | |
| | 計（人） | 2.85 | 2.66 | 5.56 | |
| 放射線科医師のいない施設 | | 49/79=62％ | 13/40=33％ | | |

出所：柄川順「映像情報」11(17): 1014, 1979
　　　Evens, R. G. et al: Am. J. Roentgenol, 127: 191, 1976. Radiology, 131: 691, 1979.
　　　131: 695, 1979

それに対して，1週当たり患者数はわが国の50.1-40.5人に対してアメリカは63-34人と大差ない．これはアメリカでは1回当たり検査時間の長い造影剤使用検査の比率が68％と高いのに対して，わが国のそれは50.0-35.0％にとどまっているためと思われる．

しかし日米間で最も格差が著しいのは専任スタッフ数である．アメリカではCT1台当たり5.56人の専任スタッフが配置されているのに対して，日本のそれは2.85-2.66人と半分以下である．

先に述べたように，1976-77年には，大蔵省・日本損害保険協会によって大量のCTが各大学に寄贈されたが，この時にもそれを取り扱う放射線技師等の人員的な手当は全くなされなかった．ここに医療技術導入における日本的特殊性——機器重視・人材軽視——が端的に現われているといえよう．

## 2　メーカーからみたCT

### (1)　メーカー別CT台数の推移

一般に高度医療機器メーカー・機種の消長は激しく，CTもその例外ではない．世界でCT生産を手がけたのは20社にのぼるが，現在はほぼ半数に整理されている．

表6はメーカー別CT設置台数の推移を示したものだが，これにも各メーカーの消長が現われている．

外国メーカーでは当初はイギリスEMI社が圧倒的シェアをもっていたが，同社は1980年に生産から撤退している．それに対して，現在ではアメリカGE社が外国メーカーとしてトップの座についている（国内販売は横河電機）．国内メーカーでは当初から国産CTを販売した日立と，当初のEMIスキャナーの輸入販売から79年に自社製品の販売に転換した東芝の2社が圧倒的である．それに対して島津はかなり立ち遅れており，日本電子はわずか1台の生産・販売で撤退している．

表6 メーカー別CT設置台数の推移

| | 77年1月 (a) | 78年4月 (b) | 80年1月 (c) | 81年1月 (c) | 82年1月 (c) 頭部用 | 82年1月 (c) 全身用 | 82年1月 (c) 合計 |
|---|---|---|---|---|---|---|---|
| EMI | 39 | 138 | 149 | 153 | 81 | 68 | 149 |
| Pfeizer | 12 | 28 | 48 | 50 | 16 | 36 | 52 |
| Siemens | 3 | 4 | 10 | 26 | 7 | 27 | 34 |
| Ohio-Nuclear | 1 | 16 | 47 | 51 | 25 | 38 | 63 |
| GE | 0 | 13 | 99 | 152 | 0 | 187 | 187 |
| その他 | 0 | 2 | 12 | 12 | 8 | 8 | 16 |
| 外国メーカー小計 | 55 | 201 | 365 | 444 | 137 | 364 | 501 |
| 日立 | 29 | 103 | 214 | 324 | 341 | 84 | 425 |
| 日本電子 | 1 | 1 | 1 | 1 | 0 | 1 | 1 |
| 東芝 | 0 | 0 | 189 | 428 | 391 | 212 | 603 |
| 島津 | 0 | 0 | 69 | 108 | 140 | 16 | 156 |
| 国内メーカー | 30 | 104 | 473 | 861 | 872 | 313 | 1,185 |
| 合計 | 85 | 305 | 838 | 1,305 | 1,009 | 677 | 1,686 |
| 国内メーカー輸出分 | 0 | 0 | 3 | 11 | 27 | 1 | 28 |

資料：(a)Modern Medicine 77-4. (b)上林茂暢氏提供, (c)「新医療」7(4), 8(4), 9(3)

外国メーカー製品と国内メーカー製品との比率をみると，1978年までは前者が優位だったのに対して，1979年以後は国内メーカー製品が圧倒的に優位に立っている．1982年1月には全CT台数（累計）1,686台のうち，国内メーカー製品が1,185台（70.3％）を占めるに到っている．特に頭部用CTでは1,009台中872台（86.4％）を占めている．それに対して全身用CTでは外国メーカー製品が677台中364台（53.8％）と依然過半数を占めている．

ただし国内メーカーも頭部用CTの普及の一巡により，今後は，全身用CTへ販売の重点を移すといわれている．

## (2) ME産業高成長の牽引車としてのCT

医用電子機器（ME）産業は，1977-1980年の4年間，年率20-40％の目覚しい成長をとげた（『電子工業年鑑』1983年版）．CTが，このような高成長の牽引車的役割を果たしたことはよく知られている．

第3章 技術進歩と医療費増加

表7 CTの売上金額・1台当たり金額の推移

(単位万円)

|  | 台数 | | | | 金額 | | | |
|---|---|---|---|---|---|---|---|---|
|  | (年度) | | | | (年度) | | | |
|  | 77 | 78 | 79 | 80 | 77 | 78 | 79 | 80 |
| 頭部スキャナー | 93 | 121 | 286 | 293 | 995,750 | 971,230 | 1,616,835 | 1,434,660 |
| 全身用スキャナー | 81 | 99 | 152 | 194 | 1,359,057 | 1,703,557 | 2,517,770 | 3,246,685 |
| CT小計(A) | 174 | 220 | 438 | 487 | 2,354,807 | 2,674,787 | 4,134,605 | 4,681,345 |
| 医用X線装置および関連装置売上高小計(B) | | | | | 8,122,180 | 10,070,469 | 12,596,007 | 14,122,042 |
| 医療機器売上高総額(C) | | | | | 29,290,000 | 30,117,321 | 27,745,700 | 32,785,300 |
| (A)/(B) | | | | | 29.0 | 26.6 | 32.8 | 33.1 |
| (A)/(C) | | | | | 8.0 | 8.9 | 14.9 | 14.3 |

|  | 1台当たり金額 | | | |
|---|---|---|---|---|
|  | (年度) | | | |
|  | 77 | 78 | 79 | 80 |
| 頭部スキャナー | 10,707 | 8,027 | 5,653 | 4,896 |
| 全身用スキャナー | 16,778 | 17,208 | 16,564 | 16,735 |

資料:厚生省薬務局「診断治療用医療機器産業実態調査」
出所:『週刊社会保障』No. 1037, 1108, 1196.
注:1) 会計年度. 2) 売上高には輸出高も含まれている. 3) 医用X線装置および関連装置の内訳:頭部スキャナー,全身用スキャナー,ベータトロン,リニアアクセラレーター,診断用X線装置,歯科用X線装置,XTV.

表7は,CTの売上金額等の推移をみたものである.医用電子機器についての統計は全体としては通産省統計に詳しいが,それらにはCTの項目がないため,ここでは厚生省調査を用いた.ただし調査年によって有効回答会社数が異なっており,CT以外の数値はあくまで参考値と考えるべきであろう.

これによると,CTの売上金額は1977年度の235.5億円,78年度の267.5億円から,79年度には413.5億円に急増し,80年度には468.1億円に達している.80年度のCT売上金額は,医用X線装置および関連装置売上高1,412.2億円の33.1%を占め,医療機器売上高合計3,278.5億円の14.3%である.

ただし1981年にはME機器の売上は対前年比も下回り,CTの売上も伸び悩んだと報じられている.

次にCTの1台当たり金額をみると，頭部用CTの値下がりが著しい．頭部用CTはわが国に導入された当初は1.8億円（EMIスキャナー）もしたが，その後値引き競争が激化し1978年には8,027万円と1億円を割るに到った．更に1979年には東芝が省スペース設計の「普及型」頭部用CT（TCT-30, 6,400万円）を販売したのを契機として，各社の「普及型」の販売が相次ぎ，1980年には4,896万円と5,000万円を割るに到っている．更に最近では，約3,000万円とかつてのテレビ・レントゲン並みの水準にまで低下している．

一般に，わが国のMEメーカーは独創的技術の開発力に乏しい反面，製品の小型化・省スペース化・低価格化により，市場を開拓する傾向が強いといわれている．頭部用CTの場合もこのような条件を揃えた「普及型」の開発により，1979年以後爆発的な販売が可能になったといえよう．

それに対して，全身用CTの1台当たり価格は1977-80年の4年間では1.6億円前後で安定している．ただしその後は，やはり「普及型」の登場等により値引競争が激化し，現在では1億円を割っている．

ともあれ，1981年以後はこのような価格低落もありCTの売上金額は低迷し，かつてのME産業高成長の牽引車的役割は失ってしまっている．

## 3  医療費からみたCT

### (1)  CT料金の日米比較

第2章［「国民医療費」の構造分析と国際比較．省略］で示したようにわが国の医療費単価はアメリカに比べて非常に低く，CTもその例外ではない．

CTの撮影料は，1978年2月の医療費改定時に単純撮影12,000円，造影剤使用の撮影18,000円と決定され，以後丸7年間据え置かれている．この健康保険上の料金は，それ以前の慣行料金約35,000円の半分以下であった．

それに対してアメリカのCT料金ははるかに高く，Evensらの1981年調査による「典型的料金」は，頭部検査で324ドル（1ドル250円換算で81,000

円),胸腹部検査で362ドル (同90,500円) に達している[7]. 日本のCT料金はその約1/5にすぎない.

このようなわが国の極端に低いCT料金設定の背景には,CTによる医療費増を"予防"するという厚生省の狙いがあったと報じられている. しかし極端な低料金の設定は,逆に,採算を少しでもよくするための過剰検査を誘発する危険が大きいといえよう.

## (2) 国民医療費中のCT医療費

次に表8に国民医療費中のCT医療費推計を示す.

厚生省「社会医療調査」により,政府管掌健康保険一般診療費(各年6月審査分)中のCT医療費比率を計算すると,1978年の0.0934%から毎年急増している. しかしそれでも1982年でもそれは0.386%にとどまっており,国民医療費中のCT医療費は467.6億円である.

同様にアメリカのEvensもCT医療費は1978年のアメリか国民保健費用の0.2-0.3%を占めるにすぎないと推計している[8].

これらの結果は第1節[省略]で示したScitovsky[9],Moloney[10]らの見解とも一致している. 一般に財政当局はCTをはじめとする高額医療機器の医療費増高効果を喧伝しがちだが,それは実際にはそれほど大きくはないといえよう.

表8 国民医療費中のCT医療費の推計

| 年度 | 政管健保一般診療費 | | | 国民医療費中のCT医療費〈推許〉 |
|---|---|---|---|---|
| | CT医療費／X線診断計 | CT医療費／一般診療総計 | X線診断／一般診療総計 | |
| 1978 | 2.81% | 0.0934% | 3.32% | 83.5億円 |
| 1979 | 6.39 | 0.223 | 3.49 | 216.6 |
| 1980 | 5.72 | 0.225 | 3.93 | 236.9 |
| 1981 | 8.31 | 0.304 | 3.66 | 342.5 |
| 1982 | 11.04 | 0.386 | 3.50 | 467.6 |

資料:厚生省「社会医療調査」,同「国民医療費」

注:1) CT医療費には,撮影料,フィルム,造影剤を含む. 2) 国民医療費中のCT医療費は,国民医療費中の一般診療費(政管健保一般診療費中のCT医療費／同一般診療費総計)により推計.

### (3) CT 導入による総医療費節減の可能性

他方，CT を担当する放射線科医師などの側からは，CT 導入により総医療費が減少するという主張が少なくない．

例えば Wortzman らは CT 導入により医療費が節減される 3 つの分野として①脳動脈撮影や脳室撮影などの高額検査の減少，② CT が非侵襲的検査であるための在院日数の減少, ③同じく検査入院自体の減少をあげている[11]．

また聖ジョゼフ病院バロー神経研究所の Enlow らは，CT 導入前後 10 年間の伝統的神経系検査（脳波，脳シンチグラム，脳室撮影，脳動脈写）の月間平均検査件数を調査し，CT 導入により全体としての神経系検査診療費は減少したと報告している[12]．同様の結果はわが国でも国立医療センターの藤井らが報告している[13]．

確かに CT 導入以前からこれらの高額な神経系検査を多用していた大病院ではこのような総医療費の節減が期待できる．

しかし，先に図 2 で示したように，わが国では CT は従来これらの検査をほとんど施行していなかったと推定される中小病院・一般診療所へも広く普及している．しかもこれらの医療機関では採算確保のために適応の拡大＝過剰検査が発生しやすいことを考慮すると，一般に CT 導入により総医療費も増加したと考えるのが妥当であろう．

Jonsson らが指摘しているように，一般に CT などの非侵襲的検査は他の侵襲的検査に比べて適用拡大・過剰検査が行われやすい．そのためにスウェーデンにおける調査でも CT 導入により期待された医療費節減はすぐに，検査の著しい普及によって相殺されてしまったといわれている[14]．

以上，従来論じられることの少なかった CT の社会経済的分析を，日米比較的視点も混じえて行った．CT の著しい普及は直接的には医療技術水準の向上→患者の利益をもたらしている．また，日本の ME 大企業が CT の開発・販売を契機として世界的企業に大きく成長したことも見落とせない．

しかし他面，広く医療費の適正配分という視点から考えると，CTの"無政府的"導入は，日本医療に伝統的な治療偏重，予防・リハビリテーション軽視，機械偏重・人材軽視という体質を加速したとも考えられる．

つまりわが国におけるCTの著しい普及は，CTの医療技術的特性（わが国に多い脳血管疾患・頭部疾患の早期診断に威力を発揮する）によるだけでなく，わが国の医療制度の特徴（歪み）とも深くかかわっているのである．

それらの"歪み"は以下の4点にまとめられる．

①欧米諸国ではCT導入に対して政府が財政面，地域医療計画面からさまざまな規制を加えたのに対して，わが国では政府はCT導入をコントロールする政策を全くもっていなかった．

②わが国では欧米諸国のように病院の機能分化が行われておらず，しかも私的病院が多いために病院間の競争が激しく，公的大病院だけでなく民間中小病院までもが個々の病院の判断でこぞってCTを導入した．

③日本のME企業が低価格・省スペースの「普及型」頭部用CTをいちはやく開発して，"過剰販売"ともいえる積極的なマーケッティングを行った．

④CT導入時にわが国では専任スタッフの追加的配置が極力抑制された．これに加えて「普及型」頭部CTが主体であるため，CTの導入・運用費用が欧米諸国に比べて大幅に削減された．

これらはCTに限らず高額医療機器一般を無政府的に普及させる"日本的特質"といえよう．

この数年医療費抑制の一環として，高額医療機器の導入規制が強調され始めている．それらの計画的導入・配置は世界的趨勢でもある．しかし他面，各機器の技術的特性を考慮せず，しかもわが国の医療制度の歪みにメスを入れないまま財政的視点から小手先だけの規制をしても，なんら実効が得られないことはCTの経験からも明らかであろう．

第Ⅰ部 テーマ別の主要実証研究

**文　献**

( 1 )　Banta HD : The diffusion of the computed tomography (CT) scanner in the United States. Int J Health Ser. 10(2) : 251-269, 1980.
( 2 )　田坂皓：コンピューター断層撮影の有効な使用のために．日本医事新報 2822号，1978.
( 3 )　柄川順：CT医療の現状（1979年アンケート報告）．映像情報．11(17)：1014-1023, 1979.
( 4 )　Evens RG, et al: Economic analysis of computed tomography units. Am J Roentgenol. 127: 191-198, 1976.
( 5 )　Evens RG, et al: Utilization of head computed tomography units. Radiology. 131: 691-693, 1979.
( 6 )　Evens RG, et al: Utilization of body computed tomography units. Radiology. 131: 695-698, 1979.
( 7 )　Evens RG, et al: Computed tomography utilization and charges in 1981. Radiology, 145 : 427-429, 1982.
( 8 )　Evens RG: The economics of computed tomography: comparison with other health care costs. Radiology. 136: 509-510, 1980.
( 9 )　Scitovsky AA, et al: Changes in the costs of treatment of selected illness, 1951-1964-1971. DHEW Publication No. (HRA) 77-3161, 1976.
(10)　Moloney TW: Medical technology—A different view of the contentious debate over cost. N. Eng. J. Med. 301: 1413-1419, 1979.
(11)　Wortzman G, et al : Reappraisal of the cost-effectiveness of computed tomography in a government-sponsored health care system. Radiology. 130: 257-261, 1979.
(12)　Enlow RA, et al: The effect of the computed tomographic scanner on utilization and charges for alternative diagnostic procedures. Radiology. 136: 413-417, 1980.
(13)　藤井恭一・他：CT導入に伴う神経系検査診療費の節減について．日本医事新報3024号，1982.
(14)　Jonsson E, et al: Economic evaluation of CT scanning of the head: a review. 文献15) pp. 288-295, 1983.
(15)　Culyer AJ, Horisberger B (Ed.): Economic and medical evaluation of health care technologies. Springer-Verlag, 1983.

## 第2節　MRI（磁気共鳴装置）導入・利用の日米比較
──日本でのハイテク医療技術と医療費抑制との「共存」の秘密を探る

（『日本の医療費』医学書院，1995，第2章Ｉ，42-63頁．）

> 医療技術の進歩は必然的に医療費「水準」を上昇させる．第2節と第3節はこの常識がどこまで妥当するかを，2つの「事例研究」（日米比較）により検証する．
> 　本節では，MRI導入・利用の日米比較により，わが国におけるハイテク医療技術の広範な普及──MRIの人口当たり設置率は世界一──と医療費抑制との「共存」の秘密を探る．それにより，アメリカ型ともヨーロッパ型とも異なる，わが国独自のハイテク医療技術政策の意義と問題点を明らかにする．
> 　第3節では，慢性透析医療と医療費の日米比較により，医療費の支払い方式と水準が，「医療の質」にどのように影響するかを検討する．それにより，アメリカでは，一般の急性医療とは逆に，透析医療費は包括払い制で，しかも日本よりはるかに低額に抑制されてきた結果，透析「医療の質」が先進国中もっとも低くなっていることを示す．
> 　なお，本書には収録しなかったが，『日本の医療費』の両論文に続く，第2章Ⅲ（「技術進歩は1980年代に医療費水準を上昇させたか？」85-122頁）では，1970-1992年に，医療技術進歩が医療費「水準」を高めたかを，次の4段階で検討した．①国民医療費の国民所得に対する割合の推移，②「医療技術」（投薬・注射，画像診断・検査，処置・手術等）の医科医療費総額に対する割合の推移，③画像診断と検査内部での新旧技術の交代，④高度先進医療技術から保険導入された技術の医科医療費総額に対する割合の推計．その結果，わが国では，少なくとも1980年代以降は，医療技術進歩により医療費「水準」は上昇していない，ことを明らかにした．

## はじめに

　アメリカやヨーロッパでは，技術進歩，特にハイテク医療技術が医療費増

加の主因であり，これを規制しない限り，医療費のコントロールはできないとする見解が根強い[1]．事実，医療費高騰に悩むアメリカで，ハイテク医療技術がほとんど無制限に導入されているのに対して，アメリカに比べれば医療費水準が低いヨーロッパ諸国では，ハイテク医療技術に対する厳しい規制策が実施されている[2]．

しかし，日本では事情はまったく異なる．国民医療費のGNPに対する割合は，厚生省の厳しい医療費抑制政策の結果，1980年度4.9％，1990年4.7％と，ほとんど凍結されている．この水準は，アメリカの12.2％は言うまでもなく，ヨーロッパ諸国の平均7.5％に比べても，はるかに低い[3]．それにもかかわらず，多くのハイテク医療技術（機器）はアメリカをも上回って，急速に普及し続けている．

たとえば，CTスキャナーの普及率（人口当たり台数）は，すでに1980年代前半に，アメリカを大きく上回って世界一になっていた[4]．さらに，1991年のCTスキャナー総数は8963台（稼働は7100台）に達し，人口がわが国の2倍のアメリカの6500台を実数で上回るにいたっている[5][6]．

本節では，MRI（磁気共鳴診断装置）を例にして，ハイテク医療技術普及・利用の，日米比較を行いたい．MRIを選んだ理由は，アメリカでは，それがハイテク医療技術の「シンボル化」しているからである．アメリカでは，一般の新聞，雑誌，テレビでの医療費高騰を主題にした記事，番組が日常化しているが，そのほとんどに，MRIが登場するといっても過言ではない．

## 1 日米の医療制度の違いの概観

その前に，MRIの日米比較に必要な範囲で，日米の医療制度の違いに簡単に触れておきたい．

わが国の国民皆保険制度では，全保険に共通の診療報酬点数表が存在し，個々の医療サービスに対する，全国共通の「公定価格」が定められている．それに対して，国民皆保険を持たず，3700万人もの無保険者が存在するア

メリカでは，医療サービスは基本的には自由料金であり，原則として医師・医療機関が自由に患者・保険に料金を請求する．

　例外的に「公定料金」が定められているのは，メディケア（老人・障害者医療保険）のみであり，しかもそれには相当の地域差がある．ましてや，一般の民間保険では，保険ごとに，給付範囲や医療機関に対する支払額がまったく異なる．同一保険でも，個々の医師・医療機関に対する支払額は異なる．さらに，同一会社の保険でも，地域ごとに，医療サービスの支払額だけでなく，給付範囲も異なる．メディケアと並ぶ公的医療保障制度であるメディケイド（医療扶助）は，州単位で運営されているため，支払方式や支払い額は，州間格差が大きい．たとえ同一サービスであっても，メディケアから医師・医療機関への支払額は，民間保険のそれよりも相当低く，メディケイドの支払額はさらに低い．この関係は，MRIの場合も同じである[7]．

## MRIの製造承認，保険適用は日米ほぼ同時

　FDA（アメリカ食品医薬品管理局）によるMRI発売の正式認可は1984年春，メディケアによるMRIの給付開始は1985年11月である．わが国厚生省によるMRIの製造承認は1983年5月，医療保険でのMRI給付開始は1985年4月であり，ともに，アメリカよりも多少早い．ただし，アメリカでFDAによる承認が遅れたのは，1976年に成立した医療機器法（医療機器に関する連邦食品・医薬品・化粧品法改正）により，医療機器の認可が厳しくなり，特にMRIは，医薬品並みに厳しい審査を受ける「第3種医療機器」に分類されたからである．また，メディケアの給付に先立って，少なくない民間保険がMRI給付を開始していた．ともあれ，1980年代に厳しい医療費抑制政策を実施した厚生省が，MRIの保険適用は，アメリカ並みに速やかに開始したことは，注目に値する．

　わが国と同じく，アメリカでは，国（連邦）レベルでは，高額医療機器の導入規制は行われていない．ただし，州レベルでは，1974年に成立した国家医療計画・資源開発法に規定されたCON（必要証明規則）による，病院へ

の高額医療機器の規制が，実施されている．そして MRI は，この規制が最初に適用された高額医療機器なのである．この法律は，1986 年に廃止されたが，1991 年時にも，26 州で，CON による MRI の導入規制が継続されている[7]．

このような，病院への MRI 導入規制のために，アメリカでは MRI の病院外への設置が進んだ．その結果，早くも 1984 年には，病院外への MRI 設置が，病院内設置を上回った[8]．そして，現在に至るまで，MRI の約 5 割が，病院外に設置されるという状態が続いている．これらの病院外 MRI の大半は，病院や診療所（医師のオフィス）から独立した「画像センター」に設置されており，その大半は，複数の医師による共同所有であり，しかも営利目的である[7]．

アメリカでは，病院は「オープン・スタッフ・システム」であり，医師は，原則として，病院の被用者ではない．一般の医師と異なり，放射線科医師の大半は，特定の病院を基盤にして働いているが，やはり被用者ではない．そのために，患者に請求される MRI 料金も，病院分の「技術料」と医師分の「診断料」とから構成されている．しかし，病院が MRI を購入する場合，それを利用する医師は，いっさい危険負担を負わない．アメリカには放射線科医総数は 1990 年で 21,900 人（人口 10 万対 88.1 人）も存在し，わが国の 3098 人（同 25.2 人．厚生省「医師・歯科医師・薬剤師調査」）とは，桁違いの多さである[9]．このように多数の放射線科医が存在するためもあり，アメリカでは，わが国と異なり，放射線科医が，MRI を一元的に管理している[10]．この事情はヨーロッパ諸国でも同じである．

## 2 方法

わが国の MRI 台数データは，「月刊・新医療」誌が，毎年 6 月号に発表する「MRI 機種別設置台数一覧」「同設置医療機関名簿」により，明らかにされる．後者と「病院要覧 1992 年版」（厚生省健康政策局総務課編，医学書院）

とを照合することにより，個々のMRI設置医療機関（病院）の病院種類，開設者，病床数，MRI機種（磁場強度・磁場タイプ），導入年を知ることができる．ただし，「月刊・新医療」調査の記載には，病院名等一部不正確な点も見られたため，同誌編集部および「病院」誌編集部に問い合わせて，訂正した．以上の結果，わが国に関しては，個々のMRIまたは病院を調査単位とした分析が可能になった．ただし，この照合は膨大な時間を要するため，今回は，対象を首都圏（東京，神奈川，埼玉，千葉）の病院に限定した．

アメリカには，「月刊・新医療」誌調査に対応する，MRIの公開情報は存在しない．そもそも，一般の医学・医療雑誌や各種データベースからは，MRI設置台数総数すら，知ることができない．MRIの情報は，各種調査会社やコンサルタントが独自に調査し，企業関係者等特定利用者にのみ，非公開を条件にして，有料（しかもきわめて高額）で提供しているからである．幸い，今回の調査では，MRIの台数調査に関しては，アメリカでもっとも権威があるとされているConcord Consulting Group（マサチューセッツ州ボストン市，代表P. G. Drew氏），および，Diagnostic Imaging Technical Report-MRI（画像診断の専門誌Diagnostic Imagingの特別レポート）[7]編集部に直接接触し，メーカー・磁場強度別台数等のデータの利用許可をえられた．ただし，両者の推計値は，多少異なっている．また，わが国と異なり，MRI設置医療機関名簿は存在しないとのことであった．

わが国のMRI利用に関しては，これらの他に，厚生省「医療施設調査」「社会医療診療行為別調査」，「映像情報」誌調査等を用いた．アメリカのMRI利用と料金に関しては，Evens父子らが，数年間隔で実施している調査の最新版（1990年）を用いた[11]．この調査は，全数調査でも厳密な標本調査でもなく，1984年以前にMRIを導入した全米で代表的なMRI施設を対象にした調査である．ただし，この調査結果は，筆者が入手した非公開の類似調査と，ほとんど一致していた．

さらに，わが国のMRI実勢販売価格（市場価格）の一端を知るために，自治体病院共済会が毎年「自治共ニュース」に発表している情報を用いた．よ

表1 全世界のMRI設置台数（1991年末）

| | 台数 | 百分率 |
|---|---|---|
| アメリカ | 2,741 | 57.5 |
| 全ヨーロッパ | 710 | 14.9 |
| 日本 | 1,156 | 24.3 |
| その他 | 150 | 3.1 |
| 合計 | 4,767 | 100.0 |

出典：Diagnostic Imaging Technology Report-MRI[7], p. 88.

く知られているように，わが国ではMRIの定価と市場価格との間に大きな乖離があるために，市場価格の動きを知ることが不可欠だからである．この情報は，同共済会加盟の自治体病院に対して非公式に提供されているものであり，厳密な統計数値ではない．しかし，関係者の間では，信頼性は高く評価されており，後述する，各MRIメーカーの担当者にインタビューしたときにも，複数の担当者から，利用をすすめられたほどである．同種情報は，アメリカでは入手できなかった．ただし，アメリカでは，わが国に比べて値引き率ははるかに小さく，一般には最大限20％と言われている[7]．

最後に，1993年3-7月に，日本とアメリカで，MRI関係者約30人に，非公式の面接調査を行った．日本では，代表的MRIメーカー6社の担当者，MRI関連雑誌の編集者，MRI研究者，MRI設置病院勤務医，厚生省担当者等から，非公開を条件にして，情報を得た．アメリカでは，アメリカに進出しているMRI日本企業担当者，MRI研究者，MRIコンサルタント等に面接した．なお，日本での調査は，上林茂暢医師（東京の柳原病院・当時）と分担して行った．それにより，いくつかのメーカーが作成している各MRIの収支試算表，15機種についての実際の割引価格等の非公開データを入手することができた．

## 3 結果

### (1) 世界のMRI設置台数——日本は全ヨーロッパを上回る

表1は，1991年末の全世界のMRI設置台数である．総数4767台のうち，2741台（57.5％）が，アメリカに集中している．しかし，ここで注目すべきことは，日本一国の設置台数1156台が，全ヨーロッパの710台を，大幅に上回っていることである．

### (2) MRI設置台数推移の日米比較——人口対比で日本が世界一へ

表2は，MRI設置台数推移の日米比較である．表1とは出所が異なるので，日米の1991年の数値は，表1, 2で異なる．日本のMRIの最初の設置は1982年で，アメリカの1980年に比べて2年立ち遅れた．さらに，日本での1980年代中頃までの普及は，アメリカに大きく立ち遅れた．1987年でも，日本124台（人口100万対1.0台），アメリカ887台（同3.5台）であり，人口対比で日本はアメリカの28.9％の水準にとどまっていた．

しかし，1988年以降，日本での設置台数は急増し続けており，1993年には1685台（13.5台）に達している．日本のMRI設置台数はその後も増え続け，1995年4月には，2331台（18.6台）に達した（「月刊新医療」1995年6月号）．

アメリカでも，設置台数は増加し続けているが，1992年には，対前年増加数ははじめて前年を下回り，しかもこの傾向は1993年以降も，数年間持続すると予測されている[12]．そのために，日本のMRIの人口当たり台数が，1993年以降，アメリカを追い抜いて，世界一の座を獲得・維持するのは確実である．この点は，補注で述べる「国際会議」の折に，確認した．

なお，筆者が入手した別の非公開データ［シーメンス社提供］によれば，1992年10月の人口100万対MRI台数第3-5位国は，スイス6.8台，ドイツ

表2　MRI 設置台数推移の日米比較

| 年 | 台数 | | | 人口100万対台数 | | |
|---|---|---|---|---|---|---|
| | 日本（A） | アメリカ（B） | （A/B×100） | 日本（C） | アメリカ（D） | （C/D×100） |
| 1980 | 0 | 1 | 0.0 | 0.0 | 0.0 | 0.0 |
| 1981 | 0 | 3 | 0.0 | 0.0 | 0.0 | 0.0 |
| 1982 | 2 | 10 | 20.0 | 0.0 | 0.0 | 40.5 |
| 1983 | 3 | 35 | 8.6 | 0.0 | 0.1 | 17.4 |
| 1984 | 10 | 120 | 8.3 | 0.1 | 0.5 | 17.0 |
| 1985 | 40 | 300 | 13.3 | 0.3 | 1.2 | 27.3 |
| 1986 | 65 | 570 | 11.4 | 0.5 | 2.3 | 23.4 |
| 1987 | 124 | 887 | 14.0 | 1.0 | 3.5 | 28.9 |
| 1988 | 236 | 1,236 | 19.1 | 1.9 | 4.9 | 39.6 |
| 1989 | 473 | 1,628 | 29.1 | 3.8 | 6.3 | 60.6 |
| 1990 | 746 | 2,074 | 36.0 | 6.0 | 8.0 | 75.6 |
| 1991 | 1,048 | 2,583 | 40.6 | 8.5 | 9.9 | 85.8 |
| 1992 | 1,362 | 3,059 | 44.5 | 10.9 | 11.7 | 93.8 |
| 1993 | 1,685 | | | 13.5 | | |

資料：1)「月刊・新医療」．2) Steinberg EP, et al：International Journal of Technology Assessment in Health Care 1：499-514, 1985.（1980～82年台数）．3) Concord Consulting Group, Inc.（1983年以降の台数）．
4) OECD Health Systems Volume 2, 1993.（人口）．
注：1) 日本は1986年以降は，各年5月調べ．
　　2) アメリカは各年とも年末．

4.6台，イタリア4.3台であり，アメリカと日本の台数（この調査によれば，それぞれ13.4台，12.9台）が，まさに「桁違い」に多いことが分かる．

(3) MRIの磁場タイプ・磁場強度の日米比較

ただし，MRIの種類（磁場タイプ・磁場強度）の間には，日米で大きな差がある．

表3に示したように，日本では1987年までは，超電導に比べて安価な常電導が主流を占めていた（1987年でも58.1%）．それに対して，アメリカではMRI普及初期の1984年時に，すでに超電導が72%を占めていた．日本でも，1988年以降は，超電導が多数を占めるようになっている（1993年は76.4%）．ただし，その中心は，比較的安価な中磁場（0.5テスラ）機であり，高価な高磁場機（1.5テスラ以上）の台数比率は，1993年でも，21.4%にとどまっている．逆に，超電導機に比べて価格も維持費もはるかに安い永久磁石機（すべ

第3章 技術進歩と医療費増加

### 表3 MRIの磁場タイプ・磁場強度別割合の推移

A. 日本 (1984 ～ 1993)

| 年 | 1984 | 1985 | 1986 | 1987 | 1988 | 1989 | 1990 | 1991 | 1992 | 1993 |
|---|---|---|---|---|---|---|---|---|---|---|
| MRI 総数 | 10 | 40 | 65 | 124 | 236 | 473 | 746 | 1,048 | 1,362 | 1,685 |
| % | | | | | | | | | | |
| 永久磁石 | 20.0 | 2.5 | 3.1 | 2.4 | 7.2 | 18.6 | 18.8 | 17.9 | 18.1 | 18.3 |
| 常電導 | 70.0 | 67.5 | 73.8 | 58.1 | 36.4 | 19.7 | 12.7 | 9.0 | 6.7 | 5.3 |
| 超電導 0.5T | 10.0 | 22.5 | 18.5 | 21.8 | 31.8 | 34.5 | 38.6 | 41.3 | 44.3 | 45.6 |
| 1.0T | 0.0 | 0.0 | 0.0 | 0.8 | 1.7 | 5.7 | 7.6 | 9.2 | 9.2 | 9.4 |
| 1.5T ≦ | 0.0 | 7.5 | 4.6 | 16.9 | 22.9 | 21.6 | 22.3 | 22.6 | 21.7 | 21.4 |
| 小計 | 10.0 | 30.0 | 23.1 | 39.5 | 56.4 | 61.7 | 68.5 | 73.1 | 75.3 | 76.4 |
| 「平均テスラ数」 | 0.17 | 0.34 | 0.28 | 0.48 | 0.59 | 0.62 | 0.66 | 0.69 | 0.69 | 0.69 |

(日本) 資料：「月刊・新医療」

B. アメリカ (1984, '87, '92)

| 年 | 1984 | 1987 | 1992 |
|---|---|---|---|
| MRI 総数 | 108 | 887 | 3,059 |
| % | | | |
| 永久磁石 | 10.0 | 8.0 | 7.8 |
| 常電導 | 18.0 | 4.1 | 4.6 |
| 超電導 0.5T | | 40.7 | 29.4 |
| 1.0T | | 7.3 | 14.2 |
| 1.5T ≦ | | 39.9 | 43.9 |
| 小計 | 72.0 | 87.9 | 87.6 |
| 「平均テスラ数」 | 0.71 | 0.89 | 0.97 |

(アメリカ) 資料：1) Steinberg EP, et al : International Journal of Technology Assessment in Health Care 1 : 499-514, 1985. (1984年の台数・磁場タイプ)
2) Hillman AL : AJR 146 : 963-969, 1986. (1984年の平均磁場強度)
3) Concord Consulting Group, Inc.
注：平均テスラ数は，筆者試算.

て0.2テスラ以下）が，1989年以降も，20％弱の台数比率を維持している．

それに対して，アメリカでは，1992年で，高磁場超電導機が全体の43.9％を占め，永久磁石機は7.8％にすぎない．「平均テスラ」数（筆者試算）は，日本の0.69テスラ（1993年）に対して，アメリカは0.97テスラである．

つまり，同じMRIといっても，アメリカでは高価な高磁場超電導機が主流なのに対して，わが国では相対的に安価な中磁場超電導機や低磁場永久磁石機が主流なのである．なお，MRIの開発初期には，磁場強度が強いほど画像解像力も優れていると言われていたが，最近では，低磁場機の性能が向上し，少なくとも臨床目的で使われる限り，低磁場機の画像解像力は，高磁場機に比べて遜色なくなったと言われている[7]．

### (4) 販売会社別 MRI 台数の日米比較

 表4は，販売会社別 MRI 台数シェア（累計）の推移の日米比較である．わが国では，1982 年以来，13 社が MRI 市場に参入した．そのうち，6 社が国内メーカー，7 社が外資系であった．アメリカでは，MRI 開発初期に，少なくないベンチャー・ビジネスがこの市場に参入したのとは対照的に，わが国ではこれら 6 社はすべて日本を代表する大企業であった．それにもかかわらず，3 社は事実上市場から撤退し，東芝，日立，島津の3 社が残っているのみである．外資系 7 社のうち，日本市場で地歩を築いたのは，YMS（横河メディカルシステム．GE が株式の 75％を保有）とシーメンス旭メディテック（シーメンスが株式の 60％を保有）の 2 社のみである．それに対して，欧米では現在も有力なフィリップス社とピッカー社は，わが国ではまったく不振である．

 わが国の MRI 台数シェア（1993 年累計）の上位 3 社は，東芝（26.4％），日立（24.7％），YMS（19.8％）である．各企業の MRI 販売額は公表されていないため，売上げシェアは不明であるが，最近は，東芝と YMS とが激しい首位争いをしていると言われている（日立は比較的安価な永久磁石タイプの MRI に特化しているため）．

 それに対して，アメリカでは GE グループが MRI 市場を「支配」している．台数シェア（1992 年累計）は 42.5％を占め，2 位のシーメンスの 15.7％，3 位のピッカー，東芝の各 10.6％を圧倒している．しかも，GE グループの台数シェアは，アメリカで主流の高磁場（1.5 テスラ）超電導機で特に高く，71.9％にも達している（表には示していない）．ただし，1987 年に比べると，GE グループの台数シェアは 46.0％から 42.5％へと漸減している．

 それに代わって台数シェアを伸ばしているのが，1987 年にはまだアメリカに進出していなかった日本企業である．このような日本企業の進出はアメリカでも注目されている．たとえば，アメリカ商務省は，早くも 1988 年に，強い価格競争力を持つ日本企業のアメリカ MRI 市場への浸透の危険に警告

### 表4 販売会社別 MRI 台数シェア（累計）の推移

A. 日本（1984〜1993）

| メーカー | 1984 | 1985 | 1986 | 1987 | 1988 | 1989 | 1990 | 1991 | 1992 | 1993 |
|---|---|---|---|---|---|---|---|---|---|---|
| 東芝メディカル | 30.0 | 27.0 | 29.2 | 27.4 | 26.3 | 25.6 | 24.4 | 26.3 | 27.0 | 26.4 |
| 日立メディコ | 20.0 | 10.0 | 12.3 | 8.1 | 12.7 | 22.6 | 24.1 | 25.1 | 25.0 | 24.7 |
| 島津製作所 | 10.0 | 7.5 | 4.6 | 6.5 | 7.2 | 15.2 | 15.5 | 15.7 | 14.2 | 14.1 |
| 横河メディカルシステム | 0.0 | 2.5 | 3.1 | 9.7 | 15.3 | 12.9 | 16.9 | 17.5 | 19.1 | 19.8 |
| シーメンス旭メディテック | 20.0 | 27.5 | 24.6 | 27.4 | 22.5 | 14.2 | 11.9 | 10.3 | 10.2 | 10.3 |
| ピッカー | 0.0 | 12.5 | 10.8 | 10.5 | 6.4 | 4.2 | 3.1 | 2.0 | 1.5 | 1.2 |
| フィリップス | 0.0 | 2.5 | 1.5 | 2.4 | 4.2 | 2.3 | 2.1 | 1.7 | 1.9 | 2.4 |
| 小計 | 80.0 | 90.0 | 86.2 | 91.9 | 94.5 | 97.0 | 98.1 | 98.7 | 98.9 | 98.9 |
| 他 | 20.0 | 10.0 | 13.8 | 8.1 | 5.5 | 3.0 | 1.9 | 1.3 | 1.1 | 1.1 |

資料：「月刊・新医療」

B. アメリカ（1987, 1992）

| メーカー | 1987 台数（％） | 1992 台数（％） |
|---|---|---|
| GE Med Sys | 270（30.4） | 1,001（32.7） |
| Yokogawa | 0（0.0） | 240（7.8） |
| Technicare | 132（14.9） | 60（2.0） |
| CGR | 6（0.7） | 0（0.0） |
| GE Group 小計 | 408（46.0） | 1,301（42.5） |
| Diasonics[*] | 130（14.7） | −（−） |
| Siemens | 127（14.3） | 481（15.7） |
| Picker | 80（9.0） | 325（10.6） |
| Fonar | 75（8.5） | 95（3.1） |
| Philips | 50（5.6） | 206（6.7） |
| Elscint | 7（0.8） | 36（1.2） |
| Resonex | 0（0.0） | 65（2.1） |
| Toshiba | 0（0.0） | 325（10.6） |
| Shimadzu | 0（0.0） | 25（0.8） |
| Hitachi | 0（0.0） | 160（5.2） |
| Others | 10（1.1） | 40（1.3） |
| 合計 | 887（100.0） | 3,059（100.0） |

資料：Concord Consulting Group, Inc.
注：Diasonics 社は，東芝が買収．

を発していた[13]．しかし，日本企業は，現在の所，永久磁石タイプの MRI 市場に「特化」して進出しているだけであり，アメリカで主流の高磁場機市場には，ほとんど食い込めてはいないのが実態である．

## (5) MRI料金の日米比較——日本はアメリカの5分の1

表5は，MRI料金の1990年の日米比較である．先述したように，全国一律の公定料金の日本と異なり，アメリカは自由料金である．しかも，アメリカの「料金」は医療機関・医師から医療保険・患者への請求料金であり，保険から実際に医療機関・医師に支払われる料金は，それを下回ることが多いと言われている．このような条件を考慮しても，アメリカのMRI料金は，日本に比べて著しく高い（あるいは，日本の公定料金は著しく低い）．撮影料と診断料，フィルム代の「小計」は，日本の25,242円に対して，アメリカは947ドル（1ドル145円換算で，137,315円）に達し，日本のなんと5.4倍である．ただし，造影剤の料金のみは，日本22,500円，アメリカ210ドル（30,450円）と，日米の差は小さい．

このような，わが国のMRI低料金の結果，MRIの急速な普及にもかかわらず，MRI医療費総額の増加は，小幅にとどまっている．表6に示したように，MRI医療費の医科医療費総額に対する割合は，1991年でも0.25％にすぎない．参考までに，CTのそれも1.25％である．なお，アメリカでは，MRI医療費の医療費総額に対する割合は推計されていない．

表5 MRI料金の日米比較（1990年）

|  | 日本（円） | アメリカ（ドル） | アメリカ（円） | アメリカ／日本 |
|---|---|---|---|---|
| 撮影料 | 21,000 | 755 | 109,475 |  |
| 診断料 | 3,500 | 213 | 30,885 |  |
| フィルム代 | 742 |  |  |  |
| 小計 | 25,242 | 947 | 137,315 | 5.4 |
| 造影剤 | 22,500 | 210 | 30,450 | 1.4 |

資料：1)「診療報酬点数表」，「薬価基準点数表」
　　　2) Evens RG, et al：AJR 157：603-607, 1991[11]

注：1) 日本のコンピュータ断層撮影診断料は，検査回数にかかわらず月1回のみ算定．フィルム代はコンピュータ断層撮影用フィルム大四ツ切2枚の価格．造影剤はマグネビスト20mlの価格．
　　2) アメリカは1984年以前にMRIを導入した45施設の平均請求料金．一部の施設は撮影料と診断料を分離請求してないので，「小計」は撮影料と診断料の単純加算とは一致しない．フィルム代は撮影料に含まれる．造影剤料金には（追加的）診断料（37ドル）も含む．
　　3) 1ドル145円換算（1990年の平均為替レート）．

表6 MRI, CT医療費の医科医療費総額に対する割合(%)の推移

| 年 | MRI (A) | CT (B) | 画像診断計 (C) | (C-A-B) |
|---|---|---|---|---|
| 1986 | 0.01 | 0.64 | 3.73 | 3.08 |
| 1987 | 0.00 | 0.74 | 3.75 | 3.00 |
| 1988 | 0.04 | 0.93 | 4.09 | 3.12 |
| 1989 | 0.08 | 1.03 | 4.14 | 3.03 |
| 1990 | 0.17 | 1.19 | 4.40 | 3.04 |
| 1991 | 0.25 | 1.25 | 4.52 | 3.02 |

資料：厚生省「社会医療診療行為別調査報告」

## (6) MRI1台当たり検査件数とスタッフ数等の日米比較

　MRIの利用，スタッフに関しても，日米格差は大きい．表7に示したように，MRI1台1週当たり平均検査数は日本の35.7件に対して，アメリカは68件と倍近い．この理由は，主として，MRI1台当たりの稼働時間の違いである．日本では一部の施設を除いて，MRIは，職員の通常勤務時間のみ稼働しているのに対して，アメリカでは大半のMRIが，職員の2交代制で稼働している．3交代制で24時間稼働している施設すら存在する．

　MRI1台当たり平均専任スタッフ数の日米格差も大きい．日本の1.8人に対して，アメリカは6.0人で日本の3.3倍である．上述した，アメリカのMRIの稼働時間の長さを考慮しても，差は大きい．これは量的格差だが，

表7 MRI1台当たり検査件数と専任スタッフ数等の日米比較

|  | 日本 | アメリカ | アメリカ／日本 |
|---|---|---|---|
| 1週間当たり平均検査件数 | 35.7 | 68 | 1.9 |
| 同稼働時間 | — | 66 |  |
| 平均専任スタッフ数 | 1.8 | 6.0 | 3.3 |

資料：1) 厚生省「平成2年医療施設調査・病院報告」
　　　2) MRIアンケート調査の集計(1)，映像情報 21(11)：584-541, 1989.
　　　3) Evens RG, et al：AJR 157：603-607, 1991[11].
注：1) 映像情報調査のMRI専任スタッフ数分布を用いて，平均専任スタッフ数を筆者試算．ただし，
　　　2＞X（人数）≧1，3＞X≧2…，は，1人，2人…，と見なした．これらを1.5人，2.5人…と
　　　見なして計算した場合の平均は2.2人．
　　2) アメリカは常勤換算平均スタッフ数．職種は放射線科医1.2人，放射線技師2.9人，その他1.9人．

質的格差も大きい．アメリカでは，各 MRI に専属の放射線科医が配置されているのが常識だが，日本でそのような体制をとっている施設は，ごく一部の大学病院・大病院に限られる．また，アメリカでは大学以外の大・中規模病院の放射線科・MRI 部門にも，理学博士資格を持つ画像技術の専門家が配置されているのが普通であるが，わが国では大学病院ですら，そのような専門家は配置されていない．

### (7) MRI 市場価格の推移

**表 8** は，わが国の MRI 実勢価格の推移を示したものである．

アメリカでは，MRI の実勢価格は，1990 年代初頭まで高値安定していた[7]．それに対して，日本のそれは，早くも 1980 年代後半から，急速に低下した．実勢価格の低下は，特に日本企業製 MRI で著しく，1990 年の実勢価格は 1987 年の 36％の水準にまで低下している．YMS，シーメンスの高級機（高磁場機）の値崩れは小さいが，それでも同じ期間に 3 割近く低下している．このことは，日本の MRI 市場，特に中・低磁場機市場での競争の激しさを示している．ただし，価格競争は 1990 年代に入って，やや鎮静化している．これは各メーカーが，同一磁場強度内での改良機種投入により，値崩れ防止を図っているからである．

しかしそれにもかかわらず，MRI に関しては，日本製の同一機種の日本

表 8　わが国の MRI 実勢価格の推移（1987～1990 年）（単位：100 万円）

| 販売会社 | 機種 | 磁場強度 | 1987 | 1988 | 1989 | 1990 | 90/87 (％) |
|---|---|---|---|---|---|---|---|
| 東芝 | MRT-200 | 1.5T | | 315 | 180 | 150 | |
| | MRT-50A | 0.5T | 225 | 135 | 100 | 80 | 36 |
| 日立 | MRH-50 | 0.5T | 225 | | 100 | 80 | 36 |
| 島津 | SMT-50 | 0.5T | 225 | 135 | 100 | 80 | 36 |
| YMS | Signa | 1.5T | 350 | 315 | 325 | 250 | 71 |
| | Resona | 0.5T | 225 | 135 | 100 | 80 | 36 |
| シーメンス | Magnetom H 15 | 1.5T | 350 | 315 | 325 | 250 | 71 |

資料：全国自治体病院共済会「自治共ニュース」
注：実勢価格が A～B 円と幅をもって示されている場合には，中央値を用いた．すべて超電導 MRI．

での販売価格の方が，アメリカでのそれよりも相当低いという，一般の商品・製品とは逆の，内外価格差が，少なくとも1992年前半までは存在した．厚生省が同年2-3月に実施した「医薬品・医療用具の内外価格調査」によれば，日本製のMRI3機種のアメリカ（ニューヨーク，ロサンゼルス）での販売価格は，日本（東京）での販売価格よりも，平均49％も高かった．ただし，このような価格差は，その後急速に生じた円高により，現在ではほとんど消失したと言われている．

ただし，日本国内では，MRIの「定価」と実勢価格との乖離は依然として著しい．表9に示したように，各機種の「割引率」の単純平均値は，日本製MRIでは76％，外資系MRIでも58％に達している．逆に，販売会社側は，このような大幅な値引きを前提として，「定価」をつけるために，MRIの定価のみを比較すると，アメリカよりも日本の方がはるかに高いという奇妙な（不透明な）現象が生じている．

表9　わが国のMRIの「定価」と実勢価格との乖離（1993年）　（単位：100万円）

| 販売会社 | 機　種 | 磁場強度 | 定価 | 実勢価格 | 「割引率」（％） | |
|---|---|---|---|---|---|---|
| 東芝 | MRT-200 Super Version | 1.5T | 681 | 230 | 66.2 | |
| | MRT-50 A Super | 0.5T | 400 | 130 | 67.5 | |
| 日立 | MRH-1500 | 1.5T | 590 | 155 | 73.7 | |
| | MRP-700 | 0.3T | 380 | 100 | 73.7 | 平均 |
| | MRⅡ-500 | 0.5T | 450 | 80 | 82.2 | 75.8 |
| 島津 | Magnex 150 HP | 1.5T | 670 | 155 | 76.9 | |
| | Magnex 100 HP | 1.0T | 570 | 100 | 82.7 | |
| | Magnex 50 | 0.5T | 490 | 80 | 83.7 | |
| YMS | SIGNA Advantage | 1.5T | 690 | 325 | 52.9 | |
| | Sierra | 1.5T | 620 | 230 | 62.9 | |
| | MRVectra FAST | 0.5T | 598 | 155 | 74.1 | |
| | MRVectra | 0.5T | 482 | 130 | 73.0 | 平均 |
| シーメンス | Magnetom H 15 | 1.5T | 590 | 325 | 44.9 | 58.0 |
| | Magnetom Impact | 1.0T | 365 | 155 | 57.5 | |
| フィリップス | Gyroscan ACS-2 | 1.5T | 558 | 325 | 41.8 | |
| | Gyroscan T5-2 | 0.5T | 358 | 155 | 56.7 | |

資料：全国自治体病院共済会「自治共ニュース」

## (8) 首都圏でのMRI設置医療機関

最後に，首都圏（東京，神奈川，埼玉，千葉）でのMRI設置医療機関の開設者，病床数の検討を行いたい．言うまでもなく，首都圏は日本一の人口密集地域（3170万人，全人口の25.8％）であり，それに対応して医療機関も集中し，医療機関間の競争が非常に激しいと言われている．ここでの検討課題は，このような医療機関間の競争が，MRIの無政府的導入をもたらしているのか，それとも，なんらかの医療機関間の「棲み分け」が生じているか，である．

**表10**に示したように，1993年に，首都圏には合計297台のMRIが設置されている．これは全国のMRI総数1685台の18.6％である．たいへん興味深いことに，首都圏のMRI台数シェアは，人口シェア（25.8％）をかなり下回る．このことは，少なくとも，都道府県単位でみる限り，わが国では，MRI設置の都市部集中が生じていないことを示唆している．ただし，紙数の制約のため，この点の詳しい検討は省略する．

これら297台のMRIのうち，263台（88.6％）が病院に設置されている．さらに，病院外のMRIの多くは，一般診療所に設置されている．この点は，MRIの半数近くが，病院・診療所から独立した「画像センター」に設置されているアメリカとはまったく異なる．以下，調査対象を病院に限定する．

表10 首都圏のMRI設置医療機関──施設種類別（1993年）

|  | MRI設置施設数（％） | MRI台数（％） | 平均テスラ数 |
|---|---|---|---|
| 総数 | 297 (100.0) | 314 (100.0) | 0.70 |
| 病院 | 263 ( 88.6) | 280 ( 89.2) | 0.70 |
| 一般診療所 | 24 ( 8.1) | 24 ( 7.6) | 0.43 |
| 検診センター等 | 10 ( 3.4) | 10 ( 3.2) | 0.79 |

資料：「月刊・新医療」No. 222（1993.6）

第 3 章 技術進歩と医療費増加

### 開設者別の MRI 設置率・台数

　表 11 は，首都圏の MRI 設置病院を開設者別にみたものである．ここで，開設者は，厚生省大分類に準じた．ただし，学校法人は，MRI 設置に関しては，一般の法人とはまったく異質なため，「その他」から分離した．MRI「設置率」に注目すると，学校法人（71.7%）が非常に高いのは当然として，国・公的の高さ（それぞれ 28.6%，30.7%）と医療法人・個人の低さ（それぞれ 9.5%，8.6%）とが対照的である．

　他面，MRI 設置台数をみると，医療法人・個人に半数近く（46.8%）設置されている．平均設置年をみても，国が 1988 年 8 月とやや早い以外は，他の 6 つの開設者間では，差はほとんどない．

### 病床規模別の MRI 設置率・台数

　病床規模別にみても，同じことが言える．表 12 に示したように，MRI 設置率をみると，大病院と中小病院の格差は明らかである．900 床以上 80.8%，500-899 床 48.8% に対して，20-49 床 2.6%，50-99 床 7.1% にすぎず，100-299 床でさえ 13.3% にとどまっている．他面，MRI 設置台数をみると，300 床未満の中小病院に半数（50.4%）が設置されている．平均設置年も，900 床未満の病院では，ほとんど同じである．

　この結果は，日本では MRI は初期から国公立・大病院だけでなく，私的・中小病院にも積極的に導入されたことを示している．このことは，アメリカで，MRI がまず大学病院，大病院に導入され，次いで中規模病院に導入され，最近になってはじめて小規模病院への導入が始まっているのとは，対照的である[7]．この限りでは，病院間の競争は，アメリカよりも日本の方が激しいとも言える．

### 磁場強度・地場タイプ別の MRI 導入——病院間の「棲み分け」

　他面，各病院が導入している MRI 機種（磁場強度と磁場タイプ）に注目すると，わが国では，病院間の「棲み分け」が生じていることが分かる．まず，

第Ⅰ部　テーマ別の主要実証研究

表11　首都圏のMRI設置病院―開設者別（1993年）

| 開設者 | 病院総数（%）(A) | 病院数(B) | 設置率(B/A) | 平均病床数 | MRI設置病院 ||||| 
|---|---|---|---|---|---|---|---|---|---|
| | | | | | MRI台数（%） | 平均設置年 | 平均テスラ数 | 1.5テスラ以上 MRI（%） | 永久磁石 MRI（%） |
| 総数 | 1,848 (100.0) | 263 | 14.2 | 372.2 | 280 (100.0) | 90.6 | 0.70 | 25.0 | 17.5 |
| 国 | 56 ( 3.0) | 16 | 28.6 | 659.6 | 17 ( 6.1) | 88.8 | 1.38 | 82.4 | 0.5 |
| 公的 | 140 ( 7.6) | 43 | 30.7 | 452.4 | 45 ( 16.1) | 90.9 | 1.08 | 53.3 | 0.0 |
| 社会保険関係団体 | 41 ( 2.2) | 14 | 34.1 | 494.5 | 15 ( 5.4) | 90.7 | 0.76 | 33.3 | 6.7 |
| 学校法人 | 53 ( 2.9) | 38 | 71.7 | 740.0 | 45 ( 16.1) | 89.8 | 0.85 | 37.8 | 11.1 |
| その他私的 | 178 ( 9.6) | 26 | 14.6 | 280.2 | 27 ( 9.6) | 89.9 | 0.69 | 14.8 | 14.8 |
| 医療法人 | 846 ( 45.8) | 80 | 9.5 | 216.0 | 83 ( 29.6) | 90.6 | 0.49 | 4.8 | 28.9 |
| 個人 | 534 ( 28.9) | 46 | 8.6 | 134.0 | 48 ( 17.1) | 90.9 | 0.45 | 4.2 | 31.3 |

資料：1)「月刊・新医療」、2) 厚生省「平成3年医療施設調査・病院報告」、3)厚生省健康政策局総務課編「病院要覧1992年報」。
注：1) 病院総数は1991年10月末、MRI設置病院は1993年5月調べ。「その他私的」には、公益法人、会社、その他の法人を含む。
    3) 平均設置年は「月刊・新医療」の「MRI設置医療機関名簿」に、各病院が初めて掲載された年をその病院の設置年と見なして計算。

表12　首都圏のMRI設置病院―病床規模別（1993年）

| 病床規模 | 病院総数（%）(A) | 病院数(B) | 設置率(B/A) | MRI設置病院 ||||| 
|---|---|---|---|---|---|---|---|---|
| | | | | MRI台数（%） | 平均設置年 | 平均テスラ数 | 1.5テスラ以上 MRI（%） | 永久磁石 MRI（%） |
| 総数 | 1,847 (100.0) | 263 | 14.2 | 280 (100.0) | 90.6 | 0.70 | 25.0 | 17.5 |
| 20～49 | 381 ( 20.6) | 10 | 2.6 | 10 ( 3.6) | 90.1 | 0.32 | 0.0 | 50.0 |
| 50～99 | 434 ( 23.5) | 31 | 7.1 | 32 ( 11.4) | 90.9 | 0.55 | 12.5 | 28.1 |
| 100～199 | 724 ( 39.2) | 57 | 13.3 | 59 ( 21.1) | 90.8 | 0.47 | 1.7 | 30.5 |
| 200～299 | | 39 | | 40 ( 14.3) | 90.8 | 0.66 | 17.5 | 15.0 |
| 300～399 | 202 ( 10.9) | 42 | 32.7 | 43 ( 15.4) | 90.5 | 0.81 | 32.6 | 14.0 |
| 400～499 | | 24 | | 25 ( 8.9) | 90.7 | 0.89 | 40.0 | 12.0 |
| 500～899 | 80 ( 4.3) | 39 | 48.8 | 44 ( 15.7) | 90.1 | 1.04 | 50.0 | 4.5 |
| 900～ | 26 ( 1.4) | 21 | 80.8 | 27 ( 9.6) | 88.4 | 0.93 | 44.4 | 0.0 |

資料：1)「月刊・新医療」、2) 厚生省「平成2年医療施設調査・病院報告」、3) 厚生省健康政策局総務課編「病院要覧1992年版」
注：病院総数は1990年10月末。

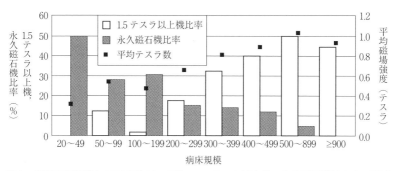

図1 病院病床規模とMRI平均テスラ数，1.5テスラ以上機・永久磁石機比率との関連
(注：表12より作図)

開設者別の平均テスラ数を見ると（表11），国1.38テスラ，公的1.08テスラに対して，医療法人・個人は，それぞれ0.49テスラ，0.45テスラにすぎない．高磁場（1.5テスラ以上）機の比率を見ても，国82.4％，公的53.3％に対して，医療法人・個人はそれぞれわずか4.8％，4.2％にすぎない．このような関係は，病床規模別にみると，より明らかである．表12，図1に示したように，病床規模と平均テスラ数との間には明らかな「線形」の関係が認められる．更に，病床規模と高磁場機比率との間には明らかな正の「相関」が，逆に，病床規模と永久磁石機との間には負の「相関」が認められる．つまり，病床規模が大きくなるほど，平均テスラ数と高磁場機比率は上昇し，永久磁石機比率は低下するのである．

以上の結果は，MRI導入に関して，国公立・大病院は主として高価な高磁場機を，私立・中小病院は主として比較的安価な中・低磁場機を導入するという，病院間の「棲み分け」が生じていることを示唆している．このようなわが国の病院の行動様式は，多くの病院が高磁場機を導入しようとしているアメリカとは対照的である．

## 4 考察

　この日米比較により，わが国では，医療費抑制とMRIの広範な普及とが「共存」していることが，明らかにされた．

　しかも，このような「共存」は，MRIに限られない．「はじめに」で述べたCTはよく知られているが，それ以外に，超音波診断装置や体外衝撃波腎・尿管結石破砕装置等に関しても，わが国の人口当たり台数は世界一である．

　しかも，国民・患者のMRIに対する実際のアクセスは，アメリカよりも日本の方がはるかに良い．なぜなら，アメリカではMRIの半数近くが病院・診療所から独立した画像センターに設置されているが，それらの多くは，営利目的のため，貧困患者（メディケイド受給者や無保険者）の検査を，さまざまな口実を設けて拒否しているからである[14]．それに対して，日本では，国民皆保険制度および，全国一律の診療報酬制度のため，このような貧困者差別は，MRIに関しては，生まれていない．

　「はじめに」でも述べたように，アメリカとヨーロッパ諸国では，ハイテク医療技術と医療費抑制とは原理的に相対立するものと考えられている．そのために，政策選択も，ヨーロッパ諸国のように医療費抑制のためにハイテク医療技術の導入規制を行うか，アメリカのようにハイテク医療技術の開発・普及を優先して，医療費高騰を容認するかという，「二者択一」と考えられがちである．それに対して，わが国の政策選択は，「第三の道」と言え，国際的にも注目に値する．

　日本でのMRI普及と医療費抑制との「共存」の鍵が，アメリカに比べて著しく低いMRI検査料金にあることは明らかである．ただし，アメリカやヨーロッパでは，MRIに対する低い診療報酬設定は，MRIの普及を阻害するという，「常識」が根強い．筆者は，以下の4つの要因が，わが国での「共存」を実現させたと考えている．

## MRI 普及と医療費抑制との「共存」を実現した4つの要因

　第一に，わが国の MRI メーカーが，低い診療報酬に対応して，小型（省スペース）で，安価，しかも臨床上は，高磁場機に遜色のない低・中磁場MRI の開発と販売を積極的に行ったこと．日本のメーカーが，外国メーカーに比し，「プロダクト・イノベーション」（画期的製品の開発）よりも，「プロセス・イノベーション」（生産過程の合理化による費用効果比が良好な製品の開発）に長けていることが，それを可能にした．

　第二に，販売会社間の激しい競争により，MRI の実勢価格が，早くから低下したこと．

　第三に，わが国では MRI のメインテナンス・コストがアメリカに比べて，はるかに安価であること．アメリカでは，平均的な病院・画像センターは，毎年 MRI 購入価格の8％相当分の金額を，MRI のメインテナンス・コストとして，メーカーに支払っている[7]．それに対して，筆者が入手した資料によると，わが国ではこの比率は半分にすぎない．このような日米格差は，アメリカにおける現実のコスト高からも，説明できる．1つは，アメリカの国土が広大なため，1人のメインテナンス担当者が保守する MRI 台数がごく少ないため（多くの場合1台）．もう1つは，アメリカでは労働者の転職率が日本に比べてはるかに高いため，メインテナンス担当者1人当たりの教育・研修費用が，日本に比べて，相当高くなるためである．ただし，アメリカの MRI メーカーでは，メインテナンス・サービスの利益率が，MRI 販売の利益率よりもはるかに高い[7]．このことは，アメリカではメインテナンス料金が恣意的に高く設定されていることを示唆している．

　第四に，日本の MRI 1台当たりの労働費用が，アメリカに比べてはるかに低いこと．これは，先に示したように，MRI 1台当たりの専属スタッフ数が日本では，非常に少ないからである．

　アメリカやヨーロッパ諸国と異なり，わが国では，MRI の収支計算は，公表されていない．しかし，筆者が入手した複数の非公式の収支計算書によると，中・低磁場機の場合，現在の低い診療報酬でも，患者数が確保出来れ

ば，十分に黒字になる．特に，永久磁石機の場合，1日当たり3人の患者が確保できれば，黒字になると言われている（ただし，この場合は，専属の放射線技師も医師も配置しない）．それに対して，高磁場機の場合は，現在の診療報酬の下では，黒字化はほとんど不可能である．そのために，このような高磁場機の導入は，大学病院や診療報酬以外の財源からの補填が可能な国公立病院に限定されるのである．

### 日米で異なる病院間競争の性格

日本とアメリカとは，私立依存の病院制度を有し，しかも病院間の機能分担・協調が未確立という点で，共通している．これが，公立病院主導の他の先進国に比べて，両国で病院間競争が激しい最大の理由になっている．そして，このような病院間の競争が，両国での，MRIをはじめとしたハイテク医療技術の普及を促進したことも間違いない．ただし，病院間競争，特にハイテク医療技術導入をめぐる病院間競争の性格は，日米で大きく異なっている．

アメリカの病院間競争は，文字どおりの「医療軍備拡張競争（medical arms race）」であり，個々のハイテク医療技術の費用対効果比を考慮せず，ひたすら最高・最先端の機種の導入競争となる．医療サービスの公定料金がなく，医師・医療機関の側からの請求に基づいて支払いがなされる伝統的方式では，メーカーも，医師・医療機関も，ハイテク医療技術の効果・性能のみに眼が向き，価格には鈍感にならざるを得ない．

それに対して，日本でのハイテク医療技術導入の病院間競争では，一部の国公立病院を除いて，常に費用対効果比が考慮される．そして，このような考慮が，上述した，MRI導入における病院間の棲み分けをもたらしたのである．この限りでは，財政誘因や価格メカニズムは，アメリカよりも，日本で有効に機能しているとも言える．

そして，最近では，アメリカでも，厳しい医療費抑制政策の結果，MRIの「ダウンサイジング」が生じている．たとえば，各年の新規導入MRI中

の高磁場機の台数シェアは1985年の60％から，1991年には36％にまで，低下しているのである(7)．このことは，MRI導入に関する限り，アメリカが日本に接近しつつあることを示している．

### 「日本モデル」の4つの問題点

このように，MRI導入をめぐる「日本モデル」は，医療費抑制とMRI普及の「共存」という点では，概ね成功と言える．しかし，以下の4つの問題点を見逃すことはできない．

第一は，少ない人員によるMRIの導入・稼働が必然的に招く，MRI担当医師・医療従事者の超過労働である．

第二は，わが国では，MRI検査に関して質の管理がほとんどなされていないことである．MRIに専属の放射線科医が配置されているアメリカ・ヨーロッパに比べて，日本でのMRIの撮影・診断水準が相当劣ることは容易に想像される．

第三は，MRI導入をめぐる激しく不透明な競争の結果，さまざまな汚職・収賄事件が発生していることである．1991年に相次いで摘発された，千葉大学医学部，横浜市立大学医学部の医療機器汚職事件で，MRIの機種選定が焦点になったことは，記憶に新しい．

第四に，わが国では，MRIの正規のテクノロジーアセスメントはおろか，厳格な収支計算すら，まったく行われていない．そもそも，MRI給付の保険導入も，単に政治的配慮で行われたにすぎず，その点数設定も，担当者の「勘」とごく小規模の調査によって行われた，と言われている．

最後に，ここで検討してきた「日本モデル」は，すべてのハイテク医療技術に適用できるわけではないことを指摘しなければならない．それが適応可能なのは，MRI，CT，超音波診断装置等，標準化され，しかも資本集約的なハイテク技術（機器）に限定される．それに対して，実験的なハイテク医療技術，および標準化されてはいても労働集約的ハイテク医療技術（臓器移植等）には，このモデルは適用し得ない．そのために，ハイテク医療技術は，

|  | 実験的 | 標準化 |
|---|---|---|
| 資本集約的 |  | MRI, CT, ESWL, 超音波等 |
| 労働集約的 |  | 臓器移植等 |

図2 ハイテク医療技術の区分（二木，1993）

図2に示したように，2側面から区分し，それぞれについて，医療費増加との関連を分析的に検討すべきであろう．

### 補 注――「日本モデル」の限界

本節は，筆者がアメリカのUCLA公衆衛生学大学院留学中（1992年8月-1993年8月）に行った学術研究の「日本語版」である（原題は，How to balance the wide diffusion of high-technology medicine and cost containment: A case study of magnetic resonance imaging in Japan）．そのため本書収録に当たっても，誤植の訂正以外，原文には手を加えなかった．ただし，読みやすくするための小見出しを適宜加えた．

本研究は，1993年10月にスイス・ルガノ市で開催された「MRIが医療制度に与えたインパクトに関する国際会議」でも，発表した．著者の「日本モデル」の問題提起に対しては，海外メーカーの参加者等から，次の2つの反論がなされた．①日本のメーカーが安価なMRIを開発できたのは，海外メーカーの研究開発費に「タダ乗り」したからであり，すべてのメーカーが日本メーカーと同じ戦略をとれば，MRIの技術革新は不可能になる．②日本のような低料金では「質の管理」ができない（日本のMRI利用では，特に放射線科医がいない中小病院で，「質の管理」がほとんどなされていない．）

筆者は①の批判はやや的外れだと考える．しかし，②は，筆者が，本論で指摘した「『日本モデル』の4つの問題点」の第二，四と共通するものであり，受け入れざるをえない．質の管理，テクノロジー・アセスメントなき「日本モデル」が「世界標準」になることは不可能と言えよう．

### 文 献

（1） Ginzberg E: High-tech medicine and rising health care costs. JAMA 263: 1820-1822: 1991.
（2） Stocking B（ed）: Expensive Health Technologies. Oxford University Press, 1988.
（3） OECD. OECD Health Systems volume 1, OECD, Paris, 1993.
（4） 二木立：CTスキャナーの社会経済学．二木立：医療経済学,pp.112-129,

第3章 技術進歩と医療費増加

　　　　医学書院，1985.［本書第Ⅰ部第3章第1節］
（5）　月刊新医療編集：1992年先端医療機器データブック，産業科学株式会社，1992.
（6）　Drew PG: Personal communication, 1993.
（7）　Diagnostic Imaging Technology Report-Magnetic Resonance Imaging. Miller Freeman Inc., 1992.
（8）　Hillman AL, et al: The diffusion of MRI. AJR 146: 963-969.1986.
（9）　Sunshine JH, et al: How accurate was GMENAC? Radiology 182: 365-368, 1992.
（10）　Levin DC, et al: Do radiologists control imaging studies? Radiology 170：879-881,1989.
（11）　Evens RG, et al: Analysis of economics and use of MR imaging units in the United States in 1990. AJR 157: 603-607, 1991.
（12）　Brice J: First sales slump hits MR equipment market. Diagnostic Imaging Sep 1992: 47-53.
（13）　U. S. Department of Commerce. International competitiveness study of the medical diagnostic imaging industry, 1988.
（14）　Morgan BC. Patient access to magnetic resonance imaging centers in Orange County, California. N Eng J Med 328: 884-885, 1993.

## 第3節　慢性透析医療と医療費の日米比較──医療費の支払い方式と水準が「医療の質」に与える影響

　　　（『日本の医療費』医学書院，1995，第2章Ⅱ，64-85頁.）

### はじめに──アメリカの医療費と医療技術の水準は世界一か？

　アメリカの医療費と医療技術・サービスの水準が世界一なことは，よく知られている．1991年の「国民保健費用」は7518億ドル（101兆円：1ドル135円換算），GDP（国内総生産）に対する割合は13.2％に達している[15]．逆に，日本の1991年度「国民医療費」は21兆8260億円，GNP（国民総生産.日本ではGDPとほぼ同じ）に対する割合は4.8％にすぎない．
　実際にアメリカの平均的病院を見学しても，「億ション」と見まがうばかりの豪華な建物，高級ホテル並みのアメニティ，わが国と桁違いの職員配置

に圧倒される[16]．1991年の急性病院の入院患者100人当たり職員数は医師を除いても427人，入院1日当たり医療費は745.37ドル（10万円）に達しており，日本の病院とは隔絶した高水準である[17]．日本の1993年の一般病院の100床当たり職員数は医師を含めても87.9人，1日当たり医療費は1万7232円にすぎない（厚生省「医療施設調査」「社会医療診療行為別調査」）．

アメリカでは医師の専門技術水準も非常に高く，そのためもあり彼らの診察料もきわめて高い．1991年の医師初診料（請求料金）の全国平均は83.04ドル（1万1200円），大都市部では103.18ドル（1万3900円）に達している[18]．それに対して，同年の日本の初診料は1750-2100円にすぎない．

### アメリカの慢性医療・ケアの水準は低い

ただし，アメリカ医療のすべてが，費用・技術の両面で世界一なのではない．単純化して言えば，アメリカが世界一なのは，急性（病院）医療に限られるのである[16]．

それに対して，ナーシングホームに代表される慢性医療・ケアの水準が，ヨーロッパの福祉最先進国に比べて相当低いことは，わが国でも良く知られている[19][20]．実際にアメリカのナーシングホームを見学しても，患者の療養環境や人員水準は，日本の特別養護老人ホームや老人保健施設に類似している．日本の老人病院に比べると，療養環境では勝るが，有資格者の配置ははるかに劣っている．「ナーシング」ホームとは名ばかりで，看護婦は病棟責任者以外には，ごくわずかしか配置されていないからである．費用面でも，物価水準の高い都市部でさえ月3000ドル弱，農村部では2000ドル前後（1993年に筆者が訪問調査）にすぎず，わが国の老人病院より相当「安価」でさえある．ただし，公私の医療保険はナーシングホーム給付をほとんど行わないため，入院患者本人にとっての負担は極端に重いが．

### 透析患者の生存率は日本が世界一，アメリカが先進国中最低

そしてナーシングホーム以上に質の低さが目立つのが，慢性透析医療（以

下透析医療と略す)なのである．アメリカの透析患者の生存率が先進国の中でもっとも低いこと，逆に日本のそれが世界一高いことは，1989年にアメリカ・ダラス市で開催された国際シンポジウムで，初めて「疑問の余地なく」明らかにされた[21][22]．このことはその後の研究論文や国際シンポジウムでも確認され，日米の透析専門家の間ではすでに常識化してさえいる[23]〜[27]．さらにアメリカでは，このことは，透析医療の枠を越えて注目されており，たとえば1993年の「アメリカ医師会雑誌」の「各科診療の進歩特集号」の腎疾患の項でも，「アメリカの透析患者の死亡率がヨーロッパや日本に比べてはるかに高い」ことについての研究が，最初の話題として取り上げられているほどである[28]．

それに対して，わが国では，透析専門家以外には，この驚くべき事実はまだほとんど知られていない(筆者自身，1992-93年のアメリカUCLA留学中に行った各種医療施設の訪問調査で初めて「発見」し，それから文献学的検討を始めた)．さらに，透析医療のこの「日米逆格差」の背後に，日米の透析医療の支払い方式の違いがあることは，ほとんど検討されていない．

結論から言えば，アメリカでは，1973年のメディケア改正による透析医療給付開始時から包括払い制が導入され，しかもその支払い水準が長期間凍結・引き下げられたことにより，透析施設の側は経営維持のために透析時間の短縮やダイアライザーの再使用，職員水準の引き下げを行い，その結果，透析医療の質の低下(生存率の低下)が生まれたと考えられる．そして，一般医療とは逆に，透析医療に関しては，日本の方が医療費(医療保険からの支払額)が相当高いのである．筆者の知る限り，医療へのアクセス(かかりやすさ)，医療の質・効果，医療費のすべての点で，日本がアメリカよりも高水準なのは，この透析医療だけである．

本節では，医療費の支払い方式と水準が医療行為・医療効果にいかに大きな影響を与えるかの「ケース・スタディ」として，日米の透析医療と医療費の比較検討を行いたい．

第 I 部　テーマ別の主要実証研究

## 1　アメリカの医療保険制度と透析医療給付

　まず，アメリカの医療保険制度とメディケア等による透析医療給付の概略を述べよう．

### (1)　民間医療保険主体のアメリカの医療保険制度

　よく知られているように，アメリカは先進国の中で，国民全体を対象にした公的医療保障制度（「国民皆保険」）を持たない唯一の国である．

　被用者の多数は企業が提供する民間医療保険に加入し，急性医療に関しては世界最高水準の医療を享受している反面，零細企業の被用者，零細自営業者，低所得者など3700万人もの無保険者が存在する．民間医療保険の中では，1980年代以降，保険料が安価な代わり医師・医療機関選択の自由を制限したHMOなどの管理医療（managed care）の加入者が増加しているが，主流は依然伝統的な出来高払い制保険である．

　公的医療保険（保障）としては，老人（65歳以上）全体と一部の障害者対象のメディケア（連邦制度だが，保険の運用は民間医療保険に委託）と貧困者対象のメディケイド（医療扶助．連邦と州との共同制度だが，州が管理）があるのみであり，その給付範囲・水準は民間医療保険に比べて，かなり低い（特にメディケイドで）．また，メディケアの急性病院入院医療の支払いに対しては，1983年からDRG/PPS（診断群別包括払い方式）が導入されている[29][30]．

　クリントン大統領は，1993年9月，このような既存制度の枠組み維持した上で，医療保険間の競争を促進する「管理競争」（managed competition）を導入することにより，国民皆保険と医療費抑制の両立をめざした，抜本的な医療保険改革法案を発表した．この実現は同大統領の1994年最大の内政課題となったが，残念ながら挫折した[16]．

## (2) メディケアの腎不全(透析)医療給付は三重に特異

　メディケアの透析医療(正確には腎移植を含めた腎不全医療)給付は,このようなアメリカの医療保険制度の中にあって三重に特異・例外的である.

　第一に,透析または腎移植を必要とする患者の大半を対象にする公的医療保険給付であること.しかも,この給付は狭義の透析・腎移植に限定されず,腎不全患者が必要とする医療の大半がカバーされる.これ以外に,特定の疾患単位の公的医療保険給付は存在しない.ちなみに,このメディケア給付が開始された時期(法改正は1972年,給付開始は1973年)は,わが国でも透析医療の更生医療・育成医療適用(1972年)と高額医療費支給制度の発足(1973年)により,健保家族や国保患者の自己負担が大幅に軽減された時期と完全に一致する[31].この時期に腎不全患者の運動やリベラルな政治運動が大きく高揚したという点でも,両国は一致する.当時アメリカでは国民皆保険が実現する機運が盛り上がっており,当時のニクソン大統領もそれに意欲的であったが,ウオーターゲート事件による同大統領の突然の退陣により,それは頓挫してしまったのである.

　第二に,透析医療の支払いが,1973年の制度発足以来一貫して包括払い制であること.出来高払いの伝統がわが国以上に強いアメリカでは,これは異例のことであり,「最初のDRG」とすら呼ばれている[32].医師診察料を除いた公的透析料金は1回当たりの包括払いで,これには,技術料(人工腎臓料),ダイアライザー代金,基本的検査や薬剤の費用がすべて含まれる.また,透析担当医の診察料も1月当たりの包括払いであり,これには透析処方,透析管理だけでなく,内科的診察も含まれている[33][34].ただし,腎疾患専門医(nephrologist)のうち,患者に公定料金のみ請求することをメディケアと契約した医師は76.3％にとどまっている[35].エリスロポエチンなどの高額医薬品(注射)や特殊検査は別建ての請求が認められているが,別途請求できる薬や検査の範囲は全国共通ではなく,地域差が大きい[36].

　第三に,公定透析料金の決定プロセスが不透明であり,しかも,メディケ

アを所管している医療財務庁(HCF)により,透析医療の質の評価抜きに,一方的,恣意的に引き下げられてきたことである[33].行政の不透明性や医療料金(診療報酬)の凍結・引き下げはわが国では日常茶飯事であるため,「日本とアメリカは同じ」と感じる読者が多いかもしれないが,そうではない.

まず,公定透析料金に関する行政の不透明性・恣意性は,情報公開を徹底し,しかも実証研究・調査を行った上で政策変更を行うという,アメリカの(医療)政策立案プロセスの伝統に大きく反している.このことは,上述したDRG式包括払い制導入に先立ち,膨大な実証研究が行われるとともに,実施後もその影響の実態調査が継続的に行われ,しかもその結果が公開されていることと対比すれば明らかだろう[30].

次に,公定透析料金は,図1に示したように,1973年の給付発足以来,10年間凍結された後,1983年に独立型透析施設では8%,病院付属透析施設では18%も引き下げられた.さらに1986年には,ともに1%ポイント引

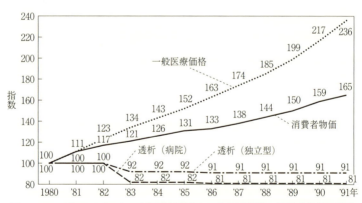

図1　アメリカのメディケア血液透析料金と一般医療価格,消費者物価の推移
　　　(1980年 = 100)

資料:1) Health Care Financing Review 11(4): 181, 1990; 13(4): 187, 1992.
　　　2) Institute of Medicine. Kidney Failure and the Federal Government, 1991[33], p. 196.
注:透析(独立型),同(病院)は,それぞれ独立型透析施設,病院付属透析施設に対するメディケア承認透析料金の平均値.

き下げられた[33]．それに対して，一般医療価格は，この間に消費者物価の上昇を大幅に上回って増加し続け，1991年には1980年価格の2.36倍にも達している．つまり，透析料金の凍結・引き下げという点で日米は表面的に類似しているが，医療価格（診療報酬）全体が厳しく抑制されたわが国とアメリカとでは，その影響がまったく異なるのである（アメリカの方がはるかに深刻）．

そのため，連邦政府の腎不全医療政策を包括的に見直した議会委託の報告書でも，「医療財務庁による透析料金の改定プロセスは公開され，かつ当事者の意見が反映される必要がある」「透析医療料金のこれ以上の引き下げには反対する」と強い調子の勧告がなされているほどである[33]．

### (3) わが国に比べ給付範囲が狭く患者負担が多いメディケアの腎不全給付

メディケアの対象とする腎不全患者の範囲，給付される医療サービスの範囲はわが国よりも狭く，患者負担はわが国よりもはるかに高い．

まず，メディケアの腎不全医療給付の対象は社会保障制度（公的年金制度）加入者本人またはその扶養者に限定されているため，透析または移植を受けている腎不全患者総数の約7％は「適用除外」とされている（1991年は7.4％[37]）．これらの適用除外患者には，政府職員や退役軍人（の一部）など他の医療保険から給付を受けられる患者と，就労経験のない患者が含まれるが，後者の大半は貧困者やマイノリティ（黒人等）である．これらの患者は，メディケイドまたは州独自の腎不全医療制度（ただし実施しているのは20州のみ）の適用を受けるが，メディケイド一般と同じく，受給資格の州間格差が大きい[33]．

しかも透析患者のメディケア給付開始には，3か月間の「待機期間」があり，それ以前の医療費は給付されない．また維持透析のみを目的にした入院も給付されない．

腎移植患者の給付は，移植術直前から開始されるが，移植後丸3年で打ち切られる．内服薬は，メディケア一般と同じく，まったく給付されず，全額

自己負担である．腎移植患者が服用する免疫抑制剤のみは例外的に給付されるが，移植後丸1年で給付は打ち切られる．さらに，メディケア一般と同じく，すべてのサービスが8割給付である．

そのために，残りの2割分やメディケアで給付されない医療費は患者の自己負担または他保険・保障負担（民間保険，メディケイド等）となる．しかも，アメリカには日本の公的医療保険のような高額療養費支給制度（腎疾患の場合自己負担の上限は月1万円）はない．貧困者は，メディケイドや州独自の腎不全医療制度の適用となるが，それ以外の患者の負担は決して軽くない．

たとえば，アメリカの中では，透析・腎不全医療（給付）がもっとも整備されているミシガン州でも，腎不全治療患者の年間平均自己負担額は1072ドル（約16万円：1990年以前の調査なので1ドル150円換算）であった[33]．それに対して，わが国では，高額療養費支給制度に加えて，更生医療の給付や全都道府県が独自に実施している身体障害者医療費助成事業により，透析患者の医療費の自己負担はほとんどない（ただし，通院にかかる交通費等は一部の患者では重い負担となっている[38]）．

## 2 慢性透析患者と透析施設の日米比較

### (1) 透析患者の日米比較

透析患者の日米比較（表1）でもっとも驚くべきことは，わが国の透析患者総数（1990年末：10万3296人）が，人口が2倍のアメリカのそれ（同12万1987人）に匹敵することである[37][39]．人口100万対比では，それぞれ836人，490人であり，日本はアメリカの1.71倍である．表に示したアメリカの患者数はメディケア給付分（全患者の約93％）だけであることを考慮しても，わが国の透析患者数の多さは際だっている．

逆に，日本の腎移植患者（1990年：764人，人口100万対6.2人）は，アメリカのそれ（それぞれ9433人，37.9人）を極端に下回っている．人口対比で

## 表1 アメリカと日本の透析患者数

|  |  | アメリカ | 日本 |  |
|---|---|---|---|---|
| 総数 |  | 121,987 | 103,296 | (1990年末) |
| (人口100万対) |  | (490) | (836) |  |
|  |  |  | 123,926 | (1992年末) |
|  |  |  | (996) |  |
| 透析種類 | 施設血液透析 | 82.3 % | 95.0 % | (1990年末) |
|  | CAPD/CCPD | 13.8 % | 4.9 % |  |
|  | 家庭血液透析 | 1.7 % | 0.1 % |  |
|  | その他の透析 | 2.2 % | 0.1 % |  |
| 年齢区分 | 0〜19 | 1.3 % | 0.5 % |  |
|  | 20〜44 | 22.4 % | 20.3 % |  |
|  | 45〜64 | 37.9 % | 51.6 % |  |
|  | 65〜74 | 25.1 % | 18.9 % |  |
|  | 75〜 | 13.3 % | 8.7 % |  |
| 糖尿病性腎症 |  | 27.3 % | 17.1 % |  |
| (参考) 年間腎移植数 |  | 9,433 | 764 | (1990年) |
| (人口100万対) |  | (37.9) | (6.2) |  |

資料：1) US Renal Data System. USRDS 1993 Annual Data Report, Am J Kidney Dis 22 (4, Suppl 2), 1993 [37].
2) Statistical Abstract of the U. S. 1992.
3) 日本透析療法学会：「わが国の慢性透析療法の現況」[39].
4) 日本移植学会：腎移植臨床登録集計報告 (1991), 移植 27：594, 1992.
5) 「国民衛生の動向 1993年」より作成.

注：1) アメリカ透析患者数はメディケア給付分のみ (全患者の約93％). 腎移植数はメディケア給付外分も含む.
2) 透析種類, 年齢区分, 糖尿病性腎症患者の比率は, 日米とも不明の患者を除外して計算.
3) アメリカの透析導入患者数は不明 (腎移植患者と一括, 1990年で45,153人). 日本は1990年18,411人, 1992年22,475人.

は, 日本はアメリカのわずか16％にすぎない. このようなわが国の腎移植患者数の少なさで, わが国の透析患者数の多さは, 一部説明できるかもしれない.

ただし, アメリカでも1986年以降は腎移植患者数が1万人前後で安定していることを考慮すると[37], これのみで, 透析患者数の「日米格差」を説明することには無理がある. むしろ, わが国の透析医療へのアクセスの良さ, およびわが国の透析患者の生存率の高さがもたらす長期透析患者の累増の方が主因と考えるべきであろう.

透析種類別にみると，わが国は施設血液透析が大部分（95.0％）であり，CAPD（連続携行式腹膜灌流）が少ない（4.9％．アメリカは13.8％）．アメリカでCAPDが多い理由としては，国土が広大（日本の25倍！）で頻回の通院が物理的に困難な患者が少なくないこと，およびアメリカ人の強い自立精神のためと思われる．

わが国の透析患者は高齢化・重症化が急速に進んでいるが，それでも65歳以上比率は27.6％，糖尿病性腎症は27.3％であり，アメリカのそれぞれ38.4％，27.3％よりはまだかなり低い．ただし，1992年の透析導入患者数についてみると，65歳以上比率は39.3％（平均年齢59.5歳），糖尿病性腎症は28.4％と，アメリカ並みの水準に達している．

(2) 透析施設の日米比較

日本の透析施設に関して特記すべきことは，施設数の多さである（**表2**）．総数2520は，実数でアメリカの2207を14％も上回っている．このことは，日本の透析施設の物理的アクセスの良さを示している．他面，透析施設当たりの患者数は，アメリカ71.8人，日本49.2人と，アメリカの方が45.9％も多い．

透析施設の種類・開設者面では，日米は私立依存という点で共通している．わが国では私立病院・診療所が患者の75.9％を扱っている．しかも，1施設当たり平均患者数は，私立病院（54.9人）だけでなく，私立診療所（52.6人）でさえ，公立病院（38.9）を上回っている．アメリカでは，公立施設は非営利施設（大部分病院）のごく一部を占めるにすぎないため，非営利私立とまとめて「非営利」と表示されている（後述する表8から，公立施設は施設総数の6.7％と計算できる：131/1882）．

ただし，アメリカの透析施設は，（営利・非営利）独立型が患者の67％を扱っている点，しかも，営利独立型単独でも55％の患者を扱っている点で，日本とは異なっている．この独立型透析施設は，日本の透析専門の無床診療所と一見類似しているが，透析実施中にさえ，医師は常駐していない（患者

表2 アメリカと日本の透析施設数

| アメリカ (1991年) | | 日本 (1992年) | |
|---|---|---|---|
| 施設総数 | 2,207 | | 2,520 |
| うち1991年透析実施施設数 | 2,009 | | |
| 透析患者総数 | 144,193 | | 123,926 |
| 1施設当たり透析患者数(平均値) | 71.8 | | 49.2 |
| 施設別透析患者割合 | (%) | | |
| 　営利独立型 | 55 | 私立診療所 | 37.8 |
| 　非営利独立型 | 12 | 私立病院 | 38.1 |
| 　病院施設 | 7 | 公的病院 | 24.1 |
| 　病院センター | 18 | | |
| 　透析・腎移植センター | 9 | | |
| 施設別透析患者数 | (人) | | |
| (中央値) | | (平均値) | |
| 　営利独立型 | 55 | 私立診療所 | 52.6 |
| 　非営利独立型 | 67 | 私立病院 | 54.9 |
| 　病院施設 | 31 | 公的病院 | 38.9 |
| 　病院センター | 54 | | |
| 　透析・腎移植センター | 64 | | |

資料：1) US Renal Data System. USRDS 1993 Anual Data Report, Am J Kidney Dis 22 (4, Suppl 2), 1993[37].
　　　2) 日本透析療法学会：わが国の慢性透析療法の現況 (1992年12月31日現在)[39].
注：1) アメリカの病院施設 (hospital facilities) と病院センター (hospital centers) との異同は不明.
　　2) 日本の公的病院には私立大学病院も含む (総数に対する患者数割合1.9%).

に問題が生じた場合は，看護婦が主治医に電話して指示を受けるのが普通).

### アメリカでは営利透析チェーンの寡占化が進行

　実は，アメリカと日本の病院制度は，公立優位である他の先進国（ヨーロッパ諸国，カナダ，オーストラリア等）と異なり，私立優位という点で共通している．他面，アメリカは，営利企業（株式会社）による病院経営が認められている点で，日本と大きく異なっている．このような関係は，両国とも，透析施設で，さらに顕著だと言えよう．

　アメリカの透析施設で忘れてならないことに，チェーン化・寡占化がある．この点についての公式統計はないが，すでに1988年の段階で，営利独立施設のうち半数以上は，チェーン化されていると推定されていた．特に最大手

のNational Medical Care (NMC) は，全国に300を越える透析施設を展開し，透析患者総数の約20％がこのチェーン傘下の施設で透析を受けているのである(33)。1980年に，New England Journal of Medicine誌編集長のRelman医師が，アメリカにおける「医療産業複合体」の実態を初めて批判的に明らかにしたときも，営利病院チェーン等と並んで，この営利透析施設チェーンが注目された(40)。それに対して，透析施設の営利・非営利の差が医療の質に与える影響は明らかではないとする報告もある(33)。ただし，後述するように，営利と非営利の間で，透析医療の中身に関して，無視し得ない差があることも，見落とせない。

わが国でも，複数の透析施設を有する法人は少なくないが，その実態はまったく不明である。今回，日本透析療法学会「血液透析施設名簿」を用いてこの点を調査しようと考えたが，チェーン透析施設の多くは，本院しか学会に加入せず，その場合は分院はこの名簿に掲載されないことが判明し，断念した。ただし，それらはいずれも「地場産業」の域を出ず，アメリカのように全国展開しているものはほとんどないと思われる。

## 3 透析医療費の日米比較

### (1) 透析料と透析患者1人当たりの医療費は日本の方が高い

次に，透析料と透析患者1人当たり医療費の日米比較を行う（表3）。

先述したように，アメリカの透析医療費は，日本と異なり出来高払い制ではなく，透析料，透析担当医診察料とも包括払い制が主体であるため，正確な日米比較は困難である。しかも，透析患者の透析以外の医療費については，日米とも資料が不足している。そのために，表3に示したのは，注記したさまざまな仮定に基づいた試算であることに注意されたい。調査年がアメリカ1987年，日本1990年と不整合であるが，アメリカの透析料や透析担当医診察料はその後も据え置かれているため，単純に比較しても問題はない。他面，

## 第3章 技術進歩と医療費増加

表3 アメリカと日本の透析料と透析患者の1人当たり医療費（試算）

|  | アメリカ（ドル） | (1987年)（万円） | 日本(1990年) | 日本／米国（万円） |
|---|---|---|---|---|
| 透析料（1回当たり）独立型 | 125 | 1.9 | 3.3 | 1.8 |
| 　　　　　　　　　　病院 | 127 | 1.9 |  |  |
| 透析担当医診察料（1月当たり） | 216 | 3.2 |  |  |
| 外来透析患者の1月当たり医療費 | 1,841 | 28 | 50 | 1.8 |
| 透析患者（入院・外来）1人当たり年間医療費 | 40,000 | 600 | 650 | 1.1 |

資料：1）Institute of Medicine. Kidney Failure and the Federal Government. 1991[33].
　　　2）厚生省：「社会医療診療行為別調査」より試算.
注：1）アメリカは透析料，透析担当医診察料とも包括払い制．透析担当医診察料は，メディケア給付分（173.1ドル）と法定患者負担率（20％）から試算．外来1月当たり医療費は，1回の透析料125ドル×月13回透析と仮定して試算．ただし，メディケア給付のエリスロポエチン，患者全額負担の外来薬剤費は含まないため，過少推計である．1ドルを150円として換算．年間医療費はメディケア給付分（3万2,000ドル）と法定自己負担率とから試算．
　　　2）日本の1回当たり透析料は，1月当たり透析料総額（各種加算を含んだ人工腎臓料＋ダイアライザー料）を人工腎臓回数で割って求めた．外来1月当たり医療費は，複数施設での聞き取り調査を基にして50万円と推定．年間医療費は，入院患者の1月当たり医療費80万円（透析医療費50万円＋その他医療費30万円）と透析患者の入院率15％という仮定で試算．

　アメリカの入院医療費を含む年間医療費は，病院医療費急騰のため，その後相当上昇したと推定される．

　もっとも注目すべきことは，1回当たり透析料（日本は各種加算を含む人工腎臓料プラスダイアライザー代）がアメリカ125-127ドル（1ドル150円換算で1.9万円），日本3.3万円であり，日本の方が8割も高い（あるいはアメリカの方が4割も低い）ことである．外来患者の1月当たり医療費（透析以外の一般医療費を含む）も，1841ドル（28万円）対50万円で，やはり日本の方が8割も高い．

　それに対して，透析患者の1人当たり年間医療費（入院費用を含む）は，アメリカ4万ドル（600万円），日本650万円であり，日本が1割多いにすぎない．これは，「はじめに」で述べたように，アメリカの入院医療費が極端に高いため，透析医療費の格差が相当程度「相殺」されるためと考えられる．

### (2) 透析医療費総額の水準も日本の方が高い

　以上は，患者1人当たりのいわばミクロ経済的分析であるが，マクロ経済

第Ⅰ部 テーマ別の主要実証研究

**表4 血液透析料・慢性腎不全医療費の医科医療費総額に対する割合等の推移（日本）**

A. 血液透析料

| 年 | 血液透析料の医科総額対比（%） | | | 1回当たり 点数 | 1月当たり 点数 | 透析患者 入院率（%） |
|---|---|---|---|---|---|---|
| | 人工腎臓 | ダイアライザー他 | 合計 | | | |
| 1986 | 1.65 | 0.71 | 2.36 | 2,600 | 33,800 | 12.3 |
| 1987 | 1.36 | 0.59 | 1.95 | 2,619 | 34,042 | 17.2 |
| 1988 | 1.62 | 0.68 | 2.30 | 2,549 | 33,138 | 15.7 |
| 1989 | 1.49 | 0.60 | 2.09 | 2,576 | 33,486 | 13.9 |
| 1990 | 1.55 | 0.58 | 2.14 | 2,554 | 33,207 | 14.9 |
| 1991 | 1.72 | 0.67 | 2.39 | 2,569 | 33,400 | 15.8 |
| 1992 | 1.38 | 0.48 | 1.86 | 2,495 | 32,438 | 13.8 |
| 1993 | 1.66 | 0.57 | 2.22 | 2,490 | 32,371 | 13.9 |

B. 慢性腎不全医療費

| 年 | 腎不全医療費 医科総額対比（%） | 1件当たり 点数 | 腎不全患者 入院率（%） |
|---|---|---|---|
| 1986 | 3.7 | 35,087 | 16.2 |
| 1987 | 3.3 | 35,833 | 21.0 |
| 1988 | 3.4 | 32,297 | 18.1 |
| 1989 | 3.1 | 35,329 | 17.7 |
| 1990 | 3.4 | 33,666 | 17.3 |
| 1991 | 4.0 | 36,076 | 17.7 |
| 1992 | 3.3 | 32,725 | 15.5 |
| 1993 | 4.0 | 37,829 | 17.4 |

資料：厚生省「社会医療診療行為別調査報告」より作成．

注：1）人工腎臓には各種加算を含む．
　　2）血液透析の1回当たり点数＝透析料・合計／人工腎臓回数．
　　3）同1月当たり点数は，1月13回透析と仮定して，試算．
　　4）透析患者入院率＝人工腎臓入院分回数／人工腎臓総回数．腎不全入院率＝腎不全入院分件数／腎不全総件数．

的にみても，日米の差は歴然としている．アメリカの1990年の腎不全治療費総額（透析プラス移植．非メディケア給付分も含む）は72.6億ドルと推計されている[37]．これは同年の国民保健費用675億ドルのわずか1.08%にすぎない．それに対して，わが国では，表4に示したように，透析料の医科医療費総額に対する割合でさえ2%強（1991年は2.39%）であり，アメリカの腎不全医療費水準の2倍である．腎不全医療費の医科医療費総額に対する割合は3%強であり，アメリカの水準の3倍である．しかも，透析を受けている患者は，「腎不全」以外の疾患名にも含まれている可能性があり，その場合には，この水準はさらに高くなると予想される（逆に，腎不全患者のすべてが透析を受けているわけでもない）．

ただし，この表4で注意すべきことは，透析料，慢性腎不全医療費とも，

医科医療費総額に対する割合が，1980年代後半以降，安定していることである．このことは，マクロ経済的に見て，透析（患者の）医療費が，医療費総額の主要な増加要因ではないことを示している．

ともあれ，「はじめに」で述べた，アメリカの急性（病院）医療費の極端な高さを考慮すると，透析医療費の「日米逆格差」は驚異的でさえある．ただし，以下の透析「医療の質」の日米比較が明らかにするように，このような逆格差はアメリカの透析医療費が低すぎたために生じているのであり，日本のそれが高すぎるのではない．さらに言えば，わが国の一般医療費の水準が低すぎるのである[16]．

ただし，表には示さなかったが，例外が1つある．それはエリスロポエチン薬価の異常な高さである．これが1990年4月に，1500単位5,169円で保険収載されたとき，業界は「世界最高の薬価」とはやし立てた（「日経産業新聞」1990年4月23日）．このことは，その後Sisk等による詳細なエリスロポエチン価格の国際比較でも確認された[41]．それに対して，メディケアの公定料金は1000単位11ドルにすぎないのである．医療機関に対しては厳しい医療費抑制政策を継続しているわが国厚生省の，医薬品業界に対するこの異常に「甘い」対応は理解に苦しむ．

## (3) アメリカのメディケア透析料金が極端に低い3つの理由

なお，筆者は，アメリカのメディケア透析料が急性医療の料金に比べて極端に低い理由として，次の3点を考えている．

①民間医療保険主導のアメリカでは，公的医療保険は「二級保険」と見なされ，その支払い水準は民間医療保険よりも相当低いのが常態である．実は，メディケアは，医療費抑制政策の一環として，1981年から，メディケア適用となった透析患者のうち民間保険加入者に対しては，適用1年間（1991年から1年半に延長）に限り，民間医療保険による支払いを「優先」させている．その場合，透析施設は，民間医療保険に対して，メディケア公定料金の2〜3倍の金額を請求しているのである[33][36]！

②アメリカでは，民間医療保険だけでなく，公的医療保険も，急性医療の給付偏重で，慢性医療の給付範囲・水準は非常に低い．これは，急性医療・最先端医療を極端に重視するアメリカの国民性の反映である．

③アメリカには，日本の全腎協（全国腎臓病患者連絡協議会）に相当する全国的な患者団体が存在しない．日本に比べて「圧力団体」の政策形成に対する役割がはるかに大きいアメリカで，この点は致命的ですらある．逆に，わが国でも，もし全腎協が存在しなかったとしたら，1981年以来ほとんど毎回の診療報酬改定で行われている透析料・ダイアライザー料の引き下げ幅は，さらに大きかったと想像できる．

## 4 透析「医療の質」の日米比較

一般に「医療の質」の施設間比較や国際比較は容易ではない．最終的治療効果が良いから，その施設・国の医療の質が高いと単純には言えない．この点は，わが国の平均寿命が世界一長いことをもって，わが国医療の質が世界一と言えないことを考えれば，容易に理解できよう．そのために，アメリカでは，医療の質を，①医療構造（structure），②医療プロセス（process），③最終的治療効果（outcomes）の3側面から評価・比較することが常識化している[42][43]．

ここでは，この点を踏まえ，透析「医療の質」の日米比較を，①医療従事者による人的技術（対人サービス），②物的技術（ダイアライザーの再使用，透析時間等），③最終的治療効果（5年生存率）の3側面から，行いたい．

### (1) 人的技術（対人サービス）の水準の日米比較

表5は，アメリカの1982, 87年の透析職員数・構成の変化を示したものである．先述したように，1983年に公定透析料金の大幅引き下げが実施されている．ここで「外来透析患者1人当たり職種別週労働時間数」とは，職種別週労働時間総数を（1週当たり）患者数で割ったものである．なお，日本

表5 アメリカの透析施設の職員の変化—患者1人当たり職種別週労働時間数

| | 病院付属 | | | 1982-87 | 独立型 | | | 1982-87 |
| --- | --- | --- | --- | --- | --- | --- | --- | --- |
| | 1982 | 1987 | (構成) | 増減率(%) | 1982 | 1987 | (構成) | 増減率(%) |
| 総数 | 9.88 | 8.22 | 100.0% | -16.7 | 8.91 | 8.12 | 100.0% | -8.9 |
| 看護婦(RN) | 5.76 | 4.94 | 60.1% | -14.3 | 3.43 | 2.85 | 35.1% | -17.0 |
| 准看(LPN) | 1.25 | 1.12 | 13.6% | -10.5 | 1.63 | 1.21 | 14.9% | -19.4 |
| 看護助手 | 0.41 | 0.22 | 2.7% | -46.4 | 0.30 | 0.59 | 7.3% | 97.7 |
| 技術員 | 1.79 | 1.59 | 19.3% | -11.4 | 2.76 | 2.69 | 33.1% | -2.6 |
| ソーシャル・ワーカー | 0.39 | 0.22 | 2.7% | -43.7 | 0.48 | 0.44 | 5.4% | -8.6 |
| 栄養士 | 0.28 | 0.14 | 1.7% | -48.5 | 0.32 | 0.25 | 3.1% | -22.0 |

資料：Held et al. Am J Kidney Dis 15: 441-450, 1990[47].

と直接比較できる最新データは入手できなかった．また，先述したように，アメリカの透析施設には医師は常駐していないため，医師の労働時間は示されていない．

1983-87年のわずか4年間に，職員総数の患者1人当たり週労働時間数は病院付属で9.88時間から8.22時間へと16.7%も減少し，独立型でも8.91時間から8.12時間へと8.9%減少した．病院付属の方が減少率が大きいのは，1983年には病院付属の週労働時間数が独立型のそれよりも相当長く「削減余地」が大きかったこと，および先に図1で示したように，1983年の公定透析料金の削減が病院で特に大きかったため，と考えられる．

また，病院付属，独立型の両者で週労働時間数の削減率がもっとも大きい職種は栄養士である．このことは，透析料金の引き下げの結果，患者の生命維持に必要とされる「コア・サービス」よりも，「支持的サービス」がより多く削減されたことを意味している[33]．

**アメリカでは看護職から無資格・低賃金の技術員へ「職種シフト」**

さらに，独立型での患者1人当たり週労働時間の削減で注目すべきことは，看護婦と准看護婦は，それぞれ17.0%，19.4%も削減された反面，技術員の削減率は2.6%にとどまっていることである．このことは，独立型では，この間に看護職から技術員への「職種シフト」が生じたことを示している．透

表6 アメリカの透析センター職員の給与格差 (初任給, 1993)

| 職種 | 時給（$） | (RN=100) | 年給（$） | 同（万円①） | 同（万円②） |
|---|---|---|---|---|---|
| 看護婦主任 | 22.13 | 110.7 | 41,427 | 456 | 787 |
| 役職のない看護婦 (RN) | 20.00 | 100.0 | 37,440 | 412 | 711 |
| 准看護婦 | 14.00 | 70.0 | 26,208 | 288 | 498 |
| 患者ケア技術員主任 | 14.65 | 73.3 | 30,472 | 335 | 579 |
| 患者ケア技術員 | 9.50 | 47.5 | 17,784 | 196 | 338 |
| ダイアライザー保守技術員 | 11.50 | 57.5 | 20,594 | 227 | 391 |
| ダイアライザー再使用担当技術員 | 7.75 | 38.8 | 14,508 | 160 | 276 |

資料：ロサンゼルス地区の1独立型透析センター（営利）の給与表から作成．
注：年給（万円①）は1ドル110円換算（為替レート），同②は1ドル190円換算（購買力平価）．

析料金の凍結（一般医療価格・消費者物価に比べての引き下げ）に対応して，このようなシフトはその後さらに強まっており，現在では，多くの独立型透析施設では，技術員数が看護職数を上回るようになっている（筆者の訪問調査）．

わが国では現在，技術員の大半は臨床工学士資格を取得しており，彼らの給与は看護婦とほぼ同水準である．そのために，わが国では看護職を臨床工学士で置き換えても，労働費用の削減はまったく望めない．しかし，アメリカでは，これは職員数の削減と並んで，もっとも簡単な労働費用削減方法なのである．

なぜなら，アメリカでは技術員に関しては，標準化した教育はなく（一部の州を除いて現任教育のみ），資格制度もないため，彼らの給与は看護婦よりもはるかに低いからである．この点についての全国統計はないが，筆者が入手したロサンゼルス地区の営利独立型透析施設の給与表（表6）によると，患者ケア技術員の初任給（時給）は9.50ドルで，役職のない看護婦の20.00ドルのわずか47.5%にすぎないのである．なお，アメリカ腎臓財団透析技術員特別委員会が1993年発表した報告書でも，「技術員の資格制度は時期尚早」とされている[44]．

表7は，日本の慢性透析療法従事者数である．専従者の週労働時間数を40時間と仮定して試算した，専従者の透析患者1人当たり週労働時間数は合計で9.68時間，医師分を除いても8.84時間となる．これは，1987年のア

表7 日本の慢性透析療法従事者数（1992年末）

|  | 患者10人当たり従事者数 | | 兼務者 | 専従者の患者1人当たり過労働時間数（試算） |
|---|---|---|---|---|
|  | 専従者 | （構成） |  |  |
| 医師 | 0.21 | 8.7% | 0.56 | 0.84 |
| 看護婦（士） | 1.51 | 62.4% | 0.38 | 6.04 |
| 臨床工学士 | 0.28 | 11.6% | 0.08 | 1.12 |
| 栄養士 | 0.06 | 2.5% | 0.25 | 0.24 |
| ケースワーカー | 0.01 | 0.4% | 0.07 | 0.04 |
| その他 | 0.36 | 14.9% | 0.12 | 1.44 |
| 合計 | 2.42 | 100.0% | 1.47 | 9.68 |

資料：日本透析療法学会：わが国の慢性透析療法の現況（1992年12月31日現在）[39].
注：専従者の透析患者1人当たり過労働時間数は，週40時間労働と仮定して試算．

メリカの水準を上回る高水準である．アメリカでは1987年以降も職員の削減が行われていること，およびこの試算では兼務者の労働時間を除外していることを考慮すると，この面での「日米逆格差」は，実際にはさらに大きいとも考えられる．

以上をまとめると，①医師が透析施設に常駐して患者の急変に即応している，②透析患者当たりの職員数（労働時間数）がアメリカより多い，③技術員（臨床工学士）の専門的知識・技術がアメリカよりはるかに高いの3点から，わが国の透析医療の人的技術（対人サービス）の水準は，アメリカよりも高い，と結論できる．筆者も，アメリカの個々の腎疾患専門医（nephrologist）や看護婦（大半が大卒）の知識・技術レベルの高さはよく知っている．しかし，この点を考慮しても，この結論を変えることはできないと考える．

## (2) 透析医療の物的技術

次に，透析医療の物的技術の日米比較を行う．

### アメリカではダイアライザーの再使用率が急上昇

表8に，アメリカにおけるダイアライザーの再使用率を示す[45]．ダイアライザーの再使用は，わが国ではまったく，ヨーロッパ諸国でも一部でしか行われていないが，アメリカでは1980年代に急増している．それを行って

表8　アメリカにおけるダイアライザー再使用率の推移

A. 再使用率の年次推移

| 年 | センター比率(%) | 患者比率(%) |
|---|---|---|
| 1976 | 18 | 18 |
| 1980 | 19 | 24 |
| 1982 | 43 | 51 |
| 1983 | 52 | 60 |
| 1984 | 58 | 65 |
| 1985 | 61 | 68 |
| 1986 | 63 | 69 |
| 1987 | 64 | 70 |
| 1988 | 67 | 72 |
| 1989 | 68 | 73 |
| 1990 | 70 | 75 |

B. 透析施設の特性別再使用率（1990年）

| 施設特性 | | 施設数 | 再使用率(%) |
|---|---|---|---|
| 総数 | | 1,882 | 70 |
| 患者数 | 1～40 | 589 | 58 |
| | 41～80 | 631 | 72 |
| | 81人以上 | 662 | 78 |
| 種類 | 病院付属 | 624 | 43 |
| | 独立型 | 1,222 | 85 |
| 開設者 | 営利 | 1,039 | 85 |
| | 非営利民間 | 672 | 54 |
| | 公立 | 131 | 40 |

資料：Tokars et al: ASAIO Journal 39: 71, 1993[45].

いる透析施設の比率は1980年には19％にすぎなかったが，1990年には70％にも達している．これを受けている患者比率はさらに高く1990年で75％である．しかも，この比率は透析施設種類による差が大きく，独立型，営利型ではともに85％に達しているのに対して，病院付属では43％，公立では40％にとどまっている．

表には示さなかったが，再使用している施設全体の平均再使用回数も，1986年の10回から漸増し，1990年には13回となっている（平均再使用回数が50回，最大使用回数が131回という施設さえ存在する！）．現在では，ダイアライザーの再使用率・回数はさらに上昇し，特に営利独立型施設では，エイズ患者やC型肝炎以外の患者では，15-20回再使用が「標準的」となっているようである（筆者の訪問調査）．さらに，再使用はダイアライザーに限られない．1990年には，血液回路の再使用は10％の施設が，ダイアライザー・キャップの再使用は59％の施設が行っている．

このようなダイアライザーの再使用の結果，アメリカでは透析施設における材料費の原価総額に対する割合は，70年代中頃の3分の1から1990年頃には5分の1にまで低下したと推定されている[33]．しかし，それがまったく行われていない日本では，材料比率のこのような極端な低下は生じていな

い．日本とアメリカでは原価計算の方法が異なるために正確な比較はできないが，たとえば全国公私病院連盟「病院部門別原価計算調査」によると，透析部門の診療材料費（大半がダイアライザー費）の原価総額に対する割合は，1981年27.1％，1990年25.1％と，ほぼ一定である[46]．

　アメリカでも，1980年代からダイアライザーの再使用に対する批判は根強く存在したが，医療機器改善協会（AAMI）が作成した再使用ガイドラインが1988年に法的拘束力を持つようになってから，批判は一時「終息」したかに見えた[33]．しかし，1992年には，FDA（米国食品医薬品管理局）が，再使用のために用いられる消毒液と透析患者の死亡率上昇の関連を示唆するなど，改めて批判が高まっている[35]．その結果，1993年にニューヨークで開かれた透析療法の生存率に関する国際会議では，1演題を除き，再使用が「悪者」と決めつけられたと報告されている[27]．

## アメリカでは透析時間も大幅に短縮

　ダイアライザーの再使用以上に透析患者の死亡率を上昇させると言われているのが，透析時間の短縮である．この点，および透析料金の引き下げがそれを促進したことは，早くから指摘されている（透析時間の短縮により，職員の扱い患者数が増加し，患者1人当たり労働費用が低下するため）．特に有名なのは，Held等による一連の研究であり，それらにより，①1983年の透析料金の引き下げ後平均透析時間が短縮したこと[47]，②3.5時間未満の短時間透析が3.5時間以上の透析に比べて死亡確率を上昇させること[48]，③アメリカの1週当たり透析時間の平均値は9.8時間でヨーロッパ平均の12.0時間より18％も短く，ダイアライザー膜面積平均値は0.97平方メートルでヨーロッパ平均の1.2平方メートルより19％も少なく，高性能のハイフラックス・ダイアライザーの使用率は3.3％でヨーロッパ平均の10.7％の3分の1以下（いずれも1986-87年）である結果，アメリカの透析患者がヨーロッパの患者に比べて低水準の透析を受けていること[25]，が明らかにされた．

　なお，アメリカでは，ハイフラックス・ダイアライザーに関しては，その

延命効果だけでなく，厳密な費用効果分析により，余命1年延長当たりの追加的費用（28,188ドル）さえ計算されている[49]．しかし，ダイアライザー代金を含んだ包括払い政策の下では，一般のダイアライザーの3-4倍もするハイフラックス・ダイアライザーの普及は進まず，それを一部でも使用している透析施設の割合は1990年でも25％にとどまっている[45]．

日本の1回当たり透析時間平均値が4.17時間（週3回透析患者，週当たり12.5時間[39]），ダイアライザーの膜面積は最低でも1.2平方メートルであること，およびほとんどの透析施設がハイフラックス・ダイアライザーを導入していること（業界の推計によると，ダイアライザー全体に対するシェアは約40％）を考慮すると，わが国の透析医療の物的技術水準も，アメリカをはるかに上回っていることは確実である．

### (3) 5年生存率の日米欧比較

「はじめに」で述べたように，透析医療の最終的治療効果（5年生存率）を国際比較し，アメリカの低さと日本の高さを「疑問の余地なく」明らかにしたのは，1989年の国際シンポジウムである[21][22]．**表9**に，このシンポジウムにおけるHeld等の発表の概略を示す．筆者の知る限り，現在でもこれがもっとも優れた比較研究である．

アメリカ，ヨーロッパ，日本の患者では，年齢構成と糖尿性腎症患者比率が異なるため，年齢構成はアメリカの構成比で標準化し，しかも糖尿病患者，非糖尿病患者別に5年生存率が計算されている．その結果，非糖尿病患者の5年生存率はアメリカの44％に対して日本は60％と16％ポイントも高く，糖尿病患者に関しても，それぞれ26％，40％であり，日本の方が14％ポイントも高かったのである．

日本の成績の良さは，日本では，アメリカに比べて腎移植が極端に少ないために，透析患者の中に（アメリカなら腎移植に移行する）若年・軽症患者の比率が高いためだ，という解釈も可能である．しかし，アメリカでも腎移植がほとんど行われない60歳以上の高齢患者に対象を限定して比較を行って

表9 慢性腎不全治療患者の5年生存率の国際比較——年齢標準化，糖尿病の有無別

| 国 | ％（非糖尿病） | ％（糖尿病） |
|---|---|---|
| アメリカ | 45 | 26 |
| ヨーロッパ（1982～87） | 55 | 31 |
| アメリカ | 44 | 26 |
| 日本（1983～87） | 60 | 40 |

資料：Held et al: Am J Kidney Dis 15：450, 1990 [22].
注：1）アメリカとヨーロッパは腎移植患者も含んだ腎不全患者全体．日本は透析患者のみ．
　　2）ヨーロッパと日本のデータは，調査年と年齢区分が異なっているため，直接比較できない．アメリカのデータは個々の患者単位のため，ヨーロッパと日本の年齢区分に合わせてそれぞれ比較した．アメリカの患者の年齢構成を用いて「標準化」した．

も，日本のほうが高く，しかもその差は青壮年患者の場合よりも大きかった．

さらに，日米の生存率の差は，次の2つの理由から，実際にはさらに大きいと考えられる．1つは，アメリカの対象には，透析患者よりも生存率がはるかに高い移植患者が相当数含まれること（アメリカの移植患者の1年生存率は91.3％で，透析患者の78.7％より相当高い[37]）．もう1つは，アメリカの透析患者の5年生存率は，日本とは異なり，透析開始直後から5年間の生存率ではなく，透析開始後4か月以後5年間の生存率であること．これは，メディケアの透析医療給付に3か月間の待機期間があるためであるが，そのために，透析後早期の死亡が相当数除外されることになる．アメリカにはこの点についてのデータはないが，日本の「1983年以降導入患者死亡原因分類（透析期間との関係）」によると，透析3か月未満の死亡は，透析5年未満の死亡の実に25.6％も占める[39]．そのために，これらの2つの要因を補正すれば，アメリカの透析患者のみの「真正」5年生存率が，さらに低くなることは確実である．

## おわりに

以上述べてきた，アメリカに比べた日本の透析医療の最終的治療効果の高さは，主として，日本の透析医療の人的・物的技術水準の高さによりもたら

されていると考えられる.そして,それらが,一般医療とは逆に,透析医療に関しては,日本の方がアメリカよりも医療保険からの支払い額が高いことによってもたらされたものであることも確実である.同様に,アメリカの透析医療の最終的治療効果の低さが,低水準の包括払い制の産物であることも,疑いない.

透析医療の日米比較は,改めて,「一般の市場と同じく,医療市場でも,よりたくさん支払えば,よりたくさんのものが得られる」(Held)[22]ことを示している.それだけに,透析患者の高齢化・重度化が進行する中で,わが国の「世界一」の透析医療水準を今後も維持するためには,人件費増加に対応した透析技術料の適切な引き上げが不可欠なことを強調して,本節を終わりたい.

## 文献

(15) Letsch SW, et al: National health expenditures, 1991. Health Care Financing Review 14(2): 1-30, 1992.
(16) 二木立:「世界一」の医療費抑制政策を見直す時期. 勁草書房, 1994.
(17) American Hospital Association (AHA): Hospital Statistics 1992-93 Edition. AHA, Chicago, 1993.
(18) Gonzalez ML (ed.): Socioeconomic Characteristics of Medical Practice 1993. American Medical Association, Chicago, 1993.
(19) 大熊由紀子:「寝たきり老人」のいる国,いない国. ぶどう社, 1990.
(20) 岡本祐三:デンマークに学ぶ豊かな老後. 朝日新聞社, 1990.
(21) Hull AR, et al: Introduction and summary-Proceedings from the morbidity, mortality and prescription of dialysis symposium, Dallas, TX, September 15 to 17, 1989. Am J Kidney Dis 15: 375-383, 1990.
(22) Held PJ, et al: Five-year survival for end-stage renal disease patients in the United States, Europe and Japan, 1982 to 1987. Am J Kidney Dis 15: 451-457, 1990.
(23) Hakin RM: Assessing the adequacy of dialysis. Kidney Int 37: 822-832, 1990.
(24) Brunner FP, et al: Profile of patients on RRT in Europe and death rates due to major causes of death groups. Kidney Int 42 (Supple 38): S1-15, 1992.
(25) Held PJ, et al: The dose of hemodialysis according to dialysis prescription in Europe and the United States. Kidney Int 42 (Supple 38): S16-21, 1992.

(26) HD 導入 "国際カンファレンス" 特集号. 腎臓 14(2), 1992.
(27) 丸茂文昭:"Death on Dialysis"——透析患者の生存率に関する国際会議に出席して. 日本透析医学会雑誌 26: 1729-1730, 1993.
(28) Massry SG: Nephrology. JAMA 270: 227-228, 1993.
(29) 印南一路:米国の医療費保障——変わる政策態度と産業構造. 日本医療文化センター, 1988.
(30) 二木立:DRG とは何か?—— DRG 方式の背景・影響とわが国への導入可能性. 二木立:90 年代の医療, pp. 142-155, 勁草書房, 1990.
(31) 二木立:透析医療の国際比較. 二木立:医療経済学, pp. 129-148, 医学書院, 1985.
(32) Maxwell JH, et al:The First DRG: Lessons from the end stage renal disease program for the prospective payment system. Inquiry 24: 57-67, 1987.
(33) Institute of Medicine: Kidney Failure and the Federal Government. National Academy Press, Washington, D.C.,1991.
(34) U. S. Dept of Health and Human Services: Medicare coverage of Kidny dialysis and kidney transplant services,1992.
(35) Igelehart JK: The American health care system - The end stage renal Disease program. N Eng J Med 328: 366-371, 1993.
(36) Fox MP: Nonmedical considerations in modality selection. Am J kidney Dis 22 (Supple 1): 32-34, 1993.
(37) Excerpts from the 1993 USRDS annual data report. Am J Kidney Dis 22 (4, Supple 2): 1-118, 1993.
(38) 全国腎臓病患者連絡協議会:1991 年度血液透析患者実態調査報告書, 1992.
(39) 日本透析療法学会:わが国の慢性透析療法の現況(1992 年 12 月 31 日現在), 1993.
(40) Relman AS: The new medical-industrial complex. N Eng J Med 303: 963-970, 1980.
(41) Sisk JE: Recombinant Erythropoietin and Medicare payment. JAMA 266: 247-252, 1991.
(42) Donabedian A: Evaluating the quality of medical care. Milbank Memorial Fund 44 (July Pt 2): 166-203, 1966.
(43) Aday LA, et al: Evaluating the Medical CAre System -Effectiveness, Efficiency, and Equity. Health Administration Press, Ann Arbor, 1993.
(44) National Kidney Foundation dialysis technician task force. Am J Kidney Dis 21: 229-232, 1993.
(45) Tokars JI, et al: National surveillance of hemodialysis associated diseases in the United States, 1990. ASAIO Journal 39: 71-80, 1993.

第Ⅰ部 テーマ別の主要実証研究

(46) 全国公私病院連盟:病院部門別原価計算調査報告, 各年版.
(47) Held PJ, et al: Price of dialysis, unit staffing, and length of dialysis treatments. Am J Kidney Dis 15: 441-450, 1990.
(48) Held PJ, et al: Mortality and duration of hemodialysis treatment. JAMA 265: 871-875, 1991.
(49) Hornberger JC, et al: Is high-flux dialysis cost-effective? Intl J Technology Assesment in Health Care 9: 85-96, 1993.

## 第4節　國頭医師のオプジーボ亡国論を複眼的に評価する
―― 技術進歩と国民皆保険制度は両立可能

(『地域包括ケアと福祉改革』勁草書房, 2017, 第4章第2節, 148-162頁.)

> 本節では, 國頭医師による「オプジーボ亡国論」を, 医療経済・政策学の視点, および医療技術評価と医療倫理の視点から検討します. 前者の視点から, 國頭医師の主張の2つの功績を指摘した上で, 國頭医師の主張には2つの誤りがあることを指摘します:①医薬品・技術進歩は「独立変数」ではない. ②日本の過去の医療政策の歴史に学んでいない. かつて肺結核治療と透析医療でも医療費高騰による保険財政の破綻が危惧されましたが, 医療技術進歩と医療費抑制政策の組合せによりそれは生じませんでした. その上で, 国際的・国内的経験に基づけば, 今後, 新医薬品・医療技術の適正な値付けと適正利用を推進すれば, 技術進歩と国民皆保険制度は両立できると主張します.

## はじめに――オプジーボ狂想曲の突発

　國頭英夫医師（ペンネーム:里見清一. 日本赤十字社医療センター化学療法科部長）の「オプジーボ亡国論」が大きな議論を巻き起こしています[1]～[4]. 國頭医師は, 免疫チェックポイント阻害薬オプジーボ（一般名:ニボルマブ）を受ける肺癌患者の年間医療費は3500万円で, それが適応のある患者5万人全員に投与された場合は年間1兆7500億円に達すると推計し, オプジーボ「登場を契機として, いよいよ日本の財政破綻が確定的となり, "第二の

## 第3章　技術進歩と医療費増加

ギリシャ"になる」と主張しています[2].

　この衝撃的主張を，全国紙3紙が社説で取り上げ（「産経新聞」5月9日，「日本経済新聞」5月16日，「読売新聞」5月23日．すべて2016年，以下同じ），「毎日新聞」と「産経新聞」と『週刊新潮』がこれについての長期連載を掲載しました（それぞれ，「がん大国白書——新薬の光と影」，「薬価危機——迫られる選択」，「医学の勝利が国家を亡ぼす」）．これら以外にも，多数の新聞・雑誌にたくさんの単発記事が掲載されました．その多くは，「たった1剤で国が滅ぶ」（「毎日」4月6日連載[4]），「一剤が国を滅ぼす」（「産経」4月30日連載[1]），「医学の勝利が国家を亡ぼす」（『週刊新潮』の特集名）など，國頭医師の主張を無批判・扇情的に報じています．しかし，「新薬　期待しすぎは禁物」，「抗がん剤投与に年間3500万円……高額な薬価なぜ」など，冷静で落ち着いた報道もあります[5][6]．他面，高名な脳科学者の池谷裕二氏は，オプジーボの「適用範囲が拡大されれば，国の医療総額は年間10兆円に届く可能性がある」と，何の根拠も示さず主張しています[7]．ちなみに，この10兆円は2013年度の国民医療費中の医薬品費総額に匹敵し，トンデモ数字と言えます．

　それに対し，柿原浩明京都大学大学院教授等は，國頭医師の上記推計がきわめて誇大であることを詳細に明らかにしています[8]．驚いたことに，國頭医師自身も，最近は，「ニボルマブと1兆5千億円の数字を象徴的な意味で出した」とあっさり認め，「六千数百億円」に下方修正（？）しています（『週刊新潮』2016年7月7日号）．これらにより國頭医師の主張の根幹が崩れたとも言えます．

　ただし，國頭医師がオプジーボを「象徴」とする高額医薬品が，今後の医療政策と医療保険財政，さらには医療の在り方に与える影響について重要な問題提起をしたこと自体は正当に評価すべきと思います．そこで，本節では，まず医療経済・政策学の視点から，次に医療技術評価と医療倫理の視点から，國頭医師の主張の功罪を複眼的に検討します．

第Ⅰ部　テーマ別の主要実証研究

## 1　医療経済・政策学の視点から見た國頭医師の主張の2つの功績

　まず，医療経済・政策学の視点からは，國頭医師の主張には2つの功績があると思います．**第1の功績**は，安倍政権が2015年に閣議決定した「骨太方針2015」中の今後3年間・5年間の社会保障費抑制の数値目標（「目安」）が非現実的であることを明らかにしたことです．

　これは，期間中，毎年の社会保障費の伸びを「高齢化による増加分」（約5000億円）に限定し，医療技術進歩による医療費増加を一切認めないという，史上最大の医療費抑制方針でした[9]．しかも，2016年7月の閣議決定「骨太方針2016」は，「『経済財政再生計画』における歳出・歳入両面の取組を進める」という文言で，この数値目標を再確認しました（31頁）．

　しかし，國頭医師の主張により，新薬を含むほとんどの医療技術進歩が医療費を増加させるという，医療関係者なら誰でも知っている常識・歴史的事実がジャーナリズム等で「再発見」されました．これが契機となって，社会保障・医療費抑制の数値目標の撤回・見直しが行われることを期待します．

　**第2の功績**は，國頭医師の主張がいわば「ショック療法」となり，政府・財務省・厚生労働省，中医協，日本医師会等で，オプジーボを含めた高額医薬品の費用抑制策の議論と合意形成が急速に進んだことです[補注]．すでに2016年の診療報酬改定時に，高額医薬品の「市場拡大再算定の特例」による薬価引き下げ（最大50％）と，医療技術の費用対効果評価の試行的導入が決まりました．これら以外にも，高額薬剤の適応追加時の薬価再算定（「期中改定」），現行の薬価算定方式（原価算定方式と類似薬効評価方式）そのものの見直し，高額医薬品の費用捻出のための長期収載品の薬価引き下げ，高額医薬品の適正使用を促進するための各種「ガイドライン」の設定等が提案されています．

　注目すべきことに，高額薬剤対策を巡っては，厚生労働省，日本医師会，保険者，さらには財務省の間で「呉越同舟」とも言える合意形成が生まれて

います.しかも日本の製薬業界の政治力が伝統的にきわめて弱いことを考慮すると,今後,これらの提案の多くが導入される可能性は高く,結果的に國頭医師の「予言」は実現しないと思います.剛腕で有名な武田俊彦医薬・衛生局長も,就任直後の2016年6月23日の日本病院学会・開会式の挨拶で,高額薬剤問題が局として取り組む最大のテーマであると明言しました.

なお,中村洋氏(慶應義塾大学教授)は,日本の製薬企業の「3つの限界」の第1に「『高薬価型』新薬の研究開発のみに依存したビジネスモデルの限界」をあげ,製薬企業に対して,「マクロレベルでの予見力」を持ち,「薬剤費上昇抑制策に対する耐性を持つ企業への脱皮」を提言しています[10].この提言は,今後の製薬産業の発展と過度の国民医療費増加の抑制の両立の方向を示しており,大変見識があると思います.

## 2 医薬品・技術進歩は「独立変数」ではない

他面,医療経済・政策学の視点からは,國頭医師の主張には,2つの誤りがあります.

第1の誤りは,医療政策が医療費抑制に果たしている役割を無視し,現在の数値をそのまま外挿して将来予測を行う方法論的な誤りです.この視点から,國頭医師は,短期的にはオプジーボの薬価の引き下げは「不可能に近い」と見なし,現在の高薬価が将来的にも続くとしています.

しかし,医療経済・政策学の膨大な理論研究と実証研究が明らかにしているように,少なくとも,日本と同様に国民の大多数を対象にする公的医療保障制度が存在する国では,医薬品・医療技術は決して「独立変数」ではなく,政府の医療費抑制政策の影響を受ける「従属変数」です[注1].歴史的にみても,医療費高騰により,国家破産はもちろん,医療保険制度の破綻が生じた国はありません.民間保険主体の米国では,他の先進国に比べて医療費抑制政策の「効き」が悪いのは事実ですが,それでも,2008年のリーマンショック後の世界同時不況後,総医療費の伸びは鈍化しています.

第I部　テーマ別の主要実証研究

　第2の誤りは，日本の医療政策の歴史に学んでいないことです．本書の読者には，「医学の勝利が国家を滅ぼす」という國頭師の主張を聞いて，吉村仁保険局長（当時）の「医療費亡国論」（1983年）を連想される方も少なくないと思います．ただし，これは総医療費の増加についての主張であり，國頭医師の主張とは別次元です．それに対して，日本で，第2次大戦後に，特定の疾患・治療法により医療費が急増し，保険財政の破綻が危惧されたことは，2回あります【注2】．1つは，1950年代の結核医療費，もう1つは1970-80年代の透析医療費です．しかし，いずれの場合も，医療技術進歩と医療費抑制政策の組合せにより，医療保険財政の破綻は生じませんでした．以下，これについて少し詳しく説明します．

## 3　結核医療費の減少

　まず，結核医療費について述べます．結核は1950年代まで「国民病」と言われ，結核死亡は1950年まで死因順位の第1位でした．その後，死亡率は低下し始めましたが，高額の抗生物質の導入や外科治療（肺切除術）の（一時的）増加により結核医療費は増加し続け，厚生省（当時）はその対策に追われました．砂原茂一氏によると，当時，厚生省は「ある意味で結核省」であったそうです[11]（251頁）．

　結核医療費の重荷は特に入院医療費で大きく，政府から委嘱され，健康保険及び船員保険の財政対策を包括的に検討した「七人委員会の報告」（1955年）[12]によれば，1954年の「入院診療中結核の占める割合」（点数）は，健康保険の被保険者では65.9％に，被扶養者でも44.9％に達していました（37頁）．しかも，当時は「結核は引き続き若干増える」（87頁）と予測され，医療費増加の抑制のため，「規格診療」の導入（当時保険診療に広く導入されていた「制限診療」を，各種技術料の差額徴収に「前進」させる．現代的に言えば「混合診療全面解禁」），患者一部負担の増加，入院の事前審査，各種治療指針の設定等の医療費抑制策が網羅的に提案されました（206-220頁）．

第3章　技術進歩と医療費増加

表1　結核医療費と患者数の推移

| 年度・年 | | 1955 | 1960 | 1965 | 1970 | 1975 | 1980 | 1980/1955 |
|---|---|---|---|---|---|---|---|---|
| 医療費<br>(億円) | 結核医療費(A) | 654 | 738 | 1,107 | 1,348 | 2,355 | 2,040 | 3.12 |
| | 国民医療費(B) | 2,388 | 4,095 | 11,224 | 24,962 | 64,779 | 119,805 | 50.17 |
| | (A/B)＊100 | 27.4 | 18.0 | 9.9 | 5.4 | 3.6 | 1.7 | |
| 患者数<br>(千人) | 結核 (C) | 403.5 | 334.5 | 295.6 | 199.5 | 129.9 | 65.6 | 0.16 |
| | 総数 (D) | 2,947.4 | 4,488.4 | 5,808.1 | 7,247.3 | 7,890.7 | 8,015.2 | 2.72 |
| | (C/D)＊100 | 13.7 | 7.5 | 5.1 | 2.8 | 1.6 | 0.8 | |

注：患者数は外来患者数と入院患者数の合計．
資料：厚生省「国民医療費」．「患者調査」から作成．

しかし，その後，抗生物質の進歩・普及・薬価引き下げと患者数の減少により，結核医療費の国民医療費に対する割合は急激に低下しました．表1に示したように，1955年の27.4％が，10年後の1965年には9.9％と1割を切り，さらに10年後の1975年には3.6％にまで低下し，1980年には1.7％となりました．医療費実額でみても，1975年の2355億円をピークにして減少に転じました．患者数も減少を続け，1955年には40.35万人（患者総数の13.7％）だったものが，1980年には6.56万人（同0.8％）にまで低下しました．その結果，結核医療費は政策的に問題とされなくなり，「七人委員会の報告」で提起された包括的な対策のほとんどは見送られました[13]．

## 4　透析医療費の抑制

慢性腎不全患者に対する透析医療は，1972年の更生医療適用と1973年の高額療養費制度発足による患者負担の引き下げ，および透析医療費の高点数設定により急速に普及し，患者数は1970年の949人から1980年の36,397人へとわずか10年間で38.4倍に激増しました．

それに伴い，1970年代後半から透析医療費は「高額医療費」の代表と見なされるようになり，厚生省は1978年と1981年の診療報酬改定で，透析技術料・ダイアライザー償還価格をそれぞれ20-30％引き下げました．これにより，外来透析患者の1人当たり年間医療費（注射・検査・診察等を含む）は

第I部　テーマ別の主要実証研究

1977年（以前）の約1000万円から，1978年の約800万円，さらに1981年には約600万円へとわずか4年間で4割も引き下げられました[14]〜[16]．なお，1977年と1978年の数値は，高野健人氏等が報告した埼玉県の一透析センターの実績値（月間費用）を12倍化して得ました．1981年の数値は，当時私が勤務していた東京・代々木病院の透析センターの実績値です．

厚労省が1970〜80年代に診療報酬点数操作により透析医療を実施する医療機関を巧みに誘導したことについては，若手官僚（当時30歳）の以下のような貴重な証言があります．「ダイアライザーができたときに，時の政策担当者はどういうことをしたかというと，まず，きわめて高い点数をつけたんです．……言ってみれば，わざと儲かるように設定したわけです．……そうすると，バーッと世の中に普及する．普及したところで，当方（厚生省）としては，だいたいこれくらい供給があれば，医療として満足できるというレベルに行ったところで，バサッと点数を切ったわけです．バサッと切って，あとは競争させて受療率のいいところだけを残している．実際はそういうことをやっているんです．いいやり方か悪いやり方かは別として，私は極めてうまいやり方だと思っています」[17]．この発言の主は，2016年6月に惜しまれつつ退官した香取照幸雇用均等・児童家庭局長です[18]．

1980年代以降も，ほとんど毎回の診療報酬改定で，透析医療費は引き下げられました[19][20]．山川智之氏らは，この減額は「主に透析治療に対する技術料とダイアライザー価格の引き下げ，及び種々の包括化＝定額払いによってなされ，国民医療費高騰の中で，他の医療費引き上げの『原資』とされてきた」と説明しています[19]．その結果，外来透析患者の1人当たり年間医療費は2002年以降は480万円（月約40万円）にほぼ固定されています[21]．（1人平均の1月当たり請求点数を12倍化）．

他方，透析患者数は1980年の36,397人から2010年の298,252人へと30年間で8.8倍に増加しています（表2）．これは同じ期間に患者総数が7％しか増えていないのと対照的です．しかし，上述した透析医療費の抑制により，透析医療費の国民医療費に対する割合は1980年の4.8％から漸減を続け，

表2 透析医療費と透析患者数の推移

| 年度・年 | | 1980 | 1990 | 2000 | 2010 | 2013 | 2010/1980 |
|---|---|---|---|---|---|---|---|
| 医療費<br>(億円) | 透析医療費(E) | 5,725 | 6,688 | 9,859 | 14,368 | 15,061 | 2.63 |
| | 国民医療費(F) | 119,805 | 206,074 | 301,418 | 374,202 | 400,610 | 3.34 |
| | (E/F)＊100 | 4.8 | 3.2 | 3.3 | 3.8 | 3.8 | |
| 患者数 | 透析患者数 | 36,397 | 103,296 | 206,134 | 298,252 | 320,448 | 8.80 |
| | 総数（千人） | 8,015.2 | 8,366.3 | 8,318.6 | 8,601.5 | | 1.07 |

注：透析医療費は「糸球体疾患，腎尿細管間質性疾患及び腎不全」医療費（1979年から推計）．透析患者数は各年12月の慢性透析患者数．
2000，2010年の欄の患者総数はそれぞれ1999，2011年の数値（『患者調査』は1984年以降3年ごとに実施）．
資料：厚生（労働）省「国民医療費」，「患者調査」，日本透析医会「図説 わが国の透析療法の現況」から作成．

2000年には3.3%にまで低下しました．その後は増加に転じていますが，それでも2010年と2013年の3.8%は，40年前の1980年代の水準を大きく下回っています．山川氏らはこれらを踏まえて，「4半世紀の間で1人当たりの透析医療費はほぼ3分の1にまで減額された」と評価しています[19]．

2010年以降は透析患者数の年間増加はそれ以前の約1万人から約5千人へと半減しているため，透析医療費の国民医療費に対する割合が今後急増することがないのはほぼ確実です．

以上2つの疾患・療法の医療費の歴史的経験を踏まえれば，オプジーボ等の高額医薬品の費用も政策的に制御可能と予測できます[注3]．

## 5 医療技術評価と医療倫理の視点から見た國頭医師の主張の功罪

次に視点を変えて，國頭医師の主張の功罪を医療技術評価と医療倫理の視点から検討します．

**医療技術評価の視点から評価できる**点は，國頭医師が今後のオプジーボ費用の高騰を抑制するために，早期に「この患者は今後継続しても効果が期待できない」と予測する方法を見つけることの重要性を強調していることです．この研究の前提として，オプジーボの肺癌患者に対する「奏功率」（反応率）が15-20%に過ぎないという厳しい現実があります．この点は，透析医療が

ほぼすべての慢性腎不全患者に効果があるのと対照的です．このようなオプジーボの特性を踏まえた効果的・効率的使用，「適正利用」を探る研究は，新薬の開発を促進しつつ，医療保険財政を維持するために不可欠です．

個人的なことで恐縮ですが，私は東京・代々木病院にリハビリテーション医として勤務していた1970年代後半-1980年代前半に，「効果的・効率的なリハビリテーションを行う」ために，「脳卒中患者の最終自立度（歩行能力）を早期に予測する」研究に従事しました[22]．当時，リハビリテーション資源は絶対的に不足していたために，このような研究が不可欠と考えたからです．この経験があるので，國頭医師の計画している研究には多いに期待しています．

この点と関連して，國頭医師は「現時点では投与前の治療効果が予測できません．当面も，そうした予測が可能になる見込みはない」と断言し，「厳しい使用制限」の下での処方は不可能と主張しています[2]．それに対して，浜六郎医師等は，詳細な文献レビューに基づいて，すでに商品化されているPD-L1抗体検査を行えば，オプジーボで延命効果が期待できる患者を相当正確に予測できるので，オプジーボは「PD-L1の発現を検査して高発現例に限定」して使用すべきと提言しています[23]．これが妥当であれば，すでに現時点でも，オプジーボの適正使用は相当可能であり，その費用高騰も相当予防できることになります．

次に，**医療倫理学の視点から見た國頭医師の主張の問題点**は，オプジーボの枠を超えて，高額医療全般の「長期的対策」として，次のように主張していることです．「75歳以上の患者には，すべての延命治療を禁止する．対症療法はこれまでと同じように，きちんと行う．これこそが公平で，人道的で，かつ現実的な解決法なのである」[1]（118頁）．これは，究極的な老人差別であり，國頭医師のさまざまな主張のうち，最大の問題点だと思います．

しかも，この主張は，今後の医療・介護においては，「人生の最終段階の医療や介護の在り方を含め，『治し・支える医療』が求められているという変化」（「地域包括ケア研究会2015年度報告書」13頁）を否定するものであり，

とても「現実的な解決法」とは言えません[24]．

　私は國頭医師のこの「解決方法」を読んで，1970年代のイギリスでは，歴代政権による厳しい医療費抑制政策の下での透析施設不足のために，高齢者の透析医療が厳しく制限されていたことを思い出しました．1978年の調査によれば，全ヨーロッパでは患者選択において年齢制限を設けている透析センターは30.4％でしたが，イギリスでは82.4％に達していました[14][25]（文献14：140頁）．

　しかし，その後，ブレア労働党政権による医療費拡大政策への転換と透析医療技術の進歩，透析単価の低下と透析センターの増加により，このような高齢者差別は相当解消されました．このことは，一時点での資源制約を前提にして，新医療技術・高額医療の機械的な適用制限を行うことの危うさを示しています．

　さらに私が國頭医師の主張を読んで「恐ろしい」と思ったことは，アメリカのエマニュエル氏の「人間は75歳を過ぎると生産性がガクッと落ち，あとは余生みたいなものだ」との主張を肯定的に引用していることです[4]（55頁）．この論理では，75歳未満でも，障害などにより「生産性がガクッと落ち」ている人々への延命医療も，医療費の制約を理由にして，禁止されかねません．

## おわりに――技術進歩と国民皆保険制度は両立できる

　以上，國頭医師の主張を，医療経済・政策学の視点と，医療技術評価と医療倫理の視点から検討してきました．それにより，氏の主張には評価できる面もあるが，オプジーボを「象徴」として用いる高額医薬品による国家財政破綻論に根拠はないし，国際的・国内的経験に基づけば，今後，新医薬品・医療技術の適正な値付けと適正利用を推進すれば，技術進歩と国民皆保険制度は両立できることが明らかにできたと思います．現在求められているのは，國頭医師のように物事を「静的」・悲観的にとらえて，扇情的な「ショック

療法」に訴えるのではなく，物事を「動的」・発展的に把握して，実現可能な対策を冷静に考えることだと思います．

**【注1】医療技術が医療費増加の「独立変数」ではないことを示した古典的2論文**

　私は，『日本の医療費』（1995）の第2章「医療技術進歩と医療費抑制政策」のⅢ「技術進歩は1980年代に医療費水準を上昇させたか？」で，日本の1970-1992年の医療費データの分析に基づいて，日本では1980年代以降，医療技術（進歩）が医療費水準を引き上げていない」ことを示し，「おわりに」では，「医療技術進歩は医療費増加の『独立変数』ではない」ことを指摘した古典的2論文を以下のように紹介しました[26]．
〈アメリカでは，技術進歩を医療費増加の「独立因子」とみなし，医療費増加を不可避と考える傾向が根強い．それに対して，カナダを代表する医療経済学者であるEvansは，今から10年も前の1985年の論文「必要性の幻想」で，このような見方を批判し，「技術進歩が医療費に与える影響は，医療システムが技術進歩にどう反応し，それをどう利用するかに依存している」，「技術進歩自体は，外部から医療システムに影響を与える『外生変数』ではない」と主張していた[27]．ちなみに，彼は，技術進歩だけではなく，人口高齢化についても同じことが言えるとしている．さらに，Getzenも，「医療費水準は，客観的な趨勢――人口や，死亡率，技術，あるいは他のコントロール不能な要因――の産物ではなく，主として政治的かつ専門職による選択の結果だ」と，強調している[28]．〉

**【注2】1990年前半のインターフェロン費用高騰には2年で歯止め**

　1990年代前半には，C型肝炎の「夢の新薬」と期待されていたインターフェロン使用の普及による医療費高騰が危惧されましたが，それにはわずか2年で歯止めがかかりました．

　この言説は，1992年にインターフェロンがC型肝炎に対して保険適用された直後に始まりました．国会でその口火切ったのは民主党の今井澄参議院議員で，1993年4月20日の厚生委員会で，以下のように発言しました．インターフェロンが「C型肝炎，慢性肝炎に適用になってから大変使われるようになっている」，「それで一挙に市場が5倍にも拡大した．昨年［1992年］半年で約400億円の薬が売れたというふうな関係筋の話しもあります」，「これは大体1千億を超える商品ではないだろうかな，1千億どころか1兆円に迫る商品ではないかと言われております」，「これは日本の医療費，国民医療費にとって非常に大変なことだと思います」．

　1996年には，森口尚史氏等は「最適治療戦略に基づいて100万人のC型慢性肝炎患者にインターフェロン療法を施行した場合の総医療費は9.4兆円-11.3兆円となる」と推計しました[29]．彼らはインターフェロン療法をまったく「行わず，

第3章　技術進歩と医療費増加

従来行われていた治療を行った場合」(14.2 兆円) と比べると，2.9-4.8 兆円の医療費削減効果があるとも主張しました．

事実，インターフェロンの市場規模（薬価ベース）は 1992 年には前年度の5倍の 1500 億円になり，1993 年には 2000 億円に達しました．しかし，1994 年には一転して 1400 億円に激減し，その後も毎年減少し続けました：1995 年 900 億円→1996 年 870 億円→1997 年 750 億円→1998 年 650 億円→1999 年 590 億円（『日経バイオ年鑑』各年版）．

この理由としては，以下の要因が考えられます．①1993, 1994, 1996 年の薬価の大幅切り下げ（1996 年には市場が急拡大した場合の「再算定」導入）．②1993 年の保険局通知により，インターフェロン再投与が事実上禁止された．③C 型肝炎ウィルスの型によりインターフェロンの効果に違いがあることが明らかになった．④インターフェロンの副作用が当初の予想よりも多かった．⑤C 型肝炎の新規発生はほとんどないため，インターフェロンの急速な普及により，それの適応がある患者数が減ってきた．

なお，2007 年に B 型肝炎訴訟で原告が勝利した直後には，インターフェロンの使用拡大により医療費は 5 兆円増加するとの推計も出されました．しかし，2008 年に肝炎へのインターフェロン療法の公費助成が始まって以降もそれは生じていません．2005-2010 年には 500 億円を維持していたインターフェロンの売上高（薬価の 85-90％）は，2011 年度から減少に転じ，2014 年には 285 億円となりました（『製薬企業の実態と中期展望』各年版）．

**【注3】トマスと川上による医療技術の古典的3区分説と医療費**

医療技術の区分・発展段階と医療費との関係を論じた古典的研究に，アメリカのルイス・トマスの3区分説（無技術→中間的技術（half-way technology）→高度技術（high technology））と川上武氏の3区分説（現象論的技術→実体論的技術→本質論的技術）の2つがあります[30]〜[32]．これら2説は，1970 年代前半にまったく別個に提唱されましたが，両者の3区分はほぼ対応しています．　以下，拙著『医療経済学』に拠って説明します（14: 95-98 頁）．

「高度技術」（トマス）・「本質論的技術」（川上）とは，疾病のメカニズムの完全な理解から生み出された決定的技術であり，ひとたび確立されると医療費は抑制されます．その典型が，本文で述べた結核に対する抗生物質であり，これの導入により結核医療費は劇的に減少しました．

それに対して「中間的技術」（トマス）・「実体論的技術」（川上）は，一見華々しく，国民やジャーナリズムはこれを「高度技術」と誤解することが多いが，この技術は疾病の基礎にあるメカニズムの完全な理解に基づくものではなく，疾病の最終結果を対象にしている延命技術であり，一定の効果はあるが，それにより医療費は大幅に増加します．その典型が，本文で述べた透析療法であり，それ以外に臓器移植，人工臓器，大半の癌治療が含まれます．

透析医療の導入により，慢性腎不全患者の長期間の延命・社会復帰が可能にな

りました．しかし，結核に対する抗生物質と異なり，透析による患者数の減少や医療費の大幅削減は望めず，ミクロレベルでは，透析患者の年間1人当たり医療費は現在でも約480万円と高額です．ただし，マクロレベル（国民医療費）では，医療技術進歩と政府の厳しい医療費抑制政策の組合せにより，透析医療費の高騰は完全に予防できている，「アンダー・コントロール」と言えます．

**【補注】オプジーボの薬価は2017年2月から50％引き下げ**

2016年4月診療報酬改定時に，高額医薬品の「市場拡大再算定の特例再算定」による薬価引き下げ（最大50％）と，医療技術の費用対効果評価の試行的導入（2018年度から）が決まりました．

その後，同年10月6日の参議院予算委員会で，野党（小池晃議員）の追及に対して，塩崎恭久厚生労働大臣は，オプジーボ100ミリグラム当たりの価格は，イギリスが約15万円，ドイツが約20万円，アメリカで約30万円に対して日本では約73万円であり，「非常に高い価格が付いてしまった」ことを認めました．これを受けて，10月14日の経済財政諮問会議でオプジーボの価格を50％以上引き下げるべき等の意見が噴出し，塩崎厚生労働大臣も，「緊急的に薬価を引き下げるとともに，より効果的な使用を徹底」することを約束しました．その結果，11月24日の中医協総会でオプジーボの薬価を，上記拡大再算定の特例再算定ルールにより，2017年2月から50％引き下げることが了承されました．

さらに，2016年12月20日には，「薬価制度の抜本改革に向けた基本方針」が4大臣（菅官房長官，麻生財務大臣，塩崎厚生労働大臣，石原経済財政担当大臣）の合意で決まりました．これには，①オプジーボのような高額薬剤に対する市場急拡大抑制策として，「効能追加等に伴う一定規模以上の市場拡大に対応するため，新薬収載の機会を最大限活用して，年4回薬価を見直す」ことに加えて，②「全品を対象に，毎年薬価調査を行い，その結果に基づき毎年改定を行う」こと等も盛り込まれました．「基本方針」は，菅義偉官房長官が旗振り役になってまとめられたとされており，具体的な内容は中医協で議論し，2017年度中に結論を得るとされました．さらに，2017年2月8日の中医協総会は，オプジーボとオプジーボの類似薬であるキイトルーダーの「最適治療推進ガイドライン」を策定するとともに，それを踏まえて両者の保険適用の範囲を示す「留意事項通知」を出すことを承認しました．

オプジーボは2014年7月に承認された時は悪性黒色腫（メラノーマ）に適応が限定され，患者数も年間約470人にすぎなかったため，採算を取るために薬価が高く設定されたとされています．しかも，薬価の決定に大きな権限を持つPMDA（医薬品医療機器総合機構）の担当者は「日本発の薬だから応援したい」とさらに高い薬価を付けたと認めているそうです（本庶佑・立花隆「がんを消す免疫薬の真実」『文藝春秋』2016年5月号：253頁）．しかし，オプジーボは2015年12月に肺がん（非小細胞肺がん）に適応が拡大され，患者数は年間数万人へと激増しました．本来は，この時点で薬価の大幅引き下げが行われるべきであっ

たと言えます.

**文　献**
（1）　里見清一「医学の勝利が国家を滅ぼす」『新潮45』2015年11月号：106-121頁.
（2）　國頭英夫「コストを語らずにきた代償」「週刊医学界新聞」2016年3月7日号.
（3）　國頭英夫「癌治療のコスト考察——特に肺癌の最新治療について」財政制度等審議会財政制度分科会，2016年4月4日（Web上に全文公開）.
（4）　里見清一・曾野綾子「『夢の薬』をみんなで使えば国が持たない——医学の勝利が国家を亡ぼす（第1回）」『週刊新潮』2016年5月5・12日号：54-59頁.
（5）　石塚広志・熊井洋美「新薬　期待しすぎは禁物」「朝日新聞」2016年5月26日朝刊.
（6）　野村和博・辻征弥「抗がん剤投与に年間3500万円……高額な薬価なぜ」「日本経済新聞」2016年6月26日朝刊.
（7）　池谷裕二「闘論席」『エコノミスト』2016年5月17日号：3頁.
（8）　柿原浩明・田村正興・和久津尚彦「イノベーションの社会全体への波及効果にも目を向けよ——オプジーボ問題を考える」『国際医薬品情報』2016年4月25日号：24-27頁.
（9）　二木立「『骨太方針2015』の社会保障費抑制の数値目標をどう読むか？」『日本医事新報』2015年7月18日号（4760号）：17-18頁（『地域包括ケアと地域医療連携』勁草書房，2015, 131-135頁）.
（10）　中村洋「薬剤費上昇抑制策に対して耐性を持つ企業への脱皮に向けて」『国際医薬品情報』2016年5月23日号：7-10頁.
（11）　砂原茂一・上田敏『ある病気の運命——結核の闘いから何を学ぶか』東京大学出版会，1984, 251頁.
（12）　『七人委員会の報告』（代表委員：今井一男．委員：稲葉秀三，近藤文二，清水玄，高橋長太郎，中村建城，平田富太郎）厚生省，1955.
（13）　社会保障研究所編『戦後の社会保障　本論』至誠堂，1968, 10頁.
（14）　二木立『医療経済学』医学書院，1985.
（15）　高野健人・佐藤順子・三谷玄悟・前田信雄「人工透析医療における医療費の分析と検討」『日本公衆衛生雑誌』25(10)　特別付録459, 1978.
（16）　西三郎「保険制度内の長期透析」『日本臨床』38(6)：2460-2468, 1980.
（17）　田中滋編『医療と医薬品産業を考える専門家会議　ヘルスケアをめぐる産業政策』薬事日報社，1989, 129頁.
（18）　飯島勲「飯島勲の激辛インテリジェンス(151)霞ヶ関人事に異議あり」『週

刊文春』2016年6月30日号：41頁.
(19) 山川智之・山崎親雄「わが国の外来透析医療を取り巻く環境－現況と展望」『医薬の門』49(5)：2-317, 2009.
(20) 山川智之「透析にかかわる医療制度と医療経済」，日本臨床工学技士会編『血液浄化専門認定技士指定講習会テキスト』2016.
(21) 太田圭洋・宍戸寛治・土谷晋一郎・山川智之・他「第19回透析医療費実態調査報告」『日本透析医会雑誌』31(1)：90-103頁, 2016.
(22) 二木立「脳卒中リハビリテーション患者の早期自立度予測」『リハビリテーション医学』19(4)：201-223頁, 1982.
(23) 「新規抗がん剤　ニボルマブ（商品名オプジーボ）　延命と寿命短縮が相半ば：厳しい使用制限を」『薬のチェック』66号：79-83頁, 2016.
(24) 二木立「『地域包括ケア研究会2015年度報告書』を複眼的に読む」『文化連情報』2016年7月号（460号）：18-23頁. [『地域包括ケアと福祉改革』（勁草書房, 2017）第1章第2節]
(25) Wing AJ, Brunner F, Brynger H, Chantler C, et al: Combined report on regular dialysis and transplantation in Europe, VIII, 1977. Proceedings of the European Dialysis and Transplant Association 15: 2-76, 1978.
(26) 二木立『日本の医療費――国際比較の視角から』医学書院, 1995, 85-122頁.
(27) Evans RG: Illusions of necessity. Journal of Health Politics, Policy and Law 10: 439-467, 1985.
(28) Getzen TE: Population aging and the growth of health expenditures. Journal of Gerontology. 47(3)：S98-104, 1992.
(29) 森口尚史・佐藤千史「C型慢性肝炎に対する戦略的インターフェロン療法の社会経済的評価」『医療経済研究』3：169-178頁, 1996.
(30) Thomas L: The future impact of science and technology on medicine. Bioscience 24: 99-105, 1974.
(31) ルイス・トマス著，橋口稔・石川統訳『細胞から大宇宙へ――メッセージはバッハ』平凡社, 1976（原著1974), 47-54頁（「医療技術」）.
(32) 川上武『技術進歩と医療費』勁草書房, 1986, 84-97頁（「技術進歩と医療費」）.

## 第4章　医療提供体制の変貌
　　　　──病院チェーンから複合体へ

### 第1節　わが国の私的病院チェーンはどこまで進んでいるか？

(『現代日本医療の実証分析』医学書院，1990，第3章Ⅰ，62-97頁．)

　①わが国の私的病院チェーンは1970年代後半以降急増し続けており，1988年には，医療法人病院病床の約25％（推定），公益法人・その他の法人の病院病床のそれぞれ31％，33％を占めるに至っている．

　②1988年に1000床以上の病院病床を有する私的巨大病院チェーンは，私立大学病院チェーンを除いても，医療法人17，公益法人5，社会福祉法人2，の合計24法人に達している．

　③巨大医療法人病院チェーンの主流は，かつては精神病床主体だったが，現在では一般病床主体に変貌している．また，病院チェーンは巨大化するにつれて，共通して「垂直的統合」の病院展開を行うようになっている．

　④わが国の巨大医療法人病院チェーンは徳洲会を除いて依然として地域的存在であり，17法人平均の病院所在都道府県数は2.3にすぎない．

　⑤毎年の医療法人所得上位10法人のうち6-8法人は，病院チェーンが占めている．このことは，「利潤極大化」のためには病院チェーンによる規模拡大の方が，単一の病院の規模拡大よりも有利であることを示唆している．

　⑥私立医科大学病院のチェーン化は一般の私的病院よりもはるかに進んでおり，1988年には私立医科大学29校中18校（62％）が病院チェーンであり，これらが私立医科大学病院病床総数の74％を占めている．特に，首都圏では17大学中15大学がチェーン化している．

第I部　テーマ別の主要実証研究

## はじめに——2種類の病院拡大

　医療関係者の多くは，現在も1980年代を「医療（病院）冬の時代」と見なしている．事実，政府の厳しい医療費抑制政策により，1980年代前半には，私的病院の利益率（医業収益100対収支差額）が激減し，病医院の倒産が多発した[1]．

　他面，同じ期間に病院の規模拡大も急速に進んだ．病院総数の平均病床数は，1980年の145.7床から1988年の162.9床へと8年間で17.2床（1年当たり2.15床）も増加し，これは1970〜80年の10年間の平均病床数の増加12.4床（同1.24床）を大幅に上回っている（厚生省「医療施設調査」）．

　従来，病院の規模拡大といえば，このように1病院当たりの病床数の増加を指すのが普通であった．しかし，病院の規模拡大には，これ以外に1法人が複数（2つ以上）の病院を開設し「病院チェーン」となる規模拡大も存在する．

　しかしわが国では，米国の病院チェーンに対しては過大とも言えるほど大きな関心が払われてきた反面，国内の私的病院チェーンは，徳洲会[2]〜[8]以外は，ほとんど注目されてこなかった．最近でこそ，病院経営誌が有力病院チェーンの経営ノウハウ・経営戦略などを肯定的に紹介するようになっているが，いくつかの病院チェーンが過去に大きなスキャンダルを起こしたためもあり，医療関係者の間では，病院チェーンに対しては，今なおマイナスイメージ，アレルギーが根強い．

　また，川上武氏の病院チェーンの類型化に関する先駆的な提起[9]を除いては，それがわが国の病院制度に与える影響が正面から検討されることはほとんどなく，「社会保険旬報」誌の先駆的な「全国チェーン病院一覧」（1981年12月末現在）[10]を除いては，それの全国的調査も行われてこなかった．筆者自身も，従来は，「アメリカ流の……病院チェーンが全国展開することは今後もあり得ない」[11]ことを強調する余り，日本的な病院チェーンの展開の

実証的検討を怠ってきた【注1】.

確かに，米国の株式会社制病院チェーンが華々しく全国展開しているのとは対照的に，わが国の私的病院チェーンは，徳洲会を除けば，現在でも地域単位のいわば地味な存在である．しかし，後に詳しく示すように，わが国の私的病院チェーンは，1980年代に入って急増を続けており，今や医療法人病院病床のおそらく25%，公益法人・その他法人病院病床の30%以上を占めるに至っている．更に，1000床以上の病院病床を有する巨大私的病院チェーンは，筆者が確認できただけで24法人に達している．このような私的病院チェーンの急進展は1980年代の医療供給制度の最大の構造変化であるとさえ言える．そのために，筆者は，病院チェーンの存在を抜きにして，今後のわが国の医療供給制度を考えることはもはやできない，と考えている.

本節では，このような視点から，各種病院名簿を用いて，わが国の私的病院チェーンの実態を，1960年代にまで遡って，可能な限り実証的に検討したい.

## 1 病院チェーンの定義，調査対象と資料の制約

上述したように，本節では，2つ以上の病院を開設する法人を「病院チェーン」と定義して，分析を行う．この定義は，米国の「モダン・ヘルスケア」誌の「病院チェーン（multi-hospital system）調査」における定義「単一の経営体によって集中的に管理され，2つ以上の病院を所有・リース・または経営しているシステム」[12]に，準じたものである.

ただし，わが国では，「病院チェーン」の公式の定義は確立しておらず，もちろん公式の統計も存在しない．そのため，医療関係者の間でも病院チェーンについての理解はバラバラであり，例えば，それを最大限に広く理解する立場からは，「有床診療所も病院に含めて」，複数の病院・有床診療所を開設する法人すべてが病院チェーンと見なされる．上述した「全国チェーン病院一覧」は，この立場をとっている．しかし筆者は，診療所と病院との法制

度上の違いを考慮すると,「有床診療所も病院に含め」ることは避けるべきだと考えている. 逆に, 病院チェーンをごく狭く理解する立場からは,「チェーンといえるのは徳洲会のように複数の県にまたがって事業展開する法人」との主張も聞かれる. 確かに, 後述するように,「2つ以上の病院を開設する」病院チェーンの間には, 著しい規模格差が存在するので, それらを一律に扱うことは適当ではない. しかし, 最初から病院チェーンを極端に狭くとらえると, それに該当するのは全国で数法人にすぎず, この用語を用いる意味がなくなってしまう. そこで, 本節では, まず, 2つ以上の病院を開設している病院チェーンの全体像とその変化を明らかにした上で, 巨大病院チェーンに対象を限定してより掘り下げて検討するという, 2段構えの分析を行いたい.

なお, 米国でも, 大規模な株式会社制病院チェーンは数の上では少数であり, 病院チェーンの多くは小規模である. 例えば, 米国病院協会の1985年調査によると, 250チェーンのうち2-3病院所有の小規模チェーンが124と半数を占めている[13].

今回は, 代表的な私的病院である医療法人の病院チェーンを主たる分析対象とし, それに加えて公益法人とその他の法人 (社会福祉法人・宗教法人・医療生協等) の病院チェーンも補足的に検討する. 広く私的病院という場合には, 学校法人 (私立医科大学) や会社の病院も含まれるが, これらは一般の私的病院とは性格を異にする. そのため, 補論で私立医科大学病院チェーンに簡単に触れるにとどめた. また, 病院チェーンを最大限に広く理解すると, 私的病院チェーンだけでなく, 日赤, 済生会, 厚生連等の公的病院チェーンや社会保険関係団体の病院チェーンも含まれるが, これらは私的病院チェーンとは異質なだけでなく, 少なくとも病院数で見る限り, 1970年代以降漸減しているので, 今回の検討対象からは除外した.

医療法人の病院チェーンについては, 日本医療法人協会が数年おきに発行している「全医療法人名簿」により, 1969-84年の15年間の推移を, ほぼ正確に把握することができる.「全医療法人名簿」は1965年以前にも発行さ

れているが，それらは病院病床の記載が不完全なため，研究目的では使用できない．また，残念なことに，同名簿は1985年版（数値は1984年）以降は新たに発行されていない．そのため，今回は，1000床以上の病院病床を有する（あるいは有する可能性のある）巨大病院チェーンに対して，筆者が電話調査を行い，それにより得られた回答を，「病院要覧」（医学書院）等と対照させることにより，巨大病院チェーンの最新（1988年）の実態を可能な限り明らかにする．

　このように「名簿」が整備されている医療法人病院と異なり，公益法人・その他の法人には，特別の名簿がないため，それらの病院チェーンの推移を詳しく検討することは不可能である．病院名簿としては最も包括的でしかも比較的正確な「病院要覧」には，法人名が記載されていないために，これを用いることはできない．そこで，今回は，各病院を開設している法人名が明記されている「全国病院名鑑1989年版」を用いて，1988年8月現在の，2つ以上の病院を開設している公益法人・その他の法人を抽出する．ただし，この名鑑は，記載洩れや開設者の誤り等が少なくないため，「病院要覧」等により，適宜補足・訂正する．

　尚，「全医療法人名簿」，「全国病院名鑑」等で明らかにできる病院チェーンは，当然のことながら単一の医療法人が複数の病院を開設しているものだけである．現実には，これ以外にも，単一の病院を開設する複数の医療法人が人的・資金的結び付きを通して事実上の病院チェーンを形成したり，複数の病院チェーンが「提携」してより大きな病院グループを形成しているが，病院名簿を用いた調査のみでは，このような病院チェーンは把握することができない．例えば，病院への「営利企業の進出」として注目・批判を浴びているメディコープ（旧オリンピック・グループ）は，現在3病院を事実上所有していると言われているが，医療法上はこれらの病院はそれぞれ別の医療法人が開設者となっている．以下，このような制約を理解した上で，わが国の私的病院チェーンの進展ぶりを検討したい．

## 2 1980年代前半に急増した医療法人病院チェーン

### (1) 医療法人病院チェーンの15年間の推移

表1と図1は,「全医療法人名簿」等により,2つ以上の病院を開設している医療法人病院チェーンの,1969年から1984年までの15年間にわたる推移を示したものである【注2】.

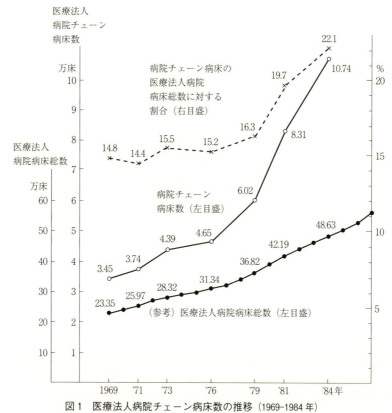

図1　医療法人病院チェーン病床数の推移（1969-1984年）

資料・注：表1と同じ

第4章 医療提供体制の変貌

表1 医療法人病院チェーンの推移 (1969-1984年)

| 調査年 | | 1969 | 1971 | 1973 | 1976 | 1979 | 1981 | 1984 | 1984/1969 | 1984-1969 |
|---|---|---|---|---|---|---|---|---|---|---|
| 医療法人病院チェーン | | | | | | | | | | |
| 医療法人数 | (A) | 121 | 130 | 141 | 145 | 172 | 222 | 250 | 2.066 | 129 |
| 病院数 | (B) | 256 | 276 | 298 | 306 | 374 | 496 | 573 | 2.238 | 317 |
| 病床数 | (C) | 34,466 | 37,437 | 43,911 | 46,462 | 60,191 | 83,078 | 107,389 | 3.116 | 72,923 |
| 1法人当たり病院数 | (B/A) | 2.12 | 2.12 | 2.11 | 2.11 | 2.17 | 2.23 | 2.29 | 1.080 | 0.17 |
| 1法人当たり病床数 | (C/A) | 284.8 | 288.0 | 311.4 | 320.4 | 349.9 | 374.2 | 429.6 | 1.508 | 144.8 |
| 1病院当たり病床数 | (C/B) | 134.6 | 135.6 | 147.4 | 151.8 | 160.9 | 167.5 | 187.4 | 1.392 | 52.8 |
| 全医療法人 | | | | | | | | | | |
| 病院数 | (D) | 2,018 | 2,143 | 2,281 | 2,427 | 2,734 | 3,038 | 3,356 | 1.663 | 1,338 |
| 病床数 | (E) | 233,484 | 259,679 | 283,200 | 305,819 | 368,174 | 421,949 | 486,268 | 2.083 | 252,784 |
| 平均病床数 | (E/D) | 115.7 | 121.2 | 124.2 | 126.0 | 134.7 | 138.9 | 144.9 | 1.252 | 29.2 |
| 全病院 | | | | | | | | | | |
| 病院数 | (F) | 7,819 | 8,026 | 8,188 | 8,379 | 8,800 | 9,224 | 9,574 | 1.224 | 1,755 |
| 病床数 | (G) | 1,033,550 | 1,082,647 | 1,125,606 | 1,173,500 | 1,269,081 | 1,362,161 | 1,467,050 | 1.419 | 433,500 |
| 平均病床数 | (G/F) | 132.2 | 134.9 | 137.5 | 140.1 | 144.2 | 147.7 | 153.2 | 1.159 | 21.0 |
| チェーン病院/全医療法人病院 | | | | | | | | | | |
| 病院数 | (B/D) | 0.127 | 0.129 | 0.131 | 0.126 | 0.137 | 0.163 | 0.171 | | 0.044 |
| 病床数 | (C/E) | 0.148 | 0.144 | 0.155 | 0.152 | 0.163 | 0.197 | 0.221 | | 0.073 |
| 平均病床数 | (C/B×D/E) | 1.163 | 1.119 | 1.187 | 1.205 | 1.195 | 1.206 | 1.293 | | |
| チェーン病院/全病院 | | | | | | | | | | |
| 病院数 | (B/F) | 0.033 | 0.034 | 0.036 | 0.037 | 0.043 | 0.054 | 0.060 | | 0.027 |
| 病床数 | (C/G) | 0.033 | 0.035 | 0.039 | 0.040 | 0.047 | 0.061 | 0.073 | | 0.040 |
| 平均病床数 | (C/B×F/G) | 1.018 | 1.005 | 1.072 | 1.084 | 1.116 | 1.134 | 1.223 | | |

資料：1)「全医療法人名簿」日本医療法人協会編．昭和44, 46, 48, 51, 54, 58, 60年版（昭和60年版のみ厚生省健康政策局指導課編，他は日本医療法人協会編）．
2) 厚生省医務局総務課編「病院要覧」医学書院．1969, 1972年版．
3) 厚生省「医療施設調査報告」各年版．より作成．

注：1) 2つ以上の病院を開設している医療法人を「病院チェーン」と見なして，「全医療法人名簿」各年版から抽出した．
2) 「全医療法人名簿」は昭和32, 38, 40年版も発行されているが，病床数の記載されていないため使用しなかった．
3) 昭和51年版以前の「全医療法人名簿」でも，一部の病院の病床数が記載されていないので，対応する「病院要覧」で補足した．
4) 「全医療法人名簿」の調査年月日：1969年1月1日，1971年3月31日，1973年8月31日，1976年8月31日，1979年12月31日，1981年12月31日，1984年7月1日．「医療施設調査」の調査年月日：1981年までは各年12月31日，1984年は10月1日．

やや意外なことに，医療法人病院チェーンは，すでに1969年の時点で121法人存在し，それらの病院・病床数はそれぞれ256病院，3万4466床であり，医療法人病院病床総数に占める割合も14.8％であった．その後，1970年代中葉まで，医療法人病院チェーンは，法人数，病院数，病院病床数とも漸増したが，医療法人病院病床総数に対する割合は15％前後で安定，停滞していた．

それに対して，1970年代末-1980年代前半に，医療法人病院チェーンの法人数，病院数，病院病床数は飛躍的に増加した．その結果，1984年には，医療法人病院チェーンは，250法人573病院となり，病院病床数も10万7389床と10万床の大台に乗った．更に，医療法人病院病床総数に対する割合も初めて2割を越え，22.1％に達した．

先述したように，『全医療法人名簿』は1985年版以降は新たに発行されていないため，最近の医療法人病院チェーンの正確な数値は不明である．しかし，1986年以降の病院病床急増（いわゆる駆け込み増床）の相当部分は病院チェーンあるいは新たに病院チェーンとなった医療法人によるものだと言われている．そこで，1984-88年の4年間に病院チェーン病床の医療法人病院病床総数に対する割合が，それ以前の3年間と同じスピードで増加したと仮定すると，1988年には，医療法人病院チェーンの病床割合は，25％を越えていると推定できる．次節［私的病院の拡大パターンの変貌――名古屋市を例として．（省略）］で示すように，この推定は，名古屋市の実態調査でも裏付けられる．

先に第2章［Ⅰ 1980年代の国民医療費増加要因の再検討（本書第Ⅰ部第2章第1節）］で示したように，1981年6月の医療費改定は「前代未聞の実質ダウン」となり，これが「病院冬の時代」の幕開けとなったことは，よく知られている．しかし，それにもかかわらず，病院チェーンの病院病床数が，1981-1984年にも1979-81年とほとんどおなじペースで急増し続けていることは注目に値する．

病院チェーンは数が増えただけでなく，規模も拡大した．1969年から

1984年の15年間に，1法人当たりの平均病床数は，284.8床から429.6床へと144.8床（50.8%）も増加した．同じ期間に，病院チェーン1病院当たりの平均病床数も，134.6床から187.4床へと，52.8床（39.2%）増加した．病院の規模拡大は医療法人病院全体でも進んだが，1984年でも医療法人病院総数の平均病床数は144.9床にとどまっており，同年の病院チェーンの1病院当たり平均病床数は，それを42.5床（29.3%）も上回っている．

しかも，病院チェーンの規模拡大は，1981-84年が最も著しい．1法人当たりの平均病床数はこの3年間に55.4床増加したが，これは1976-81年の5年間の増加数に等しい．更に，この3年間の1病院当たりの平均病床数の増加19.9床は，1973-1981年の8年間の増加数に等しいのである．このような変化は，「病院冬の時代」に病院チェーンの規模拡大が加速されたことを示している．

ただし，1法人当たりの病院数は，1969年の2.12病院から1984年の2.29病院へとわずかに0.17病院増加したにすぎない．この数値は，わが国の医療法人病院チェーンが，開設病院数でみる限り，まだ全体としては小規模であることを示している．

ただし，以上の数値はあくまで医療法人病院チェーンの平均値にすぎない．しかし，病院チェーンの間には，病院全体の場合以上に，大きな規模格差が存在する．以下，この点を検討したい．

(2) 医療法人病院チェーンの規模格差

表2は，1984年の医療法人病院チェーンを構成する各病院の病床数の分布を示したものである．本来，病院病床数の検討を行う場合には，病院種類，病床種類の区別を行うべきであるが，「全医療法人名簿」にはそれが記載されていない．また，病院チェーンの規模格差をより総合的に明らかにするためには，従業員数・医業収益等の検討も不可欠だが，そのような資料は存在しない．

医療法人病院チェーンを構成する個々の病院は，全体としては小規模なも

表2 医療法人病院チェーンの各病院の病床数の分布（1984年）

| 病床規模 | 病院チェーン | | 全医療法人病院 | | チェーン病院割合 (A/C) | 病床規模分布（差B－D） |
|---|---|---|---|---|---|---|
| | 病院数 (A) | % (B) | 病院数 (C) | % (D) | | |
| 20 ～ 99 | 163 | 28.4 | 1,536 | 45.8 | 0.106 | －17.4 |
| 100 ～ 199 | 197 | 34.4 | 989 | 29.5 | 0.199 | 4.9 |
| 200 ～ 299 | 127 | 22.2 | 509 | 15.2 | 0.250 | 7.0 |
| 300 ～ 499 | 70 | 12.2 | 261 | 7.8 | 0.268 | 4.4 |
| 500 ～ 699 | 9 | 1.6 | 42 | 1.3 | 0.214 | 0.3 |
| 700 ～ 899 | 4 | 0.7 | 14 | 0.4 | 0.286 | 0.3 |
| 900 ～ | 3 | 0.5 | 5 | 0.1 | 0.600 | 0.4 |
| 合計 | 573 | 100.0 | 3,356 | 100.0 | 0.171 | 0.0 |
| 平均病床数 | 187.4 | | 144.9 | | | |

資料：1)「全医療法人名簿」昭和60年版．
　　　2) 厚生省「昭和59年医療施設調査」，より作成．

のが多い．最も多いのは100-199床の病院の34.3％，次いで100床未満の病院の28.4％であり，両者で全病院の62.8％を占めている．

しかし，それでも，医療法人病院チェーンの病院は，医療法人病院総数の病床数の分布と比べると，小病院が少なく，中規模病院や大病院の割合が多いという特徴を持っている．つまり，99床未満の小規模病院の割合は17.4％ポイントも低く，逆に200-299床の中規模病院の割合が7.0％ポイントも高い．更に，数は少ないが，大規模医療法人病院に対するチェーン病院の割合は高く，特に900床以上の巨大病院では，5病院中3病院（6割）をチェーン病院が占めている【注3】．

表3は，1984年の医療法人病院チェーンの1法人当たり病院数・病床数の分布を示したものである．病院チェーンは，全体としては小規模なものが多いが，一部は大規模化している．

まず，1法人当たりの病院数をみると，2病院のみの法人が207であり，医療法人病院チェーン全体の83.6％を占める反面，4病院以上の法人も12（4.8％）存在する．次に，1法人当たりの病院病床数をみると，299床未満の比較的小規模な法人が100法人（40.0％）を占める反面，500床以上の大規模医療法人も68（27.2％）存在する．更に，1000以上の病院病床を有する巨大法人も11（4.4％）存在する．

表3 医療法人病院チェーンの1法人当たり病院数と病床数の分布（1984年）

| 病院数 | 病床数 | | | | | | | | 合計（%） |
|---|---|---|---|---|---|---|---|---|---|
| | 20～99 | 100～199 | 200～299 | 300～499 | 500～699 | 700～899 | 900～999 | 1,000～ | |
| 2病院 | 6 | 41 | 51 | 69 | 30 | 9 | 1 | 2 | 207 (83.6) |
| 3病院 | 0 | 0 | 2 | 13 | 5 | 5 | 1 | 3 | 29 (11.6) |
| 4病院 | 0 | 0 | 0 | 0 | 0 | 3 | 1 | 2 | 6 ( 2.4) |
| 5病院以上 | 0 | 0 | 0 | 0 | 1 | 0 | 1 | 4 | 6 ( 2.4) |
| 法人数計（%） | 6 (2.4) | 41 (16.4) | 53 (21.2) | 82 (32.8) | 36 (14.4) | 17 (6.8) | 4 (1.6) | 11 (4.4) | 250 (100.0) (100) |
| | | 100 (40.0) | | | 68 (27.2) | | | | |
| 病床数計（%） | 483 (0.4) | 6,157 (5.7) | 13,198 (12.3) | 32,555 (30.3) | 20,442 (19.0) | 12,430 (11.6) | 3,645 (3.4) | 18,479 (17.2) | 107,389 (100.0) |
| | | | | | 54,996 (51.2) | | | | |

資料：表2と同じ．

　また表3の下段に示したように，500床以上の大規模病院チェーン68法人の病院病床数は5万4996床に達しており，医療法人病院チェーンの病院病床総数の51.2%を占めている．更に，1000床以上の巨大病院チェーンの11法人の病床数は1万8479床であり，病院チェーン病床総数の17.2%を占めている．

　以上の結果は，病床数でみる限り，大規模病院チェーンが今や医療法人病院チェーンの"主流"を形成するに至っていることを示している．以下，巨大病院チェーンに焦点をあてて，この点を詳しく検討したい．

## (3) 巨大医療法人病院チェーンの特徴

　表4は，1984年または1988年に1000床以上の病院病床を有する巨大医療法人病院チェーン17の1984年と1988年の概要を示したものである．

　先述したように，「全医療法人名簿」は1985年版以降新たに発行されていないので，1988年時点で，1000床以上の病院病床を有する医療法人病院チェーンが全国にいくつ存在するかを正確に知ることは困難である．

　そこで，①1984年時点で1000床以上の病床を有していた11法人と，②

第Ⅰ部 テーマ別の主要実証研究

表4 1988年に1,000床以上の病院病床を有する17医療法人チェーン一覧（1984・1988年）

| 法人名 | 事務所所在都道府県 | 病院数 | | | | 病床数 | | | | |
|---|---|---|---|---|---|---|---|---|---|---|
| | | '84総数 | '88総数 | 病院種類別 | | '84総数 | '88総数 | 病床種類別病床数 | | |
| | | | | 一般病院（うち老人） | 精神 | | | 一般病床（うち老人） | 精神 | 結核 |
| 渓仁会（*） | 北海道 | 1 | 3 | 3 (3) | 0 | 280 | 1,808 | 1,808 (1,385) | 0 | 0 |
| 東光会（*） | 埼玉県 | 5 | 6 | 6 (1) | 0 | 918 | 1,073 | 1,073 ( 191) | 0 | 0 |
| 明理会 | 東京都 | 9 | 9 | 9 (6) | 0 | 1,695 | 2,068 | 1,792 ( 951) | 276 | 0 |
| 明芳会 | 東京都 | 10 | 10 | 10 (3) | 0 | 1,689 | 2,201 | 2,023 ( 374) | 178 | 0 |
| 翠会 | 東京都 | 3 | 3 | 2 (0) | 1 | 1,539 | 1,593 | 108 ( 0) | 1,447 | 38 |
| 慈誠会（*） | 東京都 | 4 | 5 | 5 (2) | 0 | 909 | 1,111 | 1,111 ( 383) | 0 | 0 |
| 新光会 | 神奈川 | 4 | 4 | 2 (0) | 2 | 1,039 | 1,100 | 339 ( 0) | 761 | 0 |
| 生生会 | 愛知県 | 2 | 2 | 1 (0) | 1 | 1,050 | 1,049 | 304 ( 0) | 745 | 0 |
| 十全会 | 京都府 | 2 | 2 | 2 (2) | 0 | 1,470 | 1,810 | 981 ( 981) | 829 | 0 |
| 錦秀会 | 大阪府 | 3 | 4 | 4 (2) | 0 | 2,260 | 2,606 | 2,606 (1,598) | 0 | 0 |
| 恒昭会 | 大阪府 | 3 | 4 | 3 (2) | 1 | 1,674 | 1,962 | 693 ( 522) | 1,269 | 0 |
| 清恵会 | 大阪府 | 4 | 4 | 4 (1) | 0 | 1,114 | 1,088 | 1,088 ( 170) | 0 | 0 |
| 徳洲会 | 大阪府 | 9 | 16 | 16 (0) | 0 | 2,239 | 5,686 | 5,686 ( 0) | 0 | 0 |
| 和同会（*） | 山口県 | 3 | 5 | 4 (4) | 1 | 863 | 1,485 | 1,256 (1,256) | 229 | 0 |
| 北九州病院 | 福岡県 | 6 | 6 | 6 (3) | 0 | 2,710 | 2,802 | 2,545 (1,259) | 164 | 93 |
| 和光会（*） | 福岡県 | 2 | 3 | 1 (0) | 2 | 820 | 1,021 | 82 ( 0) | 939 | 0 |
| 白十字会（*） | 長崎県 | 3 | 3 | 3 (1) | 0 | 912 | 1,059 | 1,059 ( 299) | 0 | 0 |
| 合計 | | 73 | 89 | 81 (30) | 8 | 23,181 | 31,522 | 24,554 (9,369) | 6,837 | 131 |
| 〈参考〉 | | | | | | | | | | |
| 板橋グループ | | 19 | 19 | 19 (9) | 0 | 3,384 | 4,269 | 3,815 (1,325) | 454 | 0 |
| 十全会グループ | | 3 | 3 | 3 (3) | 0 | 3,150 | 3,407 | 1,727 (1,727) | 1,680 | 0 |
| 徳洲会グループ | | 11 | 25 | 23 (0) | 0 | 2,725 | 7,065 | 7,065 ( 0) | 0 | 0 |

資料：1) 厚生省健康政策局指導課編「昭和60年全医療法人名簿（1984年7月1日現在）」
　　　2) 厚生省健康政策局総務課編「病院要覧1989年版（1988年6月1日現在）」
　　　3) 各都道府県の特例許可老人病院名簿（1988-90年現在）等，より作成．
注：1) 1988年に1,000床以上の病院病床を有する医療法人の調査方法は，本文参照．
　　2) （*）は，1984年には，1,000床未満だった法人．
　　3) 一般病院のカッコ内は特例許可老人病院数，一般病棟のカッコ内は特例許可老人病床数．尚，筆者が入手した各都道府県の老人病院名簿の調査年は必ずしも1988年ではないため，一部1988年の数値と異なっている可能性がある．
　　4) 特例許可老人病院には，病床の一部のみ「許可」を受けた病院も含まれる（30病院中16病院）．それに対して，精神病院は「精神病床のみを有する病院」．

第4章　医療提供体制の変貌

| 病床タイプ | 平均病床数 '84 | 平均病床数 '88 | 病院所在都道府県数 '84 | 病院所在都道府県数 '88 | 法人認可年 | 病院チェーン化年 |
|---|---|---|---|---|---|---|
| 一般・混合 | 280.0 | 602.7 | 1 | 1 | 1981 | 1981 |
| 一般・混合 | 183.6 | 178.8 | 2 | 3 | 1965 | 1979 |
| 一般・混合 | 188.3 | 229.8 | 4 | 4 | 1951 | 1979 |
| 一般・混合 | 168.9 | 220.1 | 4 | 4 | 1962 | 1976 |
| 精神 | 513.0 | 531.0 | 2 | 2 | 1958 | 1971 |
| 一般・混合 | 227.3 | 222.2 | 1 | 1 | 1964 | 1973 |
| 精神 | 259.8 | 275.0 | 2 | 2 | 1962 | 1969 |
| 精神 | 525.0 | 524.5 | 1 | 1 | 1966 | 1984 |
| 精神・老人 | 735.0 | 905.0 | 1 | 1 | 1955 | 1969 |
| 一般・混合 | 753.3 | 651.5 | 1 | 1 | 1959 | 1973 |
| 精神 | 558.0 | 490.5 | 1 | 1 | 1965 | 1979 |
| 一般・混合 | 278.5 | 272.0 | 2 | 2 | 1971 | 1976 |
| 一般・急性 | 248.8 | 355.4 | 5 | 10 | 1974 | 1975 |
| 精神・老人 | 431.5 | 495.0 | 1 | 2 | 1964 | 1981 |
| 一般・混合 | 451.7 | 467.0 | 1 | 1 | 1956 | 1963 |
| 精神 | 410.0 | 340.3 | 1 | 1 | 1959 | 1969 |
| 一般・混合 | 304.0 | 353.0 | 2 | 2 | 1951 | 1969 |
|  | 317.7 | 354.2 | 1.9 | 2.3 | 1963 | 1975 |
| 一般・混合 | 178.1 | 224.7 | 5 | 5 |  |  |
| 精神・老人 | 1,050.0 | 1,135.7 | 1 | 1 |  |  |
| 一般・急性 | 247.7 | 307.2 | 7 | 13 |  |  |

5)「チェーン病院化年」は，「全医療法人名簿」各年版により，各法人（またはそれの旧称，前身にあたる法人）が初めて複数の病院を開設した年とした．ただし，同名簿は2-3年間隔で発行されているため，実際の病院チェーン化年が表に示した年より2-3年早い法人もありうる．尚，同名簿の調査年は表1参照．
6) 合計欄の，病院所在都道府県数，法人認可年，病院チェーン化年の数値は平均値．
7) 板橋グループ：明理会＋明芳会（理事長が同一人物）．
　十全会グループ：十全会＋十全会精神科京都双岡病院（1988年は「精神科」削除）．
　徳洲会グループ：徳洲会＋沖縄徳洲会＋中部徳洲会＋その他の徳洲会提携病院．

800-999 床の病床を有していた 9 法人に対して，1988 年の各医療法人の開設病院数（1985 年以降の病院の新規開設・廃止の有無とその病院名）を電話で問い合わせた上で，「病院要覧 1989 年版」により 1988 年 6 月 1 日現在の各病院の病床数を調査し，それらを法人ごとに加算した．次に，同じく「病院要覧」により，各病院の種類別病床数（一般病床，精神病床，結核病床）を調査した．更に，各都道府県の特例許可老人病院名簿を用いて，一般病院（一般病床）に含まれる老人病院数（老人病床数）を調査した．

実はこの老人病院名簿は一般には公表されていないためもあり，従来の病院・病床種類の研究では，筆者自身のものも含めて，一般病床は一括して扱われてきた．しかし，現在では，都市部を中心として病院の"急性病院"と"慢性病院"機能分化が進んでいるため，それだけでは不十分と考え，関係者の多大の協力を得て，この名簿を入手した．

## 1988 年で 1000 床以上の巨大医療法人病院チェーンは 17 法人

その結果，①の 11 法人すべてが 1988 年にも 1000 床以上の病院病床を有すること，および②の 9 法人のうち 5 法人が 1988 年には新たに 1000 床以上の病院病床を有するようになったこと，が判明した．更に，これらの 16 法人とは別に，北海道・渓仁会がリース（賃貸）方式により短期間に急拡大し，現在では 1000 床を優に越える病床を有していることは，広く報道されている[14]〜[16]．以上より，1000 床以上の病院病床を有する医療法人の巨大病院チェーンは 1984 年の 11 法人から，1988 年には少なくとも 17 法人へと急増したことが分かる．

これら巨大病院チェーン 17 法人の病院病床総数は，1984 年の 2 万 3181 床から 1988 年の 3 万 1522 床へと，4 年間で 8341 床（36.0 %）も増加している．これは，同じ期間の病院病床総数の増加率 11.4%，医療法人病院病床数の増加率 23.4% を大幅に上回っている．対象を 1984 年に 1000 床以上の病院病床を有した 11 医療法人に限定しても，病床総数は 1 万 8479 床から 2 万 3965 床へと 29.7% 増加している．

これら巨大病院チェーンの1病院当たり平均病床数は，1984年に317.5床と医療法人病院チェーン平均の187.4床を130.1床（69.4％）も上回っていた．1988年には，それは更に拡大し354.2床に達している．

これら17法人のうち最大のものは徳洲会（法人の主たる事務所所在地は大阪．以下同じ）であり，16病院5686床に達している．以下，③北九州病院（福岡）6病院2802床，④錦秀会（大阪）4病院2606床，⑤明芳会（東京）10病院2201床，⑤明理会（東京）9病院2068床の，上位5法人が2000床以上の病院病床を有している．更に，⑥恒昭会（大阪），⑦十全会（京都），⑧渓仁会（北海道），⑨翠会（東京）の4法人が，1500-1999床の病院病床を有している．

## 巨大チェーンの病院機能：「混合型」・「垂直的統合」へ収斂

これらの巨大病院チェーンも病院機能の点からみると同質ではなく，

病床種類からは，①精神病床（精神病院）主体の病院チェーンと，②一般病床（一般病院）主体の病院チェーンとに大別される．翠会（東京）・新光会（神奈川）・生生会（愛知）・十全会（京都）・恒昭会（大阪）・和光会（福岡）の6法人は精神病床主体であり，残りの11法人は，一般病床主体と言える．尚，十全会は現在では精神病床と老人病床の混合型だが，後に【注5】で示すように，歴史的には精神病床主体であるため，前者に含めた．

更に一般病床主体の11法人のうち，徳洲会は全病院が"急性病院"であり，逆に和同会は全病院が"慢性病院"（特例許可老人病院4と精神病院1）である．両者は，性格は正反対ではあるが，「水平的統合」の病院展開を行っていると言える．しかし，残りの9法人はすべて法人内で"急性病院"と"慢性病院"（老人病院）の機能分化を行っており，「混合型」・「垂直的統合」の病院展開と言える【注4】．

これらの9法人間では，"急性病院"と"慢性病院"との比重に相当の差があるが，特徴的なことは，急性病院主体に成長した法人も，慢性病院主体に成長した病院も，現在では「混合型」に変容していることである．例えば，

第Ⅰ部　テーマ別の主要実証研究

大阪の錦秀会と清恵会は，ともに救急医療を軸に病院・病床を増やしたが，現在では大規模な"慢性病院"（老人病院・温泉病院）をも有している．逆に，北海道の渓仁会は，老人病院を母体に急成長したが，現在では 500 床の"急性病院"（ただし病床の一部は特例許可老人病床）も有している[16]．徳洲会も，当初は救急医療（「年中無休・24時間オープン」）をスローガンにスタートしたが，その後の急速な規模拡大に伴い，住民のニーズに従って高度医療（三次医療）をも展開するようになり，更に最近では慢性疾患医療にも関心を深めていると言われている．また，上述した精神病床主体の 6 法人もすべて，現在では，精神病院単科ではなく，一般病院を有している．

以上の結果は，病院チェーンが巨大化すると，「混合型」・「垂直的統合」へ収斂することを示唆している．

尚，これら 17 法人全体の中での老人病院・病床の比率をみると，89 病院のうち 30 病院（37.0%）が老人病院（ただし，病床の一部のみが特例許可を受けている病院を含む）であり，3 万 1522 床のうち 9369 床（29.7%）が老人病床である．この数字は全国平均を大幅に上回っている．「老人医療事業年報」と「医療施設調査」によると，1988 年の全国の医療法人病院 3855 のうち老人病院（特例許可・許可外合計）は 442（11.5%）にとどまっている．開設者別の老人病院病床数は発表されていないが，同年の老人病院病床合計の病院病床総数に対する割合は 7.5% にすぎない．個々の病院チェーンをみても，特例許可老人病院を有する 12 法人すべてで，老人病床の総病床に対する割合がこの全国平均値を大幅に上回っている．このことは，医療法人病院チェーンの 1980 年代の急拡大に，老人病院が大きく"寄与"したことを示唆している．

**大都市圏に集中する巨大チェーン**

次に，17 法人の主たる事務所が設置されている都道府県をみると，東京と大阪がともに 4 法人で飛び抜けて多く，次いで福岡が 2 法人であり，残りは北海道・埼玉・神奈川・愛知・京都・山口・長崎の各 1 法人となっている．

このように巨大病院チェーン17法人のうち実に15法人までが首都圏または政令指定都市を抱える都道府県に集中している．なお，この傾向は，後に表5-7で示すように，巨大病院チェーンだけでなく，医療法人病院チェーン全体でみられる傾向である．

また，各法人が病院を開設している都道府県数をみると，全国10都道府県に病院を開設している徳洲会は例外的存在であり，1府県が8法人，2府県が5法人となっている．明理会と明芳会はともに4都県に病院を開設しているが，いずれもほぼ首都圏に限定されている．この結果は，わが国では，巨大病院チェーンですら，徳洲会を除いては，現在も地域的存在にとどまっていることを示している．

## 巨大チェーンも1980年代に急拡大

ここで，視点を変えて，これら17法人の法人認可年と病院チェーン化年（各法人が初めて複数の病院を開設した年）から，巨大病院チェーンの"形成史"に接近したい．

先ず，法人認可年をみると，1950年代が7法人，60年代が7法人と，伝統ある法人が多く，1970年代以降に認可された法人は清恵会・徳洲会・渓仁会の3法人にすぎない．

他面，これら17法人が病院チェーン化した年をみると，1960年代は5法人にすぎず，逆に1970年代が9法人を占め，しかもそのうち6法人までが1970年代後半に病院チェーン化している．更に，1980年代に病院チェーン化した法人さえ3つ存在する．この結果は，病院チェーン全体の場合と同じく巨大病院チェーンも1970年代後半以降急成長したことを示している．

各法人が病院チェーン化した時期と各法人の病院機能との間には明らかな関連がみられる．つまり，1970年代前半までにチェーン化した8法人のうち精神病床主体の法人が半数の4法人を占めるのに対して，1970年代後半以降チェーン化した9法人のうち精神病床主体の法人は2法人にすぎない．この結果は，病院チェーンの主流が精神病床主体のチェーンから一般病床主

第Ⅰ部　テーマ別の主要実証研究

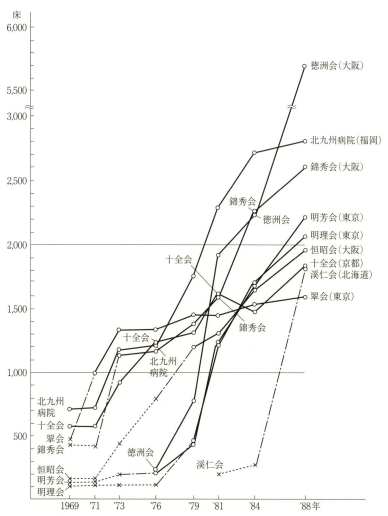

図2　1988年に1,500床以上の病院病床を有する病院チェーン9法人の病床数の推移
　　　(1969-1988年)

資料：1)「全医療法人名簿」各年版（表1参照）．
　　　2)「病院要覧」1989年版より作成．
注：1) 各年とも病院チェーン化している法人の病床数は○でプロットし，まだ病院チェーン化していない法人の病床数は×でプロットした．
　　2) 明芳会は1981年以前は米寿会，錦秀会は1979・1976年は阪和病院，1973・1971・1969年は聖和会．

体のチェーンへと変化してきていることを示唆している．

　図2は，1988年の病院病床が1500床を越える9法人の，1969以降19年間の病床数の推移を示したものである．各法人とも，病院チェーン化している年の病床数は○でプロットし，まだ病院チェーン化していない年の病床数は×でプロットした．

　これら特別に大規模な医療法人に対象を限定しても，大半の法人が病院チェーン化したのは1970年代末にすぎない．つまり，1973年の時点で，病院チェーン化していた法人は，半数以下の4法人（北九州病院，十全会，翠会，錦秀会）にすぎず，1979年になってようやく上述した渓仁会を除く8法人がチェーン化したのである．

　この図は，これら9法人の大半が，1980年代に入って病床数拡大のスピードを加速させたことも，はっきりと示している．これら法人の病床総数は1969年の2273床（7法人）から1979年の8791床（8法人）へと10年間で6518床も増えたが，更に1979-1988年の9年間には，8791床から2万2536床（9法人）へと，実に1万3745床も増加しているのである．その結果，1981年には2000床を越える超巨大病院チェーンが初めて誕生し（北九州病院），それが1988年には5法人にもなっている．

**更に巨大な3つの病院グループ**

　これら巨大病院チェーンの多くは，他の医療法人・病院とともに更に大きな病院グループを形成している．今回は，その全体像は明らかにできなかったので，代表的な3グループのみを紹介する．

　先ず，徳洲会に沖縄徳洲会・中部徳洲会・徳洲会提携病院を加えた「徳洲会グループ」は23病院7065床に達している．徳洲会が初めて病院チェーン化したのは1975年（徳田病院と野崎病院で280床）であり，その後わずか13年での爆発的成長は驚嘆に値する．

　次に，理事長が同一人物（中村哲夫医師）である明理会と明芳会は「板橋グループ」19病院4269床を形成している．この「板橋グループ」は，中村

哲夫医師の実弟である中村隆俊医師が主導する「戸田グループ（その中核がやはり1000床以上の病床を有する東光会）」，および同じく実弟の中村秀夫医師が主導する「東日本病院協会グループ」とともに，更に巨大な「セントラル・メディカル・システム（CMS. 旧称関東病院協会）を形成している．それの傘下の病院は約50病院に達し，病床数も優に1万床を越え，「わが国最大の民間チェーン病院」と言われているが，詳細は明らかにされていない(18)〜(20)．ちなみに，この中村3兄弟は美空ひばりの家庭教師を務めたことでも有名であり，このCMSの成長発達史は，筆者が調べた範囲では，本田靖春著『「戦後」美空ひばりとその時代』第7章に最も詳しく書かれている(20)．

更に，十全会は十全会京都双岡病院とともに「十全会グループ」3病院3407床を形成している．両法人は，現在では，創設者である「赤木一族」とは別の人物が理事長をつとめており，公式にはまったく別の法人とされているが，医師募集などは「日本医事新報」誌などで共同で行っているため，「十全会グループ」と見なした．この「十全会グループ」は，戦後の疾病構造・医療ニーズの変化に対応して，医療の重点を，結核→精神→老人とすばやく転換してきたことでも有名である【注5】．尚，十全会の2病院のうち，ピネル病院は1989年5月に京都東山老年サナトリウムに吸収されたため，現在では，十全会は医療法上は病院チェーンではなくなっている．

## (4) 都道府県別にみた医療法人病院チェーンの特徴

ここで，視点を変えて，都道府県別の医療法人病院チェーンを検討する．

表5は，1969年と1984年の都道府県別の医療法人病院チェーンを示したものである．ここで，各都道府県の法人数は，各都道府県に「法人の主たる事務所」を設置している医療法人数とし，各県のチェーン病院数と病院病床数は，各県に実在するチェーン病院数・病院病床数とした．一般に医療施設等の都道府県別比較を行う場合には，人口当たりの数値を用いるのが普通であるが，今回はいわば企業論的分析のため，あえて実数の比較を行った．

医療法人病院チェーンの法人数，病院数，病院病床数が多い都道府県は，1969・1984年とも大都市を抱え人口の多い都道府県である．1984年の上位5都道府県は，法人数では，①大阪，②東京，③愛知，④福岡，⑤京都であり，病院数では，①大阪，②東京，③福岡，④愛知，⑤埼玉，病院病床数では，①大阪，②福岡，③東京，④愛知，⑤埼玉，の順となっている．

表6は，1969-84年の15年間の医療法人病院チェーンの増加実数の上位5県を示したものである．ここで，病院と病院病床の「増加数A」は，表5の場合と同じく，各都道府県に実在するチェーン病院・病床の増加分であり，「増加数B」は，各都道府県に法人の主たる事務所を設置している医療法人が，全国に開設しているチェーン病院・病床の増加分である．また，病院・病床数増加の都道府県順位は，「増加数A」の順位である．

法人数，病院数，病院病床数の増加とも，大阪が2位以下を大きく引き離した1位となっている．また，埼玉が法人数増加で5位，病院数増加Aで2位，病院病床数増加Aで4位に入っていることも注目される．

それに対して，東京は法人数の増加では，大阪に次いで2位だが，病院・病床数の増加Aはともに3位にとどまっている．しかし，東京の増加数Bは，病院・病床とも増加数Aの2倍近く（それぞれ46病院対24病院，1万337床対5824床）に達しており，いずれも大阪に次いで2位である．これは，東京に法人の主たる事務所を設置している医療法人が，病院を更に開設する場合，開設地として東京だけでなく東京に隣接している埼玉・神奈川等を選択しているためである．同様な傾向は大阪でもみられる．

表7は，法人の主たる事務所が設置されている都道府県以外の都道府県に開設されている医療法人チェーン病院を示したものである．複数の都道府県に病院を開設している医療法人数は，1969年の11から1984年の40へと，15年間で3.6倍化しており，病院チェーンである医療法人総数に対する割合も，同じ期間に9.1%から16.0%へと6.9%ポイント増加している．法人の主たる事務所が設置されている都道府県以外の都道府県に開設されている病院数・病床数の増加は更に著しく，それぞれ6.0倍，15.8倍に達している．

253

第Ⅰ部 テーマ別の主要実証研究

表5 都道府県別の医療法人病院チェーン (1969・1984 年)

| 都道府県 | 病院チェーン法人数 | | チェーン病院数 | | チェーン病院病床数 | | 同医療法人病院病床総数に対する割合 (%) | |
|---|---|---|---|---|---|---|---|---|
| | 1969 年 | 1984 年 | 1969 年 | 1984 年 | 1969 年 | 1984 年 | 1969 年 | 1984 年 |
| 北海道 | 0 | 9 | 0 | 20 | 0 | 3,851 | 0.00 | 15.94 |
| 青　森 | 1 | 2 | 2 | 4 | 233 | 729 | 9.33 | 14.13 |
| 岩　手 | 2 | 6 | 4 | 12 | 519 | 1,846 | 21.82 | 27.65 |
| 宮　城 | 0 | 2 | 0 | 5 | 0 | 643 | 0.00 | 16.71 |
| 秋　田 | 1 | 2 | 3 | 5 | 621 | 1,387 | 23.92 | 24.66 |
| 山　形 | 2 | 2 | 6 | 6 | 1,491 | 1,575 | ① 68.36 | ① 42.53 |
| 福　島 | 4 | 9 | 8 | 18 | 981 | 2,838 | 25.43 | 32.91 |
| 茨　城 | 1 | 5 | 2 | 10 | 85 | 1,140 | 1.42 | 8.54 |
| 栃　木 | 3 | 5 | 6 | 11 | 302 | 1,144 | 5.61 | 12.99 |
| 群　馬 | 0 | 1 | 0 | 2 | 0 | 253 | 0.00 | 3.11 |
| 埼　玉 | 3 | 10 | 6 | ⑤ 32 | 594 | ⑤ 5,465 | 7.27 | 26.40 |
| 千　葉 | 4 | 7 | 10 | 23 | 1,111 | 3,794 | 11.04 | 20.24 |
| 東　京 | ① 14 | ② 25 | ① 27 | ② 51 | ② 3,268 | ③ 9,092 | 13.68 | 24.60 |
| 神奈川 | 3 | 6 | 6 | 19 | 743 | 3,505 | 7.47 | 17.34 |
| 新　潟 | 1 | 3 | 2 | 6 | 579 | 1,398 | 14.77 | 14.59 |
| 富　山 | 0 | 0 | – | 2 | – | 384 | – | 20.36 |
| 石　川 | 0 | 5 | 0 | 10 | 0 | 1,483 | 0.00 | 30.84 |
| 福　井 | 1 | 0 | 2 | 0 | 307 | 0 | 18.44 | 0.00 |
| 山　梨 | 2 | 3 | 4 | 5 | 464 | 982 | 20.74 | 27.47 |
| 長　野 | 2 | 1 | 4 | 2 | 653 | 575 | 13.41 | 7.58 |
| 岐　阜 | 0 | 2 | 0 | 3 | 0 | 463 | 0.00 | 6.81 |
| 静　岡 | 1 | 1 | 4 | 8 | 514 | 1,759 | 21.76 | 28.99 |
| 愛　知 | ④ 7 | ③ 17 | ④ 14 | ④ 37 | 1,823 | ④ 5,953 | 17.80 | 23.22 |
| 三　重 | 1 | 2 | 2 | 5 | 380 | 760 | 8.76 | 10.59 |
| 滋　賀 | 0 | 0 | 1 | 2 | 132 | 612 | ⑤ 30.49 | ③ 38.59 |
| 京　都 | 6 | ⑤ 12 | 12 | 25 | ⑤ 2,047 | 5,373 | ④ 34.24 | ② 39.31 |
| 大　阪 | ④ 7 | ① 31 | ⑤ 13 | ① 66 | ④ 2,173 | ① 15,615 | 13.05 | ⑤ 34.41 |
| 兵　庫 | ② 10 | 9 | ③ 21 | 19 | ③ 3,049 | 3,756 | ③ 35.81 | 20.08 |
| 奈　良 | 4 | 2 | 8 | 5 | 737 | 1,041 | ② 41.15 | 27.63 |
| 和歌山 | 0 | 1 | 0 | 2 | 0 | 157 | 0.00 | 2.87 |
| 鳥　取 | 0 | 0 | 0 | 0 | 0 | 0 | 0.00 | 0.00 |
| 島　根 | 0 | 2 | 0 | 4 | 0 | 518 | 0.00 | 23.73 |
| 岡　山 | 1 | 2 | 2 | 4 | 262 | 812 | 5.20 | 10.23 |
| 広　島 | 0 | 1 | 0 | 2 | 0 | 157 | 0.00 | 1.60 |
| 山　口 | 5 | 6 | 10 | 12 | 1,149 | 2,247 | 25.22 | 24.07 |
| 徳　島 | 2 | 3 | 4 | 6 | 513 | 727 | 13.80 | 9.42 |
| 香　川 | 0 | 0 | 0 | 0 | 0 | 0 | 0.00 | 0.00 |
| 愛　媛 | 2 | 0 | 4 | 0 | 425 | 0 | 30.38 | 0.00 |
| 高　知 | 1 | 6 | 2 | 11 | 272 | 2,986 | 3.43 | 22.88 |
| 福　岡 | ② 10 | ④ 15 | ② 22 | ③ 38 | ① 3,661 | ② 9,941 | 26.75 | ④ 34.88 |
| 佐　賀 | 2 | 4 | 4 | 9 | 305 | 1,415 | 12.57 | 23.75 |
| 長　崎 | 4 | 7 | 10 | 15 | 1,278 | 2,275 | 22.56 | 22.61 |
| 熊　本 | 4 | 8 | 8 | 21 | 870 | 3,593 | 10.41 | 19.72 |
| 大　分 | 2 | 4 | 5 | 7 | 468 | 966 | 9.93 | 12.72 |
| 宮　崎 | 2 | 1 | 6 | 4 | 1,008 | 410 | 23.96 | 5.47 |
| 鹿児島 | 6 | 10 | 12 | 23 | 1,449 | 3,426 | 21.11 | 26.66 |
| 沖　縄 | – | 1 | – | 2 | – | 343 | – | 11.08 |
| 合　計 | 121 | 250 | 256 | 573 | 34,466 | 107,389 | 14.76 | 22.08 |

資料:「全医療法人名簿」昭和44・60年版,より作成.
注:1) 各都道府県(以下県)の法人数は各県に「法人の主たる事務所」を設置している法人数.
2) 各県のチェーン病院数＝各県に実在するチェーン病院数
　　＝①その県に主たる事務所を設置している法人の開設している病院数
　　－②その法人が他県に開設している病院数
　　＋③他県に主たる事務所を設置している法人がその県に開設している病院数.
　　各県のチェーン病院病床数も同じ方式で計算.
3) 1969年は沖縄県は本土復帰前,富山県には医療法人なし.
4) 1984年の都道府県別医療法人病院病床数は未公表のため,1985年の数値を代用した.
5) 丸囲み数字は順位(上位5県).

### 表6　1969-1984年の15年間の医療法人病院チェーン増加上位5都道府県

| 順位 | 法人数増加 | | 病院数増加 | | | 病床数増加 | | |
|---|---|---|---|---|---|---|---|---|
| | 都道府県 | 増加数 | 都道府県 | 増加数A | 増加数B | 都道府県 | 増加数A | 増加数B |
| 1 | 大　阪 | 24 | 大　阪 | 53 | 60 | 大　阪 | 13,442 | 15,690 |
| 2 | 東　京 | 11 | 埼　玉 | 26 | 21 | 福　岡 | 6,280 | 4,983 |
| 3 | 愛　知 | 10 | 東　京 | 24 | 46 | 東　京 | 5,824 | 10,337 |
| 4 | 北海道 | 9 | 愛　知 | 23 | 22 | 埼　玉 | 4,871 | 3,884 |
| 5 | 埼　玉 | 7 | 北海道 | 20 | 19 | 愛　知 | 4,130 | 3,941 |

資料:表5と同じ.
注:1) 病院・病床の増加数Aは各都道府県に実在するチェーン病院・病床数の増加.
　　2) 病院・病床の増加数Bは各都道府県に「法人の主たる事務所」を設置している医療法人が,全国に開設しているチェーン病院・病床数の増加.

### 表7　医療法人病院チェーンが法人の主たる事務所を設置している都道府県以外の都道府県に開設している病院(1969・1984年)

| | 1969年 | | 1984年 | | 1984/1969 |
|---|---|---|---|---|---|
| | 実数 | % | 実数 | % | |
| 法人数 | 11 | 9.1 | 40 | 16.0 | 3.64 |
| 病院数 | 11 | 4.3 | 66 | 11.5 | 6.00 |
| 病床数 | 811 | 2.4 | 12,796 | 11.7 | 15.78 |
| 平均病床数 | 73.7 | | 193.9 | | 2.63 |

資料:表5と同じ.
注:%は全医療法人病院チェーンに対する割合.

ただし，1984年でも同一の都道府県内で病院チェーン化している医療法人が，全体の84.0%割を占めている．また，表には示さなかったが，複数の都道府県に開設している医療法人40のうち，33法人 (82.5%) が2都道府県のみに病院を開設しており，しかも，その大半は法人の主たる事務所が設置されている都道府県に隣接する都道府県への開設である．このことは，わが国の医療法人病院チェーンの大半が，現在でも，地域的存在であることを示している．

尚，1984年に複数の都道府県に病院を開設している医療法人の主たる事務所が設置されている都道府県をみると，①東京11，②大阪7，③福岡4，④埼玉3，⑤神奈川・奈良・長崎各2であり，明らかに大都市圏へ集中している．1985年以降加速した東京・大阪等大都市圏の異常な地価高騰により，大都市圏に法人の主たる事務所を設置している病院チェーンの隣接県への病院新設は，更に増加していると考えられる．

この項の最後に，病院チェーン病床数の医療法人全病院病床に対する割合の都道府県間格差を検討する（表5の右端）．意外なことに，この割合が最も高い都道府県は1969・1984年とも山形であり，特に1969年にはそれは68.4%に達している．同県の医療法人病院チェーンは，1969・84年とも篠田好生会と二本松会の2つのみだが，すでに1969年の時点でそれぞれ773床（全国1位），718床（同3位）を有する巨大病院チェーンであった．1984年の順位は以下，②京都39.3%，③滋賀38.6%，④福岡34.9%，⑤大阪34.4%である．これら5府県は，医療法人全病院病床の3分の1以上を病院チェーン病床が占めている．

### (5) 法人所得上位10医療法人中の病院チェーン

医療法人病院チェーンの分析の最後に，それの所得を検討したい．本来は，医療法人病院チェーン全体の検討を行うべきだが，今回は，資料と時間の制約上，毎年発表される法人所得上位10医療法人中の病院チェーンについて簡単に触れるにとどめる．

表8は，1979・84・88年の法人所得（税務署への申告所得額）上位10医療法人を示したものであり，そのうち順位を丸で囲んだ医療法人が病院チェーンである．尚，表中「十全会A」（十全会精神科京都双岡病院）は1病院のみを開設しているが，上述したように，「十全会B」とともに，「十全会グループ」を形成しているため，病院チェーンと見なした．

この法人所得には，医業から得られた所得だけでなく，土地売却益などの所得も含まれている．例えば，1988年第1位の大雄会の申告所得の相当部分は，土地売却益だと言われている．また，各法人の既存病院が相当の利益をあげている場合でも，その法人が借入金により新たな病院建設などの新規事業を積極的に行っている場合には，現行税法上は，申告所得が大幅に圧縮される．医療法人病院チェーンとしては全国最大規模の徳洲会が，1988年には"ランク外"（28位）となっているのはこのためと思われる．法人所得統計にはこのような制約があるが，それでも，これにより，全体としての医療法人所得の傾向を知ることはできる．

1979年と1988年には，所得上位10医療法人のうち病院チェーンである法人が実に8法人に達しており，1984年でも6法人を占めている．また，3年間で法人所得上位10位以内に2回以上ランクされている10法人のうち，8法人までが病院チェーンである．更に，病院チェーンの規模を見ると，3年とも，病院病床総数1000床以上の巨大病院チェーンが4法人存在する．当然のことながら，病院チェーンではない医療法人の大半も500床以上の巨大病院を開設している．

尚，表には示さなかったが，1984年の法人所得上位11-20位の10医療法人をみても，病院チェーンである法人が7法人を占めている．

以上の結果は，「利潤極大化」のためには，病院チェーン化による規模拡大の方が，単一の病院の規模拡大よりも有利であることを示唆している．

ただし，医療法人の年間所得は，1988年第1位の大雄会（愛知）でも17億4400万円にとどまっており，上位10法人平均（非病院チェーンも含む）では11億7000万円にすぎず，他業種の所得上位企業に比べるとはるかに小

第Ⅰ部　テーマ別の主要実証研究

表8　法人所得上位10位の医療法人中の病院チェーン（1979・1984・1988年）

| 順位 | 1979年（病院チェーン：8法人） | | | | | 順位 | 1984年（病院チェーン：6法人） | | | | | 順位 | 1988年（病院チェーン：8法人） | | | | | |
|---|---|---|---|---|---|---|---|---|---|---|---|---|---|---|---|---|---|---|
| | 法人名 | 所在地 | 所得額 百万円 | 病院数 | 病床数 | | 法人名 | 所在地 | 所得額 百万円 | 病院数 | 病床数 | | 法人名 | 所在地 | 所得額 百万円 | 病院数 | 病床数 | 従業員数 |
| ① | 十全会A | 京都 | 2,713 | 1 | 1,437 | ① | 十全会A | 京都 | 1,532 | 1 | 1,680 | ① | 大雄会 | 愛知 | 1,744 | 2 | 454 | 587 |
| ② | 十全会B | 京都 | 2,066 | 2 | 1,314 | ② | 回生会 | 京都 | 1,199 | 2 | 355 | ② | 十全会A | 京都 | 1,364 | 1 | 1,597 | 800 |
| ③ | 錦秀会 | 大阪 | 1,820 | 3 | 1,383 | ③ | 景岳会 | 大阪 | 979 | 1 | 610 | ③ | あかね会 | 広島 | 1,345 | 2 | 599 | 400 |
| ④ | 愛仁会 | 大阪 | 903 | 2 | 371 | ④ | 西浦会 | 大阪 | 950 | 1 | 581 | ④ | 西浦会 | 大阪 | 1,204 | 1 | 681 | 150 |
| ⑤ | 徳洲会 | 大阪 | 809 | 4 | 780 | ⑤ | 徳洲会 | 大阪 | 892 | 9 | 2,239 | ⑤ | 明理会 | 東京 | 1,187 | 9 | 2,068 | 840 |
| ⑥ | 米本会 | 東京 | 794 | 4 | 442 | ⑥ | 和同会 | 山口 | 781 | 3 | 863 | ⑥ | 回生会 | 京都 | 1,156 | 2 | 385 | 100 |
| ⑦ | 大坪会 | 東京 | 742 | 2 | 178 | ⑦ | 新井病院 | 埼玉 | 770 | 1 | 129 | ⑦ | 慈誠会 | 東京 | 949 | 5 | 1,111 | 539 |
| ⑧ | 寿会 | 大阪 | 733 | 1 | 44 | ⑧ | 翠会 | 東京 | 750 | 3 | 1,539 | ⑧ | 和同会 | 山口 | 923 | 5 | 1,485 | 740 |
| ⑨ | 翠会 | 東京 | 728 | 3 | 1,455 | ⑨ | 十全会B | 京都 | 727 | 2 | 1,470 | ⑨ | 景岳会 | 大阪 | 921 | 1 | 610 | 600 |
| ⑩ | あかね会 | 広島 | 717 | 1 | 220 | ⑩ | 徽風会 | 大阪 | 726 | 1 | 756 | ⑩ | 愛仁会 | 大阪 | 903 | 3 | 970 | 1,000 |
| 計 | 大阪4, 東京3, 京都2, 広島1 | | 12,025 | 23 | 7,624 | | 大阪4, 東京1, 京都3, 埼玉1, 山口1 | | 9,306 | 24 | 10,222 | | 大阪3, 京都2, 東京2, 愛知1, 広島1, 山口1 | | 11,696 | 31 | 9,960 | |

資料：1) Clinic Magazine. 1980年9月号, 85年別冊.
2) 週刊東洋経済臨時増刊「89日本の会社90,000」1989.
3) 『全医療法人名簿』昭和54, 60年版.
4) 『病院要覧』1989年版, より作成.

注：1) 各地税務署が公示した法人の申告所得額.
2) 順位を丸で囲んだ法人が, 各年の病院チェーン.
3) 「全医療法人名簿」は1985年版以降は新たに発行されていないため, 1988年の各法人の開設病院数（病院名）は, 各法人に直接電話で問い合わせ, その上で『病院要覧』（1988年は京都東山高原サナトリウム［精神科］削除）とビル病院を経営する「十全会」, 1病院のみを開設している十全会グループを形成しているが, "十全会グループ"を形成し, 1988年は京都東山原サナトリウムとビル病院のみを開設している十全会Aも病院チェーンと見なした.
4) 十全会A：十全会精神科京都サナトリウム (1988年は「精神科」削除).
十全会B：京都東山高原サナトリウム双岡病院 (1988年は京都東山高原サナトリウム). 両者は医療法人上は別法人だが, "十全会グループ"を形成しているため, 1病院のみを開設している十全会Aも病院チェーンと見なした.

規模である．この点は従業員数でも同様であり，所得上位10法人中1000人以上の「大企業」は愛仁会（大阪）のみである．ちなみに，医療法人中従業員が最も多いのは徳洲会の3000人であり，1988年の所得が公示されている医療法人のうち1000人以上の従業員を有する医療法人は合わせても5法人にすぎない（明芳会1880人・錦秀会1700人・清恵会1000人）．当然ながら，これら5法人のうち愛仁会以外の4法人は1000床以上の病院チェーンである．

この結果は，1980年代に入って医療法人病院チェーンの一部が巨大化しているとはいえ，それらは所得・従業員数から見る限り，他業種の"中堅企業"並みの水準であることを示している．

尚，法人所得上位10医療法人の主たる事務所所在地も大都市圏に集中しており，各年とも大阪が最も多く，京都と東京がそれに次いでいる．

## 3 全病床の3割を占める公益法人とその他の法人の病院チェーン

### (1) 公益法人とその他の法人の病院チェーンの概要

「名簿」が整備されている医療法人病院と異なり，公益法人とその他の法人には，特別の名簿がないため，それらの病院チェーンの推移を詳しく検討することは不可能である．ここでは，各病院を開設している法人名が明記されている「全国病院名鑑1989年版」を用いて，1988年8月現在の公益法人とその他の法人の病院チェーンを検討したい．

医療法人と異なり，公益法人とその他の法人の性格は単一ではない．公益法人の中には国や自治体の業務の委託を受けている準公的法人も含まれており，その他の法人には，社会福祉法人・宗教法人・医療生活協同組合等性格がまったく異なる雑多な法人が含まれている．しかし，今回は，個々の法人の性格までは検討できなかった．

表9に示したように，公益法人の病院チェーンは全国に44存在し，それ

表9 公益法人とその他の法人の病院チェーン（1988年）

|  |  | 公益法人 | その他の法人 |
|---|---|---|---|
| 病院チェーン |  |  |  |
| 　法人数 | (A) | 44 | 36 |
| 　病院数 | (B) | 121 | 80 |
| 　病床数 | (C) | 28,626 | 16,046 |
| 　1法人当たり病院数 | (B/A) | 2.75 | 2.22 |
| 　1法人当たり病床数 | (C/A) | 650.6 | 445.7 |
| 　1病院当たり病床数 | (C/B) | 236.6 | 200.6 |
| 全法人 |  |  |  |
| 　病院数 | (D) | 407 | 279 |
| 　病床数 | (E) | 92,961 | 49,880 |
| 　平均病床数 | (E/D) | 228.4 | 178.8 |
| チェーン病院／全法人病院 |  |  |  |
| 　病院数 | (B/D) | 0.297 | 0.287 |
| 　病床数 | (C/E) | 0.308 | 0.322 |
| 　平均病床数 | (C/B × D/E) | 1.036 | 1.122 |

資料：1）厚生問題研究会「全国病院名鑑1989年版（1988年8月現在）」．
　　　2）厚生省健康政策局総務課編「病院要覧1989年版（1988年6月1日現在）」．
　　　3）厚生省「医療施設調査・病院報告」，より作成．
注：1）各病院を開設している法人名が明記されている「全国病院名鑑」を用いて，複数の病院を開設している公益法人とその他の法人を抽出した．ただし，同書は病院の記載洩れや開設者の記載の誤り等が少なくないので，筆者が気付いた範囲で，「病院要覧」により補足・訂正したが，完全ではない．また，複数の都道府県に病院を開設している法人の一部は，筆者が見落とした可能性もある．そのために，上記の数値は概数とみなすのが妥当である．
　　2）その他の法人の病院チェーン36の内訳：社会福祉法人20，医療生活協同組合14，宗教法人2．

らが開設する病院数と病床数は，それぞれ121病院，2万8626床である．1法人当たりの病院数は2.75病院，1法人当たりの病床数は650.6床，1病院当たりの平均病床数は236.6床であり，いずれも，先に表1に示した医療法人病院チェーンよりも，相当大規模である．しかも，公益法人病院チェーンは公益法人病院病床総数の30.8％を占めている．

次に，その他の法人の病院チェーンは，全国に36存在し，それらが開設する病院・病床数はそれぞれ80病院，1万6046床である．1法人当たりの病院数，病床数，1病院当たりの平均病床数は，それぞれ2.22病院，445.7床，200.6床であり，公益法人病院チェーンに比べると相当小規模だが，表1に

示した医療法人病院チェーンとほぼ同規模である．その他の法人の病院チェーンのその他の法人病院病床総数に対する割合は，公益法人の場合よりも更に高く，32.2％に達している．なお，その他の法人の病院チェーン36の内訳は，社会福祉法人20，医療生活協同組合14，宗教法人2である．

(2) 公益法人とその他の法人の巨大病院チェーン

医療法人の場合と同じく，公益法人とその他の法人の病院チェーンも，規模格差が大きいだけでなく，一部が巨大化している．表10に示したように，1000床以上の病院病床を有する公益法人とその他の法人の巨大病院チェーンは，それぞれ5，2（いずれも社会福祉法人）存在する．

ただし，これらの巨大病院チェーンは，医療法人の巨大病院チェーンと以下の3点で異なっている．①医療法人の巨大病院チェーンが大都市圏に集中しているのに対して，公益法人と社会福祉法人の巨大病院チェーンには，そのような傾向は見られない．②医療法人の巨大病院チェーンのほとんどが老人病院や精神病院を有しているのに対して，これら7法人はいずれも老人病院も精神病院も有していない．③これら7法人中5法人までが，単一の都道

表10 1,000床以上の病院病床を有する公益法人とその他の法人の病院チェーン一覧（1988年）

| 法人名 | 事務所所在都道府県 | 病院数 | 病床数 | | | | 平均病床数 | 病院所在都道府県数 |
| --- | --- | --- | --- | --- | --- | --- | --- | --- |
| | | | 総数 | 病床種類 | | | | |
| | | | | 一般 | 精神 | 結核 | | |
| 〈公益法人〉 | | | | | | | | |
| 北海道勤医協 | 北海道 | 6 | 1,155 | 1,099 | 56 | 0 | 192.5 | 1 |
| 太田綜合病院 | 福島 | 5 | 1,589 | 1,410 | 149 | 30 | 317.8 | 2 |
| 竹田綜合病院 | 福島 | 2 | 1,388 | 1,044 | 284 | 60 | (694.0) | 1 |
| 天理よろず相談所 | 奈良 | 2 | 1,033 | 947 | 86 | 0 | (516.5) | 1 |
| 日本海員掖済会 | 東京 | 9 | 2,096 | 2,096 | 0 | 0 | 232.9 | 9 |
| 〈社会福祉法人〉 | | | | | | | | |
| 函館厚生院 | 北海道 | 2 | 1,207 | 1,207 | 0 | 0 | 603.5 | 1 |
| 聖隷福祉事業団 | 静岡 | 2 | 1,534 | 1,362 | 124 | 48 | 767.0 | 1 |

資料：表9と同じ．
注：1）1,000床以上の病院病床を有するその他の法人はすべて社会福祉法人．
　　 2）竹田綜合病院と天理よろず相談所は共に1,000床以上の巨大病院と100床未満の小規模附属病院（分院）の2病院のみのため，平均病床数は意味がない．

府県内に病院を開設しており，全国9都道府県に病院を開設している日本海員掖済会は例外的存在である．

これら7法人のうち，北海道勤医協は革新的医療団体である「民医連（民主医療機関連合会）」中最大の法人であり[21]，最近，同連合会内でもその経営効率の高さが改めて注目されている．

また，聖隷福祉事業団（静岡）は，県内に開設している高機能の2病院を中核としつつ，伝統的福祉事業を行うだけでなく，最近は，有料老人ホーム「エデンの園」，日本救急ヘリコプターなど「多業種，他府県へと積極的に事業展開」している異色の存在であり，「日本最大のヘルスケア・グループ」として，その「強さ」が注目されている[22]．

先に示したように，1000床以上の病院病床を有する医療法人の巨大病院チェーンは，1988年に少なくとも17存在する．それらに，公益法人とその他の法人の巨大病院チェーン7法人を加えると，1988年には1000床以上の病院病床を有する私的巨大病院チェーンは，少なくとも24存在することになる．

## おわりに——病院チェーンの評価と将来予測

以上，医療法人病院チェーンを中心として，わが国の私的病院チェーンの実態を，可能な限り実証的に検討してきた．それにより，1980年代に急増している私的病院チェーンの全体像が初めて明らかにできたと考えられる．

冒頭に述べたように，医療関係者の多くは，今なお1980年代を「医療（病院）冬の時代」と見なしているが，同じ時期に，一部の病院がチェーン化による規模拡大を果たしたことは注目に値する．

### 病院チェーンそのものと個々のチェーンの営利的行動とは別次元

ただし，先に述べたように，医療関係者の間では私的病院チェーンに対するマイナスのイメージが強く，私的病院チェーンを即営利と決めつける医療

関係者も少なくない．

　事実，病院チェーンのスキャンダルや不祥事は少なくない．先述した巨大医療法人病院チェーンに対象を限定しても，第2位の北九州病院は，1985年に58億円もの基準看護不正受給を摘発され，系列6病院の基準看護承認が取り消されるとともに，理事長が逮捕された．同第3位の錦秀会の理事長は，法人所得6億5000万円の脱税を摘発され，1986年に医師免許取り消しの処分を受けた．更に，同第7位の十全会は，1980年に病院所得により株や不動産を買い占めたとして国会でも問題にされ，翌年理事長が退陣した．また第1位の徳洲会も，「医療革命の旗手」として注目を集める陰で，看護料の不正受給（1986年），架空経費による2億円もの申告洩れ（1986年），医療廃棄物無許可投棄（1989年）など，次々に不祥事を引き起こしている（以上，「朝日新聞縮刷版」と「日経テレコム」を用いて検索．尚，理事長が交代した上記3法人は，その後経営体制を一新し，新たなスキャンダル・不祥事は報じられていない）．

　他面，いわば住民立病院とも言える医療生協の病院チェーンも1988年に14存在する．また，革新的医療団体である民医連（民主医療機関連合会）加盟の法人では，一般の法人よりもはるかにチェーン化が進んでおり，1988年には加盟病院病床総数2万2379床のうち56.4%が病院チェーンの病床である（同連合会「名簿」より筆者計算）．そして最大法人である北海道勤医協が1000床以上の巨大病院チェーンの一角を形成していることは上述した通りである．

　そのために，筆者は，病院チェーン化そのものと個々の病院チェーンの営利的行動とは区別して考えるべきだ，と考えている．原理的及び実践的に病院チェーン化は病院経営の効率向上の1つの重要な方法であり，問題は経営の効率化により得た利益を，患者サービスの向上に還元するか，経営者の私腹を肥やすためにのみ使うかだからである．

　従来，病院経営に関しては「規模の利益」は働きにくいと言われてきた．確かに，病院の直接的医療サービス部門（医師・看護サービス等）では規模

の利益はごく限られている．他面，病院チェーンの急増は，経営・管理業務や求人業務等の間接部門や医薬品・機器購入に関しては相当の規模の利益が存在すること，および"急性病院"と"慢性病院"を垂直統合することによる「範囲の利益」が存在すること，を示唆していると言える．更に，医療管理が適切に行われれば，医療・看護サービスの平均的水準が引き上げられることも期待できる．

ただし，筆者は，病院チェーンの急成長は費用節減よりも，主として（明らかな過剰診療とまではいかないにせよ）医業収入の「極大化」によってもたらされたと推定している．わが国ではこの点についての資料はないが，米国における詳細な実証研究では[23]，出来高払い制度の下では，病院経営による「利潤の極大化」は，費用の節減だけでなく，医業収入の極大化によってももたらされることが証明されている．大阪の有力病院チェーン（1988年 970床）の事務職員の「（医療事務の仕事で）おもしろいのは保険請求事務だ．医師との共同作業で，最大限どこまで請求できるかに挑戦する．収入源に直接タッチするのは，やりがいがある．」[24]という正直な発言は，大規模な病院チェーンの経営戦略を端的に示したものといえよう．そのために筆者は，病院チェーンによる経営効率化が，マクロなレベルでの医療費の節減に寄与することはありえない，と考えている．

**病床規制下でも病院チェーンは増加**

1989年3月の全都道府県での地域医療計画の策定完了により，今後は一転して厳しい病床規制が行われることになった．その結果，従来のように私的病院が主として新たに病院を開設することにより，病院チェーン化したり，病院チェーンを更に拡大する余地は一見大きく狭められた．

その結果，「多くの医療法人病院チェーンは規模拡大から質の向上へ，攻めから守りへと，その重点目標を変更しつつある」と報じられてもいる[16]．

しかし，筆者は，今後も，病床規制の下で病院そのものの買収あるいは病院の開設権利の買収により，チェーン化が着実に進むと予測している．この

過程で，資金力に優れた大規模病院チェーンは更に拡大し，一部の地域では"地域独占（寡占）"を形成するであろう．わが国では企業・病院の買収はほとんど水面下で行われているため，それの正確な実態は不明であるが，本節の準備の過程で，すでに一部の大規模病院チェーンが病院の新設だけでなく経営危機に陥った病院の買収によって，更に規模拡大していることを確認できた．また，見かけ上は独立した病院・法人でも，人的・物的結び付きにより，実態は病院チェーンといえる「隠れチェーン」も，今後は増加するであろう．次節［私的病院の拡大パターンの変貌．省略］の名古屋市での実態調査で明らかにするように，このようなチェーンは，1980年代中葉以降新たに出現しており，今後は更に増加するであろう．更に，徳洲会は，それを一歩進めて，「地域医療計画下の新設・増床作戦」として，「個人病院の形式」での病院建設を「戦略」としていると報じられている（「日経ヘルスケア」特別編集版2号，28頁，1989年9月）．

　本節の検討では，主として各種病院名簿を用いるという調査方法の制約のため，いわば現象論レベルの分析にとどまった．今後，私的病院チェーンの実体を浮き彫りにするためには，①医療法上は別法人であるが実態はグループ化している病院・法人，②各病院チェーンと各病院の医療機能，③各病院チェーンの規模拡大のメカニズム（資金源が自己資金かリースか，新病院の建設か既存の病院の買収か等），④各病院チェーンの行っている関連事業や投資の検討，等が不可欠である．このためには，各病院チェーンの事例研究を集団的学際的に行うことが求められていることを最後に強調して，本節を終わりたい．

【注1】筆者は，『リハビリテーション医療の社会経済学』[11]所収の「Ⅰ-2　医療への民活導入と医療経済への影響」（初出は「病院」1986年12月号）で，「日本では，アメリカ流の株式会社や医療法人等が直接病院を所有する形での，病院チェーンが全国展開することは今後もありえないと考えている」（31頁）と書いたが，これは，その当時すでにわが国でも「日本的な病院チェーン」が急進展していることを見落とした不正確な認識，予測であった．この論文を書い

第Ⅰ部　テーマ別の主要実証研究

た当時は，アメリカの株式会社制病院チェーンそのものが今すぐにでも日本に上陸するとか，わが国でもアメリカ流の営利病院チェーンが急増するといった俗説が医療関係者の間に不安を巻き起こしていた．そのために，この論文ではわが国では「アメリカ流の（営利）病院チェーン」の「全国展開」がないことを強調したのだが，筆が走って，病院チェーン自体が進展しないかのような表現になってしまった．

【注2】表1では，1981年の医療法人病院チェーン数（法人数）は222であり，「全国チェーン病院一覧」[10]の269より，47少ない．これは，前述したように，後者が「有床診療所も病院に含めて」いるためである．この47法人は1病院と有床診療所を開設している法人数である．尚，表1では，病院チェーンの病床数は病院病床数に限定し，病院チェーンが病院以外に有床診療所も併せて開設している場合も，その病床数は含めなかった．

【注3】900床以上の巨大病院中のチェーン病院：①京都・十全会・東山高原サナトリウム（1017床），②大阪・錦秀会・阪和泉北病院（1300床），③大阪・恒昭会・藍野病院（996床）．同非チェーン病院：④愛知・紘仁病院（1056床），⑤京都・京都双岡病院（1680床）．ただし，⑤は，①等と共に，十全会グループを形成している（表4参照）．また，これら5病院はすべて慢性病院である．①，⑤は精神病床と老人病床のみ，②は老人病床主体，③と④は精神病床主体．

【注4】一般に企業が直接投資などを行う経営戦略は，「垂直的統合（vertical integration）」と「水平的統合（horizontal integration）」に大別される．垂直的統合とは原料調達から販売に至るまでの企業活動の諸段階を統合するための直接投資を行うことであり，水平的統合とは同種の製品分野に従事する他の企業を合併する戦略である．尚，以前は，米国の病院チェーンのうち，営利病院チェーンは水平的統合により全国展開し，非営利病院チェーンは一定地域内で垂直的統合を進めていたが，現在ではこのような明らかな経営戦略の違いは消失しつつある[17]．

【注5】「病院要覧」（医学書院）各年版により十全会グループの病床種類別病床数の推移を調べると，1950年代-1960年代前半までは結核病床主体だったが，それ以降1980年代中葉までは精神病床主体である．例えば，1985年でも3病院合計3174床のうち2491床（78.5%）が精神病床であり，一般病床は642床にすぎない（残りの41床は結核病床）．それに対して，1988年には一般病床（すべて特例許可老人病床）が1727床に急増し，精神病床の1680床をわずかだが上回るに至っている．病院名に関しても，現在の東山高原サナトリウムと京都双岡病院には，1982年まで，それぞれ「呼吸器科」「精神科」が冠されていた．ただし，実際の病院機能という点からみると，もっと早くから老人医療主体となっていたと言われている．

## 補論——先行する私立医科大学病院チェーン

　この補論では，本節で省略した私立医科大学病院チェーンについて，簡単な検討を行う．結論的に言えば，一般の私的病院に比べて，私立医科大学病院ははるかに早くから分院建設によるチェーン化を進めており，しかも最近それが加速している．

　表11は，「病院要覧」各年版により，私立医科大学病院チェーンの1970-88年の18年間の推移を示したものである．尚，やや意外なことに，厚生省「医療施設調査」では，私立医科大学病院全体の推移を知ることはできない．というのは，病院開設者小分類の「学校法人」には，私立医科大学病院だけでなく，私立歯科大学病院等も含まれているからである．例えば，1988年の学校法人立病院87のうち，21病院は私立歯科大学立，1病院は針灸大学

表11　私立医科大学病院チェーンの推移（1970～1988年）

| 年 | 1970 | 1973 | 1977 | 1982 | 1985 | 1988 |
|---|---|---|---|---|---|---|
| 〈私立医大病院総数〉 | | | | | | |
| 　大学数 | 13 | 23 | 28 | 29 | 29 | 29 |
| 　病院数 | 25 | 37 | 49 | 53 | 57 | 65 |
| 　病床数 | 14,491 | 23,100 | 32,395 | 36,519 | 38,223 | 45,226 |
| 　（対病院病床総数％） | (1.36) | (2.05) | (2.68) | (2.60) | (2.56) | (2.77) |
| 〈病院チェーン〉 | | | | | | |
| 　大学数 | 9 | 11 | 13 | 13 | 15 | 18 |
| 　（対総数％） | (69.2) | (47.8) | (46.4) | (44.8) | (51.7) | (62.1) |
| 　病院数 | 21 | 25 | 34 | 37 | 43 | 54 |
| 　（対総数％） | (84.0) | (67.6) | (69.4) | (69.8) | (75.4) | (83.1) |
| 　病床数 | 10,951 | 13,950 | 18,469 | 20,397 | 23,917 | 33,420 |
| 　（対総数％） | (75.6) | (60.4) | (57.0) | (55.9) | (62.6) | (73.9) |
| 　1大学当たり病床数 | 1,216.8 | 1,268.2 | 1,420.7 | 1,569.0 | 1,594.5 | 1,856.7 |
| 〈非病院チェーン〉 | | | | | | |
| 　1大学当たり病床数 | 885.0 | 762.5 | 928.4 | 1,007.6 | 1,021.9 | 1,073.3 |

資料：「病院要覧」（医学書院）と厚生省「医療施設調査」各年版，より作成．
注：1)「病院要覧」の調査時期は，1982年以前は各年12月31日，1985年は10月15日，1988年は6月1日．
　　2) 1970, 73年の大学数は，大学は開設されたが附属病院が未開設の大学を除いた数値．

立であり，医科大学立は65病院（74.7%）である．ただし，私立歯科大学病院等のほとんどはごく小規模なため，同年の学校法人立病院病床4万6389床の96.8%は私立医科大学病院病床である．

　私立医科大学の新設ラッシュ前の1970年には私立医科大学は13校にすぎなかったが，そのうち9校がすでに分院を有してチェーン化しており，その病床数は1万951床で，私立医科大学病院病床総数の実に75.6%を占めていた．その後この比率は10年余り減少し続けるが，これは，私立医科大学の開設ラッシュにより，本院以外の附属病院を有していない私立医科大学が急増したためである．しかし，大学の開設ラッシュが終了した1980年代には，新設私立医大を中心に分院建設によるチェーン化が再び進行し，1988年には29大学のうち18大学（62.1%）がチェーン化し，その病院病床は3万3420床に達している．私立医科大学病院病床総数に対する割合も73.9%と，1970年の水準にまで回復している．

　表12は1988年に1500床以上の病院病床を有する私立医大16校を示したものである．これら16大学はすべて病院チェーン化している．病院チェーン化していながら病床が1500床に達していない東邦大学と福岡大学も，1000床以上の病床を有している（それぞれ1386床，1110床）．

　常識的には歴史のある大学ほど病院チェーン化が進んでいると考えられるが，必ずしもそうとは言えない．表12に示した16大学には1970年以降に開設された新設医大が7校が含まれている．更に，2000床以上を有する6大学に対象を限定しても，聖マリアンナ医大，藤田学園保健衛生大，埼玉医大の3校が新設医大である．

　表12は，病院チェーン化している私立医科大学が首都圏に集中していることも示唆している．そこで，この点を別に検討したところ，首都圏（東京，神奈川，埼玉，栃木）に医学部のある17大学のうち実に15大学（88%）が病院チェーン化しているのに対して，首都圏以外の12大学のうちチェーン化しているのはわずか3大学（25%）にすぎなかった．

　尚，本院のみを有する11大学のうち病床数がもっとも多いのは杏林大学

### 第4章 医療提供体制の変貌

表12  1988年に1,500床以上の病院病床を有する私立医科大学

| 順位 | 大学名 | 医学部所在地 | 病院数 | 病床数 1988年 | 病床数 1970年 |
|---|---|---|---|---|---|
| 1 | 昭和医大 | 東京都 | 5 | 2,441 | 1,305 |
| 2 | 慈恵医大 | 東京都 | 4 | 2,418 | 1,573 |
| 3 | 東京医大 | 東京都 | 3 | 2,418 | 1,238 |
| 4 | 聖マリアンナ医大 | 神奈川県 | 3 | 2,111 | |
| 5 | 藤田学園 | 愛知県 | 3 | 2,060 | |
| 6 | 埼玉医大 | 埼玉県 | 2 | 2,049 | |
| 7 | 日本医大 | 東京都 | 4 | 1,964 | 1,464 |
| 8 | 慶応大学 | 東京都 | 3 | 1,919 | 1,116 |
| 9 | 日本大学 | 東京都 | 3 | 1,814 | 974 |
| 10 | 女子医大 | 東京都 | 2 | 1,775 | 1,503 |
| 11 | 帝京大学 | 東京都 | 4 | 1,739 | |
| 12 | 関西医大 | 大阪府 | 4 | 1,729 | 1,117 |
| 13 | 順天堂大 | 東京都 | 3 | 1,697 | 801 |
| 14 | 独協医大 | 栃木県 | 2 | 1,622 | |
| 15 | 東海大学 | 神奈川県 | 3 | 1,592 | |
| 16 | 北里大学 | 神奈川県 | 2 | 1,576 | |

資料:「病院要覧」(医学書院)より作成.
注:1970年の病床数が空白の7大学は,1971年以降の開設.

の1386床である.また,これら11大学のうち,実態は公立に近い自治医大,産業医大の以外の9大学は,いずれも1000床以上の附属病院を有している.

### 文献

(1) 二木立:医療経済学,第6章I現代の病院倒産,医学書院,1985.
(2) 高野孟,他:徳洲会――その秘密と構造,合同出版,1979.
(3) ばばこういち:ドキュメント徳田虎雄の研究,ちはら書房,1979.
(4) 小林紀興:徳洲会の挑戦――徳田虎雄が狙う奇跡の医療革命,祥伝社,1979.
(5) 徳田虎雄:生命だけは平等だ――わが徳洲会の戦い,光文社,1979.
(6) 和田努:徳田虎雄の経営戦略――徳洲会・医療革命への挑戦,グリーンアロー出版社,1979.
(7) 徳田虎雄:わが医療革命,オーエス出版,1982.
(8) 田中真人:徳洲会徳田虎雄への疑問,エール出版社,1986.
(9) 川上武:進行する病院間のスクラップ・アンド・ビルド――二つの病院チェーン.川上武:'80年代の医療問題,勁草書房,pp. 41-44, 1981.

(10) 社会保険旬報編集部：資料・全国チェーン病院一覧．社会保険旬報，No. 1510, pp. 25-32, 1985.
(11) 二木立：リハビリテーション医療の社会経済学，勁草書房，1988.
(12) Special section: Multi-unit providers survey. Modern Healthcare, 18(22), 1988.
(13) Luke RD, et al: Strategic orientation of small multihospital systems. Health Services Research 23(5): 597-618, 1988.
(14) 高木安雄：老人病院のサービスと経済——（渓仁会・西丸山）病院の成立ちと経営理念①～⑩．社会保険旬報，No. 1582-84, 1586, 1588-91, 1594-95, 1987.
(15) 藤森敏雄：病院は所有するよりも借りる——渓仁会にみる病院賃貸の新しい波．別冊日経ヘルスケア，第1号，pp. 83-87, 1988.
(16) 千田敏之："攻めの時代は終わった……"解剖「医療法人チェーン」．日経ヘルスケア，1990年5月号（第7号），pp.14-23.
(17) Starr P: The Social Transformation of American Medicine. Basic Books, New York, 1982.
(18) 関東病院協会が学会を開く．社会保険旬報，No. 1555, pp. 10-11, 1986.
(19) 松田淳：マンパワー充実させ，高度医療を提供，経営安定化で成長続けるグループ病院．別冊日経ヘルスケア，第1号，pp. 83-87, 1988.
(20) 本田靖春：「戦後」美空ひばりとその時代，第7章，pp. 209-239, 講談社文庫，1989.
(21) 北海道勤医協：このあゆみ星につなげ——北海道勤医協の歴史，北海道勤医協，1985.
(22) 千田敏之，他：日本最大のヘルスケアグループ——聖隷福祉事業団強さの秘密．日経ヘルスケア，1999年1月号（第3号），pp. 14-25.
(23) Institute of Medicine: For-Profit Enterprise in Health Care. National Academy Press, Washington DC, 1986（書評と紹介は，二木立：病院，46(9)：771-772, 1987.）
(24) 井上俊明：病院事務職は大卒採用の時代——早慶，同志社も夢ではない．日経ヘルスケ，1989年9月号（特別編集版2号），pp. 50-52.

## 第2節　医療法人の病院チェーン化は1980年代後半以降どのくらい進んだか？

（『日本の医療費』医学書院，1995，第6章Ⅰ，222-234頁.）

本節では，前著『現代日本医療の実証分析』（1990）で明らかにした，80年代に生じた日本医療の2つの構造変化——医療法人病院チェーンの急増と勤務医所

得の水準の低下——のうち前者が，90年代前半にも継続しているか否かを検証する．
先ず，医療法人病院チェーンは増加し続けているが，増加率は鈍化したことを明らかにする．今回は病院チェーン増加の「動態」分析も行い，病院チェーン病床数増加の4分の3が，新たに病院チェーン化した法人の病床数の増加によることを示す．さらに，病院チェーン，および医療法人全病院が開設している老人保健施設の分析を行い，今後は，私的病院（特に単独病院開設の医療法人）にとって，老人保健施設等開設による「ヘルスケア・グループ」化が，重要な選択肢になっていることを示す．

# はじめに

　私的病院，特に医療法人病院の生き残り戦略の1つに「チェーン化」がある．「チェーン化」には，単一の法人が複数の病院を開設する「所有面でのチェーン化」だけでなく，各病院の所有権はそのままにして経営管理を系列化する「経営面でのチェーン化」がある[1]．さらに，単一の法人が，病院だけでなく，老人保健施設や特別養護老人ホーム，有料老人ホーム，健康増進施設，さらには訪問看護ステーションや在宅介護支援センターなどを開設して，「ヘルスケア・グループ」「保健・医療・福祉複合体」を形成するのも，広義の「チェーン化」と言える[2]〜[4]．

　筆者は，医療法人を中心とした私的病院の「所有面でのチェーン化」について，1989年にわが国で初めての実証研究を行い，医療法人の病院チェーン化が，1970年代末-1980年代前半（1979-1984年）に飛躍的に進んだことを明らかにした[5]．本節では，その後に発刊された「平成3年全医療法人名簿」（厚生省健康政策局指導課監修，日本医療法人協会発行，調査データは1991年4月1日現在）等を用いて，1980年代後半-1990年代初頭（1984-1991年）の医療法人病院チェーンの変化を検討したい．

　よく知られているように，1980年代後半，特に1986-88年の3年間には，

病床規制を目的とした「第一次医療法改正」の成立を契機として，全国で病院の「駆け込み増床」が突発した．しかも，この間の病床増加の「牽引者」は医療法人病院であった．厚生省「医療施設調査・病院報告」によれば，1984-1991年の7年間の病院病床増加総数21万8539床のうち実に85.7％（18万7198床）が医療法人病院病床の増加によるものだったのである．本節では，この間に，医療法人の病院チェーン化がどの程度，そしてどのように進展したかを，計数的に明らかにしたい．

と同時に，本節では，上記「名簿」を用いて，医療法人が開設する老人保健施設の全体像を計数的に検討し，「ヘルスケア・グループ」の一端も明らかにしたい．他面，資料の制約から，今回も，「経営面でのチェーン化」はまったく検討できない．「所有面でのチェーン化」の経営実態分析と合わせて，今後の研究課題としたい．

## 1 医療法人の病院チェーン化は1980年代後半以降減速

表1は，1984年と1991年の医療法人病院チェーンの「総括表」である．前回調査と同じく，「2つ以上の病院を開設する法人」を「病院チェーン」と定義して，「全医療法人名簿」から，該当する法人と病院，病床数を抽出した．ただし，「名簿」で「休止・休眠中」と記載されている病院，および診療所の病床数は無視した．なお，この調査方法では，単一の病院を開設する複数の病院が人的・資金的結びつきを通して事実上の病院チェーンを形成している「隠れチェーン」は，把握できないという制約がある．

病院チェーンである医療法人は1984年の253法人から1991年の340法人へと，7年間で34.4％増加した．これらの法人が開設する病院数は579病院から795病院へと37.3％増加し，病床数は10万8012床から16万157床へと48.3％も増加した．

それに対して，1法人当たりの病院数は両年とも2.3病院であり，開設病院数面での病院チェーンの拡大はまったく見られない．しかし，1法人当た

第4章　医療提供体制の変貌

表1　医療法人病院チェーン総括表（1984, 1991年）

| 調査年 | 1984 | 1991 | '91-'84 | '91/'84 |
|---|---|---|---|---|
| 〈医療法人病院チェーン〉 | | | | |
| 法人数 | 253 | 340 | 87 | 1.344 |
| 病院数 | 579 | 795 | 216 | 1.373 |
| 病床数 | 108,012 | 160,157 | 52,145 | 1.483 |
| 1法人当たり平均病院数 | 2.3 | 2.3 | 0.0 | 1.022 |
| 同平均病床数 | 426.9 | 471.1 | 44.1 | 1.103 |
| 1病院当たり平均病床数 | 186.5 | 201.5 | 14.9 | 1.080 |
| 〈全医療法人〉 | | | | |
| 病院数 | 3,356 | 4,377 | 1,021 | 1.304 |
| 病床数 | 486,268 | 673,466 | 187,198 | 1.385 |
| 平均病床数 | 144.9 | 153.9 | 9.0 | 1.062 |
| 〈病院チェーン／全医療法人病院〉 | | | | |
| 病院数 | 0.173 | 0.182 | 0.009 | |
| 病床数 | 0.222 | 0.238 | 0.016 | |
| 平均病床数 | 1.287 | 1.309 | | |

資料：1)「昭和60年全医療法人名簿」日本医療法人協会（データは1984年7月1日現在）
　　　2)「平成3年全医療法人名簿」（同1991年4月21日現在）
　　　3)「病院要覧1986年版」医学書院（同1985年10月15日現在）
　　　4)「病院要覧1992年版」（同1991年6月1日現在）
　　　5)「昭和59年医療施設調査・病院報告」（同1984年10月1日現在）
　　　6)「平成3年病院施設調査・病院報告」（同1991年10月1日現在）より作成（以下の図表も同じ）．
注：1984年の数値は，前に発表したもの（『現代日本医療の実証分析』68頁，表3-1［本書第Ⅰ部第4章第1節 表1]）を微修正した（3法人6病院の見落としを発見したため）．

り（合計）病院病床数，1病院当たり平均病床数は着実に増加し，1991年にはそれぞれ471.1床，201.5床になっている．

病院チェーン病床の医療法人病院病床総数に対する割合も，1984年の22.2％から1991年の23.8％へと，7年間で1.6％ポイント上昇している．しかし，これは，1979-84年の5年間の増加5.9％ポイント（16.3％から22.2％へ）に比べて，著しく低い（図1）．これは，1984-1991年に病院チェーン病床だけでなく，医療法人病院病床総数も，急増したためである（7年間の病床増加率は病院チェーン48.3％，医療法人病院総数38.5％．それに対して，全病院の病床増加率はわずか14.9％）．

このことは，1970年代末から80年代前半に急激に進んだ医療法人の病院チェーン化が，1980年代後半以降は減速した（増加スピードが鈍化した）こ

第Ⅰ部　テーマ別の主要実証研究

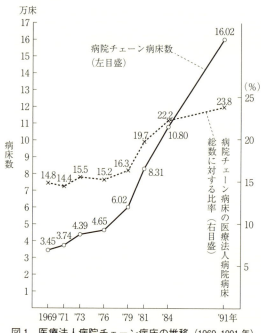

図1　医療法人病院チェーン病床の推移（1969-1991年）

とを示している．

**筆者の以前の「予測」の検証**

　筆者は，以前，「1986年以降の病院病床急増……の相当部分は病院チェーンあるいは新たに病院チェーンとなった医療法人によるもの」と考え，「1988年には，医療法人病院チェーンの病床割合は25％を超えていると推定」した[5]．しかし，これはやや過大推定であったことが，今回判明した．

　さらに，筆者は，「病院病床の規制や病院医療費の抑制が継続される」中でも，「病院そのものの買収，あるいは病院開設権の買収によるチェーン化や，法律的には独立した法人ではあっても理事長が同一人物とか一族であるという『隠れチェーン』が今後は（1990年代には）増加する」と予測し

第4章　医療提供体制の変貌

表2　病院開設医療法人のうちの病院チェーン（1984, 1991年）

| 調査年 | 1984（％） | 1991（％） | '91−'84 | '91/'84 |
|---|---|---|---|---|
| 総数 | 3,139（100.0） | 3,922（100.0） | 783 | 1.249 |
| 病院チェーン | 253（8.1） | 340（8.7） | 87 | 1.344 |
| 非病院チェーン | 2,886（91.9） | 3,582（91.3） | 696 | 1.241 |

注：非病院チェーンの医療法人数＝医療法人病院総数−同チェーン病院数
　　病院開設医療法人総数＝病院チェーン法人数＋非病院チェーン法人数．

た[2]〜[3]．確かに今回の調査では，明らかに法人・病院買収による病院チェーン化やチェーンの拡大と思われる法人が散見されたが，数は多くはなかった．

また1980年代後半以降，病院チェーンの病床シェア増加が大きく減速していることは，全国的にみれば，病院買収による病院チェーン化がこの間急増したわけではないことを，示唆している．それに対して，「隠れチェーン」がどの程度増加しているかは，今回の調査方法では明らかにできない．

表2は，病院を開設している医療法人のうち，病院チェーンである法人の割合を推計したものである．「全医療法人名簿」によると，1991年の医療法人総数は4815であるが，これには診療所のみを開設している法人（いわゆる一人法人等）も含まれている．そこで，表2の注に示した方法で，病院を開設している医療法人を計算すると，1984年3139，1991年3922となる．病院チェーンである法人の割合はそれぞれ8.1％，8.7％であり，7年間で0.6％ポイント増加したことになる．

## 2　医療法人病院チェーンの規模格差は拡大

前回の調査では，医療法人病院チェーンの間には，大きな規模格差があることを示した．次に，それが，7年間で，拡大したか否かを検討したい．

表3は，1984年と1991年の医療法人病院チェーンの1法人当たり病院数を示している．両年とも，2病院開設の法人が8割を超えている．他面，2・3病院を開設している法人の割合は，1984年の95.3％から1991年の94.1％

表3 医療法人病院チェーンの1法人当たり病院数 (1984, 1991年)

| 病院数 | 1984年<br>法人数 (%) | 1991年<br>法人数 (%) | '91-'84<br>法人数 (%) |
|---|---|---|---|
| 総数 | 253 (100.0) | 340 (100.0) | 87 ( 0.0) |
| 2病院 | 212 ( 83.8) | 283 ( 83.2) | 71 (-0.6) |
| 3 | 29 ( 11.5) | 37 ( 10.9) | 8 (-0.6) |
| 4 | 6 ( 2.4) | 8 ( 2.4) | 2 ( 0.0) |
| 5～9 | 5 ( 2.0) | 10 ( 2.9) | 5 ( 1.0) |
| 10～ | 1 ( 0.4) | 2 ( 0.6) | 1 ( 0.2) |

注:1984年の最高は10病院(東京・明芳会),同1991年は18病院(大阪・徳洲会)

表4 医療法人病院チェーンの1法人当たり病床数別法人数,病床数 (1984, 1991年)

| 1法人当たり<br>病床数 | 1984年<br>法人数(%) | 病床数 (%) | 1991年<br>法人数(%) | 病床数 (%) | '91-'84<br>法人数(%) | 病床数 (%) |
|---|---|---|---|---|---|---|
| 総数 | 253(100.0) | 108,012 (100.0) | 340(100.0) | 160,157 (100.0) | 87 ( 0.0) | 52,145 ( 0.0) |
| 20～99 | 6( 2.4) | 483 ( 0.4) | 8( 2.4) | 637 ( 0.4) | 2( 0.0) | 154 ( 0.0) |
| 100～299 | 97( 38.3) | 19,986 ( 18.5) | 122( 35.9) | 26,170 ( 16.3) | 25(-2.5) | 6,184 (-2.2) |
| 300～499 | 83( 32.8) | 32,133 ( 29.7) | 102( 30.0) | 39,149 ( 24.4) | 19(-2.8) | 7,016 (-5.3) |
| 500～999 | 56( 22.1) | 36,931 ( 34.2) | 88( 25.9) | 59,102 ( 36.9) | 32( 3.7) | 22,171 ( 2.7) |
| 1,000～ | 11( 4.3) | 18,479 ( 17.1) | 20( 5.9) | 35,099 ( 21.9) | 9( 1.5) | 16,620 ( 4.8) |

へと,7年間で1.2%ポイント減少し,逆に5病院以上開設の法人が6法人(2.4%)から12法人(3.5%)へと,6法人(1.2%ポイント)増加している.このことは,病院チェーンの1法人当たり病院数面での「大規模化」が,部分的にせよ進行していることを示している.

表4は,医療法人病院チェーンの1法人当たり病床数別法人数,病床数の変化を示したものである.この面での「大規模化」は一目瞭然であろう.1984年から1991年の7年間で,病床総数が499以下の法人は,法人数が5.3%ポイント,病床数は7.5%ポイントも減少したのと対照的に,500床以上の法人は,法人数が5.2%ポイント,病床数が7.5%ポイント増加している.その結果,1991年には,500床以上の病院チェーンの病床数が医療法人病院チェーン病床総数の58.8%を占めるに至っている.また,7年間の医療法人病院チェーンの病床数増加5万2145床のうち実に74.4%(3万8791床)もが,この500床以上の病院チェーンの病床数増加によるものである.

表5 医療法人病院チェーンの各病院の病床数の分布 (1984, 1991年)

| 病床規模 | 1984年<br>病院数(%) | 1991年<br>病院数(%) | '91-'84<br>病院数(%) |
|---|---|---|---|
| 総数 | 579(100.0) | 795(100.0) | 216( 0.0) |
| 20～99 | 164( 28.3) | 184( 23.1) | 20(-5.2) |
| 100～199 | 201( 34.7) | 282( 35.5) | 81( 0.8) |
| 200～299 | 127( 21.9) | 171( 21.5) | 44(-0.4) |
| 300～499 | 71( 12.3) | 129( 16.2) | 58( 4.0) |
| 500～699 | 9( 1.6) | 20( 2.5) | 11( 1.0) |
| 700～899 | 4( 0.7) | 6( 0.8) | 2( 0.1) |
| 900～ | 3( 0.5) | 3( 0.4) | 0(-0.1) |

　1000床以上の巨大病院チェーンは，同じ期間に11法人から20法人に倍増した．なお，筆者の独自調査によると，1988年の1000床以上の医療法人巨大病院チェーンは17法人であったから，最近1988-1991年の3年間では3法人増加したことになる[5]．

　病院チェーンを構成する個々の病院の規模も，全体としては拡大した．表5に示したように，20-99床の小病院の割合が1984-1991年に5.2％ポイントも減少した反面，300-499床の大病院の割合が4.0％ポイント増加した．ただし，1991年でも199床以下の中小病院が466病院（58.6％）も存在することは見落とせない．

## 3　病院チェーンの「動態」分析
　　──病院チェーン病床数増加の主因を探る

　ただし以上の検討は，1984年と1991年の病院チェーンの「静態」の比較にすぎない．実際には，1984年に病院チェーンであった法人の一部は1991年に非病院チェーン化しており，病院チェーンであり続けた法人でも，病院・病床数が増加した法人は一部にすぎない．そこで，次に，個々の医療法人（またはその前身の個人病院）の病院・病床数の変化に着目した，「動態」分析を行う．

　先述したように，1984年に病院チェーンであった医療法人は253法人であったが，表6に示したように，このうち22法人（8.7％）が1991年には病

院チェーンではなくなっていた．これらの法人の，1984年の1法人当たり平均病床数は323.5床であり，1991年にも病院チェーンであり続けた231法人の436.8床より，113.3床も小さかった．表には示さなかったが，これらの22法人はすべて1984年時点で2病院のみを開設しており，1991年には，このうち21法人が1病院のみを開設する医療法人化した（病院をすべて閉鎖し，診療所のみを開設していたのは1法人のみ）．

ここで注意すべきことは，1984-1991年の7年間に，これら22法人の病院数は44病院から21病院に半減したが，病床数は7117床から6465床へと652床（9.2％）の減少にとどまっていることである．表には示さなかったが，個々の法人の病床数の変化を見ても，病床数減少が14法人存在する反面，病床数増加が6法人，不変が2法人あり，しかも病床数が減少した14法人のうち，100床以上の大幅減少は5法人にすぎなかった．このことは，非チェーン化が，即，法人レベルでの大幅な規模縮小を意味せず，逆に，多くの場合，2病院の統合による病院経営の効率化が目指されたことを示唆している．

**新たな病院チェーン化による病床数増加が病院チェーン増加の主因**

他方，1991年に新たに病院チェーンとなった医療法人は109法人もあり，これら法人の1991年の病院数は229，病床数は3万8985床であった．この病床数は，1984-1991年の医療法人病院チェーン病床の増加5万2145床（**表1**）の実に，74.8％にも達する．このことは，この7年間の病院チェーン増加の主因（約4分の3）が，既存の病院チェーンの病床数の増加（2万277床−7117床＝1万3160床）ではなく，新たに病院チェーン化した法人の病床数「追加」によるものであることを示している．

ただし，このような病院・病床数の追加のすべてが，病院新設によるものではない．**表6**に示したように，1991年に新たに病院チェーン化した医療法人109法人の1984年の「前身」（1984年時点での個人病院を含む）を，「全医療法人名簿」および「病院要覧1986年版」（医学書院．調査データは1985

表6　1984年，1991年のいずれかに病院チェーンであった医療法人の病院，病床数
（1984, 1991年）

| 1984年対1991年 | 法人数 | 1984年 病院数 | 病床数 | 1法人平均 病床数 | | |
|---|---|---|---|---|---|---|
| 病院チェーン－病院チェーン | 231 | 535 | 100,895 | 436.8 | | |
| 病院チェーン－非チェーン | 22 | 44 | 7,117 | 323.5 | | |
| 非チェーン　－病院チェーン | | (110) | (17,528) | | | |
| 1984年対1991年 | 法人数 | 1991年 病院数 | 病床数 | 1法人平均 病床数 | '91－'84 病院数 | 病床数 |
| 病院チェーン－病院チェーン | 231 | 566 | 121,172 | 524.6 | 31 | 20,277 |
| 病院チェーン－非チェーン | (22) | (21) | ( 6,465) | (293.9) | (－23) | (－652) |
| 非チェーン　－病院チェーン | 109 | 229 | 38,985 | 357.7 | ( 119) | (21,457) |

注：1）1984年と1991年とで法人名が同じでない場合は，法人認可年月日，病院名，同住所，同電話番号を手がかりにして「接続」した．この方法では，法人名の単なる名称変更と，買収等による開設者の変更は区別できない．
　2）1984年のカッコ内は，1991年に新たに病院チェーンとなった医療法人の「前身」の病院，病床数（1984年時には，個人病院であったものも含む：17病院，2,252床）
　3）1991年のカッコ内は，1991年に非病院チェーンとなった医療法人の病院，病床数．
　4）'91-'84のカッコ内は，上記カッコ内の数値（病院チェーンではない）を用いて試算した．

年10月15日現在）を用いて調べたところ，110病院，1万7528床を確認できた．これらを開設者別にみると，1984年時点で単独病院開設の医療法人が93，個人病院が17であり，後者のうち8病院は1991年に4法人に「統合」された．逆に，1991年に新たに病院チェーン化した医療法人のうち，1984年には，医療法人も個人病院もまだ存在しなかったのは3法人のみであった．つまり，これらの109法人の実際の病床増加は2万1457床であり，病院チェーン化による「名目」上の増加3万8985床の55.0％にとどまっていた．

このような，「乖離」は，1病院のみを開設していた医療法人が新たに1病院を，（新設または買収により）加えてチェーン化する場合には，計算上は，既存の病院，病床も「病院チェーン」に加えられるために生じる．このことは，病院・病床そのものの増加と，病院チェーン化という経営形態の変化によるそれらの増加とは区別しなければならないことを示している．

表7  1984, 1991年の両年とも病院チェーンであった医療法人の病院数増減別病床数増減

| 病院数増減<br>('91-'84) | 法人数 (％) | 病床数<br>増減 | 同<br>寄与率 | 1法人当たり<br>増減数 |
|---|---|---|---|---|
| 総数 | 231 (100.0) | 20,277 | 100.0 | 87.8 |
| +9 (徳洲会) | 1 ( 0.4) | 2,493 | 12.3 | 2,493.0 |
| +1～3 | 21 ( 9.1) | 7,594 | 37.5 | 361.6 |
| 0 | 204 (88.3) | 10,468 | 51.6 | 51.3 |
| -1～-2 | 5 ( 2.2) | -278 | -1.4 | -55.6 |

表8  1984, 1991年の両年とも病院チェーンであった医療法人の1984年の病床数区分別病院，病床数の増減

| 病床数区分<br>(1984年) | 法人数 | 1984年 | | | 1991年 | | | '91-'84 | | |
|---|---|---|---|---|---|---|---|---|---|---|
| | | 病院数 | 病床数 | (％) | 病院数 | 病床数 | (％) | 病院数 | 病床数 | (％) |
| 総数 | 231 | 535 | 100,895 | (100.0) | 566 | 121,172 | (100.0) | 31 | 20,277 | ( 0.0) |
| 20～99 | 5 | 10 | 387 | ( 0.4) | 10 | 385 | ( 0.3) | 0 | -2 | (-0.1) |
| 100～299 | 83 | 168 | 17,218 | ( 17.1) | 172 | 21,277 | ( 17.6) | 4 | 4,059 | ( 0.5) |
| 300～499 | 79 | 170 | 30,485 | ( 30.2) | 176 | 35,463 | ( 29.3) | 6 | 4,978 | (-0.9) |
| 500～999 | 54 | 134 | 35,796 | ( 35.5) | 144 | 42,022 | ( 34.7) | 10 | 6,226 | (-0.8) |
| 1,000～ | 10 | 53 | 17,009 | ( 16.9) | 64 | 22,025 | ( 18.2) | 11 | 5,016 | ( 1.3) |

### 既存の病院チェーンのうち病院数を増やしたのは2割のみ

表7は，1984, 1991年の両年とも病院チェーンであった231医療法人の，7年間の病院数増減別病床数の増減を示したものである．やや意外なことに，7年間に病院数を増やした医療法人はわずか22法人（9.5％）にすぎず，病院数不変の法人が大半（204法人，88.3％）を占めていた．しかも，前者のうち，9病院増やした徳洲会以外の21法人の病院数増加は1-3にとどまっていた（その内訳は，1病院増加15法人，2病院増加5法人，3病院増加1法人）．これら231法人の7年間の病床数増加2万277床のうち，49.8％は病院数を増やした法人の病床数増加，51.6％は病院数を増やさなかった法人の既存病院の病床数増加によるもの，と計算できる（両者を合計すると101.4％になるが，これは，病床数を減らした病院チェーンもあるため）．

表8は，1984, 1991年の両年とも病院チェーンであった231法人の，1984年の病床数区分別の病院数，病床数を示したものである．1984年に1000床以上の巨大病院チェーン10法人の病床割合は，1984-1991年の7年

間に，1.3％ポイント増えている．他面，1984年時300-499床，500-999床の法人の病床割合は，それぞれ0.9％，0.8％減少している．つまり，1984年時の病院チェーンの規模が大きいほど，病床数増加が多いという明らかな傾向は認められない．

以上の「動態」分析をまとめて，1984-1991年の7年間の医療法人病院チェーンの病床数増加（5万2145床）の要因別「増加寄与率」を計算すると，以下のようになる：①新たな病院チェーンの形成（74.8％），②既存病院チェーンの既存病院の病床増加（20.0％），③既存病院チェーンの新病院追加（19.3％），④既存病院チェーンの非チェーン化による病床数減少（-13.6％），⑤既存病院チェーンの病院数減少による病床減少（-0.5％）．

## 4 医療法人病院チェーンの開設する老人保健施設

次に視点を変えて，医療法人病院チェーン，および病院チェーンに限らず医療法人一般が開設している老人保健施設を検討する．

表9は，1991年の医療法人病院チェーン340法人が開設している老人保健施設と診療所とを，病院チェーンの病床規模別にみたものである．

総数では，老人保健施設を開設している法人は52法人（15.3％）であり，診療所を開設している法人（56法人，16.5％）に匹敵する．老人保健施設の

表9 1991年の医療法人病院チェーンの病床規模別老人保健施設，診療所開設

| 1法人当たり病床数 | 病院チェーン法人総数 | 老人保健施設開設 | | | | 診療所開設 | |
|---|---|---|---|---|---|---|---|
| | | 法人数(％) | 施設数 | 定員 | 1施設当たり定員 | 法人数(％) | 診療所数 |
| 総数 | 340 | 52 (15.3) | 54 | 5,120 | 94.8 | 56 (16.5) | 116 |
| 20 ～ 99 | 8 | 1 (15.3) | 1 | 96 | 96.0 | 0 ( 0.0) | 0 |
| 100 ～ 299 | 122 | 17 (12.5) | 7 | 1,644 | 96.7 | 17 (13.9) | 39 |
| 300 ～ 499 | 102 | 16 (13.9) | 16 | 1,629 | 101.8 | 23 (22.5) | 47 |
| 500 ～ 999 | 88 | 11 (15.7) | 11 | 954 | 86.7 | 13 (14.8) | 26 |
| 1,000 ～ | 20 | 7 (12.5) | 9 | 797 | 88.6 | 3 (15.0) | 4 |

注：1）老人保健施設を複数開設している病院チェーンは2法人のみ（ともに2施設開設）．
　　2）診療所には歯科診療所を含む．1法人が開設している診療所数の分布：5診療所以上8法人（最高12），2～3診療所12法人，1診療所36法人．

「本格実施」が始まったのが1988年度であったことを考慮すると,これは驚くべき数字である.しかも,後述するように,老人保健施設数は急増し続けているため,現在では,医療法人病院チェーンの老人保健施設開設率は,診療所開設率を大幅に上回っていると推定できる.

表9で意外なことは,老人保健施設の開設率は,病院チェーンの規模には関わりがなくほぼ一定であること,および1施設当たりの定員は,むしろ小規模病院チェーンの方が大きいことである(20-99床の病院チェーンの96.0人に対して,1000床以上では88.6人).また,1法人で複数の老人保健施設を開設しているのは,わずか2法人にすぎず,しかも両法人とも,それぞれ2施設を開設しているにすぎない.

実は筆者は,この表を作成する前は,病院チェーンの規模が大きくなるほど,老人保健施設の開設率は高くなり,しかも1施設当たり定員も多くなる,と逆の予想をしていた.しかしこの結果は,老人保健施設開設に関しては,病院チェーンの「規模の利益」(スケールメリット)は働かないこと,中小病院チェーンにも老人保健施設開設の大きな「ビジネスチャンス」があることを示唆している.

**老人保健施設を開設している医療法人の全体像**

表10は,1991年に老人保健施設を開設している全医療法人の内訳をみたものである.総数では,296法人が299老人保健施設を開設しているが,複数施設開設は3法人のみである.つまり,病院の場合と異なり,老人保健施設のチェーン化はまだほとんど生じていない.

表10 老人保健施設を開設している全医療法人の内訳(1991年)

|  | 法人数(％) | 施設数(％) | 定員(％) | 1施設当たり平均定員 | 同標準偏差 |
|---|---|---|---|---|---|
| 総数 | 296 (100.0) | 299 (100.0) | 24,481 (100.0) | 81.9 | 34.0 |
| 病院チェーン | 52 ( 17.6) | 54 ( 18.1) | 5,120 ( 20.9) | 94.8 | 36.3 |
| 1病院 | 219 ( 74.0) | 220 ( 73.6) | 17,244 ( 70.4) | 78.4 | 31.6 |
| 診療所 | 17 ( 5.7) | 17 ( 5.7) | 1,461 ( 6.0) | 85.9 | 45.1 |
| 独立型 | 8 ( 2.7) | 8 ( 2.7) | 656 ( 2.7) | 82.0 | 23.3 |

注:複数開設している医療法人は3(いずれも2施設開設)

表11　老人保健施設開設単独病院（医療法人）の病床規模（1991年）

| 病床規模 | 法人数（％） | 施設数 | 1施設当たり定員 |
|---|---|---|---|
| 総数 | 219（100.0） | 220 | 78.4 |
| 20 ～ 99 | 58（26.5） | 58 | 66.7 |
| 100 ～ 199 | 80（36.5） | 80 | 79.0 |
| 200 ～ 299 | 41（18.7） | 42 | 87.0 |
| 300 ～ 499 | 31（14.2） | 31 | 87.8 |
| 500 ～ 699 | 7（3.2） | 7 | 78.0 |
| 700 ～ 899 | 2（0.2） | 2 | 69.0 |

注：平均病床数は192.9床．

表12　病院開設全医療法人の内訳（1991年）――病院チェーン，老人保健施設開設の有無別

|  | 総数（％） | 老健開設（％） | 〈％〉 | 同非開設（％） |
|---|---|---|---|---|
| 総数 | 3,922（100.0） | 271（6.9） |  | 3,721（94.9） |
| 病院チェーン | 340（8.7） | 52（1.3） | 〈15.3〉 | 288（7.3） |
| 非病院チェーン | 3,582（91.3） | 219（5.6） | 〈6.1〉 | 3,363（85.7） |

注：（％）は総数（3,922法人）に対するもの．
　　〈％〉は病院チェーン，非病院チェーン別の老健併設率．

そのうち，①単独病院開設法人が飛び抜けて多く219（74.0％）であり，以下，②病院チェーン法人52（17.6％），③診療所のみを開設している法人17（5.7％），④独立型の老人保健施設を開設している法人8（2.7％）の順となっている．しかし，1施設当たり定員をみると，病院チェーン開設法人が94.8人でもっとも大きく，単独病院開設法人は78.4人で，もっとも小さい．

表11は，老人保健施設を開設している単独病院（医療法人）219の病床規模を示したものである．平均病床数は192.9床であり，医療法人全病院の平均病床数153.9床（表1）よりは39.0床多いが，199床以下の中小病院が138（63.0％）を占めている．このことは，単独の中小病院を開設している医療法人にとっても，老人保健施設開設は，十分可能なことを示している．

表12は，病院を開設している全医療法人（3922）を，病院チェーンと老人保健施設開設の「複眼」により4種類に区分したものである．①病院チェーンであり，しかも老人保健施設を開設している法人は52（1.3％）にすぎないが，②病院チェーンだが老人保健施設を開設していない法人は288（7.3％），③非病院チェーン（単独病院）だが老人保健施設を開設している法

人は219（5.6％）存在する．言うまでもなくもっとも多いのは，④非病院チェーン（単独病院）で老人保健施設も開設していない法人の3363（85.7％）である．

表12からは，病院チェーンである医療法人の老人保健施設開設率（15.3％）は，単独病院開設の医療法人のそれ（6.1％）より，2.56倍も高いことも分かる．

## おわりに

1989年3月の全都道府県での地域医療計画の策定による本格的な病床規制により，新病院建設による病院チェーン化は極めて困難になった．また，わが国では，病院そのものの買収によるチェーン化（チェーンの拡大）も，大幅には増加していない，と思われる．

他面，老人保健施設は，今回調査した1991年以降も，急増し続けており，しかも医療法人開設の割合が漸増している．厚生省「老人保健施設報告月報」によれば，老人保健施設総数は1991年2月の407から1995年2月の1038へと4年間で2.55倍化しており，医療法人開設のものは同じ期間に，282から751へと2.66倍化している．医療法人が開設している老人保健施設の施設総数に対する割合も69.3％から72.4％へと漸増している．

このような新しい傾向を考慮すると，私的病院（特に単独病院開設の医療法人）が生き残り策として「チェーン化」を検討する場合には，「経営面でのチェーン化」に加えて，老人保健施設等開設による「ヘルスケア・グループ」化も，真剣に検討する時期になっていると思われる．

#### 文　献
（1）　西村周三：民間病院における資産管理．京都市立病院報 No. 305（臨時増刊号），1990．
（2）　二木立：複眼でみる90年代の医療．pp. 104-112, 勁草書房，1991．

（3） 二木立：90年代の医療と診療報酬．pp. 231-245, 1992.
（4） 特集：保健・医療・福祉複合体．病院 51(6)：231-245, 1992.
（5） 二木立：わが国の私的病院チェーンはどこまで進んでいるか？病院 48：946-969, 1066-1071, 1989（加筆修正して，二木立：現代日本医療の実証分析，pp. 62-97, 医学書院, 1990 に収録）［本書第Ⅰ部第4章第1節］

## 第3節　保健・医療・福祉複合体の全体像
### ——全国調査の総括と評価，将来予測

（『保健・医療・福祉複合体』医学書院，1998, 第Ⅰ部, 1-46頁.）

> 筆者が1996-1998年の3年間に行った「保健・医療・福祉複合体の全国調査」の結果に基づいて，「複合体」の全体像を示すとともに，その評価と将来予測を行う．
> 「複合体」の全体像を，次の順に述べる．
> ①保健・福祉施設種類別の私的医療機関母体施設の割合
> ②母体私的医療機関の種類
> ③保健・福祉施設のチェーン化
> ④「3点セット」（私的病院，老人保健施設，特別養護老人ホーム）開設グループの特徴
> ⑤私的医療機関を母体とする看護・医療技術系・介護福祉士学校
> ⑥医療法人・公益法人・個人病院全体の「複合体」化の進展度
> その上で，(1)筆者が「複合体」に注目した理由と本研究の意義と限界を述べ，(2)筆者自身の事前予想（仮説）の検証を行い，(3)医療経済学・医療政策研究からみた「複合体」の光と影について考察する．(3)では，「複合体」の経済的効果を理論的に検討した上で，介護保険が「複合体」の追い風になる理由を説明し，最後に「複合体」の4つのマイナス面について述べる．

## はじめに

　1989年に開始されたゴールドプラン（高齢者保健福祉推進10か年戦略）を契機として，行政レベルでも，「保健・医療・福祉の連携と統合」の重要性

が強調されるようになった.

　今やこの言葉は，この分野の改革を論じる際のキーワードや常套句となっている．2000（平成12）年度に創設される介護保険制度でも，これが「基本的目標」の1つとされている（「介護が必要な高齢者に対し，……多様なサービス提供主体による保健，医療，福祉にわたる介護の各サービスが総合的，一体的，効率的に提供されるサービス体系を確立する」[1]）.

　ただし，「保健・医療・福祉の連携と統合」についての調査研究は主として福祉分野や保健分野の研究者により行われており，医療分野からの研究はごく少ない．そのためもあり，従来は，主として自治体主導（一部は社会福祉協議会，保健所主導）の連携と統合が強調されてきた[2]～[10]．しかも，個々に独立した保健・医療・福祉施設が連携することが当然の前提とされてきた．筆者の調べた範囲では，私的病院主導の「連携」の本格的な事例調査は佐藤進氏のもの（京都・堀川病院）を除けば，ほとんどない[6]．

　最近は，「保健・医療・福祉の統合化モデル」の1つとして「病院を中心とした統合化モデル」も提起されるようになっている[11][12]．しかし，その場合に念頭におかれているのは自治体病院であり，しかもあげられている事例は広島県御調町の公立みつぎ総合病院や新潟県大和町の大和医療福祉センター等，全国的に有名なごく一部の病院に限られている.

　それに対して1990年前後から，全国各地で，私的医療機関（病院・診療所）の開設者が同一法人または関連・系列法人により老人保健施設や特別養護老人ホーム，訪問看護ステーション，在宅介護支援センター，ホームヘルプ事業，有料老人ホーム，ケアハウス，予防・健康増進施設等を開設して，保健・医療・福祉サービスを事実上一体（自己完結）的に提供する動きが生まれている.

　このような「保健・医療・福祉複合体」は，各地域での自治体主導の「保健・医療・福祉の連携と統合」を補完するものにもなりえるが，逆に，その阻害物となる危険性も持っている．しかし，それをどう評価するにせよ，今後も「保健・医療・福祉複合体」が増加することは確実である．特に慢性医

療サービスと介護サービスとを包括的に給付する介護保険はそれに対する大きな「追い風」になる，と筆者は予測している（この理由は「考察」で詳述する）．

そのために筆者は，現在各地に誕生している「保健・医療・福祉複合体」は「すでに起こった未来」（ドラッカー）[13]であり，わが国の21世紀の保健・医療・福祉の供給システムを予測するためには，その詳細な実態調査（全国調査）と医療経済学的分析が不可欠だ，と考えている．

「保健・医療・福祉複合体」のうち，全国的に有名な「スター病院（複合体）」の事例報告は，病院・医療経営の専門雑誌でしばしば行われているし，1997年からは経済専門紙だけでなく，「朝日」「読売」等の一般紙にも登場するようになっている[14][15]．

しかし，それの全体像を明らかにした実証研究はまったく存在しない．そもそも，既存の縦割の官庁統計（『医療施設調査・病院報告』や『老人保健施設調査』，『社会福祉施設等調査』など）を用いるだけでは，その全体像に接近することは不可能である．それどころか，後述するように，官庁統計にのみ依存すると，私的医療機関の老人保健施設と在宅介護支援センターへの進出を過少評価してしまうことになる．

そこで，筆者は過去3年間，全都道府県の「関係者」の多大な協力を得て，医療機関が設立母体となっている各種保健・福祉施設の包括的な全国調査を継続してきた．1996年-1997年前半に行った第一次調査の結果は，「病院」誌に長期連載した（「初出誌一覧」参照［省略］）．1997年後半-1998年前半には，第二次調査を行った．この調査では，データを更新するだけでなく，調査範囲も拡大した．

この第Ⅰ部［本節］では，両調査の結果に基づいて，「保健・医療・福祉複合体」の最新（1996年）の「全体像」を示すとともに，それの評価と将来予測について考察を加える．調査結果の詳細は第Ⅱ・Ⅲ部［省略］に示す．ただし，第Ⅰ部で示すデータは第Ⅱ・Ⅲ部に示す9つの調査結果の単なる要約・概要ではなく，それらの「横断分析」に基づく新しいデータを多数含ん

でいる.

## 1 用語の定義と調査対象の限定

### (1) 5つの用語の定義

まず,本書で筆者が用いる5つの用語(①「保健・医療・福祉複合体」,②「関連・系列法人」,③「グループ」,④「3点セット」開設グループ,⑤「病院チェーン」)の定義を示す.

#### ①「保健・医療・福祉複合体」

「保健・医療・福祉複合体」(以下,「複合体」と略す)は,もっとも広くは,「母体法人」(個人病院・診療所も含む.以下同じ)が単独,または関連・系列法人とともに,医療施設(病院・診療所)となんらかの保健・福祉施設の両方を開設しているもの,と定義する.

この定義上の「複合体」には,医療施設が設立母体(以下,母体と略す)になっているものだけでなく,保健・福祉施設が母体になっているものの両方が含まれる.ただし,実態的には,後者はごくわずかであるため,「母体病院(診療所)」,「病院(診療所)母体」という表現を用いる.今回の調査では,「母体法人」に病院・診療所の開設者だけでなく,医師会も加えた.医師会の保健・福祉分野への進出の実態を明らかにするためである.

なお,「保健・医療・福祉複合体」という用語は筆者の造語ではなく,「病院」誌1992年2月号の同名の特集が初めて用いた用語である[16].これと同じ意味を持つ用語として「ヘルスケア・コンプレックス」や「ヘルスケア・グループ」が用いられることもある[17].ただし,いずれの用語も,従来は厳密な定義なしに,いわば象徴的に用いられてきた.

「複合体」への否定的ニュアンスを込めて「コングロマリット」という表現が用いられることもあるが,これは不適切である.なぜなら,これは「非

関連型の多角化を行う」企業を指す用語だからである(18).

### ②「関連・系列法人」

「関連・系列法人」とは，理事長が母体法人理事長と同一人物かその親族等である法人，それ以外でも母体法人と人事・資金等の関係が強い法人をさす．この定義は，1998年4月の診療報酬改定で新たに導入された「特別の関係にある保険医療機関等」の定義とほぼ同じである(19).

### ③「グループ」

母体法人と関連・系列法人を合わせたものを「グループ」と呼ぶ．保健・医療・福祉分野の施設名簿や法人名簿は少なからず発行されているが，「グループ」の名簿・統計はまったく存在しない．そこで，本書では，(1)筆者の全国調査に基づいて作成した各種のデータベース，(2)各法人・グループから入手した資料，および(3)それ以外の確実な情報（病院・医療経営雑誌の「事例報告」等）に基づいて，「グループ」を1つ1つ拾いだした．

### ④「3点セット」開設グループ

病院・老人保健施設・特別養護老人ホームの3種類の入院・入所施設を開設しているグループを入院・入所「3点セット」開設グループと呼ぶ．筆者は，これが「複合体」の典型・中核であると考えている．なぜなら，これらのグループは，医療施設（病院）と中間施設（老人保健施設），生活施設（特別養護老人ホーム）を統合することにより，それぞれの地域で保健・医療・福祉サービスを包括的かつ自己完結的に提供できるからである．

入院・入所「3点セット」という表現（ネーミング）は，厚生省の「新ゴールドプラン」で，ホームヘルプサービス，デイサービス，ショートステイが「在宅福祉の3本柱」と呼ばれていることに対応して，筆者が考案したものである．なぜなら，介護保険では，これら3種類の施設（正確には，病院のすべてではなく療養型病床群と介護力強化型病棟等）が施設サービスの給付

対象になるからである.それだけに,介護保険が「複合体」のうちでも,特にこの入院・入所「3点セット」開設グループに有利に働くことは間違いない.そのために,今回の調査でも「3点セット」開設グループに関しては,個々のグループ単位の詳細な調査・分析を行った.以下,煩雑さを避けるために,「入院・入所」という限定表記は省略する.

⑤「病院チェーン」

病院を2つ以上を開設している法人・グループを「病院チェーン」と呼ぶ.このうち,同一法人が複数の病院を開設しているものを「狭義の病院チェーン」と呼び,同一法人または同一グループが複数の病院を開設しているものを「広義の病院チェーン」と呼ぶ.同じ基準で,老人保健施設,特別養護老人ホーム等についても,それぞれの「チェーン」を定義する.

「広義の病院チェーン」は,**開設形態**に基づいて,次の3型に分類した.

Ⅰ**型**:同一法人が複数の病院を開設している「狭義の病院チェーン」.

Ⅱ**型**:単独病院を開設している複数の法人・個人病院が同一グループを形成し,グループ単位で複数の病院を開設しているもの.

Ⅲ**型**:「狭義の病院チェーン」が,病院を開設している他の病院開設法人・個人病院とグループを形成しているもの.

病院の経営実態に即した分析を行うためには,「広義の病院チェーン」を用いるべきである.しかし,「狭義の病院チェーン」のデータは各種の病院名簿を用いれば比較的容易に得られるのに対して,「広義の病院チェーン」は各法人・グループの一次資料や詳しい事例報告がなければ分からないため,全国データは不明である.そのために,今回は,「3点セット」開設グループと500床以上の私的大病院の分析でのみ「広義の病院チェーン」を用い,その他の分析では「狭義の病院チェーン」を用いた.なお,「3点セット」開設グループでは,「狭義の病院チェーン」は「広義の病院チェーン」の8-9割である(表7参照).

それに対して,老人保健施設や特別養護老人ホームに関しては,今回の全

国調査の結果,「広義のチェーン」の全国データが得られた.

筆者は,今回の調査開始前は,病院チェーンや大病院は単独病院や中小病院に比べて「複合体」化がはるかに進んでおり,その結果「複合体」の母体病院の多くは病院チェーンや大病院で占められている,と予測していた(後述するように,この「仮説」の前半は正しいが,後半は誤りであった).そのために,母体病院については,開設者・病床数とともに,病院チェーンであるか単独病院であるかも検討した.病院チェーンでは,病床数は総病床数(各病院の病床数の合計)を用いた.

## (2) 調査対象の限定——広義の私的医療機関母体

「複合体」には,広くは自治体病院・診療所を母体とするものも含まれるが,今回の第一次調査では,主として「広義の私的医療機関」を母体とする「複合体」に対象を限定した.

この「広義の私的医療機関」には,日本赤十字社(以下,日赤と略す)・済生会・厚生連等,厚生省『医療施設調査・病院報告』の開設者区分では,自治体とともに「公的医療機関」に分類されるものも含んだ.これは,同じ厚生省の統計でも『社会福祉施設等調査』では,日赤・済生会の開設施設は,(済生会以外の)社会福祉法人立施設と一括して「私立」に分類されているからである.ただし,これらを母体とする「複合体」の実数や「複合体」総数に対する割合はごくわずかである(表4参照).

それに対して第二次調査では,新たに自治体の「保健・医療・福祉複合体」も調査した.ただし,その調査結果は第Ⅱ部補章[省略]に譲り,第Ⅰ部では「3点セット」を開設している市町村数のみを示す(表6参照).

保健・福祉施設にはさまざまな種類があるが,今回は,高齢者ケアに焦点をあて,入所施設として①老人保健施設,②特別養護老人ホーム,③ケアハウス(介護利用型軽費老人ホーム),④有料老人ホーム,在宅ケア施設として⑤在宅介護支援センターの合計5種類の施設を選び,それらの施設のうち広義の私的医療機関を母体とするものを調査した.つまり,今回の調査で全体

像を明らかにできるのは,高齢者ケア分野の「複合体」である.

5種類の施設のうち,ケアハウスと有料老人ホームは第二次調査でのみ調査したが,他の施設に比べて,私的医療機関母体の施設数ははるかに少ない(それぞれ133,58施設.表1参照).そのために,Ⅱ部での調査結果の詳細な説明は省略する【注】.

これら5種類の施設に加えて,私的医療機関を母体とする看護・医療技術系・介護福祉士学校の全国調査も行った.さらに,私立医科大学と500床以上の大病院については,「複合体」であるか否かにかかわらず,全大学・全病院を対象にして,横断分析と時系列分析を行い,それらの「構造と発展」を検討した.これらについては,第Ⅰ部ではごく一部しか触れられないため,それぞれ第Ⅱ部第5章,第Ⅲ部第1章,同第2章[すべて省略]を参照されたい.

「保健・医療・福祉複合体」という以上,本来は狭義の「保健」施設である予防・健康増進施設を含めるべきである.しかし,これら施設の定義は確立されておらず,全国名簿もないため,除外した.また,在宅ケア施設のうち訪問看護ステーションの大半が医療機関母体なことは自明なので,全国調査は行わなかった.

ただし,病院・老人保健施設・特別養護老人ホームの「3点セット」開設グループに関しては,上記5施設以外のすべての保健・福祉施設(予防・健康増進施設,訪問看護ステーション,障害児・者福祉施設等)と看護・医療技術系・介護福祉士学校の開設の有無を調査した.

## 2 調査方法

上述したように,既存の官庁統計では「複合体」の全体像はまったく分からない.そのために,筆者は,以下の3つの代替的方法により独自の全国調査を行った.

①筆者独自のネットワークを用いて全都道府県の3種類の「関係者」から

情報を収集した．(1)各都道府県の保険医協会事務局等，(2)わが国の医療ソーシャル・ワーカーの重鎮である児島美都子日本福祉大学名誉教授の教え子である各都道府県の医療ソーシャル・ワーカー，(3)各都道府県・政令指定都市の老人福祉施設協議会事務局．

②病院，老人保健施設，老人福祉施設，在宅介護支援センター等の各種施設名簿を照合するとともに，不明点のある施設・法人には電話調査を行った．

③「3点セット」開設グループ，500床以上の私的大病院，私立医科大学等の理事長・院長または広報課へ手紙で資料寄贈を依頼した．

①の方法は，主として私的医療機関母体の特別養護老人ホームの全国調査で用いた．この方法は一見変則的ではあるが，これ以外にデータを集める方法はない．しかも結果的に十分に信頼性のあるデータが得られた（考察および第Ⅱ部第1章の「本調査の『誤差』の検討」参照）．第一次・第二次調査を合わせて，全都道府県の170人・組織から情報を得た．

②の方法のうち，電話調査（ごく一部ファックスと手紙を併用）では全体で1025病院・施設・法人から必要な情報を得た．意外なことに，回答拒否はほとんどなかった．

③の資料依頼の手紙は，未回答グループ・法人に対しては，数回繰り返して郵送した．その結果，最終的に資料を入手できたグループ・法人は，「3点セット」開設グループの81.1％（259グループ中210グループ），500床以上の私的大病院の89.0％（155病院中138病院），私立医科大学の86.2％（資料を依頼した27校中25校）に達した．一般には，郵送調査による回答率は3割前後と言われており，この回答率はきわめて高いと評価できる．

これら以外のグループ・法人も加えて，全体では398グループ・法人から資料を入手できた．これらの中には，次の9種類の全国組織を含んでいる：日本医師会，全国自治体病院協議会，日赤，済生会，文化連（日本文化厚生農業協同組合連合会．厚生連の姉妹組織），全国社会保険協会連合会，日本生活協同組合連合会医療部会，全国社会福祉協議会高年福祉部，日本私立医科大学協会．寄贈された資料の量と質はグループ・法人によって大きく異なっ

第Ⅰ部　テーマ別の主要実証研究

たが，全体としては，段ボール9箱分にもなった．

　さらに，6種類の病院・医療経営雑誌（「病院」「日経ヘルスケア」「Jamic Journal」「フェイズ3」「医療'」「日本病院会雑誌」）の過去10年分（1988年-1997年）の論文・記事を検索し，「複合体」の事例報告を収集した．あわせて，東海地方を中心にして，「3点セット」を開設しているグループを中心に，12都県21グループを訪問してヒアリング調査を行った．

　以上の調査に基づいて，10種類のデータベースを作成した（本書最後の「筆者の作成したデータベース一覧」［省略］参照）．

　第一次調査の過程で，「複合体」にはプラス面だけでなく，マイナス面もあること，および各都道府県の「複合体」への姿勢（私的医療機関を母体とする社会福祉法人の認可基準等）には大きな違いがあることが分かってきた．しかし，各「複合体」が発行している資料や各「複合体」に対するヒアリング調査，病院・医療経営雑誌に掲載される事例報告ではそれらはほとんど分からない．

　そこで，上記①の「関係者」のうち個人的信頼関係のある人びと，および個々の「複合体」の実態に詳しい筆者の知人・友人のジャーナリスト，研究者，医師に，匿名を条件に，個々の「複合体」や都道府県の福祉行政の実態についての「非公式情報」の提供の依頼を行い，30人から貴重で生々しい情報を得た．その結果，最終的には，合計延べ1644の個人・施設・組織から資料や情報を入手できた．

　なお，各施設・法人に対する資料寄贈依頼の最初の手紙の発送と電話調査の大半は筆者の勤務する日本福祉大学大学院学生（修士課程）が行ったが，それ以外の作業は，データの入力を含めて，ほとんど筆者自身が行った．各調査の方法の詳細については第Ⅱ・Ⅲ部を参照されたい．

## 3 調査結果

### (1) 保健・福祉施設種類別の私的医療機関母体施設の割合

**施設総数に対する私的医療機関母体施設の割合**

表1に，5種類の保健・福祉施設（老人保健施設，特別養護老人ホーム，ケアハウス，有料老人ホーム，在宅介護支援センター）の総数と私的医療機関母体施設数・割合を示す．私的医療機関母体施設の割合は，対施設総数（C/A）と対私立施設総数（C/B）の両方を示した．なお，数値は在宅介護支援センター分（1995年現在）以外，1996年現在のものである（以下，すべての表で共通）．

まず，老人保健施設では，私的医療機関母体施設の割合は84.9％（対総数），89.7％（対私立施設総数）に達している（以下，施設総数に対する割合のみ示す）．

それに対して，厚生省『平成8（1996）年老人保健施設調査』では，病院・診療所「併設」の老人保健施設の割合は60.3％にとどまっており，24.6％ポイントも低い．これは，厚生省調査では「併設」の定義が「同一施

**表1　保健・福祉施設種類別の私的医療機関母体施設（1996年）**

| 施設種類 | 施設総数 | 同私立 | 私的医療機関母体施設 | (％) | |
|---|---|---|---|---|---|
| | (A) | (B) | (C) | (C/A) | (C/B) |
| 老人保健施設（＊） | 1,571 | 1,487 | 1,334 | 84.9 | 89.7 |
| 特別養護老人ホーム（#） | 3,458 | 2,961 | 1,063 | 30.7 | 35.9 |
| ケアハウス（#） | 450 | 422 | 133 | 29.6 | 31.5 |
| 有料老人ホーム（#） | 275 | 274 | 58 | 21.1 | 21.2 |
| 在宅介護支援センター（$） | 2,179 | 1,985 | 969 | 44.5 | 48.8 |

資料：総数は，『97全国老人保健関係施設要覧』（＊），『平成8年社会福祉施設等調査報告』（#），『全国在宅介護支援センター要覧平成8年版』（$）．私的医療機関母体は，筆者が独自に調査．

注：1）（＊）は1996年末現在，（#）は1996年10月1日現在，（$）は1995年12月1日現在．
　　2）私的医療機関は，広義の私的病院，同診療所，医師会の合計．広義の私的病院には，日赤・済生会・厚生連等，自治体以外の「公的」病院も含む．
　　3）私的医療機関母体の有料老人ホームは，調査方法の制約のために，相当数が漏れていると思われる（本文末の［注］参照）．

設内又は公道をはさんで隣接」ときわめて狭いためである．この結果は，官庁統計に依存すると，私的医療機関による老人保健施設開設の実態を過少評価してしまうことを示している．

次に，特別養護老人ホームは典型的な社会福祉施設であり，制度上は医療施設とはまったく無関係である．しかし，私的医療機関母体の特別養護老人ホームは30.7％も存在する．この割合はケアハウスでは29.6％とほぼ同率である．有料老人ホームでは21.1％でやや低いが，これは調査方法の制約のために私的医療機関母体施設が相当漏れているための「見かけ上の低さ」の可能性がある（本文の注参照）．

筆者にとってもっとも意外だったことは，在宅介護支援センターは社会福祉施設であるにもかかわらず，私的医療機関母体センターの割合が非常に高く44.5％にも達していること（対私立総数では半数近い48.8％）である．ただし，在宅介護支援センターのうち私的病院・診療所に「併設」されているものはわずか8.8％にすぎず，残り35.8％は私的医療機関母体の特別養護老人ホームや老人保健施設に「併設」されている（第Ⅱ部第4章の表3［省略］参照）．

この結果は，老人保健施設の場合と同じく，官庁統計のみに依存すると，在宅介護支援センターへの私的医療機関の活発な参入実態を見落としてしまうことを意味している．

なお，老人保健施設は個人（病院・診療所）では開設できず，個人が老人保健施設を開設するためには，新たに医療法人または社会福祉法人を設立する必要がある．特別養護老人ホームは，自治体と日赤，済生会，（済生会以外の）社会福祉法人以外の病院開設者（医療法人，公益法人，個人等）は直接開設できず，それを開設するためには，新たに社会福祉法人を設立する必要がある．

ケアハウスも，当初は自治体と済生会・社会福祉法人しか開設できなかったが，1992-1993年度からは，農協・厚生連，公益法人，医療法人も開設できるようになった．ただし，社会福祉法人と異なり，設立費に対する国・自

表2 私的医療機関母体施設割合の都道府県間格差

| 施設種類 | 最高 | 最低 | 差 | 平均 | 変動係数 |
| --- | --- | --- | --- | --- | --- |
| 老人保健施設 | 100.0 京都他 | 60.6 秋田 | 39.4 | 84.9 | 13.0 |
| 特別養護老人ホーム | 72.2 佐賀 | 1.7 秋田 | 70.5 | 30.7 | 48.4 |
| 在宅介護支援センター | 70.7 群馬 | 9.4 島根 | 61.3 | 44.6 | 34.7 |

注:1) 施設総数に対する私的医療機関母体施設割合(%).
　　2) 変動係数=標準偏差/平均値×100(%)
　　3) ケアハウスと有料老人ホームは施設総数が少ないので, 略.

治体からの補助は受けられない[20][21]. そのため, 私的医療機関母体のケアハウス133施設のうち医療法人が直接開設しているのはわずか1施設にすぎず, 他は公益法人・医療法人・個人(病院)の関連・系列の社会福祉法人または済生会(2施設)が開設している.

**私的医療機関母体割合には著しい都道府県格差**

表2に示すように, 私的医療機関母体施設の割合には, 非常に大きな都道府県格差がある.

それが一番大きな特別養護老人ホームでは, 最高は72.2%(佐賀県), 最低は1.7%(秋田県:59施設のうちわずか1施設)である. 都道府県別の割合の変動係数(標準偏差÷平均値)は48.4%にも達している.

ここで注目すべきことは, この格差が「地域ブロック」間の格差ではなく, あくまで都道府県間の格差であることで, 社会経済的・文化的背景が類似していると思われる同一地域ブロック内でも, 格差は大きい. 例えば北九州ブロックでは, 佐賀県の72.2%(全国1位)に対して, 隣接する福岡県は24.5%(同29位), 大分県は17.0%(同45位)にすぎない(第Ⅱ部第1章表3参照[省略]).

(2) 母体私的医療機関の種類

母体私的医療機関の種類をみると, 表3に示したように, 当然のことながら病院がもっとも多く6-8割を占めているが, 診療所も2-3割存在する. 診療所の割合がもっとも高いのは特別養護老人ホームで33.7%, もっとも低い

第Ⅰ部　テーマ別の主要実証研究

表3　母体医療機関の種類

| 施設種類 | 私的医療機関母体施設総数 | 母体種類（％） | | |
| --- | --- | --- | --- | --- |
| | | 病院 | 診療所 | 医師会 |
| 老人保健施設 | 1,334 | 75.0 | 24.2 | 0.8 |
| 特別養護老人ホーム | 1,063 | 64.4 | 33.7 | 1.9 |
| ケアハウス | 133 | 71.4 | 26.3 | 2.3 |
| 有料老人ホーム | 58 | 82.8 | 17.2 | 0.0 |
| 在宅介護支援センター | 969 | 74.1 | 22.4 | 3.5 |

表4　各施設の母体病院の病床規模と開設者，病院チェーン

| 施設種類 | 私的病院母体施設総数 | 病院チェーン（％） | 病床規模 | | 開設者（％） | |
| --- | --- | --- | --- | --- | --- | --- |
| | | | 200床未満（％） | 病床数中央値 | 公的 | 医療法人 |
| 老人保健施設 | 1,000 | 17.7 | 52.8 | 183 | 2.9 | 85.7 |
| 特別養護老人ホーム | 685 | 25.8 | 47.0 | 212 | 5.4 | 64.2 |
| ケアハウス | 95 | 47.0 | 48.4 | 200 | 2.1 | 76.8 |
| 有料老人ホーム | 48 | 37.5 | 33.3 | 231 | 0.0 | 47.9 |
| 在宅介護支援センター | 718 | 26.3 | 47.4 | 204 | 6.5 | 70.8 |

注：1）公的：日赤，済生会，厚生連等，自治体以外の「公的」．
　　2）病院チェーンは「狭義のチェーン」．

有料老人ホームでも 17.2％である．それに対して，医師会の割合はどの施設でも 1-3％にすぎない．

次に，対象を私的病院母体の保健・福祉施設に限定して，母体病院の特徴をみる（表4）．病院チェーン（「狭義の病院チェーン」：同一の法人が複数の病院を開設）の割合は施設の種類により相当異なり，最高はケアハウスの 47.0％，最低は老人保健施設の 17.7％である．母体病院の病床数（病院チェーンでは病床総数）をみると，200床未満の中小病院の割合は，老人保健施設でもっとも高く 52.8％，有料老人ホームがもっとも低く 33.3％である．病床数の中央値は，老人保健施設がもっとも小さく 183床だが，もっとも大きい有料老人ホームでも 231床である．

病院の開設者をみると，医療法人の割合が飛び抜けて高く，もっとも高い老人保健施設では 85.7％，もっとも低い有料老人ホームでも 47.9％である．逆に，「公的病院」（日赤・済生会・厚生連等）の割合は 0-6％にとどまっている．

先に述べたように，日赤と済生会，済生会以外の社会福祉法人は，他の病院開設者と異なり，特別養護老人ホームを直接開設できる．しかし，私的医療機関母体の特別養護老人ホームのうち，これら三者が開設した施設の割合は13.6％にすぎず，個人病院母体施設の割合（13.4％）と同水準にとどまっている（第Ⅱ部第1章表5［省略］参照）．

なお，厚生省『平成8（1996）年医療施設調査・病院報告』によると，国立病院と自治体病院を除いた病院総数に対する医療法人病院の割合は60.7％，自治体病院以外の公的病院の割合は3.7％である．この数値と比べても，医療法人病院では（有料老人ホーム以外で）他の開設者に比べて「複合体」化が進んでいることが分かる．

表3と表4を総合すると，有料老人ホーム以外の4施設では，私的医療機関母体施設の約6割が小規模医療機関（200床未満の中小病院と診療所）を母体としていることが分かる．例えば，老人保健施設では63.8％，特別養護老人ホームでは64.0％，在宅介護支援センターでは57.6％である．

ただし，後に表11・12で示すように，「複合体」化率（保健・福祉施設の開設率），特に「3点セット」開設率という面では，病院チェーンや大病院が先行している．

(3) 保健・福祉施設のチェーン化

私的医療機関母体の保健・福祉施設の総数を対象にした分析の最後に，各施設のチェーン化を検討する（表5）．表4と異なり，チェーンは「広義のチェーン」(同一法人またはグループが複数の施設を開設）である．

従来，保健・福祉施設のチェーンは，病院チェーンと異なり，ほとんど注目されてこなかった．しかし，私的医療機関（特に病院）母体の施設では，チェーン化がかなり進んでいる．

老人保健施設では，私的医療機関母体施設総数のうちチェーンに属する施設の割合は11.8％であり，医療機関母体ではない私立施設での割合4.6％の3倍近い．私的病院母体施設ではこの割合はさらに高く，14.8％である．

表5　各施設のうちのチェーン施設

| | 私的医療機関母体施設総数 | うち病院母体 | チェーン施設 総数 | チェーン施設 病院母体 | (%) 総数 | (%) 病院母体 | 非医療母体私立施設総数 | チェーン施設 | (%) |
|---|---|---|---|---|---|---|---|---|---|
| 老人保健施設 | 1,334 | 1,000 | 158 | 148 | 11.8 | 14.8 | 151 | 7 | 4.6 |
| 特別養護老人ホーム | 1,063 | 685 | 206 | 165 | 19.4 | 24.1 | | | |
| ケアハウス | 133 | 95 | 17 | 17 | 12.8 | 17.9 | | | |
| 有料老人ホーム | 58 | 48 | 22 | 22 | 37.9 | 45.8 | | | |
| 在宅介護支援センター | 969 | 718 | 191 | 171 | 19.7 | 23.8 | 1,016 | 131 | 12.9 |

注：1）各施設のチェーンは「広義のチェーン」．
　　2）有料老人ホームでチェーン施設の割合が非常に高いのは，聖隷福祉事業団グループが11施設開設しているため．ただし，同グループの日本老人福祉財団（6施設開設）は，経営危機に直面した後，1997年に同グループから分離．

　特別養護老人ホームは1963年の老人福祉法制定により創設され25年の伝統があるため，老人保健施設（1988年創設）より，チェーン化が進んでいる．私的医療機関母体施設総数では19.4％，私的病院母体施設では24.1％がチェーンに属する施設である．

　在宅介護支援センターは1989年の「ゴールドプラン」（高齢者保健福祉推進10か年戦略）により創設されたごく新しい施設であるにもかかわらず，チェーン化は特別養護老人ホームとほぼ同水準であり，老人保健施設よりかなり高い．チェーンに属する施設の割合は，私的医療機関母体のセンター総数では19.7％，私的病院母体施設では23.8％であり，医療機関母体ではない施設の12.9％よりはるかに高い．

　ケアハウスも在宅介護支援センターと同時に制度化された新しい施設であるが，チェーン化は老人保健施設とほぼ同水準である．しかも，チェーンに属する施設はすべて私的病院が母体の施設である．

　私的医療機関を母体とする有料老人ホームではチェーン化がさらに進んでおり，総数でも37.9％，私的病院母体では45.8％がチェーンに属する組織である．これは，1996年には，社会福祉法人・聖隷福祉事業団グループが全国に11施設も開設していたためである．ただし，同グループの日本老人福祉財団（「ゆうゆうの里」ブランドで1996年に6施設を開設）はバブル経済期の株投資の失敗による経営危機に直面して，1997年に同グループから分離

された.

## (4) 病院・老人保健施設・特別養護老人ホームの「3点セット」開設グループ

### 「3点セット」開設グループの総数——全国に約260グループ存在

もっとも典型的な「複合体」と言える,広義の私的病院・老人保健施設・特別養護老人ホームの「3点セット」を開設しているグループは,1996年末で全国に259存在している(表6.ただし,1997年に「3点セット」が揃った7グループを含む).なお,済生会は法的には全国単一組織であるが,8府県でそれぞれ「3点セット」を開設し,しかも各都道府県支部単位での独立採算制のため,実態に即して8グループと見なした.

これ以外に,私的診療所・老人保健施設・特別養護老人ホームの「準3点セット」開設グループは少なくとも25グループ確認できた.病院名簿と異

表6 病院・老人保健施設・特別養護老人ホームの「3点セット」開設グループ
——母体病院の開設者,病院チェーンと病床規模(1996年)

| 母体病院の開設者種類 | グループ数 | | | | 母体病院の病床規模 | | | | | |
|---|---|---|---|---|---|---|---|---|---|---|
| | 総数 | (％) | 病院チェーン | (％) | 200床未満 | (％) | 病床数中央値 | 500床以上 | (％) |
| 総数 | 259 | 100.0 | 91 | 35.1 | 102 | 39.4 | 265 | 64 | 24.7 |
| 日赤 | 1 | 0.4 | 1 | 100.0 | 0 | 0.0 | 40,297 | 1 | 100.0 |
| 済生会 | 8 | 3.1 | 6 | 75.0 | 1 | 12.5 | 603 | 5 | 62.5 |
| 厚生連 | 2 | 0.8 | 2 | 100.0 | 0 | 0.0 | 2,845 | 2 | 100.0 |
| 公益法人 | 19 | 7.3 | 14 | 73.7 | 2 | 10.5 | 512 | 9 | 47.4 |
| 医療法人 | 200 | 77.2 | 58 | 29.0 | 89 | 44.5 | 214 | 41 | 20.5 |
| 学校法人 | 2 | 0.8 | 2 | 100.0 | 0 | 0.0 | 1,958 | 2 | 100.0 |
| 社会福祉法人 | 7 | 2.7 | 4 | 57.1 | 2 | 28.6 | 362 | 2 | 28.6 |
| その他の法人 | 3 | 1.2 | 2 | 66.7 | 1 | 33.3 | 437 | 0 | 0.0 |
| 個人 | 17 | 6.6 | 2 | 11.8 | 7 | 41.2 | 240 | 2 | 11.8 |
| 狭義の私的小計(点線枠内) | 248 | 95.8 | 82 | 33.1 | 101 | 40.7 | 255 | 56 | 22.6 |
| (参考)市町村 | 22 | — | 6 | 27.3 | 8 | 36.4 | 305 | 5 | 22.7 |

注:1) 済生会は全国単一組織だが,8府県でそれぞれ「3点セット」を開設しているので,8グループとみなした.
2) 病院チェーンは「広義のチェーン」.
3) その他の法人の内訳:医療生協2,宗教法人1.
4) 自治体病院の「3点セット」には,特別養護老人ホームまたは老人保健施設が第3セクターの社会福祉法人立のものや,3施設がすべて離れているものも含む.

なり，診療所の全国名簿はないため，拾い漏れが少なからずあると思われるが，それでも私的病院母体の「3点セット」開設グループ数に比べてはるかに少ない（約10%）ことは確実である．医師会を母体とする「準3点セット」も1グループ存在する（熊本県八代郡医師会）．

「はじめに」で述べたように，一般には，「3点セット」開設グループとしては，広島県御調町の公立みつぎ総合病院等自治体（市町村立）病院母体のものが有名だが，それらは22グループ（広義の私的病院母体グループ総数の8.5%）にすぎない．なお，毎年新たに誕生した「3点セット」グループ数を調べたところ，1992-1994年の各年は20グループ前後だったが，1995年には28グループ，1996年には39グループと激増していた（第Ⅱ部第3章の表2［省略］参照）．

## 「3点セット」開設グループの母体病院の開設者——医療法人が8割

これら259グループの母体病院の開設者の種類をみると，①医療法人が200（77.2%）で飛び抜けて多い．以下，②公益法人19（7.3%），③個人17（6.6%）の順であるが，それぞれ医療法人の1割にも満たない．しかし，第3位の個人病院母体のグループ数ですら，特別養護老人ホームを直接開設できる済生会や社会福祉法人のグループ数（それぞれ8，7）の2倍以上である．

各グループごとに，3種類の施設の開設時期・順序を調査したところ，やや意外なことに，病院よりも特別養護老人ホームを先に開設していたグループが30グループ（総数の11.6%）もあった．一見すると，これらは病院母体とは言い難い（第Ⅱ部第3章の表10［省略］参照）．ただし，そのうち19グループは，特別養護老人ホームの開設に先立って，病院の前身の診療所を開設していた．前身の診療所がなく，しかも確実に社会福祉施設母体といえるのは7グループ（総数の2.7%）にすぎない．以上より，これら「3点セット」開設グループ全体を，私的病院母体とみなせることが分かる．

なお，表に示した9種類の開設者のうち，特に「私的」性格が強いと思われる公益法人病院，医療法人病院，個人病院を母体とする236グループにつ

いて，グループごとに医療法人理事長・個人病院院長と社会福祉法人理事長とを照合してみたところ，全体では，両理事長が同一人物であるグループが70.8％を占め，別人だが同姓（配偶者または子弟・親子関係にあると思われる）が15.3％あり，別人・別姓は15.3％にすぎない（第Ⅱ部第3章の表11［省略］参照）．個人病院グループでは同一人物の割合は82.4％にも達している．このことは，少なくともこれら3種類の「3点セット」開設グループの大半は，「家業・同族企業」的色彩を強く持っていることを示唆している．

**病院チェーンと病床規模──医療法人・個人では中小病院が4割**

　「3点セット」開設グループは，他の「複合体」に比べて，病院チェーンと大病院の割合が高い．

　まず，病院チェーン（「広義の病院チェーン」）の割合は，グループ全体では35.1％に達している．

　病院チェーンの割合は病院の開設者によって相当異なり，表6に示した9種類の開設者のうち，医療法人と個人以外の7種類の開設者では5割を超えているのに対して，医療法人では29.0％，個人では11.8％にとどまっている．

　それでも，医療法人グループの29.0％という数値は，病院を開設している医療法人総数のうちの病院チェーンの割合8.7％（1991年．ただし「狭義の病院チェーン」[22] p. 232. 表12））の3倍以上の高さである．また，総数でみると個人病院のほとんどが単独病院であることを考慮すると，「3点セット」を開設している個人病院の1割が病院チェーンであることは，意外な数字である．

　病床総数が500床以上のグループの割合も，全体では24.7％に達している．医療法人でもこの割合は，20.5％である．

　他面，医療法人と個人では，200床未満の中小病院の割合がそれぞれ44.5％，41.2％，病床数の中央値はそれぞれ214床，240床である．つまり，「3点セット」開設グループでも医療法人・個人病院母体のものは半数近くが中小病院なのである．

表7 「3点セット」開設グループのうちの広義の病院チェーンの「開設形態」

| 広義の病院チェーンの「開設形態」分類 | 広義のチェーン グループ数 | 広義のチェーン (%) | 病院数 | 狭義のチェーン 法人数 | 狭義のチェーン 病院数 | 狭義/広義(%) 法人数 | 狭義/広義(%) 病院数 |
|---|---|---|---|---|---|---|---|
| 総数(除・日赤) | 90 | 100.0 | 289 | 79 | 232 | 87.8 | 80.3 |
| I型:同一法人が複数病院開設 | 66 | 73.3 | 177 | 67 | 177 | | |
| II型:複数の単独病院開設法人のグループ | 13 | 14.4 | 31 | 0 | 0 | | |
| III型:狭義のチェーンが他法人とグループ | 11 | 12.2 | 81 | 12 | 55 | | |

注:1) 日赤は97病院を開設する超巨大病院チェーン(I型)のため除外した.
　　2) III型の病院チェーンが狭義では,法人数が増えるのは徳洲会グループが狭義の病院チェーンを二つ有しているため.

## 広義の病院チェーンの「開設形態」による3分類

　表7は,「3点セット」開設グループのうちの広義の病院チェーンを「開設形態」に基づいて,3型に分類したものである.ただし,この表のみ,日赤(97病院を開設している超巨大病院チェーン)は「外れ値」と判断して除外したので,対象は90グループになる.それらが開設している病院総数は289病院である.

　当然のことながら,病院チェーンのうちもっとも多いのはI型(同一法人が複数病院開設)であるが,66グループで総数の73.3%にとどまっている.それに対して,法人単位の「狭義の病院チェーン」の基準では単独病院とみなされるII型(単独病院を開設している複数の法人・個人病院が同一グループを形成)が13グループ(14.4%)ある.III型(「狭義の病院チェーン」が他の病院開設法人・個人病院とグループ形成)は11グループ(12.2%)である.

　ちなみに,法人単位の「狭義の病院チェーン」の基準で判断すると,病院チェーンは79法人,232病院となる.これは「広義の病院チェーン」のグループ数の87.8%,病院数の80.3%である.

　以上より,「狭義の病院チェーン」の基準では,病院チェーン化の実態を1-2割過少評価してしまうことが分かる.

表8 「3点セット」開設グループの母体病院の病床タイプ

| 母体病院の開設者 | 病床タイプ | | | | (%) | | | |
|---|---|---|---|---|---|---|---|---|
| | 総数 | 一般 | 混合 | 慢性 | 総数 | 一般 | 混合 | 慢性 |
| 総数 | 259 | 101 | 34 | 124 | 100.0 | 39.0 | 13.1 | 47.9 |
| 公益法人 | 19 | 9 | 7 | 3 | 100.0 | 47.4 | 36.8 | 15.8 |
| 医療法人 | 200 | 67 | 23 | 110 | 100.0 | 33.5 | 11.5 | 55.0 |
| 個人 | 17 | 6 | 1 | 10 | 100.0 | 35.3 | 5.9 | 58.8 |
| その他 | 23 | 19 | 3 | 1 | 100.0 | 82.6 | 13.0 | 4.3 |

注:病床タイプの分類
 「一般」:単独病院または病院チェーンで,(全病院とも)一般病床主体.
 「混合」:病院チェーンで,一般病床主体の病院と慢性病床主体の病院の両方を有する.
 「慢性」:単独病院または病院チェーンで,(全病院とも)老人病床または精神病床主体.

### 病床種類——慢性病床主体が5割

表8は,「3点セット」開設グループの母体病院の「病床タイプ」を示したものである.「病床タイプ」は,表の注に示したように,「一般」,「混合」,「慢性」に3区分した.

全体では「慢性」(老人病床または精神病床が主体)がグループ総数の5割近く(47.9%)を占め,「一般」(39.0%)よりも多い.「混合」(13.1%)は,すべて病院チェーンで「一般」病院と「慢性」病院の両方を開設している.

ただし,「病床タイプ」の分布は母体病院の開設者によりまったく異なる.医療法人と個人では「慢性」が6割弱(それぞれ55.0%,58.8%)を占め,「一般」は3割強にすぎない(同33.5%,35.3%)のに対して,公益法人では逆に「一般」が47.4%を占め,「慢性」は15.8%にすぎない.これら以外の開設者では,「一般」が大半(82.6%)であり,「慢性」はほとんどない.

### 各施設の物理的配置——3施設とも併設・隣接が4割

視点を変えて,各「3点セット」開設グループの3種類の施設の物理的配置をみると,3施設とも併設・隣接(「同一敷地内又は公道をはさんで隣接」)しているグループが40.9%もあり,これを含めて,3施設とも同一市町村内にあるグループが76.4%,同一都道府県内にあるグループは91.1%に達している(第Ⅱ部第3章の表5[省略]参照).

逆に，3種類の施設を3都道府県以上にまたがって開設しているグループは6グループ（2.3％）にすぎない．このうち，次の5グループが，老人保健施設または特別養護老人ホームも3県以上に開設している（カッコ内は開設都道府県数）：日赤（7），聖隷福祉事業団グループ（6），徳洲会グループ（4），社会福祉法人・賛育会（3），帝京大学グループ（3）．これらはすべて病院チェーンでもある．

この結果は，「3点セット」開設グループは，ごく一部を除いて，地域的存在であることを示している．

なお，「3点セット」開設グループの所在市町村の分布を検討すると，国立病院と自治体病院を除いた病院総数の分布に比べて，12大都市（特に東京都区部と大阪市）で少なく，10万人未満の市町村で多い（第Ⅱ部第3章の表4［省略］参照）．また，「3点セット」開設グループが1つ以上ある市町村数は199（うち142市）であり，これは市町村総数の6.2％（市のみでは21.3％）にあたる．

## 「3点セット」開設グループの保健・福祉施設数

「3点セット」開設グループの分析の最後に，私的医療機関母体の各種保健・福祉施設総数に対する「3点セット」開設グループの施設の割合（シェア）を検討する（表9）．

「3点セット」開設グループは，他のグループに比べて，各施設のチェーン化がはるかに進んでいる（第Ⅱ部第3章の表18, 20, 23［省略］参照）．その結果，そのシェアは，どの種類の施設でも相当高く，特にチェーンに属する施設中のシェアはほとんどが5割を超えている．

「3点セット」開設グループのシェアは，老人保健施設総数では22.7％であり，他の4種類の施設のシェアよりも低い．しかし，老人保健施設チェーンに属する施設では56.3％と6割近い高さである．

ケアハウスでは，「3点セット」開設グループのシェアは，施設総数で45.1％，ケアハウス・チェーンに属する施設ではなんと100％である．

第4章 医療提供体制の変貌

表9 私的医療機関母体施設（総数・チェーン）中の「3点セット」グループ開設施設

| 施設種類 | 私的医療機関母体施設総数 | うち「3点セット」グループ開設 | (%) | チェーン施設総数 | うち「3点セット」グループ開設 | (%) |
|---|---|---|---|---|---|---|
| 老人保健施設 | 1,334 | 303 | 22.7 | 158 | 89 | 56.3 |
| 特別養護老人ホーム | 1,063 | 332 | 31.2 | 206 | 106 | 51.5 |
| ケアハウス | 133 | 60 | 45.1 | 17 | 17 | 100.0 |
| 有料老人ホーム | 58 | 24 | 41.4 | 22 | 19 | 86.4 |
| 在宅介護支援センター | 971 | 278 | 28.6 | 191 | 82 | 42.9 |

表10 狭義の私的医療機関母体の看護・医療技術系・介護福祉士学校（1996年）

| 学校の種類 | 学校総数 | 私的医療機関母体学校 | (%) | 母体種類別学校数 | | | |
|---|---|---|---|---|---|---|---|
| | | | | 私立医大 | その他 | うち「3点セット」グループ | (%) |
| | (A) | (B) | (B/A) | | (C) | (D) | (D/C) |
| 看護婦（3年課程） | 607 | 168 | 27.7 | 44 | 124 | 24 | 19.4 |
| 看護婦（2年課程） | 441 | 193 | 43.8 | 8 | 185 | 15 | 8.1 |
| 診療放射線技師 | 37 | 9 | 24.3 | 4 | 5 | 1 | 20.0 |
| 臨床検査技師 | 73 | 20 | 27.4 | 12 | 8 | 0 | 0.0 |
| 理学療法士 | 93 | 33 | 35.5 | 6 | 27 | 12 | 44.4 |
| 作業療法士 | 78 | 26 | 33.3 | 5 | 21 | 10 | 47.6 |
| 介護福祉士 | 253 | 34 | 13.4 | 5 | 29 | 11 | 37.9 |

注：1) この表のみ，日赤・済生会・厚生連等の自治体以外の「公的」病院と「半公的」といえる社会保険関係団体の病院を除いた，狭義の私的.
　　2) 私的医療機関母体の学校「その他」には，病院協会の設立した学校も含む．

特別養護老人ホームではこの割合は，それぞれ31.2%，51.5%である．

以上の結果は，「3点セット」開設グループが，質的に「複合体」の典型であるだけでなく，量的にも「複合体」の中核を占めていることを示している．

(5) 私的医療機関を母体とする看護・医療技術系・介護福祉士学校

ここで視点を変えて，私的医療機関を母体とする看護・医療技術系・介護福祉士学校について検討する（表10）．これにより，「複合体」の開設している学校の特徴が分かる．ただし，この表のみ対象は，日赤・済生会・厚生連等の「公的」病院と「半公的」と言える社会保険関係団体病院を除いた，狭

義の私的医療機関(病院,診療所,医師会,および病院団体)である.

　私的医療機関を母体とする学校の学校総数に対する割合は,学校の種類により異なり,看護学校(2年課程)で43.8％ともっとも高く,介護福祉士学校では13.4％にとどまっている.それ以外の5種類の学校では3割前後である.ただし,介護福祉士学校の13.4％を単純に低いとみるのは不適切であり,一部の私的医療機関が福祉教育分野にまで進出している「活力」の強さに注目すべきである.

　しかし,この表でさらに注目すべきことは,「3点セット」開設グループが母体となっている学校の,私立医科大学を除いた「その他」の私的医療機関母体学校に対する割合である(表の右端).この割合は,理学療法士学校では44.4％,作業療法士学校では47.6％,介護福祉士学校でも37.9％と,非常に高い.この結果は,教育分野にも進出している私的医療機関のうち「3点セット」開設グループは,特にリハビリテーション分野や介護分野に重点的に進出していることを示唆している.

　なお,「3点セット」開設グループのうち,学校を1校以上開設しているのは38グループ(15.4％)である.そのうち,2グループが3校以上開設し,しかもそれぞれ1校が大学である:聖隷福祉事業団グループ(聖隷クリストファー看護大学,看護短大,介護福祉士学校)と医療法人の平成記念会・高邦会グループ(医療・福祉系総合大学である国際医療福祉大学,看護学校,リハビリテーション学校)(第Ⅱ部第3章の表28[省略]参照).私立医科大学以外の私的医療機関で大学の母体になっているのは,これら2グループ以外には聖路加国際病院(聖路加看護大学)だけである.

### (6) 医療法人・個人病院・公益法人全体の「複合体」化の進展度

　最後に,私的病院のうち,医療法人病院と個人病院,公益法人病院全体を対象にして「複合体」化の進展度を検討する.これらの病院は,病院数が多い(1996年の病院数は各々4873,1875,400で,国立病院と自治体病院を除いた病院総数8029の各々60.7％,23.4％,5.0％である.厚生省『平成8年医療施設調

表11 病院を開設している公益法人と医療法人,個人病院全体の「複合体」化の進展度（1996年）

| 病院の開設者 | | 「老健・特養開設パターン」 | | | | (%) | | | | |
|---|---|---|---|---|---|---|---|---|---|---|
| | | 総数 | 両者なし | 老健のみ | 特養のみ | 「3点セット」 | 総数 | 両者なし | 老健のみ | 特養のみ | 「3点セット」 |
| 公益法人 | 総数 | 315 | 263 | 21 | 12 | 19 | 100.0 | 83.5 | 6.7 | 3.8 | 6.0 |
| | 病院チェーン | 49 | 31 | 4 | 3 | 11 | 100.0 | 63.3 | 8.2 | 6.1 | 22.4 |
| | 単独病院 | 266 | 232 | 17 | 9 | 8 | 100.0 | 87.2 | 6.4 | 3.4 | 3.0 |
| 医療法人 | 総数 | 4,367 | 3,360 | 602 | 205 | 200 | 100.0 | 76.9 | 13.8 | 4.7 | 4.6 |
| | 病院チェーン | 379 | 242 | 60 | 26 | 51 | 100.0 | 63.9 | 15.8 | 6.9 | 13.5 |
| | 単独病院 | 3,988 | 3,118 | 542 | 179 | 149 | 100.0 | 78.2 | 13.6 | 4.5 | 3.7 |
| 個人 | | 1,875 | 1,773 | 18 | 67 | 17 | 100.0 | 94.6 | 1.0 | 3.6 | 0.9 |

資料：厚生省『平成8年医療施設調査・病院報告』,『全国病院名鑑1998年度版』と筆者が第Ⅱ部第1～3章のために作成したデータベースを用いて試算.

注：1) 病院チェーンは「狭義のチェーン」.ただし「3点セット」開設グループのみは「広義の病院チェーン」.
2) 病院開設公益法人数,同病院チェーン総数は,『全国病院名鑑』から拾い出した.
3) 1996年の医療法人数,病院チェーン数は,(1)1991～1996年の医療法人数増加率は医療法人病院増加率と同じ,(2)病院チェーンの割合も不変(法人数の8.7%,病院数の18.2%[文献17：p. 233, 223])と仮定して試算.
4) 資料と調査方法の制約のため,表に示した数値には相当の誤差がある(特に医療法人).

査報告・病院報告』）．しかも，「私的」性格がもっとも強い（特に医療法人と個人では），と考えられるからである．

ただし，医療法人と公益法人の病院については，病院単位ではなく，病院を開設している法人単位で検討し，しかも病院チェーン（資料の制約のため，「狭義のチェーン」）と単独病院を比較しながら，検討する（病院を開設している医療法人・公益法人数の推計方法は，表11の注参照）．

**表11**に示したように，医療法人・公益法人と個人病院を，「老人保健施設・特別養護老人ホーム開設パターン」に基づいて，①両施設とも未開設，②老人保健施設のみ開設，③特別養護老人ホームのみ開設，④両施設とも開設（「3点セット」開設グループ）の4種類に分けた．近似的には，②～④は高齢者ケア分野での「複合体」，①は「非複合体」とみなせる．厳密には①の中にも，両施設以外の高齢者ケア施設を開設している法人・病院が存在するが，数はごく少ない．たとえば，①の医療法人3360のうち，在宅介護支援センターを開設している法人は62（1.8%）にすぎない．

表12　500床以上の病院を開設している医療法人の「複合体」化の進展度

| | グループ数 | | | | | (%) | | | | |
|---|---|---|---|---|---|---|---|---|---|---|
| | 総数 | なし | 老健のみ | 特養のみ | 「3点セット」 | 総数 | なし | 老健のみ | 特養のみ | 「3点セット」 |
| 総数 | 89 | 40 | 23 | 5 | 21 | 100.0 | 44.9 | 25.8 | 5.6 | 23.6 |
| 病院チェーン | 38 | 12 | 9 | 2 | 15 | 100.0 | 31.6 | 23.7 | 5.3 | 39.5 |
| 単独病院 | 51 | 28 | 14 | 3 | 6 | 100.0 | 54.9 | 27.5 | 5.9 | 11.8 |

注：病院チェーンは「広義のチェーン」．

　まず，医療法人総数についてみると，「3点セット」開設率は4.6%にとどまり，老人保健施設のみ開設の13.8%の3分の1にすぎない．両施設とも未開設は76.9%（4分の3）を占めている．

　ただし，同じ医療法人でも，「複合体」化の進展度（特に「3点セット」の割合）は，病院チェーンと単独病院とで大きく異なっている．「3点セット」開設率は病院チェーンでは13.5%に達し，老人保健施設のみ開設の15.8%と同水準なのに対して，単独病院ではわずか3.7%にすぎない．両施設とも未開設の割合も，病院チェーンは63.9%，単独病院は78.2%で，14.3%ポイントの差がある．ただし，老人保健施設のみ開設の割合は，病院チェーン15.8%，単独病院13.6%で差はごく小さい．

　それに対し個人病院では「複合体」化は遅れており，両施設とも未開設が94.6%を占めており，「3点セット」開設率は0.9%にすぎない．また，老人保健施設のみ開設の割合（1.0%）よりも特別養護老人ホームのみ開設の割合（3.6%）の方が高いのが目につく．

　公益法人の「複合体」化は医療法人と似ているが，「3点セット」開設率を除けば，やや遅れている．「3点セット」開設率（6.0%）は医療法人（4.6%）よりやや高いが，逆に老人保健施設のみ開設の割合（6.7%）は医療法人（13.8%）よりかなり低い．その結果，両方とも未開設の割合（83.5%）も医療法人（76.9%）より，かなり高い．病院チェーンと単独病院別にみると，病院チェーンでは「3点セット」開設率（22.4%）が非常に高く，両方未開設の割合（63.3%）も医療法人病院チェーン（63.9%）と同水準である．逆に，単独病院の両方未開設の割合（87.2%）は，医療法人の単独病院（78.2%）よ

り10％ポイントも高い.

　ここで見落としてはならないことが次の２つである.

　①公益病院の1病院当たり平均病床数は医療法人よりも相当大きいこと（237.2床対151.1床, 1996年）.

　②病院チェーンの割合も高いこと（法人レベルでは, 15.6％対8.7％. 表11の左側の列から計算）.

　この点を考慮（「標準化」）すると, 医療法人の「複合体」化は, 実質的には公益法人よりも相当進んでいる, と判断できる.

　医療法人の大病院では「3点セット」化はさらに進んでいる. 表12に示すように, 500床以上の病院を開設している89医療法人（単独病院と「広義の病院チェーン」）では,「3点セット」開設率は23.6％と非常に高く, 逆に両施設とも未開設は半数を割っている（44.9％）. さらに,「広義の病院チェーン」では「3点セット」開設率は39.5％に達し, 両施設とも未開設の31.6％を上回ってさえいる.

　以上の結果は, 医療法人病院の「複合体」化は, 病院チェーンと大病院で先行している, とまとめられる. ただし,「複合体」化している法人の実数をみると, 単独病院開設法人の方がはるかに多い. たとえば, 老人保健施設または特別養護老人ホームを開設している医療法人数は病院チェーン137（表11. 51+60+26）, 単独病院870（149+542+179）であり, 単独病院が病院チェーンの6.4倍である.

## 4　考察

### (1)　「複合体」に注目した理由と本研究の意義・限界, 調査結果の信頼性

　今回の調査結果そのものの考察を行う前に, 筆者が「複合体」に注目した理由, 本研究の意義と限界の自己評価, および今回の調査結果の信頼性について述べる.

第Ⅰ部　テーマ別の主要実証研究

## 「複合体」に注目した3つの理由

　筆者が，保健・医療・福祉の連携と統合に関する通説（自治体主導で，しかも個々の独立した施設間の「連携と統合」を想定）に疑問を抱いて，「複合体」に注目し，独自の全国調査を行った理由は，以下の3つである．

　①1990年前後から病院・医療経営雑誌でスター的「複合体」が紹介され始めたことに触発されて，同時期に行った2つの「複合体」（山梨の医療法人銀門会・甲州リハビリテーショングループと静岡の社会福祉法人・聖隷福祉事業団グループ）の見学調査で，保健・医療・福祉サービスをワンセットで提供する「複合体」の強さを実感した．これが，本研究の「原点」である．

　②筆者が10年前から継続している病院チェーン研究の蓄積により，1990年代に入って，先進的な病院の経営戦略が変化していることに気づいた．やや単純化すれば，1980年代までは病院チェーン化が中心だったが，1990年前後から，医療法第一次改正による病床規制，老人保健施設の創設とゴールドプランの実施により，「複合体」化が促進された，とまとめられる．

　③1995-1997年度に実施された日本福祉大学社会科学研究所（現・福祉社会開発研究所）のプロジェクト研究「保健・医療・福祉の連携と統合」の研究会を通して，公式には自治体主導と言われている「連携と統合」のモデルケースの大半が，実態的には自治体病院・院長主導であることを知った．同時に，保健・福祉分野の研究者が私的医療機関主導の「連携と統合」＝「複合体」をほとんど見落していることにも気づき，「複合体」がこの分野の研究の「ミッシング・リンク（失われた環）」であることを発見した．これが，本研究を開始した直接の動機である．

## 本研究の3つの意義

　自己評価では，本研究の意義は以下の3つである．
　①保健・医療・福祉の連携と統合についての上述した通説の限界・盲点を，事実に基づいて示した．
　②縦割の官庁統計の空白を独自の全国調査で埋め，「複合体」の全体像を

初めて計数的に明らかにした.

③「すでに起こった未来」(ドラッカー)である「複合体」の徹底的な実証分析を通して，21世紀の保健・医療・福祉の供給システムを正確に予測するための基礎的データを提供した.

最近の医療・福祉改革をめぐる議論は，介護保険論争や医療保険改革論争に象徴されるように，極端なまでに保険偏重である．まれに供給システムの改革が検討される場合にも，医療施設と福祉施設との縦割が今後も続くことが当然の前提とされている．本研究は，このような議論の空白・歪みを克服する研究である．

**本研究の3つの限界**

他面，本研究には以下3つの限界と弱点がある．

①大半がハード面(「箱物」．structure)の研究で，「複合体」のソフト面(人材，技術水準や経営実態．process, activity)の検討はできていない．

②調査対象を私的医療機関「母体」の「複合体」に限定した．より広い視野から「保健・医療・福祉複合体」をとらえれば，これ以外にも，次の3つについても調査すべきである．

(1)医師・私的医療機関の「医療関連サービス」への参入実態(単独事業および営利企業との共同事業).

(2)一般の営利企業の保健・医療・福祉分野への参入実態．

(3)社会福祉施設の保健・福祉分野での複合施設化(「福祉ミックス」)の実態．

当初は，(1)についても本格的に調査する予定であったが，有料老人ホーム以外は，調査できなかった．

③今回の全国調査では10種類のデータベースを作成したが(最大のものは標本数2200)，その分析は「記述的」(descriptive)レベルにとどまり，計量経済学的な分析には手をつけられなかった．なお，これらのデータベースは，研究者に対して一定の条件(個々の病院・グループ名の秘匿，非営利目的

等）で公開する予定である（「筆者の作成したデータベース一覧」［省略］参照）．

これらの限界の原因は，利用可能な資料が制約されていること，および個人研究であるための筆者自身の時間と能力に限りがあることである．幸い，この研究は1998年度より日本福祉大学福祉社会開発研究所の正式のプロジェクト研究に採用され，医療・福祉の研究者と企業経営の研究者との学際的共同研究が始まっている．そのため，今後，上述した限界の相当部分は克服できると期待している．

なお，「用語の定義と調査対象の限定」の項で述べたように，今回明らかにしたのは，高齢者ケア分野での「複合体」のみである．それに対して，最近は，精神医療・福祉の分野でも，私的精神病院が各種の精神障害者社会復帰施設を併設することにより「複合体」化する動きが注目されている．これに関する全国調査は，別の機会に行いたい．ただ，今回の調査でも用いた『日本精神病院協会平成9年度会員名簿』をみる限り，私的精神病院の中には，精神医療・福祉分野と高齢者ケア分野の両方で「複合体」化しているものが少なくない．そのため，精神医療・福祉でのみ「複合体」化している精神病院（つまり今回の調査では漏れてしまった病院）はそれほど多くはないと思われる．

今回の調査では，所有・系列関係にある「グループ」が形成する「複合体」のみを対象にし，複数の独立した施設・法人が，契約・「戦略的提携」に基づいてグループを形成しているものや，同じく複数の独立した施設・法人が，特別の契約をせずに機能的に連携しているものは，対象から除外した．これらの実態を各種施設名簿をベースにする調査で明らかにすることは不可能だからである．

実は筆者は，以前行った病院チェーンの研究に対して，西村周三氏から，調査対象を「所有によるチェーン化」に限定し，「経営面によるチェーン化」が抜けているとの批判を受けたことがある[23][24]．今回も同じ批判を甘受せざるをえない．

ただし，筆者の知り得た範囲では，わが国では医療施設と福祉施設との公

式契約に基づく「戦略的提携」はほとんど存在しない．「機能的連携」は「保健・医療・福祉の連携と統合」が本来めざしているものだが，それがうまく機能している地域も，ごく限られていると思われる．

## 今回の調査結果の信頼性

今回は，既存の官庁統計では「複合体」の全体像はおろか「部分像」すら分からないため，各種の施設・法人名簿を用いるとともに，全国の「関係者」の多大な協力も得て，独自の大規模な全国調査を行った．今回の調査の方法は，(1)各種の施設・法人名簿を用いる点では，筆者が1989-1994年に行った私的病院チェーンの全国調査と，(2)全国の「関係者」から非公式情報を得るという点では，筆者が1992年に実施した「老人病院等の保険外負担の全国調査」と同じであり，これら2種類の代替的調査方法を統合したものと言える[22][23][25]．ただし，調査の規模は今回の方が桁違いに大きい．

しかし，このような「非正統的」調査方法によって得られる結果の信頼性に疑問を持たれる方も少なくないだろう．事実，ある経済学研究者（新古典派）から，「官庁統計以外は信頼できないので，用いるべきではない」という批判を受けたこともある．

実際に，今回の調査結果は，どれをとっても完全ではない．そもそも各種の施設・法人名簿には誤記が少なくないし，「関係者」からの情報にも誤りが含まれる．第Ⅱ・Ⅲ部の各章［省略］で述べるように，例えば，私的医療機関を母体とする特別養護老人ホームの第二次調査の折に，第一次調査の誤りを訂正した回答を得たし，第一次調査時に見落としていた施設を少なからず発見もした．老人保健施設および看護・医療技術系・介護福祉士学校の母体の電話調査で，医療機関とは無関係という回答を得たが，その後，他の確実な資料・情報から私的医療機関が母体であることを確認した施設や学校もある．また筆者自身のミス（施設名簿照合時の該当施設の見落とし，転記・入力ミス等）がいくつか残っていることも確実である．そのために，本書で示したすべての数字は「概数」とみなすべきである．

しかし，全体としてみれば，このような誤りはごく一部（一番誤差の大きい特別養護老人ホームの調査でも数パーセント）であり，今回の調査結果は大枠では十分に信頼できる（実態を正確に反映している）と考えられる．

と同時に今回の調査の過程で，一般には正確と思われている官庁統計にもかなりの誤りがあることが判明した．その原因は，各施設の担当者が調査票に誤った記載をするためである．例えば，有床診療所併設型の老人保健施設が，病院併設型と報告されることは少なくない．これは，在宅介護支援センターでも同じである．なぜなら，福祉関係者だけでなく，医療関係者の中にも，「病院＝入院病床を有する施設」と誤解している方が少なくないからである．官庁統計を鵜呑みにすることは厳に慎まなければならない．

## (2) 筆者自身の事前予想（仮説）の検証

### 「複合体」の広がりは予想通り

本研究により，筆者の当初の予測通り，私的医療機関母体の「複合体」が全国に多数形成されていることを，計数的に明らかにできた．特に，次の3つを発見した意義は大きい．

①典型的な社会福祉施設と言える特別養護老人ホームにも，私的医療機関母体のものが3割も存在すること．

②在宅介護支援センターではこの割合は4割とさらに高いこと．

③「3点セット」開設グループが全国に約260も存在していること．

ちなみに，今回の調査以前の関係者の常識では，「3点セット」開設グループは「全国でせいぜい数十」[14]とされていた．事実，「3点セット」開設259グループのうち，主な病院・医療経営雑誌6誌に，過去10年間に1度でも「事例報告」されたのはわずか44グループ（17.0%）にすぎなかった．しかも，これは「3点セット」化される前に事例報告されたグループを含んだ数値である．つまり，全国的に有名な「スター複合体」は，「複合体」全体の氷山の一角なのである．

今回の調査研究および筆者が今までに行った病院チェーンの調査研

究[22][23][25]により，次の2つが明らかになった．

①「医療冬の時代」と言われている1980年代以降も，医療機関の「階層分化」が進行し，多くの医療機関が経営困難に直面する一方，相当数の医療機関が大きな「活力」を有して活発な事業展開を行っていること．

②しかし，その事業展開の仕方は1980年代の病院チェーンから1990年代には「複合体」へと大転換していること．

### アメリカの「保健医療統合体」(IDS)

なお，アメリカでも，同じく1990年代に，類似した変化が生じている．Shortellは，1980年代の病院チェーン中心の時代から，1990年代の「保健医療統合体」"Integrated Delivery System" (IDS) 中心の時代へ変化した，とまとめている[26]．筆者が入手し得た範囲でも，1996～1998年のわずか3年間に，IDSをテーマにした単行本が10冊も出版されている[26]～[35]．また，アメリカの代表的な医療経営雑誌（Health Care Financing Review等）にも，毎号のようにIDSについての論文が掲載されている．

アメリカでIDSが急成長した背景には，1990年代にアメリカの医療保険市場で「管理医療保険」(managed care) が急拡大し，医療保険の支払い方式がそれまでの出来高払い中心から各種の包括・定額払い（特に人頭払い）中心へシフトしてきていることがあげられる．このような変化に対応するためには，医療機関の側も，従来のように，独立した医療施設・専門職がさまざまな種類の医療サービスをバラバラに提供するのではなく，それらを「統合」して提供する必要に迫られているのである．

アメリカのIDSも，概念的には，急性医療だけでなく，長期ケア (long-term care) を含んだ包括的ケアを提供する組織と定義されている．しかし，筆者が上記文献を読んだ限りでは，次の理由でわが国の「複合体」とはかなり性格が異なるようである．

　①アメリカのIDSの大半は，実態的には医療の枠内での統合が中心であるように思われる（典型的には，急性病院と医師グループ，医療的色彩の強

い在宅ケア等と統合．一部は，民間医療保険とも統合）．

②わが国の「複合体」に比べてはるかに大規模でしかも大半が病院チェーン母体である．

③母体の病院チェーンには営利企業が少なくない．

また，病院の大半が国公立・公的であるヨーロッパ諸国には，私的医療機関主導の「複合体」はほとんど存在しないと思われる．

この限りでは，わが国の「複合体」は「日本型」と呼べるであろう．「複合体」の本格的な国際比較（特に日米比較）は，筆者自身の今後の研究テーマであり，今年度（1998年度）から上述した日本福祉大学のプロジェクト研究グループとスタンフォード大学の研究グループとの共同研究を開始する予定である［本書第Ⅰ部第4章第4節］．

なお，アメリカでは，IDSの組織形態に関して，IDS（すべての施設を同一組織グループが所有）と Virtual Integration（独立した各施設が「戦略的に提携」する「仮想統合体」）との優劣についての論争が行われているが，現時点では，決着はついていない[36][37]．そもそも，アメリカでもIDSはごく新しい動きであるため，その効果についての実証研究はまだ緒に就いたばかりである．

わが国では，アメリカの医療改革の紹介・研究が活発に行われている．しかし，それらのほとんどすべては医療保険改革（DRG方式〈診断群別定額払方式〉やマネジド・ケア等）に関するものであり，IDSなど，医療供給システムの改革・統合が急速に進んでいることはほとんど紹介されていない．筆者の調べた範囲では，IDSについて紹介した日本語論文は一つだけである[38]（この論文では，IDN（integrated delivery network）という名称が用いられているが，IDSと同義）．

このことは，わが国におけるアメリカ医療の紹介・研究がいかに偏っているかを如実に示している．このような偏りの背景には，前述したように，わが国の最近の医療改革論議が医療保険に偏重しているという，もう1つの歪みもあると考えられる．

## 予想外だったこと①――「複合体」の多くは中小病院や診療所母体

　他面，今回の調査結果で，筆者にとって予想外だったことが3つある．

　1つは，保健・福祉分野に進出している私的医療機関の大半が大病院や病院チェーンではないことである．

　「複合体」化している医療機関の割合という点では，病院チェーンや大病院が単独病院や中小病院よりも高いことは予想通りであった．しかし，予想に反して，「複合体」の実数としては，「同族的」な中小病院や診療所母体の方がはるかに多かった．このことは，「複合体」化は，病院チェーンや大病院の専売特許ではなく，私的中小病院や診療所にとっても十分実現可能な選択肢であることを示している．筆者は，第一次調査の結果を報告した「病院」誌連載では，「病院主導の保健・医療・福祉複合体の実証的研究」というタイトルを付けたが，今から思えば「病院主導」という限定は不正確な表現であった．

　私的中小病院や診療所でも十分に「複合体」化が可能な経済的理由としては，次の3つが考えられる．

　①病院の規模拡大や新規開設に比べて，保健・福祉施設の開設の方が必要な資金（初期投資のための資金と運転資金の両方とも）がはるかに少なくてすむ．

　②経営が厳しいだけでなく，土地にも余裕がなく，高地価のために新規の土地購入も困難な大都市部の医療機関と異なり，地方には，相当の余剰資金や余剰の土地をもっている中小病院や診療所が少なくない．

　③1990年代には，医療機関の利益率がごく低くなっている反面，老人保健施設の利益率は高く，特別養護老人ホーム等の福祉施設の経営も措置制度の下で安定している．たとえば，中医協『平成7年医療経済実態調査報告』によると，一般病院の医業利益率（医業収支差額÷医業収入）がわずか1.1％なのに対して，老人保健施設のそれは　15.2％に達している．

　私的中小病院に限らず病院の「複合体」化には，もっと直接的な経営的動機がある．それは，1987年の厚生省国民医療総合対策本部中間報告[39]以来強まった「長期入院（社会的入院）の是正」政策への対応（自己防衛）である．

つまり，老人保健施設や特別養護老人ホームを開設することにより，母体病院の平均在院日数を短縮することである．

### 予想外だったこと②――「複合体」化は都道府県格差が大

　調査結果が予想外だったもう1つのことは，私的医療機関の「複合体」化の進展度には，非常に大きな都道府県格差があることである．全体としてみると，「複合体」化は大都市を抱える都府県では遅れているが，それ以外の県の間でも格差は大きい．

　これの要因としては，都道府県により，①行政の社会福祉法人や福祉施設認可の条件・方針が大きく異なること，②私的医療機関の保健・福祉分野への参入の意欲と資金力に大きな格差があることに加えて，③政治家（特に都道府県議会の有力「族議員」）の介在の仕方と程度が異なることの3つが考えられる．

　①に関して，東京など大都市部では，行政が医療機関の開設者が母体である社会福祉法人の認可を厳しく制限していると言われている．

　特に東京には，社会福祉法人病院以外の私的病院が母体になっている特別養護老人ホームがごくわずかしかないが，今回の調査の過程で，これは東京都が「従来の社会福祉法人立医療機関が実績をあげていないので（低額診療の面で），医療機関母体の社会福祉法人は新規には認可しない方針」をとっているためだという証言を得た．

　それに対して，九州等のいくつかの県では，逆に行政が，私的医療機関の理事長・院長に特別養護老人ホームを開設するための社会福祉法人設立の申請をするように積極的に働きかけていると言われている．この理由としては，特に過疎地域では，私的医療機関以外には，老人福祉施設開設のために必要な資金や人材を確保できる団体がほとんどないことがあげられる．

　②に関して，私的医療機関の「複合体」化率が高い県・市町村では，「複合体」化が私的医療機関の「ステイタス・シンボル」になっており，多くの私的医療機関が競って老人保健施設や特別養護老人ホームを開設した（して

いる）と言われている．九州のある県では，各地域に特別養護老人ホームが開設されるたびに，医療ソーシャル・ワーカーの間で，それがどの病院の系列施設かが話題になるそうである．

このことは，「複合体」化に関しても，一般に消費者の心理・行動の特性として確認されている「デモンストレーション効果」（他人の消費水準によって消費者が受ける心理的効果）や「バンドワゴン効果」（人に遅れを取らないよう消費者が物を購入しようとする傾向）が働いていることを示唆しており，興味深い．

なお，今回の調査では，「3点セット」を開設している210グループから資料を入手したが，このようなグループが多い県や市に所在する13グループは，法的には別組織である医療法人・個人病院と社会福祉法人の両方の名称・施設名を併記した封筒を用いていた．しかし大都市圏（首都圏，近畿圏，名古屋圏）に所在するグループに，そのような例はなかった．

③に関しては，「複合体」のマイナス面の項で述べる．

### 予想外だったこと③──保健・福祉施設でもチェーン化が進行

第三に，「複合体」の中には，老人保健施設，特別養護老人ホーム，在宅介護支援センター等の保健・福祉施設を複数開設しているグループ（つまりそれぞれの施設の「チェーン」）が少なくないことである（表5）．このことは，保健・福祉施設全体のチェーン化が私的医療機関（特に「3点セット」開設グループ）主導で進んでいることを示している．ここにも「複合体」の活力の強さが現れている．

先に述べたように，筆者は当初から「複合体」の病院チェーンには注目していたが，保健・福祉施設のチェーン化は全く予想していなかった．

筆者は，以前，医療法人の病院チェーンの研究の一環として，老人保健施設を開設している医療法人の調査をしたことがあるが，1991年の時点では，老人保健施設チェーンはわずか3法人（1.0％．ただし，「狭義のチェーン」）にすぎなかった（22: p. 232, 表6-10）．その後のわずか5年間で，老人保健施設

のチェーン化が急速に進んだことには驚かされた.

　病院チェーンは以前から注目されているが，保健・福祉施設のチェーンはほとんど無視されている．筆者の知る限り，これについての実証研究もまったくない．今後は，病院チェーンだけでなく，これらの施設チェーンについても，継続的な調査が不可欠である．

　今回は，筆者の全国調査に基づいて，保健・福祉施設の「広義のチェーン」と「狭義のチェーン」(第Ⅱ部[省略]で示す)の全国データを集計できた．病院チェーンについても，「3点セット」開設グループと500床以上の大病院については，各グループ・病院から入手した資料等に基づいて，「広義のチェーン」の総数と「構造」(開設形態に基づく分類)をほぼ正確に推計できた．

　「狭義のチェーン」は各種の施設・法人名簿を調べることにより比較的簡単に分かるのに対して，「広義のチェーン」は，今回のような方法を用いない限り分からない．たとえば，同一敷地内に同一グループの2病院が隣接している「広義の病院チェーン」ですら，一方が医療法人立，他方が公益法人立の場合は，そのグループから資料を入手するか，各県の実情に詳しい「関係者」から情報を得なければ，それぞれを単独病院と誤認してしまうのである．今回の調査でも，このような例は，少なくなかった．

　このようにして調査した「広義のチェーン」と「狭義のチェーン」との法人(グループ)数・施設数を比較することにより，筆者自身が今まで行ってきた病院チェーンの研究も含めて，施設・法人名簿に基づいた「狭義のチェーン」のみの調査研究では，病院，保健・福祉施設のチェーン化の実態を過少評価してしまうことが明らかになった．

## (3) 医療経済学・医療政策研究からみた「複合体」の光と影

　考察の最後に，医療経済学と医療政策研究の視点から，「複合体」(特にそれの典型といえる「3点セット」開設グループ)の光と影を検討したい．ただし，以下に述べることは，今回行った全国調査とそれに付随して得た「非公式情

報」(ただし信頼性は高い)をベースにしてはいるが，十分なデータに基づくものではなく，「試論」の域を出ないことをお断りしておく．

### 「複合体」の経済的効果

「複合体」は，経済学的には，医療サービスと福祉サービス，入院・入所サービスと在宅サービスを「垂直統合」していると，表現できる．それに対して，同一種類の複数の施設を開設している場合（急性病院チェーンや慢性病院チェーン等）は，同一サービスを「水平統合」している，と表現する．ただし，病院チェーンのうち，急性病院と慢性病院の両方を開設しているものは，異なったレベルの医療サービスを「垂直統合」している，とみなせる．

一般に「垂直統合」とは，「別々の生産，流通，販売，その他の経済行為を，1つの企業内にまとめること」により「市場での取引行為ではなく，社内の管理された取引を利用する」こと[40]，あるいは「市場に製品を供給するために必要なさまざまな業務や生産工程の段階……を，社内に内製化，内部化すること」[18]をいう．「業務の流れを川にたとえ」て，「川上から川下への内部化」とも表現される．

医療・福祉分野でも，患者・利用者の施設・サービス利用の「流れ」（医療サービスが先・川上，福祉サービスが後・川下）に注目すれば，「複合体」が医療・福祉サービスを「垂直統合」しているとみなせるのである．

急性病院（慢性病院）チェーンのような「水平統合」では，「規模の経済（スケールメリット）」が得られるが，「複合体」のような「垂直統合」では，「範囲の経済（複数の類似サービスの生産による費用削減）」と「取引コスト（市場での企業間の一連の取引に伴い発生する費用）」の削減が得られる，と考えられる．ここで「範囲の経済」には，金銭的費用の削減だけでなく，ブランドや顧客の信用などの「情報的資源」の増加も含まれる[18]．なお，アメリカのIDS（保健医療統合体）の研究では，「情報システム」の構築がIDS成功の鍵を握るとされている[26]．

わが国の「複合体」も，医療・福祉サービス，入院・入所サービスと在宅

サービスをワンセットで（自己完結的に）提供することにより，単独施設に比べて，「範囲の経済」や「取引コスト」の削減を実現している，と予想される．ただし，これについての実証研究はまだない．

なお，『老人保健福祉関係施設等の多角的事業展開に関する調査研究報告書』（シルバーサービス振興会）では，合計15の「複合体」（うち「3点セット」開設グループ8）の詳細な事例研究が行われ，「施設複合・経営多角化の効果」が「範囲の経済」をキーワードにしながら，具体的，多面的に示されている[41][42]．それによると，各「複合体」に共通する効果としては，次の4つがあげられている．

①人材の活用と育成・配置の効率化．

②運営コストの削減（給食費・光熱費等の物件費の削減，物品の一括購入によるコスト削減）．

③各施設を通して得られる利用者情報の蓄積と活用．

④顧客に対するブランドイメージの形成によるマーケティング効果．

### 「複合体」のサービスの質

「複合体」が患者・利用者に与える効果としては，まず，多様な保健・医療・福祉サービスを継続的・包括的に提供することによる利便性・安心感の向上があげられる．これは，「複合体」の経営者が独自に「複合体」を形成した目的として，異口同音にあげるものである．一般には，各種サービスの継続的・包括的提供は，自治体主導の保健・医療・福祉の連携と統合によって達成すべきものとされているが，縦割行政や各施設の利害対立・反目等のために，ごく一部の地域を除いては，それはかけ声倒れに終わっているからである．

他面，「複合体」化により，サービスの質が向上するか否かは，不明である．すでに述べたように，今回の調査では，各「複合体」が提供しているサービスの質は，まったく調査できなかった．そもそもわが国ではそれの評価尺度は未確立である．

ただ，各都道府県の個々の「複合体」の事情に詳しい人びとから得た「非公式情報」では，「複合体」のサービスの質は，単独施設と比べて，高いところもあれば，低いところもある，つまり一律には論じられないようである．

　上述したように「複合体」は単独施設に比べて経済的利益が大きいと予想される．この「超過利潤」を用いて，各施設の職員配置を厚生省基準よりも厚くしたり，給食の材料費を相場よりも引き上げるなどして，サービスの質の向上につとめている「複合体」も少なくない．しかし，それが一般的とは言えないようである．

　なお，筆者の調べた限りでは，「複合体」のケアの質を半定量的に検討した調査が1つだけ存在する[43]．それは小山秀夫氏（国立病院・医療管理研究所）らが行ったもので，病院・老人保健施設・特別養護老人ホームのケアの質が「複合体」（「3点セット」開設グループ）の施設と単独施設との間で異なるか否かを，各種指標を用いて比較検討し，両者の間にまったく有意差がない（つまり「複合体」の施設のケアの質は，単独施設に比べて，高くも低くもない）ことを明らかにしている．ただし残念ながら，この調査で検討されている「3点セット」開設グループは5グループにすぎない．

## 介護保険は「複合体」の追い風となる

　2000（平成12）年度に創設される介護保険では，次の3つの政策が新たに導入される．

　①慢性医療給付と介護給付との一体化と給付上限額の設定．
　②特別養護老人ホームの契約施設化と「競争原理の導入」．
　③福祉サービスの供給主体の多様化．

　上述した「複合体」の経済的効果を考慮すると，これらの政策は，いずれも「複合体」に圧倒的に有利に働く．

　①に関して，現在のように医療サービスと福祉サービスがまったく別の財源（保険と公費）で提供されている場合には，医療施設と福祉施設とが経済的理由から対立することはない．しかし，介護保険制度により，医療・福祉

サービスの給付費総額に上限が設定される場合には，それぞれ独立してサービスを提供する医療・福祉施設の間で激烈な「パイの奪い合い」が生じ，利害の調整のために多額の「取引コスト」（特に，「調整コスト」と「交渉コスト」[44]）が発生する．筆者は，この「取引コスト」には金銭的コストだけでなく心理的・時間的コストも含めるべきだ，と考えている．それに対して，同一グループが医療・福祉サービスを一体的に提供している「複合体」では，このような「取引コスト」を大幅に削減できる．

②に関して，現行制度では，要介護高齢者を特別養護老人ホームに入所させる権限（措置権）は施設側にはなく，市町村にある．そのために，「3点セット」開設グループでも医療施設と特別養護老人ホームとの一体的運営はできていない例が少なくない．しかし，介護保険創設により特別養護老人ホームが病院や老人保健施設と同列の契約施設になることにより，それらとの一体的運営が可能になるのである．

しかも，わが国の高齢者の医療依存心の強さを考慮すると，独立型の特別養護老人ホームよりも，医療機関母体の特別養護老人ホームの方が，利用者の安心感が高いため，利用者確保の点で圧倒的に有利となる．これは，現時点でも，訪問調査した「3点セット」開設グループの理事長等が全員強調していたことである．

③に関して，近い将来，医療機関が直接特別養護老人ホーム等の開設・経営が可能になることは確実だが，法人の経営能力・人材の厚さという点でも，独立型の特別養護老人ホームよりも，医療機関母体の特別養護老人ホームの方がはるかに勝っている［訂正：医療法人による開設はまだ解禁されていない］．

先述したように，「3点セット」開設グループは1995年以降急増している．この動きは，1994年末に介護保険構想が公式に発表されたことに対応していると考えられる[45]．それだけに，今後も，「3点セット」開設グループを中心とする「複合体」が急増することは確実である．

## 「医療の企業化」のリアルな認識

わが国の医療供給制度の改革の議論では，規制緩和の一環として，営利企業の病院経営への参入の是非が焦点になっている（行政改革委員会「最終報告書」[46]など）．しかし現在の議論は，それへの賛成論も反対論も，法的には非営利である私的医療機関の相当部分が「複合体」化するなどして，事実上の「医療の企業化」が進んでいる現実をまったく見落としている．

一般には，「医療の企業化」は即営利企業の医療分野への参入と短絡的に理解されているが，川上武氏はこの概念に，「企業の医療への導入と，企業家的医師の活動範囲の拡大」の両方を含むべきことを提唱している[47]．筆者も，まったく同意見である．

例えば，野村総研のレポートは，「ヘルスケアサービスの『産業化』」促進の立場から，今後「営利企業中心に，……（ヘルスケアの）ネットワーク化が始まろう」と予測している[48]．逆に，二宮厚美氏は医療の市場化・企業化に批判的な立場をとっているが，今後，医療の規制緩和により民間企業主導の「社会産業複合体の育成」が図られると，野村総研のレポートとそっくりの将来予測をしている[49]．しかし，両者ともこの予測の根拠は示していない．

筆者は，二宮氏と同じく医療の非営利原則は今後とも維持すべきであると考えているが，このような既存の非営利医療機関の急速な「複合体」化（＝川上武氏流の「企業化」）という最近の現実の変化を見落とした議論では，21世紀の医療・福祉供給制度の改革を正確にデザインすることはできない．

21世紀には，大規模な「複合体」の一部は，単独または営利企業との共同事業により，アメリカのレールマンがかつて警鐘乱打した「医療・産業複合体」[50]（正確には，「医療・福祉・産業複合体」）へ変貌し，それにより，「医療・福祉の企業化」がまったく新しい段階に入る可能性が強い．

## 「複合体」の４つのマイナス面

最後に見落としてならないことは，「複合体」には上述した光の面（経済

的効果と患者の利便性の向上)だけでなく,以下の影の面(マイナス面)もあることである.それらは次の4つにまとめられる.

①「地域独占」
②「福祉の医療化」(川上武氏.[51])による福祉本来の発展の阻害
③「クリーム・スキミング(利益のあがる分野への集中)」による「利潤極大化」
④中央・地方政治家・行政との癒着

①地域独占とは,「複合体」が,患者・利用者を自己の経営する各施設に「囲い込み」,結果的に利用者の選択の自由を制限することである.「複合体」の中には,多角的事業展開のメリットとして,「顧客の囲い込み」,「顧客を……法人外へ逃がさず獲得」できることを,公然とあげているところさえある[41].

急性病院が母体の「複合体」の中には,在院日数の短縮と退院患者の受け皿づくりのみを目的にして老人保健施設や在宅ケア施設(訪問看護ステーション等)を開設し,地域の他の医療機関とほとんど連携していないところも少なくない.

さらに「複合体」が母体の在宅介護支援センターの中には,相談に訪れた利用者に対して「複合体」の提供するサービスについてしか情報提供を行っていないところもある.同じく,在宅介護支援センター・チェーンの中には,市町村が開催する公式の支援センター連絡会議とは別に,グループ内の連絡会を持ち,そこでの確認を優先しているところすらある.

ただし,ここで注意しなければならないことは,このような患者・利用者の「囲い込み」は,「複合体」の各施設のサービスの質が一定水準を保っている場合には,必ずしも利用者の不利にはならず,逆に利用者の安心感を高める側面もあることである.

しかし,「囲い込み」が過度になれば,地域全体の「保健・医療・福祉の連携と統合」を阻害することは明らかである.さらにこの場合には,介護保険の大義名分とされている施設間の「競争を通じてサービスの向上を図って

いくこと」[(1)]も絵に描いた餅に終わってしまう．

②「福祉の医療化」による福祉本来の発展の阻害とは，老人保健施設や特別養護老人ホームが，母体病院の延長あるいはそれの単なる後方施設（「重症患者棟」）に位置づけられ，医療的ケアが優先される結果，本来福祉施設が追求すべき「福祉ケア（生活ケア）」が軽視されてしまうことである．

このような動きは，母体病院（特に急性病院）が在院日数短縮を強めているグループでは，最近強まっていると言われている．また，これはやや例外的だが，特別養護老人ホームの職員が母体病院と同じ白衣を着用している施設（その理由は，入所者の安心が増すから）や，施設長（医師）が病院並みの「大名行列」的回診を行っている老人保健施設もある．

介護保険は，当初「福祉の医療化」の典型である「社会的入院の是正」を大義名分の1つにしていた．しかし，このままでは，このようなタイプの「複合体」が急増することにより，逆に「福祉の医療化」が促進される可能性もある．

③「クリーム・スキミング」による利益の極大化とは，利用者の利益ではなく，現在の施策の枠内で利益のもっとも上がることに，活動の重点が置かれることである．

その中でもっとも悪質なのは，病院と特別養護老人ホーム間での利用者の「キャッチボール」である．これは，特別養護老人ホーム入居者が，病院に入院しても3か月以内ならホームに措置費が払われる制度を悪用して，入院が不必要な高齢者を母体病院にこの期間ぎりぎりまで入院させ，医療保険からの支払いと措置費との「二重取り」をするものである[(15)]．

これは極端な例としても，行政当局の経済誘導に沿うことのみを重視し，利用者へのサービスがおろそかになってしまっていると批判されている「複合体」は少なくない．また，「複合体」化した目的は利潤追求だと公言する事業欲の塊りだけの経営者も，一部には存在するとのことである．

④中央・地方政治家・行政との癒着には，「複合体」の関係者（理事長自身またはその親族）が地方議員（特に都道府県議会議員）となり施設認可や補

助金交付で特別に有利な扱いを受けることや，逆にその見返りとして退職公務員の各施設への「天下り」を受け入れていることがあげられる．「天下り」職員のいる施設に対しては，都道府県の監査が甘くなるとの指摘もある．

この背景には，医療保険・行政に比べて，社会福祉行政では，許認可や補助金交付に関して行政（特に都道府県）の裁量の余地が非常に大きいという事情がある．一般に族議員と言えば，まず国会議員を連想するのが普通であるが，福祉行政に関しては，施設の許認可権限を持つ都道府県に直接圧力を加えられる都道府県議会議員の方が，はるかに有力とのことである．

さらに，「複合体」の中には，補助金を獲得することを自己目的化して，事業を次々に拡大する「補助金ころがし」を行っているところさえあるという[52]．

ただし，以上述べてきたマイナス面（特に②～④）は「複合体」の多くに見られるわけではなく，それらとまったく無縁の良心的「複合体」も少なくない．サービスの質の場合と同様に，この面でも，「複合体」は一律には論じられないのである．

先述したように，今後，介護保険の創設に対応して，私的医療機関の「複合体」化が進むことは避けられない．その場合，「複合体」のプラス面が発揮されるだけでなく，これらのマイナス面が拡大する（「悪貨が良貨を駆逐する」）危険性も大きい．それだけに，個々の「複合体」を対象にして，日常的にマイナス面の発生を監視・予防することが，行政と医療専門職団体，市民（団体）に課せられた新しい課題である，と言えよう．

そのためにも，筆者が以前から提唱している，医療機関の経営公開（少なくとも中規模以上の病院では個々の病院の経営公開）と医療・看護体制の情報公開の制度化の重要性を改めて強調したい[53]．

【注：私的医療機関母体のケアハウスと有料老人ホームの調査方法】
　　ケアハウスの調査方法は，特別養護老人ホームの方法と同一であり，全都道府県の「関係者」からの情報提供をベースにして行った（第Ⅱ部第1章［省略］参照）．

有料老人ホームについても，当初は同一の方法を用いようと思ったが，十分な情報が得られなかった．そこで，以下の3種類の方法で，情報を集めた．①全国有料老人ホーム協会『有料老人ホーム入居ガイド'95』とわいふ編集部編『これで安心！　老後の暮らし――老人ホーム，老人病院，在宅介護全ガイド』（ミネルヴァ書房）の各施設の紹介欄に，私的医療機関が母体と明記されている施設を拾いだすとともに，私的医療機関が「隣接」とだけ書かれている14施設に電話をして，その医療機関が母体か否かを調査した．②「3点セット」開設グループと私的大病院の全国調査時に資料をいただいたグループで，有料老人ホームの母体となっているものを拾いだした．③各種の病院・医療経営雑誌に掲載された有料老人ホーム母体の私的医療機関の「事例報告」を収集するとともに，有料老人ホーム業界について詳しい医療ジャーナリストから情報を得た．このような調査方法の制約のため，私的医療機関母体の有料老人ホームには，相当の漏れがあると思われる．

資料（官庁統計・施設名簿等）：本書の最後に一括して示す［省略］．

**引用文献**
（1）　老人保健福祉審議会：高齢者介護保険制度の創設について．1996. 4. 22.
（2）　佐久間淳：市町村保健計画と組織論．公衆衛生 42(10)：642-646, 1978.
（3）　保健・医療社会学研究会編：保健・医療と福祉の統合をめざして 1980, 垣内出版, 1980.
（4）　前田信夫：保健医療福祉の統合, 勁草書房, 1990.
（5）　園田恭一：保健・医療・福祉と地域社会, 有信堂, 1991.
（6）　佐藤進：福祉と保健・医療の連携の法政策, 信山社, 1994.
（7）　井岡勉：社会福祉行政と参加・参画．今日の生活と社会保障改革（社会政策学会研究大会社会政策叢書第19集, pp. 201-225, 啓文社, 1995.
（8）　特集――地域医療と福祉ネットワーク．月刊福祉 1989年11月号.
（9）　特集――保健・医療・福祉の連携への模索．月刊福祉 1992年3月号.
（10）　特集――地域保健と地域福祉．月刊福祉 1995年8月号.
（11）　野上文夫：高齢者福祉政策と実践の展開――地域ネットワークの視点から, pp. 227-243, 中央法規, 1996.
（12）　野川とも江：地域保健医療のトータルシステムづくり．大橋謙策監修, 日本地域福祉研究所編：地域福祉実践の視点と方法, pp. 51-72, 東洋堂企画出版社, 1996.
（13）　P. F. ドラッカー, 上田惇生・他訳：すでに起こった未来――変化を読む眼, ダイヤモンド社, 1994.
（14）　木佐芳男：超高齢時代(65)――変わる老人病院．読売新聞 1997. 6. 14（朝刊）.

第Ⅰ部 テーマ別の主要実証研究

(15) 高福祉招く医療頼み――改革は誰のために・超高齢社会．朝日新聞 1997. 11. 4（朝刊）．
(16) 特集――保健・医療・福祉複合体．病院 51(6)：488-524, 1992.
(17) 松田淳：ヘルスケア・コンプレックス．日経ヘルスビジネス編：日経ヘルスビジネス年鑑 '90, pp. 209-215, 日経BP社，1989.
(18) 伊丹敬之・加護野忠男：ゼミナール経営学入門（2版），pp. 69-71, 91-93, 109, 日本経済新聞社，1993.
(19) 社会保険・老人保健点数表改定点の解説（平成10年4月版），pp. 509-510, 社会保険研究所，1998.
(20) 長隆・岩堀幸司他：高齢者「ケア」施設マニュアル，pp. 88-99, ダイヤモンド社，1996.
(21) 川渕孝一：高齢者ケア施設レシピ，pp. 235-259, 厚生科学研究所，1996.
(22) 二木立：日本の医療費，pp. 222-234, 医学書院，1995.［本書第Ⅰ部第4章第2節］
(23) 二木立：現代日本医療の実証分析，pp. 61-116, 医学書院，1990.［本書第Ⅰ部第4章第1節］
(24) 西村周三：民間病院における資産管理．京都私立病院報 No. 305（臨時増刊号），1990.
(25) 二木立：90年代の医療と診療報酬，pp. 198-230, 231-248, 勁草書房，1992.
(26) Shortell SM, et al: Remaking Health Care in America -Building Organized Delivery Systems. Jossey-Bass Publishers, 1996.
(27) Brown M (ed.): Integrated Health Care - Theory, Practice, Evaluation, and Prognosis. AN Aspen Publication, 1996.
(28) Zelman WA: The Changing Health Care Marketplace - Private Ventures, Public Interests. Jossey-Bass Publishers, 1996.
(29) Johnson EA, et al: The Economic Era of Health Care - A Revolution in Organized Delivery Systems. Jossey-Bass Publishers, 1996.
(30) Evashwick CJ (ed.): The Continuum of Long-Term Care: An Integrated Systems Approach. Delmar Publishers, 1996.
(31) Integrated Delivery Systems - Creation, Management, and Governance. Health Administration Press, 1997.
(32) Evans CJ, et al: Integrated Community Healthcare. McGraw-Hill, 1997.
(33) Bogue R, Hall CH (ed.): Health Network Innovations. American Hospital Publishing, 1997.
(34) Lutz S, et al: Med Inc. - How Consolidations Is Shaping Tomorrow's Healthcare System. Jossey-Bass Publishers, 1998.
(35) Satinsky MA: The Foundation of Integrated Care - Facing the Challenges of Changes. American Hospital Publishing, 1998.

(36) Robinson JC: Physician-hospital integration and the economic theory of the firm. Medical Care Research and Review 54(1): 3-24, 1997.
(37) Shortell SM: Commentary. Medical Care Research and Review 54(1): 25-31, 1997.
(38) 荒木謙:米国ヘルスケア産業のダイナミズム. 財界観測 1998年2月号: 54-97.
(39) 厚生省国民医療総合対策本部「中間報告」1987.6.26. 社会保険旬報 No. 1582: 32-39, 1987.
(40) M．E．ポーター著, 土岐坤・他訳:新訂競争の戦略, pp. 391-498, ダイヤモンド社, 1995.
(41) シルバーサービス振興会:老人保健福祉関係施設等の多角的事業展開に関する調査研究報告書, 1996.
(42) シルバーサービス振興会:老人保健福祉関係施設等の多角的事業展開に関する調査研究(継続)報告書, 1997.
(43) 「痴呆性老人の処遇システムのあり方に関する研究」中の「施設概要調査・入所者実態調査結果」1992.
(44) P. ミルグロム, J. ロバーツ著, 奥野正寛・他訳:組織の経済学, NTT出版, 1997.
(45) 高齢者介護・自立支援システム研究会:新たな高齢者介護システムの構築を目指して, 1994.12.
(46) 行政改革委員会・規制緩和小委員会:最終報告書(大きな一歩, さらに前へ), 1997.12.4.
(47) 川上武・小坂富美子:医療改革と企業化——日本医療の構造分析, pp. Ⅳ-Ⅴ, 勁草書房, 1991.
(48) 国崎晃:産業化を迫られるヘルスケアサービス. 財界観測 1996年5月号: 2-33.
(49) 二宮厚美:財政構造改革路線と社会保障構造改革. 岩波一寛・他:日本の財政改革, pp. 143-184, 新日本出版社, 1998.
(50) Relman AS: The new medical-industrial complex. New Eng J Med 303: 963-970, 1980.
(51) 川上武:日本医療の根本問題, pp. 40-53, 勁草書房, 1979.
(52) 一番ケ瀬康子・川井龍介編:厚生省福祉汚職, pp. 46-48, 労働旬報社, 1997.
(53) 二木立:「世界一」の医療費抑制政策を見直す時期, pp. 54-71, 勁草書房, 1994.

## 補論1　介護保険下の「複合体」の多様化とネットワーク形成

(『介護保険と医療保険改革』勁草書房，2000，Ⅱ-2，42-43頁.)

　介護保険のこのような「追い風」のために，医療施設の「複合体」化が急速に進むことは確実である．さらに，既存の「複合体」のうち活力のあるものは提供する施設・サービスの多様化をさらに進めるであろう．

　それは，同一・隣接敷地内で提供する施設・サービスの多様化と「サテライト施設」の開設とに大別される．前者には，介護保険給付対象の新しい施設（痴呆性老人に対するグループホーム）だけでなく，介護保険の給付対象外の老人を対象とした老人住宅（建設省の高齢者向け優良賃貸住宅制度等）等が含まれる．後者では，「3点セット」開設グループ等の比較的大規模な「複合体」が，介護保険による市場の拡大を見越して，病院の診療圏外に各種のサテライト施設（診療所，訪問看護ステーション，ホームヘルパーステーション，通所ケア施設等）を開設する動きがすでに，一部の地域で始まっている．

　さらに活力のある一部の「複合体」は，医療・福祉関連の営利企業を傘下に持ったり，営利企業との共同事業を始めるなどして，「医療・福祉・産業複合体」化するであろう．

　このような「複合体」の動きに対抗するために，経営能力のある一部の社会福祉法人は，複数の福祉施設や老人保健施設を開設する「複合施設」化の道を選択するし，厚生省もそのような政策誘導を行うであろう．事実，1998年6月に発表された中央社会福祉審議会「社会福祉基礎構造改革について（中間まとめ）」では，「複数の事業を一体的に行うこと」，「多角的な事業の積極的な展開」，「(社会福祉)施設の複合化」が繰り返し提唱されている．

　逆に，「複合体」化や「複合施設」化が困難な医療施設や福祉施設は，他の医療・福祉施設と連携して「ネットワーク」化することが不可欠になる．特に大都市部（特に東京都区部と大阪市）では，土地の物理的制約や地価の高さのために，医療施設の本格的な「複合体」化には大きな制約があり，「ネ

ットワーク」が主流になると思われる．他面，非大都市部では，上述した介護保険で「複合体」が有利になる第一の理由のために，「ネットワーク」化は，現在よりもむしろ困難になる可能性もある．

ただし，「複合体」化と「ネットワーク」化は，対立的にとらえるべきではない．なぜなら，非大都市部だけでなく，大都市部の医療施設でも，土地や資金的な制約が少ない在宅・通所ケア施設（訪問看護ステーション，ホームヘルパーステーション，在宅介護支援センター等）を併設した「ミニ複合体」化は十分に可能だし，この方が，患者・利用者の利便性の点でも，経営効率の点でも，はるかに有利だからである．

私は，大都市部でも，このような「ミニ複合体」と単独施設の「ネットワーク」が主流になる，と予想している．逆に，既存の独立した医療施設・福祉施設どおしの「ネットワーク」化で住民のニーズに十分に対応できるのは，公私の医療・福祉サービスが特別に充実しているごく一部の自治体に限られるであろう．

## 補論2　医療・福祉の連携か複合か
### ——両者の対立は無意味，真理は中間にある

（『医療改革と病院』勁草書房，2004，第Ⅱ章補論，97-106頁．）

### はじめに——私の「複合体」研究の軌跡

私は，今から13年前（1991年）に，「病院だけでなく，老人保健施設や特別養護老人ホーム，有料老人ホーム，あるいは健康増進施設などを所有する……いわば『ヘルスケア・チェーン』（ヘルスケア・グループ）」に，初めて注目した[1]．ただし，当時はこれを「病院チェーン」の一つの展開形態と狭く理解していた．

その後，いくつかのヘルスケア・グループの見学を通して，この理解では現実の変化をとらえられないことを知り，1996年に，病院チェーンだけで

なく，単独病院や診療所も含む公私の医療施設が，同一法人または関連・系列法人とともに，何からの保健・福祉施設（入所施設だけでなく在宅・通所施設も含む）を開設し，保健・医療・福祉を一体的に提供しているグループを「保健・医療・福祉複合体」（以下，「複合体」と略す）と，新たに定義した．この定義に基づいて，1996-1998年に「複合体」の全国調査を実施し，その全体像を初めて明らかにするとともに，それの功罪（効果とマイナス面）も示した．合わせて，介護保険制度が「複合体」への強い追い風になると予測した[2][3]．さらに，1999-2000年には，「複合体」と米国のIDS（統合医療供給システム）との日米比較研究を行い，両者は類似性よりも異質性の方がはるかに多いことを明らかにした[4]．

その後「複合体」という用語は医療・福祉関係者に急速に普及し，今では医療・福祉系の雑誌や学会では普通名詞として日常的に用いられるようになっている．また，私の予測通り，「複合体」は介護保険の勝者になっている（この点は後述する）．

他面，「複合体」そのものを否定的にみる見方や私の「複合体」研究に対する誤解もまだ残っている．そもそも，『Gerontology』14巻5号特集「地域における高齢者の医療・福祉の連携の課題」の「市場ディベイト」で私に課された「医療・福祉の連携か複合か」という二者択一的な設問自体が，そのような誤解に基づいていると言えなくもない．

この補論では，上述した私の「複合体」研究に基づいて，以下の3点（3つの現実）を示したい．①連携と「複合体」とは対立物でなく，連続している．②病院だけでなく診療所も，本格的に地域ケアに取り組もうとすると，なんらかの「複合体」を形成する必要にせまられる．③介護保険制度は地域での連携を阻害し，医療施設の「複合体」化を促進する．

## 1　連携と「複合体」は対立物ではなく連続

理念的に考えると，連携と「複合体」とは一見対立するようにみえるし，

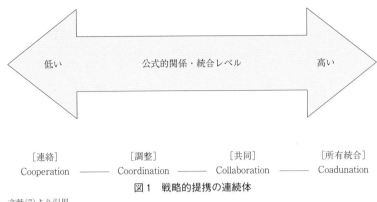

**図1 戦略的提携の連続体**

文献(7)より引用

そう理解している研究者や在宅ケアの運動家は少なくない．しかし，現実には，連携と「複合体」とは「スペクトラム（連続体）」を形成している．

全国的に見れば，独立した単機能の施設間の麗しい連携（ネットワーク）が有効に機能している地域は，保健・医療・福祉サービスのすべてが特別に充実しているごく一部の大都市部に限られる．逆に，大規模「複合体」がすべての保健・医療・福祉サービスの「囲い込み」を行っている地域も，ごく一部の農村部に限られる．これらを両端として，大半の地域では，入所施設開設「複合体」，「ミニ複合体」（定義は後述），単機能の医療・福祉施設とが競争的に共存しているのが現実である．正に，「真理は中間にある」と言えよう．

ちなみに，『Gerontology』誌特集の共同企画者の鎌田實氏が院長を務められている諏訪中央病院は全国的に有名な公立「複合体」でもあり，それが地域の他の保健・医療・福祉施設と密接に連携して，地域住民に包括的なサービスを提供していることはよく知られている[5]．そのために，連携と「複合体」とを二項対立させて，優劣を論じるのは無意味である．率直に言って，『Gerontology』誌特集は連携偏重または連携幻想に陥っている，と私には見える．

なお，アメリカでも，連携と所有統合（前述したIDS．私流に言えば「複合

体」)の優劣をめぐる議論が活発に行われていたが,最近は,私と同じく,連携と統合をいくつかの段階からなる「連続体」ととらえる見方が有力になっている.参考までに,その代表的モデルを示す(図1)[6].

## 2 本格的に地域ケアに取り組むと「複合体」化

次に私が強調したいことは,病院だけでなく診療所も,本格的に地域ケア・在宅ケアに取り組もうとすると,「複合体」を形成する必要にせまられることである.

「複合体」というと大規模な施設群を連想する方が少なくないが,私の定義では,「複合体」には,特別養護老人ホームや老人保健施設等の入所施設を開設しているグループだけでなく,診療所や中小病院が在宅・通所ケア施設(訪問看護ステーションや,通所リハビリテーション施設,ホームヘルパーステーション等)のみを開設している「ミニ複合体」も含まれる.本「誌上ディベイト」の対論者の黒岩卓夫氏が理事長の医療法人社団萌気会は,各種の在宅・通所ケア施設に加え,関連会社も有する(合計15事業体!)立派な「ミニ複合体」である.ただし,黒岩氏はそれを「ネットワーク型」と呼んでいる.

地域ケア・在宅ケアを熱心にすすめている診療所医師の中には,大規模「複合体」が利用者を囲い込むと毛嫌いし,独立した施設間のネットワークを絶対化・理想化している方が少なくない.しかし,大都市で往診専門診療所に特化されている方を除けば,そのような方々の開設している診療所の多くは,地域住民のニーズに応えるために「複合体」化しているのが現実である.

私が,在宅ケア先進診療所の全国組織である「在宅ケアを支える診療所全国ネットワーク」の会員診療所を対象にして2000年に行った調査によると,**表1**に示したように,会員診療所の実に65.1%もがなんらかの「複合体」であった(入所施設開設「複合体」15.8%,「ミニ複合体」49.3%)[7].逆に,医療

表1 「在宅ケアを支える診療所全国ネットワーク」加盟診療所の「複合パターン」

| 複合パターン | 診療所数 | (%) |
|---|---|---|
| 総数 | 152 | 100.0 |
| ①入所施設開設「複合体」 | 24 | 15.8 |
| ②「ミニ複合体」 | 75 | 49.3 |
| ③単機能・他施設連携 | 28 | 18.4 |
| ④その他 | 25 | 16.4 |
| (再掲)「複合体」(①+②) | 99 | 65.1 |
| 　　　非「複合体」(③+④) | 53 | 34.9 |

文献(8)より引用

注：1) 施設開設「複合体」の内訳：老健のみ14, 特養のみ4, 両方6.
　　2) 「ミニ複合体」の定義：自院（法人）または関連法人が，訪問看護ステーションを開設しているか，デイケア，在宅福祉サービス（デイサービス，ホームヘルプ，移動入浴，リフトタクシー）のうちの1つ以上のサービスを提供.
　　3) 単機能・他施設連携は，非「複合体」で，訪問診療以外の在宅サービスのいずれかを連携・協力施設が提供している診療所.

機能のみを有し，自院で提供していないサービスは連携・協力施設が実施している診療所（単機能・他施設連携）は18.4％にすぎなかった．このことは，地域ケア・在宅ケアでの連携（ネットワーク形成）の難しさを示していると言える．

しかも，本「誌上ディベイト」の対論者の黒岩氏や本号の巻頭言を書かれた樋口恵子氏も認めているように，介護保険開始後，当初の期待とは逆に，「在宅医療はやりにくくな」り，施設ケアの需要・ニーズが高まっている[8][9]．そのために，今後，非大都市部で，なんらかの入所施設を開設する病院・診療所が増加することは確実である．大都市部では，土地と地価の制約のため，入所施設の開設は困難であるが，それの制約のない在宅・通所ケア施設を開設する「ミニ複合体」は，急増し続けるであろう．ただし，この入所施設には，特別養護老人ホームや老人保健施設だけでなく，有料老人ホームやケアハウス，グループホーム等，介護保険では「居宅サービス」に分類されている，事実上の入所施設も含んで考えるべきである．

表2 京都府の母体種類別の全介護保険指定事業者延べ数とグループ数

| 母体種類 | 事業者延べ数 | (%) | グループ数 | (%) |
|---|---|---|---|---|
| 総数 | 2,779 | 100.0 | 987 | 100.0 |
| 私的医療機関母体小計 | 1,801 | 64.8 | 667 | 67.6 |
| 私的病院 | 894 | 32.2 | 103 | 10.4 |
| 施設開設「複合体」 | 581 | 20.9 | 35 | 3.5 |
| 非「複合体」 | 313 | 11.3 | 68 | 6.9 |
| 私的診療所 | 890 | 32.0 | 558 | 56.5 |
| 医師会・看護協会 | 17 | 0.6 | 6 | 0.6 |
| その他の非営利法人 | 27 | 1.0 | 18 | 1.8 |
| 営利法人 | 357 | 12.8 | 179 | 18.1 |
| 地方公共団体 | 70 | 2.5 | 22 | 2.2 |

文献(11)より引用

注：1）施設開設「複合体」(病院)は，特別養護老人ホームまたは老人保健施設を開設．
　　2）施設開設「複合体」35グループの内訳：両方開設（3点セット）7，老健のみ開設19，特養のみ開設9．
　　3）私的病院の非「複合体」には，「ミニ複合体」を含む．

## 3　介護保険は地域での連携を阻害し「複合体」化を促進

　第三に私が強調したいことは，介護保険制度は，地域での施設・事業者間の連携を阻害し，医療施設の「複合体」化を促進することである．

　介護保険開始前だけでなく，開始後3年が経過した現在も，それが「連携を必要とする画期的な制度の枠組みを提供」するとか，「住民本位の連携を強めていく」と主張される方が少なくない．しかし，これは幻想であり，現実は逆である．

　なぜなら，医療経済学的に見ると，要介護度別に支給限度額を設定する介護保険の居宅サービス給付方式は，単独の医療・福祉サービスを提供する独立した施設・事業者間の連携を阻害し，「複合体」化を促進する方向に働くからである．

　介護保険開始前は，医療・看護サービスと介護サービスとは財源が別であり，しかも利用料がごく低額であったため，経済的に対立することはなく，

利用者のニーズに応じて，サービスを増やすことが可能であった．しかし，介護保険制度のものでは，支給限度額または利用者の負担能力に制約されて，あるサービスを増やせば別のサービスを減らさなければならなくなった．そのために，単独のサービスを提供している事業者間で「パイの奪い合い」が生じ，それの調整のために多大の時間的・心理的コスト（経済学的には「取り引き費用」と呼ぶ）が発生するようになっている．それに対して，医療・介護サービスを一体的に提供している「複合体」は，この取り引き費用を大幅に削減できるのである[2][3]．

　介護保険開始前は，居宅サービス（特に訪問介護）の主役となると期待されていた営利法人事業所のシェアが伸び悩んでいる理由の1つは，それらが介護サービス（しかも多くは単品サービス）しか提供できないためである．

　逆に，介護保険開始後は，私の予測通り，「複合体」が介護保険指定事業者の勝者・中核となっている．この点についての全国調査はないが，私が2000年に行った京都府の全介護保険指定事業者の実態調査では，私的病院のうちの入所施設を開設している「複合体」35グループは，グループ総数の3.5％にすぎないが，事業者（延べ数）総数の20.9％を占めていた（表2）[10]．これに「ミニ複合体」を加えると，「複合体」全体で，事業者総数の約4割を占めると思われる．

　この点に関連して見落としてならないことは，介護保険開始前は施設間の連携のみを強調していた厚生労働省が介護保険開始直後から，「複合体」の育成に方向転換していることである．これについての証言は，別に詳しく紹介したので参照されたい[11]．

# おわりに

　最後に誤解のないように．私は，「複合体」の推進者でも礼賛者でもなく，常にその効果とマイナス面をワンセットで指摘してきた．そのために，本「誌上ディベイト」の対論者の黒岩氏が「おわりに」で指摘されている，複

合体の功罪に同意する．この部分に限らず，私は黒岩卓夫氏の御主張・ご指摘の多くに賛成である．同氏は，「複合体」の利点として，「地域に即した柔軟な対応が可能」であり，「地域での連携の極致であり，利用者にとって最も安心できるシステム」であることをあげている．他方で，同氏はその欠点として，「その地域での他の経営体，小規模のサービスを必要とせず，排除する存在ともなりかねない．その結果，地域独占になりやすく，住民・利用者からサービスの質を評価しにくい側面を持っている」ことをあげている[12]．

しかし，上述した3つの現実を踏まえると，「連携か複合化か」と言った二者択一的な問題設定をしたり，「複合体」を排除または無視して，麗しい連携の重要性を語ることは無意味である．今求められていることは，このような観念的議論ではなく，それぞれの地域の実態と特性に合わせて，連携と「複合体」との競争的共存の道を探ることだ，と私は考えている．

**文献**
(1) 二木立『複眼でみる90年代の医療』勁草書房，1991，p.111．
(2) 二木立『保健・医療・福祉複合体』医学書院，1998．
(3) 二木立『介護保険と医療保険改革』勁草書房，2000，pp.27-46．
(4) 二木立「保健・医療・福祉複合体とIDSの日米比較研究」『社会保険旬報』2062・2063号，2000．[本書第Ⅰ部第4章第4節]
(5) 鎌田實『命があぶない医療があぶない』医歯薬出版，2001，pp.65-81．
(6) Bailey D, Koney KM: Strategic Alliances Among Health and Human Services Organizations, Sage Publications, 2000, pp. 3-14.
(7) 二木立「在宅ケア先進診療所の実態調査」『月刊総合ケア』2001年10月号（(11)所収）．
(8) 黒岩卓夫「介護保険で在宅医療はやりにくくなった」『日経ヘルスケア21』2001年8月号．
(9) 樋口恵子「街の中に良質な施設を」『読売新聞』2001年4月1日（朝刊）．
(10) 二木立「京都府の介護保険指定事業者の実態調査」『病院』2001年11・12月号（(11)所収）．
(11) 二木立『21世紀初頭の医療と介護』勁草書房，2001，pp.145-147．
(12) 黒岩卓夫「医療・福祉の連携の本音は」『Gerontology』14巻3号，2002．

## 第4節　保健・医療・福祉複合体とIDSの日米比較研究
──「東は東，西は西」の再確認

(『21世紀初頭の医療と介護』勁草書房，2001，第Ⅴ章，253-294頁.)

### はじめに──日米比較研究の動機

　私は，1996-1998年の3年間，わが国の「保健・医療・福祉複合体」(以下，「複合体」)の全国調査と医療経済学的検討を行った[1][2].

　「複合体」とは，単独法人または関連・系列法人とともに，医療施設(病院・診療所)となんらかの保健・福祉施設の両方を開設し，保健・医療・福祉サービスを一体的に提供しているグループであり，その大半は私的医療機関・診療所が設立母体となっている．「複合体」は1990年前後に初めて登場して以降，急速に成長し続けている．しかも，2000年4月から開始された介護保険制度がそれへの強い「追い風」になることは確実であり，「複合体」が21世紀初頭のわが国の保健・医療・福祉供給システムの中核になる可能性もある．

　この研究の過程で，アメリカでも1990年代に，「複合体」に類似した「統合(医療)供給システム(integrated delivery systems. 以下，IDS)が急拡大していること，およびアメリカではそれについての調査・研究，論争が活発に行われていることを知った．

　わが国では，アメリカ医療の紹介や日米医療の比較研究が盛んに行われているが，それらの大半は医療保険改革をテーマにしたものである．しかも，最近の紹介・研究は，アメリカで1990年代に急成長したマネジドケア(管理医療保険)とそれの日本への移植可能性一色に塗りつぶされている．実はIDSは，マネジドケアへの医師・病院側の「対抗戦略」という側面もあるのだが，これの本格的な研究はわが国ではまったく行われておらず，アメリカ医療の紹介，日米医療の比較研究の「空白」となっている．

そこで，日本福祉大学福祉社会開発研究所内に1998年度に設置された「複合体の総合的研究」プロジェクトチームは，わが国の「複合体」とアメリカのIDSとの比較研究を計画した．幸い，この研究はファイザーヘルスリサーチ振興財団の助成を受けることができ，1998年9月から2000年4月の約1年半実施し，興味ある結果を得たので報告する．ただし本節で報告するのは研究成果全体の「総論」である（「各論」の一覧は最後に示す）．

研究の結論を一言で表現すれば，「東は東，西は西」（キプリング「東と西のバラード」．日米の医療制度の違いは極めて大きく，お互いに「移植」は困難）の再確認である．「再確認」と表現したのは，私が7年前にアメリカ・UCLA（カリフォルニア州立大学）に留学して日米医療の比較研究に従事したときにも，このことを確認していたからである[3]（214頁）．

## 1 研究メンバーと研究方法・経過

プロジェクト研究のメンバーは，日本福祉大学社会福祉学部所属教員3人（二木，近藤克則，平野隆之），経済学部経営開発学科所属教員3人（野村秀和，足立浩，高橋紘一）に，学外研究員としてスタンフォード大学アジア・太平洋研究センター医療政策比較研究プロジェクト代表の西村由美子氏を加えた7人である．この7人の専攻は，医療経済学・医療政策研究，リハビリテーション医学・老人福祉，地域福祉，経営学・企業分析，自治体・福祉施設の経営分析であり，文字どおりの「学際的研究」である．

主な研究方法は，①関連文献の収集とその検討，②IDSに詳しい日米の研究者・関係者へのヒアリング調査，および③日本と米国での「複合体」とIDSの訪問調査である．これらをベースにして，学内メンバーの研究会をほぼ月2回のハイペースで継続した．また，1999年3月には，西村由美子氏を含めた学外研究者も招いて，2日間の春期拡大研究会「『複合体』の日米比較序論」を開催した．

①文献の収集は，医学系・社会科学系の2種類のデータベース（インデク

ス・メディクスとEBSCO）も用いて，徹底的に行った．国内で検索・収集困難な単行本・報告書は西村由美子氏に検索・収集していただいた．最終的に，IDS関連文献だけで，単行本（データブックやシンクタンク等が発表したレポートも含む）38冊，学術論文約70を収集した．

これら以外に，「モダン・ヘルスケア」誌（週刊）と「インテグレイテッド・ヘルスケア・レポート」誌（月刊）に掲載されたニュースや論評，調査も参考にした．前者はアメリカ医療業界の最新動向を知るための「定番雑誌」，後者は，1992年に創刊されたIDSの専門雑誌である．同誌の創刊号では，「1980年代の医療界のホット・トピックスがマネジドケア……であったのに対して，1990年代の医療界の指導原理はIDSの形成になるであろう」と高らかにうたわれていた．ただし，同誌は2000年1月号から「ヘルスケア・リーダーシップ＆マネジメント・レポート」に誌名変更した．その理由は，「統合」という用語があまりに普及したため，かえってその意味があいまいになったためとのことである．

②ヒアリング調査では，③の現地調査時のヒアリングを除いて，約10人からアメリカ医療の最新情報を得た．これらのうち，ニューヨーク在住の廣瀬輝夫医師，ボストン在住の李啓充医師，およびパートナーズ社（マサチューセッツ州の非営利病院の連合組織）CEOのティエール教授の3人は，異口同音に，アメリカ東部では，現在でも，非営利医療機関が圧倒的な影響力を持っていることを強調されていた．

3本柱の研究の中心は，③「複合体」とIDSの訪問調査である．わが国では，「複合体」を約50グループ訪問し，施設見学と合わせて責任者（大半は理事長である医師）へのヒアリング調査を行った（二木の個人研究分も含む）．

米国での調査は2回行った．まず，1999年8月にコロラド州アスペンで開催された「統合医療システム統治に関するシンポジウム」に二木が出席し，この分野の最新情報を得るとともに，参加した研究者・実務家と意見交換を行った．

次に，2000年1月に，二木・近藤・野村・足立・西村の5人がカリフォ

ルニア州南部の2つのIDS(シャープ・ヘルスケアとカトリック・ヘルスケア・ウェスト)を訪問し,施設見学と各グループ・施設の責任者(CEO,CFO等)へのヒアリング調査を行った.両グループは全国的にも有名な非営利IDSである.両組織からは事前に財務諸表を含めた膨大な資料を送っていただき,我々もそれに基づいて詳細な質問リストを送ったため,密度の濃い調査・意見交換をすることができた.なお,近藤は,この調査後,サンフランシスコにある急性期医療と慢性期ケアの統合組織オン・ロック(後述)の現地調査を行った.

## 2 研究方向の転換──単純な日米比較から米国のIDSの正確な把握へ

研究当初は,日本の「複合体」とアメリカのIDSとの類似性に注目し,両者の包括的な比較検討を計画していた.しかし,研究の過程で,逆に両者の実態には異質な面の方がはるかに多いことに気づき,単純な比較は危険であると考えるようになった.

### ショーテル等によるIDSの規範的定義を現実と誤認

私が当初,「複合体」とIDSの類似性に注目したのは,この分野の指導的研究者であるショーテル等によるIDSの定義とそれの成長理由の説明が一般に認知されている,あるいはアメリカの現実と理解したからである(後述するようにこれは誤解だった).

彼等は,IDSを次のように定義している(ただし,彼等はIDSよりも「組織的供給システム」(ODS)という表現を好んでいる).「特定の地域住民を対象にして,一連の医療を調整して提供する医療提供組織のネットワーク」[4].しかも,この一連の医療には,急性期医療だけでなく,慢性期医療(ケア)も含まれるとされている.

さらに,彼等は1980年代までの病院チェーンに代わって,1990年代にはIDSが医療供給システムの主役になったと指摘し,その理由として,同じ時

期にマネジドケアが急拡大し，医療保険の支払い方式が定額払い（特に人頭払い）へシフトしたのに対抗して，医療供給者側も医療サービスを統合する必要があったためであると，極めて明快に説明している．

この点は，わが国でも，先進的な私的病院の経営戦略が，1980年代までの病院チェーン形成から1990年代の「複合体」形成へと転換したことと対応している[1]．さらに，介護保険で在宅ケアに導入される要介護度別給付上限制とマネジドケアの人頭払いとの間にも類似点があるのではないかと考えた．

しかし，その後文献研究を続ける過程で，ショーテル等のこの定義は，IDSの実態に基づいた定義ではなく規範的（理想的）定義であり，これ以外にもさまざまな定義があること，および医療のなんらかの「統合」を行っている組織にはIDS以外に様々な名称が付けられていることを知った．

しかも，日本の「複合体」が急性期医療と慢性期医療・ケアの統合を行っているのとは対照的に，アメリカのIDSの大半は，現実には，急性期医療（またはそれと亜急性期医療）の枠内での統合を行っていることも知った．これは，アメリカの公私医療保険が原則として急性期・亜急性期医療のみを給付対象にしていること，およびアメリカには日本の措置制度や介護保険制度のような（老人の）長期ケアを給付対象にする全国的な公的保障制度がないこと，の当然の帰結でもある．

### 同じ用語も日米では実態が異なる

さらに，日米では，病院や長期療養施設，在宅ケア（医療）等，医療の基本的制度・概念・実態がまったく異なることを再確認した．日米で同じ用語（訳語）が使われる場合，実態も類似していると考えがちだが，それは誤りである．

例えば，アメリカの「コミュニティ病院」（非連邦立の急性期病院）は平均在院日数6.0日，入院患者100人当たり職員数468人（医師を除く）の超短期・集中治療施設であり，これを日本の「一般病院」（平均在院日数31.5日，

第Ⅰ部　テーマ別の主要実証研究

100床当たり医師を含んだ職員数104.4人）と，同列で比較することはできない（数値はいずれも一九九八年）[5][6]．西村由美子氏の表現を借りれば，「アメリカのホスピタルはICU（集中治療室）プラスアルファの施設で，重症患者ばかりが入院しているため，日本の病院のように患者が廊下を歩き回ることはない．ホスピタルと病院は全く別の施設」なのである．

アメリカのナーシングホームは「長期療養施設」と訳されることが多いし，アメリカでも「ロング・ターム・ケア施設」と位置づけられている．しかし，その平均在院日数は，病院併設では14.1日，独立型でも30.5日（1997年）にすぎず，日本の「一般病院」よりも短く，日本的感覚では亜急性期医療施設である[7]．[訂正——節末参照]

「在宅ケア（医療）」についても同様である．日本の在宅ケアは大半が慢性期ケアだが，アメリカではそれは例外的であり，「亜急性期ケア」が主体である．

これらの諸点は，後述するIDSの施設見学時にも体感できた．

以上の理由から，当初計画した「複合体」とIDSとを同列に置いた上での包括的な比較検討は断念し，研究の重点を，アメリカでのIDSを中心とした医療サービス「統合」の実態と研究動向を正確に把握することに変更した．以下，この視点から報告し，日本の「複合体」との比較は必要最小限にとどめる．

## 3　アメリカで医療サービスを「統合」している諸組織の定義・用語と実態

アメリカの伝統的な医療制度が，財政面でも供給面でも，「断片化」されていることは，よく知られている．アメリカの医療「ノン・システム」という表現を用いる研究者も少なくない．

それに対して，1990年代には，主として医療供給者（特に病院と医師）側の「統合」が急速に進んでいる．しかし，その「統合」の範囲・程度はさまざまであり，それを反映して統合組織の定義・用語もバラバラである．それ

どころか，同じ用語が研究者間で異なった意味で用いられることも少なくないために，混乱を招いている．

まず，統合組織の用語としては，IDSがもっとも広く用いられているが，それ以外にも同じ，または類似した意味で，次のような用語（略号）が用いられている．IHCDS，IHCS（HCはヘルス・ケアの略），IDN，ISN（Nはネットワーク，Sはサービスの略），ODS．私が調べた範囲では，最後のODSは，前述したショーテル・グループのみが用いているが，他の用語は複数の研究者（グループ）が用いている．

ここで注意すべきことは，この「統合」には，所有統合だけでなく，独立した組織間の契約（戦略的提携）に基づく「仮想（ヴァーチュアル）統合」も含まれることである．

後述するように，研究者の間では，「所有統合」と「仮想統合」とのどちらが優れているかについての学術論争もある．「仮想統合」あるいは独立した施設間のネットワークを支持する人々は，IDSは所有統合を意味するとして嫌い，それに代えてIDNという用語を用いる傾向がある．

しかし，現実には，所有統合も仮想統合も純粋型は少なく，大部分の統合組織は両方の要素を有しているようである——「真理は中間にある」．

## IDSの広狭2種類の定義——日本の「複合体」との違い

ここで注意すべきことは，たとえ同じ用語が用いられる場合でも，「統合」の範囲は全く異なることである．以下，便宜上IDSという用語に統一する．

やや単純化すれば，IDSの定義は，広狭2つに大別できる．狭い定義は，前述したショーテル等の定義のように，医療の様々な構成要素の全体，または大部分を統合した組織のみをIDSとみなすものである．この場合，医師・病院・医療保険（マネジドケア）の「3点セット」を統合した組織が，典型または最先進と見なされることが多い．しかも病院は，ほとんどコミュニティ病院のみを指す．

それに対して，IDSの広い定義は，医療の構成要素を部分的に統合してい

る組織すべてをIDSとみなすものである．この定義では，低レベルの統合組織としては，医師間統合（グループ診療）や病院間統合（病院チェーン），最高レベルの「完全統合組織」としては上記「3点セット」統合組織があり，その間にさまざまな「中間レベル」の組織があるとされる．コッディングトン等は，この視点から広義のIDSを23パターンに分類している[8]．しかも彼らによると，現実には，少なくとも100種類の統合モデルが存在するとのことである．

コングストヴェト等も，同様にIDSを「連続体」と理解し，その中に，以下の3型があるとしている．①医師のみの統合，②医師と施設（病院等）との統合，③医療保険を含んだ統合[9]．

私が調べた範囲では，IDSのもっとも広い定義は，マネジドケアに基づく医療改革の提唱者として名高いエントーベンが最近提唱しているものである．彼は，「市場主導の統合医療システム」には以下の6つの要素があるとし，しかもそれぞれがわずかな統合から完全統合への連続体だと指摘している[10]．①財政と供給との統合，②医師と病院との統合，③病院内・外サービスの統合，④地域住民と医療供給者との統合，⑤病院間の統合，⑥医師間の統合．

IDSの広義の定義の方が現実を反映していることは明らかだが，それの全体像を調査することは不可能に近く，詳細な事例調査や全国調査が行われているのは，ほとんどが「3点セット」統合組織等の「最高度統合組織」である．

この定義の説明からも分かるように，IDSに限らず，アメリカにおける医療「統合」の主役は医師・病院・医療保険であり，特に医師と病院との統合が決定的に重要とされている．それに対して，ナーシングホームを中心とする「長期ケア施設」——ただしアメリカの基準に基づく——や在宅ケア組織は脇役にすぎず，これにまったく触れていない定義も少なくない（むしろ多い）．

この点は，日本の「複合体」では長期ケア組織が重要な——時に中核的

——位置を占めているのと対照的である．この点は後述する IDS の施設見学でも確認した．後述するように，アメリカの病院にはナーシングホームを併設しているものが非常に多いが，これが IDS と呼ばれることは多くないようである．

　実は，アメリカにも，急性期医療と慢性期ケアとを統合した組織が存在するが，その数はごく少ない．これについては，最後に述べる．

## 医師と病院との統合——統合は日米どちらが進んでいるか？

　医師と病院との統合については，少し説明が必要である．日本やヨーロッパ諸国では病院で働く医師は病院に雇用されている「勤務医」であるのと異なり，アメリカの大半の病院は「オープン・システム」であり，研修医以外の「勤務医」はいない．入院患者の診療は，その患者の主治医である開業医が，外来診療の傍ら継続して行っている．救急外来すら，病院の「勤務医」ではなく，病院と契約した医師・医師グループが担当しているのが普通である．これは，「断片化」されたアメリカ医療の象徴・核心でもある．

　それに対して，IDS は，病院が医師グループ組織を買収するか，またはそれと契約することにより，病院・医師統合を実現している．ただし，病院が直接個々の医師を雇用することは多くない．それは，カリフォルニア州をはじめ，多くの州で法的に禁止されているからである．医師グループ組織と個々の医師との関係には，雇用——この場合には，その組織の「勤務医」になる——と契約の 2 種類がある．

　このように書くと，病院と医師との統合は，アメリカの IDS よりも，日本の病院や「複合体」の方がはるかに進んでいるようにみえるし，それはある面では事実である．なぜなら，日本の私的病院や「複合体」の大半は，事実上の医師（理事長・院長）所有であるため，経営と診療の統合は，米国の病院よりはるかに進んでいるからである．

　他面，ここで見落としてならないことは，わが国の病院・医師統合は，ほとんど病院の枠内に限定されていることである．サテライト診療所を多数有

している病院や「複合体」は，まだごく一部である．それに対して，アメリカのIDSの病院・医師統合では，病院の枠を超えて，地域医療の相当部分が統合される．なぜなら，病院に統合されている医師グループ組織に所属している医師は日常的には，病院の診療圏に多数存在する事実上のサテライト診療所（大半がグループ診療）で診療しているからである．この点では，アメリカのIDSの方が病院・医師統合が進んでいるとも言える．

ただし，アメリカでは，IDSにおいてさえ，病院経営陣と医師グループとの間に強い緊張関係がみられる．そのために，IDSの成功の第一条件として，医師のリーダーシップや医師の参加が強調さている[4][8]．逆に，IDSに批判的な立場からは，医師・病院統合は「ニトログリセリンを積んだトラックを運転する」ほど難しい，との厳しい批判もなされている[11]．

### 医師・病院と医療保険との統合

それに対して，わが国にはまったく存在しないアメリカ特有の「統合」が，医師・病院と医療保険との統合である．

アメリカには国民皆保険制度がなく，医療保険も民間保険中心であり，しかも民間保険の主流となっているマネジドケア（管理医療保険）は，個々の医師（グループ）・病院と選別的に契約する．そこで，それに対抗して，医師グループ・病院側が直接医療保険を所有したり，特定の医療保険と排他的な契約を行い，統合を進めようとするのである．

先述したように，医師・病院・医療保険（マネジドケア）の「3点セット」の統合——つまり医療供給組織と医療財政組織との統合——が，究極のIDSと見なされることもある．これのみが「真のIDS」であり，医療保険との統合がないものは「仮性IDS」と見なす研究者もいる（ただし，ごく少数）[12]．この定義に従えば，HMOの草分けであり，しかも全米最大のHMOでもあるカイザー財団は，疑いもなく「真のIDS」である．

このように医療保険（マネジドケア）を統合したIDSのみを「真のIDS」と見なす場合には，IDSはマネジドケアの一種——「新種のマネジドケア」，

「第三のマネジドケア」——と位置づけられる[13]．これによって，用語の混乱にさらに拍車がかかることになる．

ただし，カイザー財団を別にすれば，「真のIDS」でも，大規模な医療保険（マネジドケア）を所有するものは少ない．それには，2つの理由があると思われる．1つは，IDSの大半——ある推計では95％[12]——は病院が母体組織になっており，医療保険は後から付加されたにすぎないからである．もう1つは，少なくとも都市部では，医療保険間の競争が激しく，IDSが自己所有または独占契約の医療保険のみに依存して，患者を確保することは不可能だからである．

しかも，1997年の財政調整法（BBA）以降は，全国的にマネジドケア（特にHMO）の経営が悪化しているため，それを売却・分離するIDSが増加していると言われている．

「モダン・ヘルスケア」誌の最近の報道によると，1999年後期だけで病院・IDSによる不採算HMOの売却は8件あり，病院債格付け会社（ムーディーズ）がHMOを所有している病院・IDSの格付けを下げる（逆にそれを売却すれば上げる）動きもある[14][15]．

アメリカのマネジドケア市場では，全国レベルで寡占化が進み，特にHMOでは上位10社の市場シェアは67％にも達している（1998年）．その結果，病院（グループ）が所有している中小規模のHMO——市場シェアは7.6％にすぎない——は苦戦を強いられているのである[16]．

## 4　IDSの全体像

IDSの統一した定義が未確立なため，IDSの全体像を明らかにした調査・データは存在しない．ここでは，アメリカ病院協会のデータと，有力シンクタンクが調査した「最高度統合システム」の全国調査のポイントを紹介する．

### アメリカ病院協会のデータ

アメリカ病院協会編『病院統計2000年版』により，アメリカの全コミュニティ病院5015病院の1998年の医療統合の諸側面が断片的にせよ分かる[5]．

まず病院・医師統合についてみると，病院と医師グループとの共同事業である「開放型医師・病院組織（PHO）（希望する医師全員が参加）」保有率が21.0％，同「閉鎖型」（医師を選別して参加させる）が9.9％である．意外なことに，医師を直接または間接的に雇用している病院が20.7％もあり，この割合は，IPA（開業医が独立性を保ったままグループ化した組織）との契約率21.0％，マネジメント・サービス組織（開業医の保険請求事務等を代行する組織）保有・契約率17.3％と同水準である．

次に，医療保険の保有率（医療保険との共同事業も含むと思われる）をみると，HMO21.9％，PPO（優先診療契約組織）26.0％に対して，従来型の出来高払い保険は7.7％にすぎない．

「医療システム」に所属する病院は43.4％にも達している．この「医療システム」とは，複数の病院を開設している法人（つまり病院チェーン）または一病院と病院以外の医療供給施設，医療関連施設を開設している法人の両方をあわせたものである．

最後に「長期ケア」施設の併設率は，スキルド・ナーシングホーム46.9％，中間型ケア施設10.8％，ケア付き住宅4.2％，退職者（高齢者）住宅3.8％，在宅医療54.4％である．スキルド・ナーシングホームと在宅医療の併設率が飛び抜けて高いが，これらの大半は，日本流に言えば「亜急性期医療（施設）」である．

### SMGグループによる「最高度統合システム」の全国調査

世界最大級の多国籍製薬企業であるヘキスト・マリオン・ルーセル社は，顧客向けに「医療ダイジェスト・シリーズ」を提供しており，その1つに「統合医療システム・ダイジェスト」がある[17]．これにより，上記『病院統計』ではまったく分からないIDSのうちの「最高度統合システム」の全体

第4章 医療提供体制の変貌

像が分かる．以下，1999年版中の1998年データを紹介する．なお，実際の調査は，SMGマーケティング・グループ会社（全米有数の医療供給組織調査会社）が行っている．

この調査によると，なんらかの「統合医療システム」（上記「医療システム」にほぼ対応）は，全米に595存在する．これらは，垂直統合システム443（2種類以上の医療施設を所有・契約）と水平統合システム152（同種医療施設を2つ以上所有・契約）に大別される．

これら統合医療システムのうち266（44.7％）が，「最高度統合システム (the most highly integrated systems)」とされ，詳細な検討がなされている．それの定義は以下の通りである．「3種類以上の医療施設を所有・契約しており，その中には非連邦立・急性期病院，医師グループ組織，その他の医療施設・組織（在宅ケア施設，ナーシングホーム，外来手術センター，画像センター，HMO/PPO）をそれぞれ1つ以上含まなければならない．しかも，システムレベルで1つ以上の医療費支払い者（雇用主，伝統的保険，HMO，政府）と保険契約を行っている組織．」なお，本調査では，システムの開設者（所有者）の種類は示されていないが，大半が民間非営利団体であり，ごく一部が営利企業と思われる．

「最高度統合システム」は，1995年の159から，1996年189，1997年228，1998年266へと着実に増加している．1995-1998年の3年間の増加率は67.2％である．

これらシステムのうち，4種類以上の医療施設を所有・契約しているシステムは78.6％であり，同5種類以上は38.7％，同6種類以上は12.0％である．施設・組織数が11以上のシステムは82.0％，同21以上も56.0％である．

これらシステムの所有・契約医療施設・組織総数は5412であり，1システム当たり平均は20.3にも達する．施設種類別に見ると，病院5.3，各種診療所9.9，その他の医療施設・組織5.1（うち在宅ケア施設2.5，ナーシングホーム1.2）である．

その他の医療施設・組織の所有・契約率は多い順に，在宅ケア施設82.7％，

355

ナーシングホーム 54.1％，HMO/PPO 48.1％，外来手術センター 44.4％である．利用者データを施設内または施設間でリンクするイントラネット（情報システム）を持つシステムは 61.3％である．

これらシステムの所在地をみると，59.8％が人口 100 万人以上の大都市部にあり，20.3％が 300 万人以上の巨大都市圏にある．逆に非都市部に所在するシステムは 4.9％にすぎない．システムの診療圏をみると，「地域（同一または少数の郡内）」は 37.2％にすぎず，1 州全体が 7.1％，「地方（同一州または複数の州の複数の地域）」が 55.3％を占めている．他面，全米に施設展開しているのは 1 システムだけである（おそらく，アメリカ最大の営利病院チェーンであるコロンビア／HCA）．

システムの創始者（initiator）は，病院（単独）が 68.6％で飛び抜けて多く，以下複数の創設者が 20.7％，医師（単独）が 3.8％，その他（単独）が 3.4％である．

驚くべきことに，全米のコミュニティ病院 5336 のうち 4 分の 1（26.4％）がこれらシステムの所有・契約病院である．さらに，選択された——選択基準は不明——21 都市部にある 89 システムに対象を限定すると，病院総数に対するシェアは 40.7％にも達する．他面，在宅ケア施設のシェアは 5.0％，ナーシングホームのシェアは 3.2％にすぎない．

本調査で 4 年連続して観察されている 20 システム——選択基準は不明——に対象を限定すると，平均病院数 9.8（18 システムが病院チェーン），平均常勤職員数（医師を除く）1 万 3040 人，平均年間総収益 14 億 9656 万ドル（約 1600 億円）と，きわめて巨大である．

## 「最高度統合システム」とわが国の「3 点セット」開設「複合体」との違い

この「最高度統合システム」266 と，わが国の「複合体」の典型・代表といえる私的「3 点セット」開設グループ（私的病院・老人保健施設・特別養護老人ホームの開設グループ）259 との比較を行えば，両国における「統合」の違い，特徴が浮き彫りにできる[1]．主な違いは，以下の 5 点である．

①「最高度統合システム」の大半が大規模であるのに対して,「3点セット」開設グループには中小病院を母体にするものが少なくない（200床未満の中小病院母体が40.7％）.

②「最高度統合システム」は急性期医療中心の統合であるのに対して,「3点セット」開設グループの多くは,慢性期ケアの統合中心である.定義上全施設が老人保健施設・特別養護老人ホームを開設しているだけでなく,59.0％が慢性期病院も開設している.慢性期ケアの統合という点では,「3点セット」開設グループが先行していると言えなくもない.

③「最高度統合システム」も「3点セット」開設グループも大半が病院主導で形成されている点では一見共通している.しかし,後者の母体病院の多くが事実上の医師所有（個人病院6.7％＋医療法人病院77.3％）であるのに対して,アメリカには医師個人が所有する病院はほとんど存在しない（医師グループが所有する病院もごく少数）.

④「最高度統合システム」の大半が都市部にあり,しかも診療圏が非常に広いのに対して,「3点セット」開設グループは,逆に大都市部で少なく,診療圏もはるかに狭い（3種類の施設とも同一市町村にあるのが76.4％）.

⑤「最高度統合システム」が全米のコミュニティ病院総数の4分の1を占めるだけでなく,特定の地域（都市部）の病院市場ではこれらシステムによる寡占が成立している.それに対して,わが国の「3点セット」開設グループは病院総数（国公立を除く）の6.9％を占めるにすぎず,ごく一部の市町村を除いては,これらグループによる病院市場の寡占も生じていない.

ただしこれらの違いの大半は,「統合」形態の違いというより,日米の病院・医療制度の大きな違いの反映と言える.

## 5　IDSの経営的・経済的効果の研究
### ——理論・事例研究と実証研究との乖離

IDSが単独病院等に比べて,経営的・経済的効果を有することは,IDSが注目され始めた1990年代初期から,理念的には強調されていた.

それをもっとも体系的に示しているのは，レーアマン等であり，病院がナーシングホームを垂直統合することにより得る「潜在的利益」として，次の5要因をあげている[18]．①取引費用の削減，②範囲の経済による費用の削減，③規模の経済による費用削減，④医療保険からの直接費・間接費の償還額の増加，④公衆イメージの強化．彼女は，①〜③は費用抑制に，④は収益増加に寄与し，両者が財務的成功に寄与し，さらに⑤が病院使命の遂行に貢献することにより，全体的成功が導かれると主張している．

ロビンソンは，エージェンシー理論と取引費用経済学に基づいて，IDSや病院の多角化＝垂直統合についての規範的研究を精力的に行っている[19]〜[21]．彼はまた，組織が官僚化・硬直化しやすい所有統合よりも契約に基づく仮想統合の方が柔軟性に富み優れているとも主張している．それに対して，ショーテルは統合の純粋型は存在せず，所有統合と仮想統合とは「連続体」と見なすべきとコメントしている[22]．私も，この指摘は的を射ていると考える．

これら以外にも，IDSの経営的・経済的効果を論じた文献や事例調査はたくさんある．

IDSの事例研究としては，ショーテル等によるものとコッディングトン等によるものが白眉であり，それぞれ11，10のIDSの詳細な事例研究を行うとともに，それに基づいて，IDSが成功するための諸条件を抽出している[4][8][23]．なお，そこで取り上げられているIDSの大半は「最高度統合システム」である．そのためもあり，事例研究の焦点は医師・病院・医療保険間の統合であり，長期ケア（ナーシングホームや在宅ケア）にはほとんど言及していない．

ショーテル等が「作業仮説」として提起している，統合の3段階説（①機能的統合，②医師・システム間統合，③臨床的統合）は，IDS文献でもっとも引用頻度の高い概念である．彼はまた，統合を進める上で「情報システム」の構築が中核的役割を果たすことも強調している[4]．これは，ほとんどの研究者・実務家が一致して強調している．

ショーテル等はIDSをマネジドケアに対する医師・病院側の「対抗戦略」と位置づけているため，各地域のマネジドケア市場の発展段階（マネジドケア浸透率に基づいて4段階に分けられる）とIDSの発展段階とが対応しているとの仮説も提起している．この仮説もよく引用され，ルーク等の全国調査でも確認されている[24]．ただし，バーンズ等の別の全国調査では，この仮説は逆に否定されている[25]．この食い違いの原因は不明である．

一方，コッディングトン等は，IDSの詳細な事例調査に基づいて，成熟した統合システムに共通した特性として次の10項目をあげている[8]．①医師達のリーダーシップ，②組織構造が協調を促進，③プライマリケア医の経済的統合，④診療施設が広範囲に所在，⑤システムが適正規模，⑥医師が組織されている，⑦医療保険とパートナーまたは所有，⑧財政誘因の統一，⑨診療・管理情報システムがシステムの諸要素を結合，⑩財政資源へのアクセス．

しかし，意外なことに，IDSの経営的・経済的な効果を厳密な統計手法を用いて，証明した実証研究はほとんど存在しない．この点についての最初の文献学的研究を行ったのはウオルストン等で，彼らはIDS（所有型垂直医療統合）の「約束と実績」との乖離を指摘している[26]．

最近リーは，1980-1999年の20年間に，アメリカで発表された急性期病院のさまざまな組織改革の効果についての実証研究の詳細な総説を発表したが，サービス多角化の効果を実証的に検討した6文献で一致した結論は得られなかったと報告している（経営効果あり2，なし2，逆効果2）[27]．

この総説には含まれていないが，先述したレーアマンは，アメリカ病院協会の個票データを用いて，病院のナーシングホーム併設の経営効果を実証分析し，併設により取引費用の低下が生じることを実証したが，それが必ずしも社会的にみた効率向上を意味していないことも指摘している[18]．

以上をまとめると，アメリカにおいてすら，IDSの経営的・経済的効果の実証研究は始まったばかりであり，しかも一定の結論は得られていない，と言える．

第Ⅰ部　テーマ別の主要実証研究

## 6　カリフォルニア州南部の2つのIDSの現地調査から

　本研究のハイライトは2000年1月に行った，カリフォルニア州南部の2つのIDSの現地調査である．1つはサンディエゴにあるシャープ・ヘルスケア（以下，シャープ），もう1つはロサンゼルスにあるカトリック・ヘルスケア・ウェスト（正確にはそれの南カリフォルニア支部．以下，CHWまたはCHWSC）である．両者とも非営利組織である．
　シャープは7病院1851床，3医師グループ，2ナーシングホーム，2在宅ケア組織，1HMO（ただし小規模）等を有し，年間総収益9億2740億ドル（約1000億円）の，中規模——ただしアメリカの基準——「最高度統合システム」である．
　CHWは医療保険は保有していないが，48病院1万122床，ナーシングホーム1739床，雇用・契約医師8500人以上，年間総収益44億ドル（約4500億円）を誇る巨大IDSである（データはすべて1998年．以下，同じ）．
　両者とも全国的に有名なIDSであり，たとえば『病院・医療ネットワーク』誌の1998年のIDS上位100社番付では，シャープは25位に，CHWは19位にランクされている[28]．
　なお，CHWも加盟している「アメリカ・カトリック医療協議会」は，連邦政府を除けばアメリカで最大の病院・医療施設開設者であり，傘下の63システムは683病院，354長期ケア施設，76在宅ケア組織等を所有・管理している．この病院数が営利病院総数771に匹敵することからも[5]，アメリカにおけるカトリック系病院の存在の大きさがイメージできるだろう．
　両IDSの現地調査の詳細は別に報告したので，ここでは現地調査を通して，特に印象的だったこと——現地調査をしなければ実感できなかったこと——を6点述べる．ただし，それが主観的印象に終わらないように，全国データ等を補足する．あわせて，日本の私的病院・「複合体」との大きな違いについても簡単に触れる．

## 市場競争下での非営利組織の健闘

　もっとも印象に残ったのは，1990年代にアメリカ医療で市場原理に基づく激しい競争が行われる中でも，民間非営利医療組織が底力を発揮して健闘していることである．わが国では，医療に市場競争が導入されれば営利企業が勝利するとの理解が根強いが，それは事実に反する．

　1990年代にアメリカで営利病院数（大部分は株式会社の病院チェーン）が徐々に増加したのは事実だが，1998年でもそれはコミュニティ病院総数の15.4%にすぎず，民間非営利病院が60.3%を占めている（残りは公立病院）[5]．

　その上，営利病院数は1997年をピークにして，2年連続で減少している[29]．特に，営利病院最大手のコロンビア／HCAは，最盛期の1996年には341病院を所有・管理していたが，1997年のメディケア不正請求摘発以降，ダウンサイジングを余儀なくされ，現在（2000年年初）は207病院にまで減少している．

　そして，このような民間非営利病院の健闘を支えているのが，営利組織と同レベルの合理的経営――「使命に裏打ちされた市場アプローチ」（CHW）――なのである．両IDSの見学では，具体的な経営戦略や経営手法，詳細な財務データを知ることができた（詳しくは，足立報告参照）．両組織の経営情報を含めた情報公開の徹底には，感銘を受けた．

　わが国の「複合体」の中にも合理的経営を行っているグループは少なくないが，経営情報の公開を行っているところは皆無であり，同じ非営利組織といっても，この点での日米格差は非常に大きい．ただし，これはわが国の「複合体」とアメリカのIDSとの差と言うよりは，日米の病院制度の差である．

## 非営利病院はアメリカ医療のセーフティネット

　次に印象に残ったのは，国民皆保険制度がなく，多数の無保険者が存在するアメリカで，民間非営利病院が，無保険者のための「セーフティネット（安全網）」の役割を果たしていることである．

アメリカ社会は1990年代に史上最長の好景気を謳歌しているにもかかわらず，無保険者数・割合は増加し続けており，1997年には4340万人（人口の16.1％）にも達している．しかも，この数は今後さらに増加すると予測されている[30]．1990年代にアメリカの医療保険の主流となったマネジドケアはこの無保険者問題にはまったく無力なのである．

この無保険者問題は，我々が訪問したシャープとCHWSCが所在する南カリフォルニアでも深刻な問題であり，サンディエゴでは人口の21％が無保険者である（ロサンゼルスのデータは今回入手できなかったが，サンディエゴより高いことは確実）．

それにもかかわらず，この問題が大きな社会問題化していないのは，公立病院や非営利病院が救急外来で無保険者への無料医療を実施しているからである．

この点では，特にCHWの役割は大きく，CHWの各病院が行っている無保険者医療の費用は，同地域の同種病院の約3倍にも達しているとのことである．さらに，CHWに限らず，カトリックの医療組織は，国民の医療を受ける権利を正面から掲げ，貧困者への医療提供に邁進する一方，国民皆保険達成をはじめとした「社会改革」運動を全国的に推進している．日本では「保守的」イメージが強いカトリック組織が，アメリカではこのような進歩的役割を果たしていることは，大きな発見であった．

### 非営利病院もM＆Aで急成長

第三に印象に残ったことは，シャープ，CHWとも，他病院の合併・買収（M＆A）を通じて，1980-1990年代に，組織を大きく拡大していることである．

シャープは1946年に1病院で発足した後，35年間単独病院であったが，1981年に1病院を買収したのを皮切りに，その後病院買収を断続的に行い，現在では7病院となっている．

CHWは1986年に2つのカトリック医療組織が合併して10病院で発足し

第4章 医療提供体制の変貌

た比較的新しい IDS であるが（ただし個々の病院の歴史は古い），それ以後，他のカトリック医療組織だけでなく，非宗教・非営利医療組織との合併・買収を繰り返し，1998年以降は48病院を擁するまでに急成長している．特に1998年に，「最高度統合システム」として有名なユニ・ヘルスの病院部門全体（8病院）を買収したことは，アメリカの医療業界でも大きな話題となった．

アメリカ全体でも，カトリックの多くの医療組織が合併・合同により巨大化しており，1999年11月には全米最大のカトリック医療組織（アセンション・ヘルス，73病院）が誕生している[31]．

わが国では，M&Aによる組織拡大は主として営利病院が行っているというイメージが強いが，非営利組織もまったく同じ経営戦略をとっていることを，今回の現地調査で初めて知ることができた．

「モダン・ヘルスケア」誌の「病院合併調査」によれば，病院の M&A は1996年をピークにして減少しつつあるが，それでも1998年に142件生じ，それに関わった病院数は538病院（病院総数の約1割！）に達している[32]．この点は，日本の病院チェーンや「複合体」が，主として病院・施設の新設により組織拡大しているのとは大きく異なっている（ただし，最近は日本でも病院・施設のM&Aが水面下で進行している）．

### 急性期医療の枠内の統合が中心

第四に印象に残ったことは，シャープ，CHW とも，医療の統合は，急性期医療の枠内の統合（コミュニティ病院と医師組織との統合）が中心であり，ナーシングホームや在宅ケアの比重はごく小さいこと，しかもそれらは慢性期ケアではなく亜急性期ケアなことである．先述したように，これらは現地調査前から文献で知っていたことの再確認ではあるが，アメリカの IDS と日本の「複合体」とが，まったく別の種類の統合を行っていることを肌で確認できた．

両組織の施設見学時には，意識的に必ずナーシングホームを見学したが，病院内のホームも，同じ敷地内に併設されているホームも，日本流に言えば，

亜急性期施設どころか,「回復期病棟」——親病院から入院後数日で移され,しかも平均在院日数は約2週間——であった.

アメリカの病院とナーシングホームを併設している「医療システム」は,制度的には,一見日本の病院・老人保健施設（または特別養護老人ホーム）併設「複合体」と類似しているが,実態は全く別物であることが,よく分かった.

しかも,日本の長期療養施設は施設種類により費用がほぼ一定であるのと異なり,ナーシングホームの費用（1日当たり償還額）は,施設の機能と保険種類により,大きく異なることも今回初めて知った.それは,高機能病院内のナーシングホーム病棟では,メディケア（老人・障害者医療保険）で400ドルであるのに対して,メディケイド（医療扶助）やHMOではその半額の200ドルにすぎない.さらに,状態が比較的安定した患者が入院する独立型のナーシングホームでは,メディケアでも100ドル前後とのことであった.ちなみに,メディケアのナーシングホーム1日当たり償還額の全国平均は145ドル（1996年）である[33].

## IDSの最大の利点はマネジドケアとの交渉力の強化

第五に印象に残ったことは,シャープ,CHWの経営幹部とも,IDSの核心は病院と医師との統合にあり,それの最大の利点が医療保険（マネジドケア）との交渉力の強化であることを強調していたことである.実は,シャープ,CHWSCが所在するサンディエゴとロサンゼルスは,アメリカ全体でもマネジドケアがもっとも普及している地域であり,医療機関はそれとの厳しい価格交渉に常時さらされているのである.

それに対して,学術論文でIDSの経営・経済学的効果として強調されている,範囲の経済や取引費用の削減については,ほとんど述べられなかった.ただしこれは,両概念とも比較的新しく,実務家レベルにはまだ浸透していないためかもしれない.なお,先述したコッディングトン等も,現実には,統合戦略の多くが,医療保険（マネジドケア）の攻勢に対する「防衛的」も

のであり，新しい経済的価値を付加してはいないことを認めている[8]．

シャープは独自のHMOを所有する「最高度統合システム」なのだが，それの比重はごく小さい（加入者数は4万人弱）．これを大きくすると，他の医療保険と競合するため，意識的に小さいままにしているとのことであった．

### 1997年財政調整法の影響の大きさ

第六に印象に残ったことは，1997年の財政調整法（BBA）によるメディケア医療費の全分野にわたる大幅削減が，病院・医療施設の経営に深刻な影響を与えていることを，両組織の幹部，病院・施設経営責任者が異口同音に強調したことである．実は，シャープの現地調査は，当初1999年8月に実施予定だったのだが，BBAによる財政難で翌年度（10月開始）の予算策定に忙殺されているとの理由で，半年間延期された．

BBAにより当初予定されていた法施行後5年間のメディケア費用削減額は総額で100億ドル（約1兆円）にも達する．しかも，病院外来だけでなく，亜急性期ケア（ナーシングホーム，リハビリテーション医療，在宅ケア）にも，順次DRG方式かそれに類した定額払い方式が導入されつつある．その結果，特にナーシングホームと在宅ケア施設の経営は悪化し，倒産・撤退が急増しているとのことである．

特に，在宅医療の抑制は著しく，1998年には，「国民保健費用」総額は5.6％増加したにもかかわらず，在宅医療費は逆に4.0％も減少している[34]．メディケア負担分に限定すれば，なんと12.9％も減少している．そのために，アメリカの医療関係者の間では，BBA（balanced budget act）は「ビッグ・バン・アクト」と呼ばれているというジョークも聞いた．

### 情報化投資は総収益の2-3％

最後に，これは印象に残ったことではないが，シャープ，CHWとも情報化投資は総収益の2-3％であり，これは全米の「医療システム」の平均値（2.6％）と同水準である[35]．

先述したように，情報技術システムの確立は，医師の参加・リーダーシップと並んで，IDS 成功の鍵と言われている．この点は，両組織の経営幹部ともよく認識していたが，予算制約のため，両組織ともまだ電子カルテシステムは導入していなかった．意外なことに，アメリカ全体でもそれの普及は遅れており，まだ 10％の病院に導入されたにすぎないとのことである．

ただし，わが国の医療機関の情報関連費用の売上高比率はわずか 0.9％であり，この点での日米格差は極めて大きい[36]．

## 急性期医療と慢性期ケアとの「統合」── PACE，ソーシャル HMO 等

先述したように，IDS は急性期医療の枠内での統合が中心であり，ナーシングホームや在宅ケアが統合されている場合でも，それらの機能は「亜急性期医療」に限られている．この限りでは，日本の「複合体」とはまったく異質である．

しかし，アメリカにも，数はごく少ないが，急性期医療と慢性期ケアとを統合した組織・事業が，存在する．それらは，①PACE 事業，②ソーシャル HMO，③各州・自治体の独自事業の 3 つに分けられる[37][38]．今まで紹介してきた IDS のほとんどが私的組織であるのに対して，これら 3 つの組織・事業はほとんど公的費用に依存している．

①PACE（Program of All-Inclusive Care for the Elderly．「高齢者包括ケア・プログラム」）は，1970 年代初頭からカリフォルニア州サンフランシスコ市の中国人街で，要介護・低所得老人を対象にして，デイサービスセンターを中核に急性期医療と慢性期ケアを統合して提供してきたオンロック（原語は「安楽」）事業を源流とする．費用の大半は，公費──メディケア（老人・障害者医療保険）とメディケイド（医療扶助）──で賄われている．1997 年の財政調整法により，それまでの特例事業から一般事業に格上げされたが，1999 年でも加入者は全米でわずか 6000 人にとどまっている．オンロック／PACE 事業は，諸サービスを統合的に提供することにより，利用者の健康水準を高めるだけでなく，総費用も抑制するとの報告がみられるが，厳密な

比較対照試験でそれを確認した報告はない．この事業について詳しくは，近藤報告を参照されたい．

⑤ソーシャルHMOとは，急性期医療と慢性期ケアとの統合をめざして，1985年から開始されたメディケアのモデル事業である．一般のHMOが急性期医療しか給付しないのに対して，ソーシャルHMOでは慢性期ケアも部分的に給付する．オンロック／PACE事業と異なり，障害老人だけでなく健康老人も対象にしている．当初は両者を統合することにより総費用の抑制が期待されたが，結果はまったく逆であり，この点では失敗と評価されている[39]．しかも，ソーシャルHMOは，現在でも6個所でしか行われておらず，現実的影響力はまったくない．

③は，アリゾナ州，ウィスコンシン州，フロリダ州，ミネソタ州等で主としてメディケイド給付の低所得老人を対象にして行われている．各州で実施形態がまったく異なり，しかもそれの効果を検証した研究はほとんどない．

## おわりに——日米医療の異質性の再確認

本研究は，当初，「複合体」とIDSとの類似性に注目して始めた．しかし，研究の過程で，両者は異質な面の方がはるかに多いことに気づき，この視点からの比較研究を行った．しかも，本文で示したように，「複合体」とIDSとの違いの大半は，日米の医療・病院制度と医療政策との根本的な違いを反映したものである．

私は，1994年に，アメリカ留学中に行った日米医療の比較研究をまとめた際に，以下のように書いたことがある[3]（214頁）．

「アメリカの医療と医療政策は，外側から，観客として観ている分には，最高に『面白い』．ただし，そこから日本が学べる（日本にも応用できる）ことは，日本の現行の制度と政策（特に国民皆保険制度と「世界一」の医療費抑制政策）を前提にする限り，ほとんど何もない……．……では，なぜアメリカ医療について知る必要があるのか？　国際化の時代にあっては，『相手国がしていることをいつもコピーできるわけではないが，それをいつも理解し

第Ⅰ部　テーマ別の主要実証研究

なければならない』（レスター・サロー氏）からである．……簡単に言えば，医療（政策）に関しては，ヨーロッパが『世界標準』であり，日米は逆方向の両極端に位置する．そのために，単純な日米比較は，両国の特殊性を過度に強調することになり，有害無益である．」

今回，5年ぶりに，日米医療の比較研究を行い，この点を再確認した．私は，アメリカを含めて他の先進国の医療制度と医療政策について「理解しなければならない」し，各国で導入されている医療政策の個々の「技法」をわが国が学ぶ価値はある，と考えている．しかし，国際的にみてわが国と反対の極にあるアメリカの医療制度・政策を，その歴史的・社会的文脈を無視して，つまみ食い的にわが国へ移植する——「米国で成功しているよい面だけを取り入れる」[(40)]——ことは不可能である．なぜなら，アメリカ政治学の泰斗リプセットが近著『アメリカ例外論』で明快に指摘しているように，アメリカの「肯定的な面と否定的な面は隣り合わせで同居している」からである[(41)]．

日本医療の改革はあくまでも日本医療の歴史と現実に基づいて行うべきである．これが，今回の研究を終えての正直な感想である．

### 謝　辞

本研究は，第7回（平成10年度）ファイザーヘルスリサーチ振興財団国際共同研究助成を受けて行った．アメリカのIDSの現地調査では，サンディエゴ・ヘルスケア・インターナショナル・サービス代表月森奨氏とCHWSC理事長B・オーブリエン氏，S・D・ホランダー氏にすばらしい研修プログラムを用意していただいた．心から感謝する．

今回報告した，「総論」以外の研究成果は以下の通りである．
①足立浩「医療施設複合化の経営的・財務的効果の研究」『病院』59巻10・11号，60巻1号，2000〜2001．
②野村秀和「保健・医療・福祉複合体の決算データによる日米比較」『生活協同組合研究』297号，2000．
③近藤克則「オンロック／PACEモデルにみる医療福祉統合」『病院』60巻2・3号，2001．

④平野隆之「地方都市における『保健・医療・福祉複合体』の地域展開」『社会保険旬報』2060号，2000．
⑤二木立「米国南カリフォルニアの2つの『複合体』現地調査の記録」(ファイザーヘルスリサーチ振興財団への研究報告書のみに掲載)
⑥二木立「『複合体』関連の主要文献の紹介」(上記研究報告書のみに掲載))
⑦高橋紘一「『複合体』経営病院の分析試案」『病院』60巻6・7号，2001．

## 文　献

（1）　二木立『保健・医療・福祉複合体』医学書院，1998．
（2）　二木立『介護保険と医療保険改革』勁草書房，2000．
（3）　二木立『「世界一」の医療費抑制策を見直す時期』勁草書房，1994．
（4）　Shortell SM, et al: Remaking Health Care in America -Building Organized Delivery Systems. Jossey-Bass Publishers, 1996.
（5）　Hospital Statistics 2000 edition. Health Forum - American Hospital Association Company, 2000.
（6）　厚生省統計情報部編『平成10年医療施設調査・病院報告』厚生統計協会，2000．
（7）　Health Care Financing Review Statistical supplement, 1999, p. 50.
（8）　Coddington DC, et al: Making Integrated Health Care Work -Second Edition. Center for Research in Ambulatory Health Care Administration, 1997.
（9）　Kongstvedt PR: Essentials of Managed Health Care Second Edition. Aspen Publishers, 1997, pp. 49-69.
（10）　Enthoven A, Vorhaus C: What is a hospital system? Graduate School of Business, Stanford University, Spring Quarter 2000（E331）(teaching note).
（11）　Goldsmith JC: Driving the nitroglycerin truck. Healthcare Forum Journal 36(2):36-44, 1993.
（12）　Young DW, McCarthy SM: Managing Integrated Delivery Systems - A Framework forAction. Health Administration Press, 1999.
（13）　Sokolov JJ: On the brink of a third generation. Healthcare Forum Journal 36(2): 29-33, 1993.
（14）　Jaklevic MC: Providers cut losses by selling HMO. Modern Healthcare Jan 31, 2000, pp. 32-33.
（15）　Moore Jr JD: HMOs cause systems' rating hits. Modern Healthcare Feb 22, 1999, p. 2.
（16）　Rauber C: Market deflates for provider-owened HMOs. Modern Healthcare June 14, 1999, pp. 34-46.［Annual HMO/PPO survey］
（17）　Hoechst Marion Roussel : Managed Care Digest Series 1999 - Integrated

第I部　テーマ別の主要実証研究

Health Systems Digest, 1999.
(18) Lehrman S, et al: Hospitals' vertical integrateion into skilled nursing: A rational approach to controlling transaction costs. Inquiry 35: 303-314, 1998.
(19) Robinson JC: The Changing boundaries of the American hospital. Milbank Q 72(2): 259-275, 1995.
(20) Robinson JC, et al: Vertical integration and organizational networks in health care. Health Affairs 15(1): 7-22, 1996.
(21) Robinson JC: Physician-hospital integration and the economic theory of the firm. Medical Care Research and Review 54(1): 3-24,1997.
(22) Shortell SM: Commentary. Medical Care Research and Review 54(1): 25-31, 1997.
(23) Coddington DC, et al: Making Integrated Health Care Work -Case Studies. Center for Research in Ambulatory Health Care Administration, 1996.
(24) Luke RD, et al: Foundations of market restructuring: Local hospital cluster and HMO infiltration. Medical Interface 8(9): 71-75, 1995.
(25) Burns LR, et al: Managed care, market stages, and integrated delivery systems. Health Affairs 16(6): 204-218, 1997.
(26) Walston SL, et al: Owned vertical integration and health care: Promise and Performance. Health Care Management Review 21(1): 83-92, 1996.
(27) Lee S-YD, et al: Consequences of organizational changes in U.S. hospitals. Medical Care Research and Review 56(3): 227-276, 1999.
(28) Top 100 integrated delivery systems. Hospital & Health Networks March 20, 1998.（これについての日本語の解説は,『マネジドケアの新しい潮流』日本医師会総合政策研究機構報告書第8号, 56-57頁［江口成美執筆］, 1999参照）
(29) Kirchheimer B: Number of for-profits declined in 1999. Modern Healthcare Jan 17, 2000, pp. 20-21.
(30) Kuttner R: The American health care system - Health insurance coverage. New Eng J Med 340(2): 163-168, 1999.
(31) Bellandi D: Sizing Up [Catholic consolidations]. Modern Healthcare Nov 1, 1999, pp. 38-42.
(32) Bellandi D: Spinoffs, big deals dominate in '99 [Sixth annual tally of hospital consolidation]. Modern Healthcare Jan 10, 2000, pp. 36-48.
(33) Murray LA, et al: The Medicare Current Beneficiary Survey (MCBS) highlights. Health Care Financing Review 20(4): 211-214, 1999.
(34) Levit K, et al: Health spending in 1998. Health Affairs 19(1): 124-138, 2000.

第 4 章　医療提供体制の変貌

(35)　Morrissey J: Y2K: Ready or not... [Ninth annual survey of information systems trends]. Modern Healthcare Feb 22, 1999, pp. 52-74.
(36)　寺崎友芳・澤地一「ヘルスケア分野における情報化の現状と課題」『調査(日本開発銀行)』228 号，2 〜 69, 1997.
(37)　Evashwick CJ (ed.): The Continuum of Long-Term Care: An Integrated Systems Approach. Delmar Publishers,1996, pp. 238-252.
(38)　Katz PR: Emerging Systems in Long-Term Care. Springer Series: Advances in Long-Term Care Volume 4, 1999, pp. 88-148.
(39)　Dowd B, et al: S/HMO versus TEFRA HMO enrolees. Health Care Financing Review 20(4): 7-23, 1999.
(40)　「患者主体の医療改革──二一世紀の医療への提言」『日経メディカル』1999 年 1 月号，56-69 頁.
(41)　S・M・リプセット，上坂昇・他訳『アメリカ例外論──日欧とも異質な超大国の論理とは』明石書店，1999.

訂　正（元論文を『21 世紀初頭の医療と介護』に収録時の訂正）
　本文において，私はアメリカのナーシングホームの「平均在院日数は，併設では 14.1 日，独立型でも 30.5 日にすぎず，…日本的感覚では亜急性期医療施設」と書いた．しかし，これはナーシングホーム全体ではなく，メディケア（老人・障害者医療保険）の給付対象になっている skilled nursing facility についてのものである．しかし，それ以外のナーシングホーム──メディケイド（医療扶助）給付者や自費利用者対象──の平均在院日数ははるかに長く（後述する大泉氏の試算では 726 日），日本の老人病院や特別養護老人ホーム的な「長期療養施設」に類似している．つまり，アメリカのナーシングホームは同質ではなく，2 種類に分かれる．
　誤りをご指摘いただいた，宮盛喜氏（日経メディカル開発）と大泉洋一氏（医療経済研究機構．現・日本総合研究所）に感謝する．[「第 7 回ヘルスリサーチフォーラム（2000 年 11 月 11 日）報告書 121 頁に掲載]

## 第 5 節　日本の保健・医療・福祉複合体の最新動向と「地域包括ケアシステム」

(『TPP と医療の産業化』勁草書房，2012，第 4 章第 3 節，165-177 頁.)

　本節では，複合体（研究）の最新動向を紹介します．まず，日本病院会の全国調査等で最新の実態を示し，次に大野博氏，鄭丞媛氏等，足立浩氏による注目すべき実証研究を紹介し，複合体の最近の注目すべき 3 つの動き（地域経済活性化

への取り組み等）を紹介します．最後に，2011年の介護保険法改正で2012年度から制度化される「地域包括ケアシステム」について簡単に説明し，それが複合体への新たな追い風になる理由を述べます．

## はじめに——私の複合体研究

　私は，1990年代頃に，医療機関の保健・福祉（特に介護）分野への進出に興味を持ち，1996年に「保健・医療・福祉複合体（以下，複合体）」について次の概念を提唱し，1996～1998年に包括的な全国調査を行いました．「医療機関（病院・診療所）の開設者が，同一法人または関連・系列法人とともに，各種の保健・福祉施設のうちのいくつかを開設し，保健・医療・福祉サービスのすべてまたは一部を一体的に提供するグループ」[1]．

　調査開始前は，複合体の大半が「病院主導（母体）」であり，入所施設（特別養護老人ホームと老人保健施設）を開設しているものが主流と思っていましたが，調査過程で，診療所を母体とする複合体も少なくないことに気付きました（概ね2-3割）．さらに，2000年の介護保険制度開始前後からは，特に大都市部で，診療所や中小病院が在宅・通所ケア施設（訪問看護ステーション，ホームヘルパー・ステーション，在宅介護支援センター，通所リハビリテーション施設等）のみを開設する複合体が急増したため，それらを「ミニ複合体」と命名しました[2]．そして，2000年に在宅ケア先進診療所を対象にして，「ミニ複合体」のミニ調査を行いました[3]．

　医療機関の複合体化は，2008年に介護保険制度（正式名称は老人長期療養保険制度）を導入したお隣の韓国でも民間中小病院の生き残り策として注目され，私は2004年以降何度か，韓国の病院・福祉施設関係者や研究者を対象にして，日本の複合体と介護保険制度について講演しました[4]．本節では，2011年11月に韓国の病院経営者を対象に行った最新の講演をベースにして，日本の複合体と複合体研究の最新動向（概ね最近5年以内）を紹介します．最後に，2011年の介護保険法改正で構築が目指されている「地域包括ケア

システム」が，複合体への新たな追い風になることを指摘します．

## 1　日本病院会の全国調査（2010年）

　複合体の包括的な全国調査は，私が1996-1998年に全数調査を行って以来，残念ながら行われていません．しかし，日本病院会中小病院委員会が2010年に行った「中小病院の複合事業化戦略に関する調査報告」により，中小病院の複合体化の最新動向が明らかにされました[5]．これは病院団体が行った初めての本格的全国調査（郵送調査）で，調査対象は200床以下の会員病院1220施設であり，そのうち404病院が回答しました（回答率33.1％）．

　回答者（「自院グループ」）の事業主体は医療法人がもっとも多く61.6％（249施設）であり，以下社会福祉法人10.1％，財団法人6.2％，公立・公的機関18.6％，株式会社6.4％，個人1.5％，NPO法人0.2％，その他7.7％でした．現在の病床構成は，一般病床のみがもっとも多く47.6％ですが，一般病床と療養病床のケアミックスが41.2％もあり，療養病床のみは8.0％，その他2.2％でした．平均病床数は127.4床でした（元資料から計算）．

　複合事業化戦略の検討・実施の時期をみると，介護保険以前から実施39.2％，介護保険以後実施19.4％（小計58.6％．236施設），現在検討中7.2％，近い将来検討したい11.7％であり，今後とも志向するつもりはないは18.4％にとどまっていました（その他4.2％）．

　現在複合化戦略を実施している施設を対象にして，現在行っている複合事業をみると，特定健診等がもっとも多く84.2％で，以下，訪問看護・訪問介護76.9％，人間ドック等72.6％，訪問リハビリテーション61.5％，通所リハビリテーション55.6％が5割を超えていました（以上，通所・在宅事業）．入所施設の開設率は，老人保健施設47.0％，特別養護老人ホーム18.4％でした（図1）．

　回答施設全体（有効回答403）を分母とする実施率を計算したところ，特定健診等48.9％，訪問看護・訪問介護44.7％，人間ドック等42.2％，訪問リ

第Ⅰ部　テーマ別の主要実証研究

図1　日本病院会「中小病院の複合事業化戦略に関する調査報告」(2010)

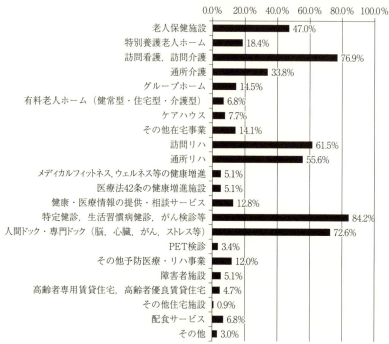

(有効回答　234件)

現在おこなっている複合事業の分野についての複数回答.

ハビリテーション 35.7％，通所リハビリテーション 32.3％，老人保健施設 27.3％，特別養護老人ホーム 10.7％ となりました．

　各種事業を実施している病院の全収入に占める各事業収入の割合をみると，当然のことながら，医療事業（病院・診療所）が 77.2％ でもっとも多いのですが，介護・福祉施設事業（老健，特養）も 19.9％ を占めており，予防事業・リハ事業（6.9％）を大幅に上回っていました（その他 5.8％）．この「リハ事業」には介護保険事業分も含まれると思われ，これを加えると介護保険関連の事業収入割合が2割を超えることは確実です．

　この調査と同時に，第3回「中小病院が生き残るための今後の病院経営の

課題に関する調査」も行われました（同名の調査は2008, 2009年にも行われました）．それによると，「今後の経営戦略の方向性」について「医療と介護・高齢者住居の複合体志向」との回答が，2008年の33.6％から，2009年の34.8％，2010年の41.1％へと着実に増加していました．

この調査結果は，2010年の第60回日本病院学会シンポジム「中小病院は地域を守る——中小病院の複合事業化戦略」で発表されたのですが，シンポジストは皆「中小病院が生き残るため複合事業化は不可欠」，「生き残っている中小病院はどこも複合事業化を行っている」等と発言しました．

## 2　日本リハ病院・施設協会の全国調査と埼玉県での縦断調査

日本リハビリテーション病院・施設協会は毎年「会員施設実態調査」を行っており，それの2010年度調査でも，リハビリテーション病院の複合体化の進展ぶりが分かります[6]．調査対象は，会員病院640施設で，211病院が回答しました（回答率33.0％）．回答施設の開設主体は，医療法人・個人・その他（これの細分なし）が81.0％を占め，残りは公的医療機関15.2％，社会保険関連団体2.8％，国等0.9％でした．回答施設のうち，200床以上が49.2％であり，上記日本病院会調査より，かなり大規模です．

介護保険関連事業の併設率は，居宅介護支援事業所58.3％がもっとも高く，以下，通所リハビリテーション50.7％，訪問看護ステーション41.7％でした（以上，通所・在宅事業）．入所施設の併設は，老人保健施設33.2％，特別養護老人ホーム8.5％でした（図2）．日本病院会調査とは調査項目が一部異なりますが，回答施設全体での実施率はほぼ同水準と言えます．

私の全国調査以降行われた，病院単位の複合体の全国調査はこの2つしかないと思います．対象を限定したユニークな全国調査としては，鍋谷州春氏の「協同組織［JAグループ，生協，民医連等］が開設する医療・福祉事業全国調査」があります[7]．

なお，山本克也氏等は，WAMNETの介護サービス事業者情報を用いて

図2　日本リハビリテーション病院・施設協会「2010年度会員施設実態調査報告書」(2011)
併設施設割合（N＝211）

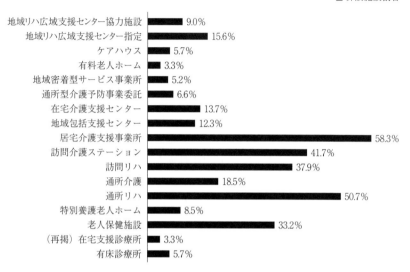

「［介護］施設サービスの複合化・多機能化」の全国推計（2006年）を行っています[8]．しかし，各施設・事業の名目上の開設者のみに注目し，母体法人に遡った調査をしていないので，医療法人等が開設している介護施設・事業の割合は相当過小評価になっています．例えば，「特養の場合は社会福祉法人が圧倒的の93.6％」とされていますが，私の全国調査によれば，特別養護老人ホームのうち医療施設を母体とするものが約3割を占めていました[1]．また，「特養，老健のいずれかを3つ以上所有する」社会福祉法人が34示されていますが，それらの相当部分（おそらく大半）は医療機関を母体とする法人（つまり複合体）のはずです．

病院母体の複合体の都道府県レベルの全数調査で注目すべきなのは，大野博氏による埼玉県の1996～2006年の10年間の縦断調査です[9]．氏は「医療・介護複合体」を県内または県境を超えて複数の病院を経営するか，複数の病院・介護施設を経営する事業体と定義して，各病院・施設の母体に遡っ

て全数調査を行いました．その結果，2006年現在，埼玉県内で病院を開設する病院経営主体のうち31.4％が医療・介護複合体であり，そのもとにある病院は全体の43.6％，複合体のもとにある病床は全体の61.2％に達していること，および10年間で複合体のシェアは，病院数で13％ポイント，病床数で11％ポイント拡大したことが明らかになりました．

## 3　複合体経営の実証研究

複合体という用語・概念は私が1998年に『保健・医療・福祉複合体』[(1)]を出版して以降急速に普及し，現在では医療・介護保険関係者の間で「普通名詞化」していると言えます．今回，本節を執筆するために，CiNii（国立情報学研究所提供の文献データベース）を用いて「複合（体）」等をキーワードにして検索したところ，100を超える文献がヒットしました．しかし，そのほとんどは複合体の事例報告か解説記事であり，複合体の実証研究（特に経営学的研究）はごく限られていました．

例えば，複合体の経営効果については，私の著書を含めたいくつかの調査研究が指摘していますが，ほとんど概念レベルにとどまっており，ある一定数以上の量的データを用いてそれを本格的に検証した研究は鄭丞媛氏等による「医療生協のデータを中心に」した研究しかないと思います[(10)]．鄭氏等は，医療生協（約106単位生協）の2003，2004，2005年の財務データを用い，「施設［開設］型複合体」，「ミニ複合体」，「医療単独」間の各種経営指標の詳細な比較を行い，事業利益率は「施設型複合体」・「ミニ複合体」の方が「医療単独」よりも高いが，「施設型複合体」と「ミニ複合体」間では統計学的な有意差が見られなかった，複合体の方が「医療単独型」よりも生産性が高い等，複合化の経営効果を示唆する興味ある知見を得ています．鄭氏等はその上で，「複合化の効果として，［診療・介護］報酬改定といった外部的要因によるリスクを分散する効果がある」と指摘しており，これは妥当と思います．

2011年に実施された「第18回医療経済実態調査」と「平成23年介護事業経営実態調査」により，各事業の利益率（収支差率）を比較すると，医療法人立一般病院（全体）の4.8%に対して，介護事業では，介護老人福祉施設9.3%，介護老人保健施設9.9%，介護療養型医療施設9.7%，認知症対応型共同生活介護8.4%，通所介護11.6%と相当高くなっていました．ただし，訪問系の介護事業の利益率は，訪問介護5.1%，訪問看護2.3%，訪問リハビリテーション3.1%にとどまっていました．

なお，少し古い研究ですが，高橋紘一氏は，2001年に大規模複合体経営の「分析試案」を発表しており，この領域の量的研究の嚆矢と言えます[11]．

上述したように複合体の「事例報告」は非常に多いのですが，本格的な「事例研究」はごく限られています．その中で，足立浩氏による兵庫県赤穂市の医療法人伯鳳会［赤穂中央病院］グループ［理事長：古城資久医師］の事例研究は，同グループの2005～2007年度の財務データと「経営指針書」等を，「ソシオマネジメント」の視点から詳細に分析しており，複合体事例研究の白眉と言えます[12]．足立氏は，「伯鳳会グループの経営において……最も注目したいのは，内部的には職員を『共闘者』と位置づけて，経営への主体的関与を積極的に促す職員参加型経営のシステムであり，外部的には地域医療への貢献をベースとした『地域密着・包括的事業展開型医療法人』としての社会的役割である」と結論づけています．

## 4　複合体の最近の注目すべき動き

次に，複合体の最近の動きについて，注目すべきと思うものを3点紹介します．

第1は，地域の中核的複合体による地域振興，地域経済活性化の取り組みです．複合体が地方，特に人口減少に悩む過疎地域で，かつての公共事業に代わって，雇用の下支えとなっていることは，地方にある複合体の事例報告で異口同音に強調されています（最新の事例報告は，鹿児島県川内市の市日野

記念病院グループ[13]）．

　最近ではそれに加えて，一部の地域で，地域の中核的複合体が過疎地の地域振興，地域経済の活性化に積極的に取り組む動きも生まれています．この点でのフロントランナーは，石川県能登中部医療圏（七尾市等）に位置する社会医療法人財団董仙会恵寿総合病院グループ（理事長：神野正博医師）です[14][15]．私は，同グループの地域振興活動そのものに加えて，神野医師の「peripheral に軸足を持った」central への「発信力」にも注目しています[16]．上述した足立浩氏も，伯鳳会グループと並んで，恵寿総合病院グループを「注目すべき医療経営モデルの１つ」と評価しています[12]．厚生労働省の担当者（鈴木康裕保険局医療課長）も，医療と介護の「先駆的な事例」に注目し，「それをモデルとして全国的に普及させるような形にして財政的にも支援することがすごく大事」と発言するようになっています[17]．

　なお，地方の病院が「町おこし」・「地域再生」の核になることを最初に実践的に示したのは長野県・佐久総合病院（若月俊一院長・故人）で，故川上武氏は 1988 年に同病院の詳細な事例研究を発表し，「メディコ・ポリス構想」を提唱しました[18]．

　第２の新しい動きは，地方都市を本拠地とする大規模複合体の首都圏・大都市部への進出です．『日経ヘルスケア』2010 年６月号は，首都圏（東京都と横浜市）に進出した４法人（福島県郡山市・南東北病院グループ，鳥取県境港市・こうほうえんグループ，徳島県吉野川市・みまグループ，長崎県大村市・カメリアグループ）の最新動向をレポートしています[19]．これら４法人は，いずれも 2006 年以降，首都圏に進出しています．上述した兵庫県赤穂市の伯鳳会グループも，2010 年以降，「大阪プロジェクト」（大阪の２病院の経営移譲による獲得）を進めています[20]．

　これらの法人の直接の進出動機はいずれも，地元での実績で自信を持つ一方，人口減少の続く地元でのシェア拡大に限界を感じたことのようです．ただし，特に首都圏は地価・人件費が非常に高いため，人材確保と経営の両面で必ずしも順調とは言えないようです（ただし，私はまだフィールド調査はし

ていません).いずれにしろ,この動きはごく一部の大規模複合体に限定され,日本の複合体の大半は今後も地域密着型の「地場産業」であり続けると思います.

第3の動きは,必ずしも新しいとは言えないのですが,巨大民間病院チェーン(グループ)がすべて複合体化していることです.日本の病院グループの最新の包括的な調査研究は,矢野経済研究所『病院グループ徹底分析2011年版』です[21].本研究では,「病院グループ」を「病院2施設以上+介護保険施設2施設以上または病院3施設以上有する団体」と定義して,この条件に該当する224団体を抽出し,それらに属する医療法人等約470法人の決算書を収集して,事業収益,事業利益等別のランキングを作成し,さらに15の巨大病院グループについては詳細な事例分析を行っています.具体的には,以下の15病院グループです.徳洲会グループ,東京・板橋中央総合病院(旧中央医科)グループ(IMS),埼玉・戸田中央医科グループ(TMG),埼玉・上尾中央医科グループ(AMG),大阪・愛仁会グループ,京都・武田病院グループ,京都・洛和会ヘルスケアシステム,国際医療福祉大学グループ,北海道・渓仁会グループ,大阪・生長会グループ,福島・南東北病院グループ,セコム提携病院グループ,日本赤十字社,恩賜財団済生会,全国厚生農業協同組合連合会(JAグループ).言うまでもなく,最後の3グループは公的病院グループです.

実は日本最大の病院グループである徳洲会グループは,1980年代までは急性期病院のみを開設していました(1988年に開設していた25病院7065床はすべて一般病院・一般病床[22]).しかし1990年代には慢性疾患医療にも進出し始め,さらに2000年の介護保険制度創設前後から,介護保険施設・事業も急速に展開し始め,現在では日本最大の複合体にもなっています(病院67,老人保健施設28,特別養護老人ホーム6,有料老人ホーム・ケアハウス22,グループホーム32等.徳洲会ホームページの「施設情報」,2012年2月5日.).

なお,板橋中央総合病院グループ,戸田中央医科グループ,上尾中央医科グループは,グループの開設者(初代理事長)が3人兄弟であり,現在でも

3グループで「CMS（セントラル・メディカル・システム）」を形成しており，これを1グループと見なすと，徳洲会グループを抜いて，日本最大の病院グループになります（「くたかけ」（IMS グループ広報誌）2011 年 11 月号）．

なお，日本の病院グループの大半は，上述した巨大グループを含めて地域的存在であり，本格的に全国展開しているのは徳洲会グループと IMS だけと言えます．

## おわりに――「地域包括ケアシステム」と複合体

以上，日本の複合体と複合体研究の最新動向をスケッチしてきました．最後に，2012 年度から制度化される「地域包括ケアシステム」について簡単に述べます．これは今後，複合体への新たな追い風になる可能性があるからです．「新たな」と表現したのは，2000 年の介護保険制度創設と 2005 年の介護保険法改正も複合体への追い風になったからです[(4)]．

2011 年 6 月に成立・公布された改正介護保険法の最重点課題は，2025 年を目標年にして，医療，介護，予防，住まい，生活支援サービスを切れ目なく提供する「地域包括ケアシステム」を，中学校区単位で構築することです．厚生労働省はこれにより，できる限り病院・施設に依存しない「在宅サービス優先」のシステムを形成することを目指しています．しかも，「地域包括ケアシステム」の構築は介護保険制度の枠を超え，政府の「社会保障・税一体改革素案」（2012 年 1 月 6 日閣議報告・了承）では，「医療サービス提供体制の制度改革」に次いで，「医療・介護等」の改革の第 2 の柱とされています．

ただし，「地域包括ケアシステム」の実際の範囲は，慢性期医療・在宅医療と介護サービス，生活支援サービス等に限られており，急性期医療は含まれません．しかも厚生労働省はまだ「地域包括システム」の具体的な制度設計を示していません【注】．そのために，地域で保健・医療・福祉サービスを切れ目なく提供するためには，それぞれの地域の条件に応じて，「地域包括

ケアシステム」内および，それと急性期の「医療サービス医療提供体制」間での連携を形成することが不可欠です．

連携の方法には，独立した施設・事業者間のネットワーク形成と複合体形成の2つがあり，原理的には両者には一長一短があります．しかし，現実的・制度的には，さまざまな医療・介護・福祉施設が多数存在する一方，土地代と人件費が高く大規模な複合体の展開が困難な大都市部を除いては，複合体の方が圧倒的に有利です．上述した伯鳳会グループの古城資久氏も，厚生労働省が目指している「地域完結型医療」は経営主体の異なる病院が多数存在し，それらが機能分化することを前提としているため，都市型医療圏でしか通用せず，それ以外の地域では「地域包括型医療」（複合体）の方が医療の質，経営の両面で優位にあると主張されています[23]．このロジックは，「地域包括ケアシステム」内，およびそれと急性期医療との連携についても当てはまると思います．

そのために私は「地域包括ケアシステム」は今後，複合体への新しい追い風になると予測しています．特に，医療と介護・福祉の接点にあるリハビリテーション病院を母体とする複合体の役割はさらに大きくなると思います．ただし，複合体が「地域独占」するのはごく一部の地域に限られ，大半の地域では，今後も，複合体と独立した施設・事業者間のネットワークが競争的に共存すると思います[24]．

【注】地域包括ケア整備の重点は大都市圏近郊？

「地域包括ケアシステム」を公式に提唱した「地域包括ケア研究会」座長の田中滋氏は，これの「整備が特に急がれる地域」として「東京23区や大阪市，名古屋市といった大都市圏の"近郊"」を挙げています．その理由は，大半の地方や大都市部と異なり，大都市圏近郊の住宅地には高齢者ケアのインフラが整っていないからだそうです（「地域包括ケアシステムの全体像」『MMPG医療情報レポート』105号，2011）．

この発言からも，「地域包括ケアシステム」の整備が全国一律で行われるわけではないことがよく分かります．ただし私は，地方や大都市部でも，インフラが整っている地域はごく限られていると思います．

第 4 章　医療提供体制の変貌

## 文　献

(1)　二木立『保健・医療・福祉複合体』医学書院，1998.
(2)　二木立『介護保険と医療保険改革』勁草書房，2000，I-2「保健・医療・福祉複合体の功罪」.
(3)　二木立『21 世紀初頭の医療と介護――幻想の「抜本改革」を超えて』勁草書房，2001，第Ⅳ章二「在宅ケア先進診療所の実態調査――『ミニ複合体』化を中心として」.
(4)　二木立「日本の介護保険制度と保健・医療・福祉複合体」『文化連情報』2010 年 6 月号（387 号）：15-22 頁.
(5)　土井章弘，日本病院会中小病院委員会「中小病院の複合事業化戦略に関する調査報告」・「中小病院が生き残るための今後の病院経営の課題に関する調査報告」『日本病院会雑誌』2010 年 11 月号（57 巻 11 号）：39-43 頁.
(6)　日本リハビリテーション病院・施設協会 病院・施設情報委員会「平成 22 年度日本リハビリテーション病院・施設協会『会員実態調査』報告書」2011.
(7)　鍋谷州春『人権としての医療・福祉と協同組織――いのち・くらし・協同』あけび書房，2012，第 2 章「協同組織が開設する医療・福祉事業全国調査」.
(8)　山本克也・杉田知格「施設サービスの複合化・多機能化－特に経営の観点から」『季刊社会保障研究』43 巻 4 号：343-353 頁，2008.
(9)　大野博「病院経営主体の『医療・介護複合体』化の進展とその特徴に関する研究」『医療経済研究』21 巻 1 号：25-37 頁，2009.
(10)　鄭丞媛・他「医療・福祉サービスの複合化の経営効果分析――医療生協のデータを中心に」『日本医療経営学会誌』3 巻 1 号：53-60 頁，2009.
(11)　高橋紘一「『複合体』経営病院の分析試案(1), (2)」『病院』2001 年 6，7 月号（60 巻 7，8 号）：514-519，625-628 頁.
(12)　足立浩「医療法人伯鳳会グループの経営戦略とマネジメント・システム――『ソシオマネジメント』の視点から」『日本福祉大学経済論集』36 号：37-71 頁，2008．（足立浩『社会的責任の経営・会計論―― CSR の矛盾構造とソシオマネジメントの可能性』創成社，2012 年，所収）.
(13)　鉾之原大助「医療介護複合体事業の展望」『病院』2010 年 1 月号（69 巻 1 号）：38-41 頁.
(14)　神野正博「マーケット・インの発想で医療連携から地域振興まで地域の活性化を牽引」『TKC 医業経営情報』2008 年 6 月号（163 号）：14-17 頁.
(15)　神野正博「病院と地域の協同による地域振興を考える」『病院』2011 年 5 月号（70 巻 5 号）：363-367 頁.
(16)　神野正博「Central と Peripheral」『社会保険旬報』2011 年 1 月 1 日号（2446 号）：60-61 頁.
(17)　鈴木康裕「透明性を図り診療側と支払側が同じ土俵で議論できる場をつくる」『社会保険旬報』2011 年 1 月 1 日号（2446 号）：38-42 頁.

第Ⅰ部　テーマ別の主要実証研究

(18)　川上武・小坂富美子『農村医学からメディコ・ポリス構想へ——若月俊一の精神史』勁草書房，1988．
(19)　吉良伸一郎「首都圏に進出した地方法人の狙いと"戦果"」『日経ヘルスケア』2010年6月号：45-55頁．
(20)　吉良伸一郎「M＆Aで攻勢強める病院チェーン」『日経ヘルスケア』2011年11月号：20-34頁．
(21)　『病院グループ徹底分析2011年版』矢野経済研究所，2010（担当：山田治美）．
(22)　二木立『現代日本医療の実証分析』医学書院，1990，第3章Ⅰ「わが国の私的病院チェーンはどこまで進んでいるか」．［本書第Ⅰ部第4章第1節］
(23)　古城資久「地域完結型医療vs地域包括型医療——保健・医療・福祉複合体の優位性を論じる」『病院経営』2009年2月20日号（403号）：26-33頁．
(24)　二木立「医療・福祉の連携か複合か——両者の対立は無意味，真理は中間にある」『Gerontology』14巻3号：240-244頁，2002（二木立『介護保険制度の総合的研究』勁草書房，2007，225-232頁）．［本書第Ⅰ部第4章第3節補論2］

# 第5章　医師の所得と勤務形態および医師数と医療費の関係

## 第1節　医師所得は高すぎるか？

(『現代日本医療の実証分析』医学書院, 1990, 第4章 I, 118-168頁.)

① 1980年代に病院勤務医数が激増した結果，その給与水準は公私病院とも停滞・低下している．特に，企業規模1000人以上の大病院（大組織）の常勤勤務医の給与水準の低下は著しく，現在では企業規模1000人以上の民間大企業の大卒労働者とほぼ同水準になっている．

② それに対して非常勤医師の給与水準は現在でも常勤医師の2～3倍であるが，これは大学病院研修医の異常な低給与を"代償する"性格を持っている．

③ 最近，病院経営悪化の原因が勤務医の高給与とする主張がなされているが，これは正しくない．確かに現在でも中小規模の私的病院では勤務医の給与は相当高いが，勤務医数は少ないため，公的大病院に比べて，医師給与総額の医業収入に対する割合はむしろ低い．

④ 開業医（一般診療所開設医）の「収支差額」は1970年代に比べ，1980年前半には低下したが，その後は安定している．ただし，開業医の「収支差額」の格差は大きく，下位25％の開業医では勤務医所得と同水準になっている．

また，わが国の開業医の所得格差は，米国よりも大きく，おそらく世界最大と思われる．

⑤ 国民医療費に対する医師・医療従事者所得の割合は50％前後で安定している．医師所得の割合も20％弱で安定しているが，開業医所得の割合が傾向的に低下し，勤務医所得の割合が増加している．

⑥ わが国の「医師技術料」は欧米諸国に比べて相当低いが，「全医師」の所得は国際的にみても高水準である．この一見矛盾した現象は，(1)わが国の医師1人当

> り患者数が欧米諸国よりもはるかに多いこと，(2)わが国の開業医が医師技術料だけでなく，医薬品・検査から相当の「差益」を得ていること，および(3)わが国の開業医所得には個人所得だけでなく事業体としての所得も含まれていること，により説明可能である．

## はじめに

　近年，医療費抑制・病院経営悪化あるいは税制改革との関連で，医師の高所得に対する関心や批判が，改めて高まっている．中医協「医療経済実態調査」の結果が発表されるたびに，開業医の一般勤労者に対する高所得ぶりがマスコミを賑わすだけでなく，最近は，厚生省サイドから，病院経営赤字の主因が勤務医の高給与であるとの新たな主張もなされるようになっている．

　筆者は，わが国の医師の高所得は1960年代の医師不足時代に生じた歴史的現象であり，今後の「医師過剰時代」の到来に伴い，医師の所得水準が低下することは避けられないと考えており，5年前に出版した拙著『医療経済学』では，2000年以降の医師所得の「均衡レベル」を，①勤務医の給与水準は一般勤労者の2倍，②開業医と勤務医の所得格差は1.5倍と，予測してもいる[1]．

　しかし，同時に筆者は，マスコミや厚生省サイドからの医師の高所得批判は，開業医・勤務医のそれぞれの内部に存在する所得格差を無視しているだけでなく，1980年代の医師急増を背景にして進行している勤務医給与水準の低下を見落としている，とも考えている．また，これは筆者自身も反省しなければならない点だが，医師所得の水準を検討する場合，一般勤労者の所得と比較するだけでは不十分であり，医師と年齢・学歴・社会的地位等が同水準の職種の所得と比較しなければ，科学的とは言えないとも考えている．

　本節では，このような視点から，1980年代の医師所得の水準と構造変化を，ミクロ（医師1人当たり所得）とマクロ（国民医療費中の医師所得）の両面から，実証的に検討したい．それにより，まず，民間病院勤務医の給与水準は

1980年代に急速に低下し，特に企業規模1000人以上の大病院勤務医の年間給与は大企業の大卒労働者とほぼ同水準になっていることを示す．次に，開業医の所得水準も，1980年代前半に低下したが，勤務医所得と異なり継続的には低下していないことを示す．しかし，わが国の開業医所得の「変動性」は米国よりも大きく，下位25％の開業医の所得水準は病院勤務医と同水準であることも明らかにする．更に，国民医療費に対する医師・医療従事者の所得割合は，1976-87年の11年間，約5割で安定していることを示す．最後に，最近，わが国の医師所得水準をめぐって医師会サイドと厚生省サイドとで繰り広げられた論争を検証し，両者の立論がそれぞれ一面的なことを明らかにする．尚，1950年代から80年代初頭までの医師所得の構造分析については，『医療経済学』（医学書院，1985，第5章Ⅰ）を参照されたい．

## 1 医師就業構造の激変

先ず，医師所得検討の予備作業として，1980年代の医師急増と就業構造の変化を簡単に検討しておく．

表1は，1980-88年の8年間の医師数の変化を病院従事者数・就業者数等

表1 医師数等の推移（1970-1988年）

| 年・増加率 | 医師総数（人口10万対） | うち病院勤務医数 | 病院従事者総数 | 就業者総数 | 総人口 | 老年人口 | 推計患者総数 |
|---|---|---|---|---|---|---|---|
| 1970 | 118,990 (114.7) | 43,978 | 636,074 | 5,094 | 10,467 | 739.3 | 724.7 |
| 1980 | 156,235 (133.5) | 74,954 | 985,768 | 5,536 | 11,706 | 1,064.7 | 801.5 |
| 1988 | 201,658 (164.2) | 117,460 | 1,266,473 | 6,011 | 12,278 | 1,378.5 | 807.0 |
| 80/70 | 1.313 (1.164) | 1.704 | 1.550 | 1.087 | 1.118 | 1.440 | 1.106 |
| 88/80 | 1.291 (1.230) | 1.567 | 1.285 | 1.086 | 1.049 | 1.295 | 1.007 |

資料：厚生省「医師・歯科医師・薬剤師調査」
　　　厚生省「医療施設調査・病院報告」
　　　総務庁「労働力調査」
　　　総務庁「国勢調査報告」「昭和63年推計人口」（「厚生白書」平成元年版より重引）
　　　厚生省「患者調査」

注：1）医師数と医療従事者数は単位人．他は，単位万人．
　　2）1988年推計患者総数は1987年の数値で代用．
　　3）病院勤務医＝医育機関附属病院以外の病院勤務医＋医育機関附属病院勤務医．

第Ⅰ部 テーマ別の主要実証研究

**表2 業務の種類別医師数割合(%)の推移(1970-1988年)**

| 年・変化 | 総数 | 医療施設に従事する医師 | | | | | | |
|---|---|---|---|---|---|---|---|---|
| | | 病院開設者(A) | 診療所開設者(B) | 病院勤務者(C) | 診療所勤務者(D) | 医育機関勤務者(E) | (再掲) | |
| | | | | | | | A+B | C+D+E |
| 1970 | 100.0 | 95.1 | 3.0 | 48.0 | 27.3 | 7.1 | 9.7 | 51.0 | 44.1 |
| 1980 | 100.0 | 95.3 | 2.2 | 39.5 | 32.1 | 5.6 | 15.9 | 41.7 | 53.6 |
| 1988 | 100.0 | 96.0 | 1.8 | 30.5 | 40.2 | 5.5 | 18.0 | 32.3 | 63.7 |
| 80-70 | 0.0 | 0.2 | -0.8 | -8.5 | 4.8 | -1.5 | 6.2 | -9.4 | 9.5 |
| 88-70 | 0.0 | 0.7 | -0.4 | -9.0 | 8.1 | -0.1 | 2.1 | -9.4 | 10.1 |

資料:厚生省「医師・歯科医師・薬剤師調査」
注:1) 医療施設以外の従事者とその他の者は略した.
 2) 病院勤務者(C)は,医育機関附属病院以外の病院の勤務者.医育機関勤務者(E)は,医育機関附属病院の勤務者.

の変化と比較したものである.参考までに,1970-80年の変化も併せて示した.

医師総数は1980年の15万6235人(人口10万対133.5人)から1988年の20万1658人(同164.2人)へと29.1%も増加した.更に,病院勤務医数は実に56.7%という爆発的増加を示している.それに対して,同じ期間の就業者総数の増加率は8.6%にとどまっている.また,ほぼ同じ期間に医療機関を受診した推計患者総数はほとんど横這いとなっている.

尚,病院の従事者総数は同じ期間に28.5%増加しており,これは医師総数の増加率とほぼ同水準である.このことは,80年代の厳しい医療費抑制政策にも関わらず,病院「産業」が,少なくとも雇用者数で見る限り,安定成長を続けていることを示している.

表2は業務の種類別医師数割合の推移を示したものである.わが国の医療供給制度は伝統的に「自由開業医制」と呼ばれてきた.事実,1970年には,開業医(病院・診療所の開設者)は医師総数の51.1%を占め,医療機関(一般の病院+診療所+医育機関附属病院)勤務医の割合44.1%を大幅に上回っていた.しかし,開業医の割合はその後急速に低下し,1988年には32.3%と全医師の3分の1を割るに至った.実数で見ても開業医数は1980年代に入ってほとんど6万5000人台に固定しており,医師総数の急増と対照的である.

第5章　医師の所得と勤務形態および医師数と医療費の関係

表3　病床規模別病院の常勤医師数と割合の推移（1980・1987年）

| 病床規模 | 1980 | | 1987 | | 87-80 | | 87/80 |
|---|---|---|---|---|---|---|---|
| | 実数 | % | 実数 | % | 実数 | %ポイント | 増加率 |
| 総数 | 76,269 | 100.00 | 106,840 | 100.00 | 30,571 | 0.00 | 1.401 |
| 20～99 | 12,025 | 15.77 | 14,004 | 13.11 | 1,979 | -2.66 | 1.165 |
| 100～299 | 19,364 | 25.39 | 28,883 | 27.03 | 9,519 | 1.64 | 1.492 |
| 300～499 | 15,228 | 19.97 | 22,351 | 20.92 | 7,123 | 0.95 | 1.468 |
| 500床～ | 29,652 | 38.88 | 41,602 | 38.94 | 11,950 | 0.06 | 1.403 |

資料：厚生省「医療施設調査・病院報告」
注：全病院の病床規模別医師数は1976年以降公表されている．

それとは逆に，医療機関勤務医の割合は急速に増加し続けており，1988年には63.7％となりほぼ開業医の2倍を占めるに至っている．

しかも，この過程で勤務医の大病院への集中が進行した．表3は，厚生省「医療施設調査・病院報告」により病床規模別病院の常勤医師数と割合の推移を示したものである．1986年以前の同調査では，非常勤医師数は常勤換算の処理をされずに計上されているため，常勤医師数と非常勤医師数とを単純に加算すると，重複計算になってしまい，その結果特に非常勤医師への依存度が高い中小病院の医師数を過大推計することになってしまう．そのために，表3では，常勤医師数のみの分布を示した．

1980-87年の7年間で，病院勤務医のうち99床以下の小病院の勤務医の割合は2.7％ポイント低下して13.1％になった．それに対して，500床以上の巨大病院の勤務医の割合は0.1％ポイント増加し38.9％となった．これに，300-499床の病院勤務医の割合20.9％を加えると，今や，300床以上の大病院への病院勤務医集中度は実に6割（59.8％）に達している．

ただし，表3は，1980-87年の7年間に医師数の「増加率」が最も高いのは，やや意外なことに，100-299床の中規模病院であることも示している．実は，巨大病院への医師集中は，1970年代に急激に進行した現象なのである．「医療施設調査・病院報告」では，病床規模別の医師数は1976年からしか公表されていないが，1976-80年のわずか4年間に500床以上の大病院の常勤医師の割合は34.9％から38.9％へと実に5.0％ポイントも増加し，その"あ

第Ⅰ部　テーマ別の主要実証研究

表4　医療施設に従事する医師の平均年齢の推移（1970-1988年）

| 年 | 医療施設に従事する医師 | | | | | | 参考・民営企業 | |
|---|---|---|---|---|---|---|---|---|
| | 総数 | 病院開設者 | 診療所開設者 | 病院勤務者 | 診療所勤務者 | 医育機関勤務者 | 全労働者 | 大卒(男) |
| 1970 | 47.2 | 51.6 | 52.1 | 41.6 | 51.1 | 34.1 | 33.1 | 32.6 |
| 1980 | 48.0 | 54.5 | 56.4 | 42.6 | 56.8 | 34.1 | 36.8 | 34.8 |
| 1988 | 47.0 | 56.4 | 59.1 | 41.7 | 55.4 | 35.0 | 37.9 | 36.4 |
| 80－70 | 0.8 | 2.9 | 4.3 | 1.0 | 5.7 | 0.0 | 3.7 | 2.2 |
| 88－80 | －1.0 | 1.9 | 2.7 | －0.9 | －1.4 | 0.9 | 1.1 | 1.6 |

資料：厚生省「医師・歯科医師・薬剤師調査」
　　　労働省「賃金構造基本統計調査（賃金センサス）」
注：1）医師の平均年齢は，1980年以降発表されている．
　　2）1970年の医師の平均年齢は，同年の業務の種類・年齢階級別医師数から試算．

おり"で，499床以下の病院の常勤医師の割合は軒並低下しているのである．この変化は，1970年代の新設医大・大学病院の急増に対応していると考えられる．

　以上はあくまで「割合」の検討であり，勤務医の「実数」は，99床以下の中小病院を含めて，すべての規模の病院で増加している．表には示さなかったが，診療所の勤務医も1980年代に漸増しており，1988年には1万1075人になっている．

　近年，わが国は人口構成が高齢化しているだけでなく，就業者の平均年齢も着実に高まっている．表4に示したように，「民営企業」（以下民間企業）の全労働者の平均年齢は1980-88年の8年間に，36.8歳から37.9歳へと1.1歳上昇している．しかし，この間の医師急増のために，医師の平均年齢は逆に，48.0歳から47.0歳へと，逆に1.0歳低下している．

　ただし，このような医師の平均年齢の低下は病院・診療所勤務医に限られている．それに対して，診療所開業医の平均年齢は同じ期間に2.7歳も上昇し，1988年には59.1歳に達している．

　近年の医師所得変化を検討する場合には，このような，医師数の急増と（大）病院勤務医の増加，勤務医の若年化と開業医の高齢化を考慮する必要がある．

## 2 勤務医給与水準の80年代の変化

### (1) 病院常勤医師の給与水準の低下

表5は，各種調査による常勤医師（以下勤務医）の1988年の平均給与を包括的に示したものである．各調査の対象・平均年齢が同一ではないので厳密な比較はできないが，勤務医の給与は勤務先によりかなりの格差があることは，一見して明らかである．

年間給与額をみると，現在でも深刻な医師不足に悩む町村立病院では1554.5万円に達しており，「日本医事新報」誌「医事案内（求人）」欄で医師募集をしている病院（大半が民間中小病院）も1400万円と高水準である．逆に，企業規模が1000人以上の「民間大病院」（表5の注2）参照）の勤務医の年間給与は769.2万円であり，その半分にすぎない．他面，これら以外の医師の給与水準は，民間病院・自治体病院とも比較的類似しており，40歳前後で年間1100～1200万円が1988年の"相場"と言えよう．

このような最近の数値を踏まえた上で，1980年代の勤務医給与水準の特徴的変化を検討したい．結論を先に言えば，1980年代に入って，民間中小病院や町村立病院の勤務医給与が停滞する一方，従来から比較的低水準だった民間巨大病院勤務医の給与も停滞・低下し，ごく最近では，大企業の大卒労働者に急接近している．

### 民間中小病院・町立病院医師の超高給与にかげり

表6は，「日本医事新報」誌「医事案内（求人）」欄の医師年間給与の1980-90年の11年間の推移を示したものである．これは公式統計ではないが，医師不足に悩む民間中小病院の勤務医給与の"相場"を直接的に反映している．事実，1970年代から80年代初頭にかけては，町村立病院とともに，勤務医給与のトップグループを形成しており，1982年には平均値1589万円・中央

第Ⅰ部　テーマ別の主要実証研究

## 表5　各種調査による病院常勤医師の平均給与の比較（1988年）

（単位：円）

| 調査者 | 勤務先 | 平均年齢 | 給与月額 | 年間賞与額 | 年間給与額 |
|---|---|---|---|---|---|
| 中医協[1] | 病院総数 |  | 768,728 | 2,272,794 | 11,497,527 |
|  | 個人病院 |  | 872,872 | 1,958,386 | 12,432,850 |
| 労働省[2] | 民営・企業規模計 | 40.0 | 759,000 | 1,531,700 | 10,639,700 |
|  | 1,000人以上 | 38.0 | 507,200 | 1,609,800 | 7,696,200 |
|  | 100～999人 | 39.9 | 846,400 | 1,608,200 | 11,765,000 |
|  | 10～99人 | 42.2 | 878,200 | 1,323,700 | 11,862,100 |
| 人事院[3] | 民間・企業規模計 |  |  |  |  |
|  | 病院長 | 57.7 | 1,299,552 |  |  |
|  | 副院長 | 52.1 | 1,254,617 |  |  |
|  | 医科長 | 44.1 | 951,727 |  |  |
|  | 医師 | 36.3 | 765,217 |  |  |
|  | 「全医師」 | 40.5 | 874,872 |  |  |
|  | 500人以上・医師 | 34.7 | 623,545 |  |  |
|  | 500人未満・医師 | 37.3 | 856,455 |  |  |
| 医事新報[4] | 民間医療機関 |  |  |  | 14,000,000 |
| 自治省[5] | 自治体病院計 | 39 | 827,872 | 2,129,160 | 12,063,624 |
|  | 都道府県 | 40 | 765,093 | 2,042,628 | 11,223,744 |
|  | 指定都市 | 41 | 713,442 | 2,157,156 | 10,718,460 |
|  | 市 | 39 | 831,082 | 2,081,472 | 12,054,456 |
|  | 町村 | 40 | 1,078,956 | 2,597,772 | 15,545,244 |
|  | 組合 | 38 | 858,969 | 2,131,896 | 12,439,524 |

資料：1) 中医協「昭和62年医療経済実態調査」
　　　2) 労働省「賃金構造基本統計調査（賃金センサス）平成元年版（数値は1988年)」
　　　3) 人事院「民間給与の実態昭和63年版」
　　　4) 日本医事新報「医事案内（求人）」欄（88年4月2日号）
　　　5) 自治省「昭和63年度地方公営企業年鑑（病院）」
注：（番号は資料番号）
1) 調査時期：本調査のみ1987年11月.
　調査対象：院長以外の医師・歯科医師.
　職種別賞与額は明示されていないので，医師賞与額は，職員総数の月間給与と賞与との比率を用いて，試算.
2) 調査時期：1988年6月30日．賞与は，1987年1年間の支給額.
　調査対象：男子のみ．医学教育者・医学研究者は含まない．①自治体病院以外の「公的病院」（日赤等）勤務医，②私立医科大学病院勤務医，③民間企業の医務室等勤務医も含む（調査概要には明記されていないので，調査担当者に直接問い合わせて確認した．3)も同じ).
　給与月額は，「毎月きまって支給する給与」（3)も同じ).
3) 調査時期：1988年4月分最終給与締切日現在.
　調査対象：企業規模100人以上で，かつ事業所規模50人以上の医療機関．「全医師」の平均年齢・平均給与月額は，病院長・副院長・医長・医師の調査実人員を用いて，試算.
5) 調査時期：1988年度
　原統計では「平均月収額」に「期末勤勉手当」換算分が含まれているが，民間病院勤務医の給与月額と比較するために，これは除いて再計算した.

表6 「日本医事新報」誌求人広告欄による民間中小病院勤務医の年間給与の推移
（1980～1990年）

(単位：万円)

| 年 | 1980 | 1981 | 1982 | 1983 | 1984 | 1985 | 1986 | 1987 | 1988 | 1989 | 1990 |
|---|---|---|---|---|---|---|---|---|---|---|---|
| 標本数 | 31 | 36 | 40 | 45 | 33 | 35 | 26 | 35 | 41 | 48 | 40 |
| 平均値 | 1,317 | 1,490 | 1,589 | 1,496 | 1,471 | 1,529 | 1,488 | 1,413 | 1,443 | 1,502 | 1,511 |
| 標準偏差 | 263 | 278 | 347 | 345 | 308 | 342 | 419 | 289 | 302 | 333 | 364 |
| 変異係数 | 0.20 | 0.19 | 0.22 | 0.23 | 0.21 | 0.22 | 0.28 | 0.20 | 0.21 | 0.22 | 0.24 |
| 中央値 | 1,200 | 1,500 | 1,500 | 1,400 | 1,450 | 1,500 | 1,450 | 1,400 | 1,400 | 1,400 | 1,350 |
| 最高値 | 1,800 | 2,250 | 2,200 | 3,000 | 3,000 | 3,000 | 3,000 | 2,500 | 2,500 | 2,500 | 2,750 |
| 最小値 | 900 | 1,000 | 1,100 | 1,050 | 1,200 | 1,150 | 1,000 | 1,000 | 1,000 | 1,000 | 1,200 |

資料：「日本医事新報」誌各4月第1週号，より作成．
注：1971～79年の数値は，『医療経済学』155頁，図38参照．

表7 開設者別自治体病院勤務医の年間給与の推移（1980～1988年）

(単位：円)

| 年度・増加率 | 総計 | 都道府県 | 指定都市(A) | 市 | 町村(B) | 組合 | B/A |
|---|---|---|---|---|---|---|---|
| 1980 | 10,052,496 | 8,935,452 | 8,455,260 | 10,137,828 | 14,457,708 | 10,718,040 | 1.710 |
| 1985 | 11,280,168 | 10,317,996 | 9,838,644 | 11,268,444 | 15,325,272 | 11,755,308 | 1.558 |
| 1988 | 12,063,624 | 11,223,744 | 10,718,460 | 12,054,460 | 15,545,244 | 12,439,524 | 1.450 |
| 88/80 | 1.200 | 1.256 | 1.268 | 1.189 | 1.075 | 1.161 | |

資料：自治省「地方公営企業年鑑（病院）」

値1500万円に達した．しかし，その後は一転して低下・停滞に転じた．その結果，1990年でも平均値1511万円，中央値1350万円であり，8年前の1982年の水準を相当下回っている．

この原因としては，①1970年代後半以降の医師急増により民間中小病院の医師不足が多少なりとも緩和されたこと，及び②先に第2章Ⅰ［1980年代の国民医療費増加要因の再検討［本書第Ⅰ部第2章第1節］で示した1981年6月の診療報酬改定により加速された病院経営危機により，医師不足に悩む民間中小病院といえども，勤務医に対して従来のように極端なまでの高給与を支給することが不可能になったこと，の2つが考えられる．

表7は，開設者別自治体病院勤務医の年間給与の推移を示したものである．1980年度から88年度に至るまで，給与水準の序列は，最高の町村立病院から最低の指定都市立病院まで一定している．しかし，8年間の給与増加率と

給与水準の間には明らかな逆相関が見られ，給与水準が最高の町村立病院勤務医の給与増加率が5種類の開設者中最低の7.5%なのに対して，給与水準が最低の指定都市立病院勤務医の給与増加率は最高の26.8%となっている．その結果，町村立病院と指定都市立病院間の勤務医給与格差は，1980年度の1.62倍から1988年度には1.45倍にまで低下している．

**給与格差は年間給与で検討するのが妥当**

次に，民間病院勤務医の給与水準・構造と民間企業大卒労働者（ともに男）のそれとの比較を行いたい．本来なら，医師と教育年限が同水準である大学院卒業労働者との比較を行うべきであるが，それについてのそれの公式調査は存在しない（人事院「民間給与の実態」には，大学院終了新卒者の平均初任給月額が掲載されているが，調査実人員はごく少数である.）

従来民間病院勤務医給与の検討は，筆者を含めて主として，人事院「民間給与の実態」調査を用いて行われてきた．この調査を用いれば，勤務医の「平均給与月額」を1959年から30年間にわたって連続的に検討することができる．しかも，本調査では民間病院勤務医の役職別給与を知ることもできる．他面，本調査では各職種別の賞与は調査されていないため年間給与は不明であり，しかも，調査対象が「企業規模100人以上で事業所規模50人以上の事業所」に限定されているため，中小病院の大半は対象から除外されている．

それに対して，労働省「賃金構造基本調査（賃金センサス）」では，1976年以降，民間病院勤務医の月間給与（「毎月決って支給する現金給与額」）とともに，「年間賞与その他の特別給与額」が調査されているため，年間給与の計算が可能である．調査対象も「企業規模10人以上」のため中小病院も含まれ，しかも，企業規模の区分が1000人以上，100-999人，10-99人の3段階となっている（人事院調査では500人以上，500人未満の2段階）．他面，「賃金センサス」では役職別医師給与は調査されておらず，対象も男子医師のみに限定されている．

第5章 医師の所得と勤務形態および医師数と医療費の関係

表8 民間病院常勤医師(男)と大卒常用労働者(男)の企業規模別給与水準・構造の比較
(1988年) (単位:千円)

| 企業規模 | | | 平均年齢 | 月間給与 | うち所定内給与(A) | 年間賞与等(B) | 年間給与(C) | B/A | B/C(%) |
|---|---|---|---|---|---|---|---|---|---|
| 医師 | 計 | (D) | 40.0 | 759.0 | 707.1 | 1,531.7 | 10,639.7 | 2.17 | 14.4 |
| | 1,000人以上 | (E) | 38.0 | 507.2 | 460.4 | 1,609.8 | 7,696.2 | 3.50 | 20.9 |
| | 100-999人 | | 39.9 | 846.4 | 778.8 | 1,608.2 | 11,765.0 | 2.06 | 13.7 |
| | 10-99人 | (F) | 42.2 | 878.2 | 846.6 | 1,323.7 | 11,862.1 | 1.56 | 11.2 |
| | | F/E | | 1.731 | 1.839 | 0.822 | 1.541 | | |
| 大卒 | 計 | (G) | 36.4 | 337.7 | 313.3 | 1,407.2 | 5,459.6 | 4.49 | 25.8 |
| | 1,000人以上 | (H) | 36.3 | 374.3 | 343.2 | 1,827.1 | 6,318.7 | 5.32 | 28.9 |
| | 100-999人 | | 35.9 | 317.9 | 294.9 | 1,251.3 | 5,066.1 | 4.24 | 24.7 |
| | 10-99人 | (I) | 37.3 | 303.6 | 289.5 | 884.2 | 4,527.4 | 3.05 | 19.5 |
| | | I/H | | 0.811 | 0.844 | 0.484 | 0.717 | | |
| 医師・計/大卒・計 | | D/G | | 2.248 | 2.257 | 1.088 | 1.949 | | |

資料:労働省「賃金構造基本統計調査(賃金センサス)」
注:月間給与(きまって支給する現金給与額)と所定内給与との差は、超過労働給与額。年間賞与等は、「年間賞与その他特別給与額」。

またこれは余り知られていないことだが,「民間給与の実態」も「賃金センサス」も,対象は一般の民間病院勤務医に限られず,①自治体立以外の「公的病院」(日赤・済生会など),②私立大学病院勤務医,③民間企業の医務室等,の勤務医も含んでいる.これらの医師は企業規模1000人以上の大病院・大組織・大企業に集中していると想像されるが,詳細は不明である.本節では,これらの点に留意しつつ,「賃金センサス」を用いた検討を行いたい[注1].

表8は1988年の民間病院常勤医師(男)と民間企業大卒常用労働者(男)の企業規模別給与水準・構造を比較したものである.

よく知られているように,病院勤務医の給与は,民間企業労働者や病院の他職種の場合とは逆に,大病院よりも中小病院の方が高い.表に示したように,企業規模10-99人の中小企業の大卒労働者の月間給与は,企業規模1000人以上の大企業の81.1%にとどまっているのに対して,企業規模10-99人の中小病院勤務医の月間給与は87万8200円であり,企業規模1000人以上の大病院の50万7200円の1.73倍に達している.

ただし，ここで注意すべきことは，民間病院の場合も民間企業の場合も，企業規模が大きいほど，年間賞与等の比率が高いことである．特に，病院の場合は，企業規模1000人以上の大病院では年間賞与等は基準内給与の3.50か月分支給されているのに対して，企業規模10-199の中小病院ではそれは1.56か月分にすぎない．その結果，年間給与ベースで見た中小病院と大病院の給与格差は，月間給与ベースでみた場合の1.73倍から，1.54倍（1186万2100円対769万6200円）にまで縮小する．

また，病院勤務医合計の年間賞与等は基準内給与の2.17か月分にすぎず，民間企業の大卒労働者合計の4.49か月分の半分にもみたない．そのために，年間給与ベースで見た病院勤務医と民間企業大卒労働者との給与格差は，月間ベースで見た場合の2.25倍（75万9000円対33万7700円）から1.95倍（1063万9700円対545万9600円）にまで縮小する．

以上の結果は，医師間の給与格差を検討する場合にも，医師と他職種との給与格差を検討する場合にも，月間給与ではなく年間給与を用いるのが妥当なことを示している．かっての筆者自身のもの[1]も含めて，「民間給与の実態」のみを用いた伝統的検討では，医師給与と他職種給与との格差を過大評価してきたとも言えよう．

### 大病院勤務医の給与は大企業大卒労働者に接近

更に，表8は，大病院勤務医と大企業労働者の年間給与が，それぞれ769万6200円対631万8700万円と，意外に差が小さいことを示している．結論的に言えば，これは，1980年代に生じた勤務医給与水準の相対的低下の産物なのである．

表9は，この点を明らかにするために，民間病院勤務医と民間企業大卒労働者の年間給与の1980年代の推移を示したものである．ただし，紙数の都合上，企業規模計と企業規模1000人以上の大病院・大企業の数値のみを示した．

先ず民間病院勤務医合計でみると，1980-88年の8年間で年間給与はわず

第5章 医師の所得と勤務形態および医師数と医療費の関係

表9 民間病院常勤医師（男）と調査産業計・大卒常用労働者（男）の年間給与の推移
（1980-1988年）

(単位：千円)

| 年 | 企業規模計 | | | 企業規模1,000人以上 | | | 同第3・四分位数 | |
|---|---|---|---|---|---|---|---|---|
| | 医師（男）(A) | 大卒（男）(B) | A/B | 医師（男）(C) | 大卒（男）(D) | C/D | 大卒（男）(E) | C/E |
| 1980 | 9,171.8 | 4,108.7 | 2.23 | 6,847.1 | 4,832.5 | 1.42 | 6,134.0 | 1.12 |
| 1981 | 9,405.7 | 4,370.4 | 2.15 | 6,918.3 | 5,110.5 | 1.35 | 6,506.8 | 1.06 |
| 1982 | 9,270.7 | 4,562.6 | 2.03 | 6,876.2 | 5,364.8 | 1.28 | 6,872.9 | 1.00 |
| 1983 | 9,873.7 | 4,723.9 | 2.09 | 8,409.7 | 5,579.5 | 1.51 | 7,163.7 | 1.17 |
| 1984 | 9,819.9 | 4,894.1 | 2.01 | 7,752.5 | 5,744.5 | 1.35 | 7,409.0 | 1.05 |
| 1985 | 10,093.3 | 5,070.8 | 1.99 | 7,409.7 | 5,924.6 | 1.25 | 7,640.3 | 0.97 |
| 1986 | 9,982.2 | 5,261.0 | 1.90 | 6,941.4 | 6,119.1 | 1.13 | 7,927.7 | 0.88 |
| 1987 | 9,676.7 | 5,264.2 | 1.80 | 6,486.3 | 6,204.9 | 1.05 | 8,050.0 | 0.81 |
| 1988 | 10,639.7 | 5,459.6 | 1.95 | 7,696.2 | 6,318.7 | 1.22 | 8,192.9 | 0.94 |
| 88/80 | 1.160 | 1.329 | | 1.124 | 1.308 | | 1.336 | |

資料：労働省「賃金構造基本統計調査（賃金センサス）」
注：第3・四分位数は所定内給与分しか調査されていないため，第3・四分位数の基準内給与と年間給与との関係は平均値の場合と同じ（例えば1988年は，年間給与は所定内給与の18.411か月分）と仮定して，年間給与の第3・四分位数を推計した．

か16.0％増加したにすぎず，民間企業の大卒労働者合計の増加率32.9％の半分以下である．企業規模1000人以上の大病院の勤務医の年間給与の増加率は更に低く，8年間で12.4％にすぎない．

その結果，民間病院勤務医と民間企業大卒労働者の給与格差は，1980-87年の7年間に直線的に縮小した．先ず企業規模計では，1980年の2.23倍が，1987年には1.80倍になった．企業規模1000人以上の大病院・大企業では，給与格差は1980年の1.42倍から1987年には1.05倍にまで低下し，格差はほぼ消失した．更に，企業規模1000人以上の大企業大卒労働者のうち，上位25％（第3・四分位）の年間給与は，1985年以降は，大病院勤務医の年間給与を上回るに至っている．表には示さなかったが，産業別にみて最も給与水準が高い金融・保険業では，企業規模10000人以上の大卒労働者の年間給与は，「平均」でも，1987年で729万6800円（平均年齢35.8歳）であり，企業規模1000人以上の大病院勤務医の年間給与648万6300円（平均年齢38.0歳）を12.5％も上回っている．

第I部　テーマ別の主要実証研究

　それに対して，1988年には病院勤務医給与は，前年に比べて，合計で10.0％，企業規模1000人以上の大病院では実に18.7％も上昇した結果，大卒労働者との給与格差は，逆に多少拡大した．しかし中小病院と異なり，大病院では給与体系が確立・固定していることを考えると，このような大幅な給与増加が，企業規模1000人以上の大病院勤務医に実際に生じたとはにわかには考えにくい．そこで，同年の企業規模1000人以上の大病院勤務医の年齢階級別年間給与を検討したところ，35-49歳まではほとんど上昇せず，50-54歳では45-49歳に比べ61.5％も増加するという，明らかに異常なパターンとなった．以上より，1988年調査は医師所得に関しては，相当の誤差を含んでいると推定される．

　ただし，ここで注意すべきことは，1980～87年の7年間に，民間病院勤務医の平均年齢が低下したのに対して，民間企業大卒労働者のそれは逆に上昇していることである．表には示さなかったが，勤務医全体の平均年齢は1980年の41.3歳から87年の39.3歳へと2.0歳低下しており，更に企業規模1000人以上の大病院勤務医の平均年齢は39.5歳から36.2歳へと3.3歳も低下している．それに対して，大卒労働者全体の平均年齢は，同じ期間に，34.8歳から36.3歳へと1.5歳上昇している．そのために，上述した勤務医と大卒労働者の給与格差の縮小・部分的逆転は，勤務医の若年化による見かけ上の変化に過ぎない可能性も否定できない．

　そこで，**表10**に示したように，対象を40-44歳の民間病院勤務医に限定して年間給与の推移を見ると，1980-87年の7年間の年間給与の増加率は，勤務医全体で16.8％，企業規模1000人以上では31.4％となっており，全医師の同じ期間の年間給与の増加率（それぞれ5.5％，マイナス5.3％！）を相当上回っている．しかし，毎年の動きを細かく観察すると，勤務医全体でも，大病院勤務医でも，年間給与は1980-83年までは順調に上昇したが，それ以降は完全に停滞していることが分かる．この表10でも，1988年の企業規模1000人以上の大病院勤務医の年間給与は，前年に比べて，14.3％も減少するという，異常な動きをしている．この結果も，1988年調査に相当の誤差が

表10 民間病院の40〜44歳常勤医師（男）の年間給与の推移（1980-1988年）

（単位：千円）

| 年 | 企業規模計 | 同1,000人以上 |
|---|---|---|
| 1980 | 11,077.0 | 7,252.7 |
| 1981 | 10,212.1 | 8,163.8 |
| 1982 | 12,022.1 | 8,593.9 |
| 1983 | 12,368.0 | 9,933.3 |
| 1984 | 12,099.2 | 9,316.6 |
| 1985 | 12,289.0 | 9,127.6 |
| 1986 | 12,747.9 | 9,551.4 |
| 1987 | 12,935.6 | 9,531.8 |
| 1988 | 13,492.1 | 8,173.3 |
| 87/80 | 1.168 | 1.314 |
| 88/80 | 1.218 | 1.127 |

資料：労働省「賃金構造基本統計調査（賃金センサス）」

存在することを改めて示している．

図1は，1987年の民間病院勤務医と民間企業大卒労働者との年齢階級別年間給与を示したものである．上述した理由から，ここではあえて1988年ではなく，1987年の数値を用いた．勤務医全体と大卒労働者全体との間には，どの年齢階級でも相当の格差があり，しかも年齢が上昇するに従ってその格差は拡大している．しかし，対象を企業規模1000人以上の大病院勤務医・大企業大卒労働者に限定すると，両者の格差は，40歳代まではごくわずかとなる．更に，大企業大卒労働者中の上位25％（第3・四分位数）の年間給与は，全年齢で大病院勤務医と同水準である．

## 自治体病院でも進む給与格差の縮小

このような医師の給与水準の低下は，民間病院だけでなく自治体病院でも生じている．表11に示したように，医師と全職員との平均月収額（賞与換算分を含む）の格差は毎年低下し，1980年度は2.54倍であったものが88年度には2.24倍にまで低下している．ただし，表12の全職員には医師も含まれている（1988年度は9.9％）ため，医師と他職員との給与格差が過小に表示されている．そこで，医師と医師を除いた職員との給与格差を試算したとこ

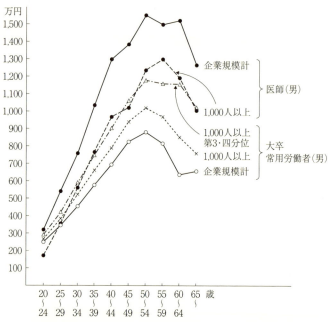

図1 民間病院等の常勤医師(男)と民間企業大卒常用労働者(男)との年齢階級別年間給与の比較(1987年)

表11 自治体病院における医師と全職員との給与格差の推移(1980-1988年)

(単位:千円)

| 年度 | 医 師 | | 全職員 | | A/B |
|---|---|---|---|---|---|
| | 平均月収額(A) | 平均年齢 | 平均月収額(B) | 平均年齢 | |
| 1980 | 837,708 | 40 | 329,849 | 35 | 2.540 |
| 1981 | 862,388 | 39 | 345,937 | 35 | 2.493 |
| 1982 | 878,315 | 39 | 355,330 | 35 | 2.472 |
| 1983 | 887,527 | 39 | 367,132 | 36 | 2.417 |
| 1984 | 909,917 | 39 | 383,301 | 36 | 2.374 |
| 1985 | 940,014 | 39 | 401,863 | 36 | 2.339 |
| 1986 | 967,195 | 39 | 420,914 | 36 | 2.298 |
| 1987 | 983,434 | 39 | 432,461 | 36 | 2.274 |
| 1988 | 1,005,302 | 39 | 448,042 | 37 | 2.244 |
| 88/80 | 1.200 | | 1.358 | | |

資料:自治省「地方公営企業年鑑(病院)」
注:期末勤勉手当換算分を含む「平均月収総額」.
1965〜1980年度の毎年度の数値は『医療経済学』185頁,表56参照.

表12　非常勤医師の給与（水準）の推移(1)—公私病院連盟（1980-1989年）

(単位：万円)

| 年 | 医師 | | | 看護婦 | | |
|---|---|---|---|---|---|---|
| | 常勤（A） | 非常勤（B） | B/A | 常勤（C） | 非常勤（D） | D/C |
| 80 | 673 | 800 | 1.19 | 193 | 129 | 0.67 |
| 81 | 709 | 904 | 1.28 | 200 | 136 | 0.68 |
| 82 | 732 | 948 | 1.30 | 219 | 149 | 0.68 |
| 83 | 716 | 895 | 1.25 | 223 | 153 | 0.69 |
| 84 | 729 | 910 | 1.25 | 225 | 155 | 0.69 |
| 85 | 763 | 895 | 1.17 | 234 | 157 | 0.67 |
| 86 | 778 | 896 | 1.15 | 244 | 165 | 0.68 |
| 87 | 790 | 835 | 1.06 | 251 | 166 | 0.66 |
| 88 | 798 | 905 | 1.13 | 258 | 174 | 0.67 |
| 89 | 809 | 897 | 1.11 | 265 | 186 | 0.70 |

資料：全国公私病院連盟・日本病院会「病院経営実態調査報告」各年版
注：1）調査時期：各年とも6月30日.
　　2）医師には歯科医師を，看護婦には看護士を含む．

ろ，80年2.96倍，87年度の2.60倍となり，やはり格差の縮小傾向が確認された．

## (2) 非常勤医師給与の光と影

次に，非常勤医師の給与水準を検討したい．

よく知られているように，民間企業だけでなく病院でも医師以外の職種では，非常勤者の給与は常勤者を大幅に下回っている．表12に示したように，看護婦の場合，非常勤者の給与水準は常勤者の7割にすぎない．逆に，医師の場合は，非常勤者の給与水準が常勤医師のそれを上回っており，しかも，その水準は，医師の需給状況をそのまま反映して，常勤医師の場合よりも勤務先による格差がはるかに大きい．

### 異常に高い民間病院・民間企業の非常勤医師の給与

表13に示したように，全国病院労務管理学会加入に加入している私的病院の非常勤医（週1日勤務）の日給は1986年で4万5100円であり，常勤医の日給換算額（筆者試算）2万353円の2.22倍に達している．尚，この試算

### 表13 非常勤医師の給与（水準）の推移(2)―全国病院労務管理学会・民間企業 (1980-1989年)

（単位：円）

| 年 | 病院労務管理学会加盟私的病院[1] | | | | 民間企業[2] | | | |
|---|---|---|---|---|---|---|---|---|
| | 非常勤医師(1日勤務) | | 常勤医師 | | 非常勤医師（週2単位） | | | 常勤医師 |
| | 日給(A) | A/B | 月給 | 日給換算(B) | 月給 | 時給換算(C) | C/D | 時給換算(D) |
| 80 | 37,300 | 2.13 | 393,465 | 17,487 | 226,000 | 11,300 | ― | ― |
| 81 | 40,200 | 2.16 | 419,102 | 18,627 | 233,000 | 11,700 | ― | ― |
| 82 | 46,400 | 2.29 | 454,948 | 20,220 | 248,000 | 12,000 | ― | ― |
| 83 | 48,200 | 2.08 | 522,038 | 23,202 | 272,000 | 14,000 | ― | ― |
| 84 | 51,400 | 2.32 | 499,440 | 22,197 | 280,000 | 14,000 | 3.18 | 4,400 |
| 85 | 53,300 | 2.65 | 452,817 | 20,125 | 292,000 | 14,600 | 3.24 | 4,500 |
| 86 | 45,100 | 2.22 | 457,945 | 20,353 | 303,000 | 15,100 | 3.43 | 4,400 |
| 87 | ― | ― | 484,866 | 21,550 | 306,000 | 15,300 | 3.57 | 4,290 |
| 88 | ― | ― | 531,673 | 23,630 | 303,000 | 15,100 | 3.28 | 4,610 |
| 89 | ― | ― | 682,246 | 30,322 | 325,000 | 16,200 | 3.45 | 4,700 |

資料：1)「賃金事情」誌「病院における給与・労働条件の実態」各年版
　　　2)「旬刊福利厚生」誌「企業内医療従事者の給与・賞与調べ」各年版
注：1) 調査時期：各年とも賃上げ後．常勤医師月給は，私的病院の役職のない医師の「所定内給与」．
　　　同日給は，月給÷22.5日として，試算．非常勤医師の日給は，1987年以降は調査されていない．
　　2) 調査時期：各年とも，昇給後．常勤医師の時給換算は，1983年以前は計算されていない．

では常勤医師の月間給与を，今までの検討とは異なり，「決って支給する給与」ではなく，それから時間外手当（医師の場合は，ほとんど日当直料）を除いた「所定内給与」としている．

更に，主として有名大学病院医局から医師派遣を受けている民間企業（医務室）の非常勤医の月間給与は，わずか「2単位」（週1日・月4日）勤務【注2】でも32万5000円に達し，その時給換算額は常勤医の3.45倍にも達している．

それに対して，比較的医師が充足している国公立・私立大病院の非常勤医の給与水準は，比較的低い．表12に示したように，全国公私病院連盟・日本病院会「病院経営実態調査報告」によれば，非常勤医と常勤医との給与格差は1982年の1.30倍をピークにして以後減少傾向にあり，1989年には1.11倍にまで低下している．

ただし，これは医師が比較的充足している公私大病院の例外的数値であり，現在でも，常勤医師不足に悩む民間中小病院は，常勤医に高給与を支払うだ

表14 国立大学附属病院医員・医員（研修医）の日給の推移（1980-1989年）

(単位：円)

| 年度 | 医員 | | | 医員（研修医） | | | 民間病院<br>25〜29歳医師 |
|---|---|---|---|---|---|---|---|
| | 日給 | 月給(A) | A/C | 日給 | 月給(B) | B/C | 月給(C) |
| 80 | 5,492 | 123,570 | 0.33 | 4,412 | 99,270 | 0.27 | 370,700 |
| 81 | 5,749 | 129,353 | 0.32 | 4,617 | 103,883 | 0.26 | 404,300 |
| 82 | 6,117 | 137,633 | 0.34 | 4,913 | 110,543 | 0.27 | 404,700 |
| 83 | 6,117 | 137,633 | 0.29 | 4,913 | 110,543 | 0.23 | 476,400 |
| 84 | 6,242 | 140,445 | 0.31 | 5,016 | 112,860 | 0.25 | 454,800 |
| 85 | 6,465 | 145,463 | 0.32 | 5,186 | 116,685 | 0.25 | 458,700 |
| 86 | 6,870 | 154,575 | 0.35 | 5,515 | 124,088 | 0.28 | 436,500 |
| 87 | 7,028 | 158,130 | 0.38 | 5,638 | 126,855 | 0.30 | 416,800 |
| 88 | 7,134 | 160,515 | 0.35 | 5,726 | 128,835 | 0.28 | 464,100 |
| 89 | 7,302 | 164,295 | | 5,863 | 131,918 | | |

資料：1) 文部省
　　　2) 労働省「賃金センサス」
注：1) 医員（研修医）は，卒業後2年以内の研修医．
　　2) 医員・医員（研修医）の日給は，年度当初額．各年度とも人事院勧告実施後は，表でその「翌年度」の欄に示した額が年度当初に遡って支給される．
　　3) 医員・医員（研修医）の月給は，月22.5日勤務として，試算．

けでなく，非常勤医に対しても，常勤医の約2倍の給与の支払いを余儀なくされていると推定される．

### 異常に低い大学病院研修医の給与

ただし，このような民間病院・民間企業の非常勤医師の高給与は，大学附属病院の青年医師・研修医の極端な低給与を"代償する"性格を持っていることを，見落としてはならない．

表14に示したように，国立大学附属病院の医員（卒後3年以上）および医員（研修医）（卒後2年以内）の給与水準は異常に低く，しかも実態は常勤医師であるにもかかわらず，会計上は非常勤扱いで「日給」制となっている．その日給は，1989年度（当初）でも医員7301円，研修医5863円に過ぎない．これでは月22.5日勤務した場合の標準的月間給与は，医員でも16万4295円，医員（研修医）では13万1918円にすぎない．

第I部 テーマ別の主要実証研究

表15 私立大学病院・臨床研修病院における1年次研修医の給与月額（1988年）

|  | 病院数 | 給与月額（単位：万円） | | |
| --- | --- | --- | --- | --- |
|  |  | 最低額 | 最高額 | 平均額 |
| 私立大学病院 | 29 | 1.5 | 15.0 | 5.5 |
| 臨床研修病院 |  |  |  |  |
| 　国立 | 44 | 10.4 | 14.9 | 14.2 |
| 　自治体病院 | 76 | 12.0 | 43.8 | 21.0 |
| 　公的病院 | 62 | 13.0 | 40.8 | 22.4 |
| 　私的病院 | 30 | 14.2 | 41.3 | 25.4 |
| 　小計 | 212 | 10.4 | 43.8 | 20.8 |

出所：日本医師会臨床研修懇談会「臨床研修懇談会中間報告」1989.
原注：1）私立大学病院の数値は、日本私立医科大学協会「卒直後臨床研修に関する調査報告書（1988年）」による。
　　　2）臨床研修病院の数値は、「臨床研修病院ガイドブック'89」に掲載された212病院の紹介資料に基づいて検討。

　更に，表15に示したように，私立大学病院の1年次研修医の月間給与は，最高でも15万円，最低は1.5万円，平均が5.5万円と，常軌を逸した数値である．大学病院以外の臨床研修病院の1年次研修医の月間給与は，それよりもやや高く20万8000円だが，国立病院だけは，14万2000円と国立大学病院並みの低水準である．

　そのために，このような青年医師・研修医は，週1-2日のそれ自体としては異常に高給のアルバイトにより，かろうじて生活・研修費を補填できているのである．大学病院でほとんど毎日勤務しても月10数万円，その合間をぬって民間病院や民間企業で週1日勤務するだけで，月20-30万円という異常な構図は，経済学的には，国・大学病院の民間病院からの"収奪"と言える．

　筆者は，現在の非常勤医師の高給与は是正する必要があると考えているが，その場合，このような大学病院の青年医師・研修医の異常な低給与を是正することが不可欠である．

### (3) 医師の給与水準と病院収支とは無関係

　勤務医給与の検討の最後に，病院経営と勤務医給与との関係を簡単に検討

第5章　医師の所得と勤務形態および医師数と医療費の関係

表16　開設者別病院の収支と職員・医師給与費等（1987年）

| 開設者 | 病院数 | 医業収益100対費用 | | | 常勤職員平均給与月額（千円） | | 100床当たり職員数 | |
|---|---|---|---|---|---|---|---|---|
| | | 医業費用 | 給与費 | 医師給与費 | 総数 | 医師 | 総数 | 医師 |
| 都道府県 | 172 | 108.7 | 57.4 | 13.0 | 321 | 715 | 88.2 | 9.1 |
| 市町村 | 463 | 99.2 | 50.6 | 13.8 | 308 | 818 | 92.4 | 9.1 |
| その他公的 | 199 | 94.4 | 47.7 | 13.1 | 285 | 782 | 92.6 | 9.1 |
| 公益法人・社会福祉法人 | 58 | 95.8 | 50.5 | 13.6 | 270 | 767 | 86.9 | 8.3 |
| 医療法人 | 88 | 95.8 | 49.2 | 15.6 | 256 | 1,024 | 76.8 | 7.3 |
| 個人 | 19 | 91.6 | 46.5 | 14.1 | 236 | 1,031 | 70.1 | 6.5 |
| 総数 | 1,015 | 102.2 | 52.7 | 14.0 | 298 | 790 | 89.9 | 8.9 |
| 医業収益100対医業費用との相関係数 | − | 1.000 | 0.982 | −0.402 | 0.848 | −0.632 | 0.455 | 0.610 |

資料：全国公私病院連盟・日本病院会「昭和62年病院経営実態調査」83，160，168，176頁より作成．
注：医業収益100対医師給与費＝医業収益100対給与費×（医師給与費／給与費総額）として試算．

したい．最近，厚生省サイドからは，「医療機関の経営が苦しいのは，…ひとえに医者の給与が高すぎるから」[2]であり，病院経営を改善するためには，それの是正が不可欠だと主張されている．この主張は一見もっともに見えるが，問題はそれほど単純ではない．

表16は，この点を検討するために，全国公私病院連盟・日本病院会「病院経営実態調査」により，1987年の6種類の開設者別病院の収支と全職員・医師の給与費，人員を比較したものである．同調査の結果は1989年分まで発表されているが，1988・89年の調査では，個人病院の医業収益100対医業費用がそれぞれ100.2，99.7という結果が出ている．これは個人病院では収支差額（利潤）が存在しないことを意味するが，このようなことは個々の個人病院にはありえても，個人病院全体では現実にはありえない．例えば，「1987年医療経済実態調査」によると，個人病院の医業収益100対医業費用は89.1であり，総数（この場合は国立病院も含む）の98.5より相当低い．以上より，1988・89年の調査対象の個人病院が相当の「偏り」を持っていることが示唆される．そのために，表14ではこのような「歪み」が少ないと思われる1987年の数値を用いた．

先ず，医業収益100対医業費用が最も低いのは個人病院の91.6（8.4％の黒字）である．それに対して，都道府県立病院では，この指数は108.7（8.7％の赤字）と飛び抜けて高い．

しかし，常勤医師1人当たりの平均給与月額はこの都道府県立病院でもっとも低く，71.5万円である．逆に，給与額が最も高いのは黒字幅がもっとも大きい個人病院の103.1万円でああり，厚生省サイドの最近の主張とは全く逆の結果となっている．

更に，100床当たり医師数を見ると，個人病院がそれぞれ6.5人ともっとも少ないのに対して，都道府県立病院は最高の9.1人となっている．

これら諸点の関係をより直接的に明らかにするために，表16の下段に示したように，医業収益100対医業費用と，それと関係すると思われる6指標との相関係数をみると，明らかな正の相関が見られるのは，医業収益100対給与費総額（0.982），常勤職員平均給与月額（0.848），100床当たり医師数（0.610）の3指標である．逆に，医業収益100対医業費用と常勤医師平均給与額との間には明らかな負の相関（−0.632）がみられる．更に，資料は古いが，1981年までの「病院経営実態調査」には，黒字・赤字病院別の常勤職員1人平均給与月額が示されており，それによると，1981年の赤字病院の常勤医師の平均給与月額70.5万円は，黒字病院の71.8万円とほとんど同水準である．

以上から，勤務医の高給与が病院経営悪化の主因でないことは明らかだろう．病院経営と医師給与との関係を検討する場合には，1人当たりの給与の多寡のみに注目するのは片手落ちであり，それと医師数との関係の検討が不可欠なのである．ちなみに，財・サービス・賃金等の経済分析を行う場合には，単価だけでなく，数量も合わせて検討することは，経済学の常識である．

確かに，個人病院や医療法人病院の勤務医の平均給与月額は一見非常に高いが，両病院とも100床当たり医師数が相当少ないため，これらの病院の勤務医は他病院勤務医に比べて，労働密度が高く，労働時間も長い可能性もある．また，これらの病院では，国公立の大病院に比べて，研修・研究条件等

の「非金銭的利益」が少なく，高給与がそれを代償しているとも考えられる．これらの諸点の是正をしないまま，民間病院勤務医給与の引き下げのみをはかることは合理的とは言えない．

## 3　開業医所得水準の80年代の変化

　以上の検討により，病院勤務医の所得水準が80年代に入って低下し続けていることが明らかになった．では，同じ期間に開業医の所得水準はどう変化したのだろうか？　ここでは，中医協と日本医師会がそれぞれ実施している「医療経済実態調査」等を用いて，この点を検討したい．ここでも結論を先に言えば，開業医所得も70年代に比べ80年代初頭には相当低下したが，勤務医の所得水準が，80年代後半にも低下し続けているのと異なり，開業医の所得水準の低下はその後（一時的にせよ）停止している．ただし，開業医所得は「変動性」が大きく，下位25％の開業医の所得は勤務医と同水準である．

　尚，開業医には，本来個人立一般診療所開業医だけでなく，個人病院開業医，更には医療法人等私的医療機関の開設医も含まれるが，ここでは資料の制約上，個人立一般診療所開業医に対象を限定する．

### (1)　一般診療所開業医の「収支差額」の伸び悩みとその原因

　表17は中医協「医療経済実態調査」による，個人立一般診療所の月間収支額等の推移を見たものである．1976-87年の11年間に，医業収入は53.3％増加したが，医業費用はそれを上回って62.7％も増加したために，収支差額の増加率は38.7％にとどまっている．これは同じ期間の全産業常用労働者の現金給与総額の増加率67.8％（労働省「毎月統計要覧」）より29.1％ポイントも低い．それでも，1987年の収支差額は月間228.8万円（年間2745.9万円）である．

　日医調査によれば，個人立一般診療所の収支差額の停滞はより著しい．**表**

第Ⅰ部 テーマ別の主要実証研究

### 表 17 個人立一般診療所の月間収支額の推移（中医協調査, 1976-1987 年）

(単位：円)

| 調査年 | 1976 | 1981 | 1984 | 1987 | 1987/1976 | 1987/1981 |
|---|---|---|---|---|---|---|
| 有効回答施設数 | 1,666 | 1,601 | 1,494 | 1,350 | | |
| 医業収入(A) | 4,200,698 | 5,844,591 | 6,115,945 | 6,439,081 | 1.533 | 1.102 |
| 医業費用(B) | 2,550,971 | 4,012,316 | 3,913,278 | 4,150,829 | 1.627 | 1.035 |
| 収支差額(C) = A − B | 1,649,727 | 1,832,275 | 2,202,666 | 2,288,252 | 1.387 | 1.249 |
| C/A × 100 | 39.3 | 31.3 | 36.0 | 35.5 | | |
| 年間収支差額（C × 12) | 19,796,724 | 21,987,300 | 26,431,992 | 27,459,024 | 1.387 | 1.249 |
| 無床診療所比率 | 0.534 | 0.601 | 0.592 | 0.604 | | |
| 1 月当たり外来患者数 | 1,837.0 | 1,701.1 | 1,563.5 | 1,562.5 | 0.851 | 0.919 |
| 同初診患者数 | 310.0 | 241.2 | 219.5 | 214.0 | 0.690 | 0.887 |
| 1 週表示診療時間 | 42 | 47 | 38.6 | 39.1 | 0.931 | 0.832 |

資料：中医協「医療経済実態調査報告」各年版

注：1) 1976 年調査では個人立一般診療所の数値が示されていないので，一般診療所総数の数値を用いた．
　　2) 1976 年調査では医業費用のうち減価償却費・資産減耗損が調査されていないので，同年の病院総数の医業粗収益に対する減価償却費・資産減耗損割合 3.13348％を用いて筆者が試算し，この額を収支差額から除いた．

### 表 18 個人立一般診療所の年間収支額の推移（日医調査, 1978 ～ 1984 年）

(単位：千円)

| 調査年 | 1978 | 1980 | 1982 | 1984 | 1984/1978 |
|---|---|---|---|---|---|
| 有効回答施設数 | 1,500 | 2,063 | 1,032 | 1,056 | |
| 医業収入(A) | 69,423 | 75,417 | 87,070 | 87,099 | 1.255 |
| 医業費用(B) | 45,296 | 52,555 | 61,483 | 63,289 | 1.397 |
| 収支差額(C) = A − B | 24,127 | 22,862 | 25,587 | 23,810 | 0.987 |
| C/A × 100 | 34.8 | 30.3 | 29.4 | 27.3 | |
| 無床診療所比率 | 0.529 | 0.577 | 0.523 | 0.569 | |
| 医師本人平均年齢 | 53.6 | 54.1 | 54.2 | 56.1 | |
| 1 か月当たり医療従事時間 | 215.8 | 198.1 | 211 | 199.5 | 0.924 |

資料：日本医師会「第 12 ～ 15 回医療経済実態調査」
出所：日本医師会「国民医療年鑑」昭和 56・58・59・61 年版
注：原統計では調査実施年が示されているが，収支調査は調査実施年の前年のデータに基づいているので，本表の調査年は調査実施年の前年に変更した．
　　1 か月当たり医療従事時間＝医師本人の診療活動時間＋地域保健活動時間

18 に示したように，1978-84 年の 6 年間で，医業費用の増加率は 39.7％で医業収入の増加率 25.5％を 14.2％ポイントも上回ったため，収支差額は実額で減少し，1984 年には 2381.0 万円となっている．

ただし，同じく個人立一般診療所を対象としているにも関わらず，中医協調査と日医調査との間には，相当の数値の開きが見られる．調査年が同じ 1984 年の結果を見ると，年間医業収入は中医協調査 7339.1 万円（611.6 万円 × 12 月），日医調査 8709.9 万円と，日医調査が 18.7％も上回っているにも関わらず，年間医業収益は中医協調査 2643.2 万円，日医調査 2381.0 万円であり，逆に日医調査が 9.9％下回っている．このような大きな開きが生じるのは，医業収入に対する医業費用の割合が中医協調査の 64.5％に対して，日医調査は 72.7％と 8.2％ポイントも高いからである．両調査では費用区分が異なるため詳しい比較はできないが，給与費の医業収益に対する割合は，中医協調査 20.4％，日医調査 20.2％とほとんど同水準である反面，医薬品費の割合は中医協調査 22.3％，日医調査 25.4％と日医調査のほうが 2.2％ポイント高い．また，医業収入に対する収支差額の割合の推移を見ると，日医調査では 1978 年の 34.8％から 1984 年の 27.3％へと一貫して減少しているのに対して，中医協調査では調査年による動揺が激しい．一般には，公的調査である中医協調査の方が信頼性があると見なされているが，この結果を見る限り，中医協調査にも相当の誤差があることがうかがわれる．他面，日医調査に対しては，医業費用が過大に計上されているのではないかという疑念が持たれる．

ともあれ，両調査により，個人立一般診療所の収支差額が 80 年代に入って停滞していることが証明されたとは言えよう．

このような停滞の主たる原因が，この間の厳しい医療費抑制政策にあることは明らかだろう．まず，診療報酬は 1978 年 2 月に引き上げられて以降 3 年 4 か月も据え置かれた．次に，81 年 6 月診療報酬改定では同時に実施された薬価基準の大幅引き下げにより，医療費は実質引き下げとなった．更にその後 5 回の診療報酬改定も，薬価基準の引き下げでほとんど相殺されてい

第Ⅰ部　テーマ別の主要実証研究

る［本書第Ⅰ部第1章第1節表3］．そのため，医療機関はこの間の医業費用の増加を補填するだけの医業収入を確保できていないのである．

　筆者は，これに加えて，この間①患者の診療所離れ，②診療所の無床化，③開業医の高齢化，が進行したことも見落とせないと考えている．表17の中医協調査に示したように，1976-87年の11年間に，1日当たり外来患者数は1837.0人から1562.5人へと14.5％減少し，更に初診患者数は310.0人から214.0人へと31.0％も減少している．また，（有効回答施設中の）無床診療所比率は53.4％から60.4％へと7.0％ポイントも増加している．更に，表には示さなかったが，個人立一般診療所開設医の平均年齢は1987年には58.1歳に達している．中医協調査では1984年以前の個人立一般診療所開設医の平均年齢は公表されていないが，表18の日医調査によると，1978-84年のわずか6年間にそれは53.6歳から56.1歳へと2.5歳上昇している．また，「医師歯科医師薬剤師調査」から試算すると，一般診療所開設医の平均年齢は1975年の54.3歳（筆者試算）から88年の59.1歳へと13年間で4.8歳も上昇している．そして，後に図4で示すように，個人立一般診療所の収支差額は，55歳以降急激に減少するのである．

　ただし，表17は，1981-87年の6年間に限定すれば，医業収入の増加率10.2％は医業費用の増加率3.5％を大幅に上回り，その結果，収支差額も24.9％増加したことを示している．これは，同じ期間の全産業常用労働者の現金給与総額の増加率20.4％を僅かながらも上回っている．このような変化は，80年代中葉以降，個人立一般診療所も，本格的に費用削減＝"減量経営"の努力を払うようになったためと思われる．

(2)　有床・無床間の収支差額格差はほぼ消失

　表19は，中医協調査により個人立一般診療所の有床・無床別月間収支額の推移を示したものである．同じ個人立一般診療所といっても有床と無床では収支額に相当の差があり，有床の方が医業収入も収支差額も多いことは，いわば"常識"であった．事実，1976年には有床の医業収入と収支差額は

第5章 医師の所得と勤務形態および医師数と医療費の関係

表19 個人立一般診療所の有床・無床別月間収支額の推移（中医協調査, 1976-1987年）

(単位：円)

| | 調査年 | 1976 | 1981 | 1984 | 1987 | 1987/1976 |
|---|---|---|---|---|---|---|
| 有床 | 医業収入(A) | 5,281,054 | 8,125,948 | 8,183,844 | 8,258,638 | 1.564 |
| | 医業費用(B) | 3,382,446 | 5,904,438 | 5,687,264 | 5,811,539 | 1.718 |
| | 収支差額(C)=A－B | 1,898,607 | 2,221,510 | 2,496,580 | 2,447,099 | 1.289 |
| | C／A×100 | 36.0 | 27.3 | 30.5 | 29.6 | |
| | 年間収支差額（C×12） | 22,783,284 | 26,658,120 | 29,958,960 | 29,365,188 | 1.289 |
| 無床 | 医業収入(D) | 3,256,451 | 4,333,162 | 4,692,949 | 5,244,648 | 1.611 |
| | 医業費用(E) | 1,824,248 | 2,758,760 | 2,692,536 | 3,060,669 | 1.678 |
| | 収支差額(F)=D－E | 1,432,202 | 1,574,401 | 2,000,413 | 2,183,979 | 1.525 |
| | F／D×100 | 44.0 | 36.3 | 42.6 | 41.6 | |
| | 年間収支差額（F×12） | 17,186,424 | 18,892,812 | 24,004,956 | 26,207,748 | 1.525 |
| 有床÷無床 | 医業収入(A／D) | 1.622 | 1.875 | 1.744 | 1.575 | |
| | 医業費用(B／E) | 1.854 | 2.140 | 2.112 | 1.899 | |
| | 収支差額(C／F) | 1.326 | 1.411 | 1.248 | 1.120 | |

資料：中医協「医療経済実態調査報告」各年版
注：表17に同じ．

無床のそれぞれ1.622倍，1.326倍であった．しかし，その後，収支差額に関しては有床・無床間の格差は傾向的に縮小し，1987年には1.12倍とほとんど同水準になっている．これは，この間有床の医業収入が無床に比べて伸び悩んだ反面，医業費用の増加率は無床を上回ったからである．

表には示さなかったが，日医調査でも同様な傾向は確認される．つまり，1978年には1.57倍もあった有床・無床間の収支差額格差は，1984年には1.056倍にまで縮小している．

## (3) 医薬品比率は「収支差額」と逆相関

診療所経営に関するもう1つの"常識"は，薬価差益がそれを支えているとするものである．一部マスコミが"薬漬けによる暴利"を興味本位に書き立てるのは論外としても，医療関係者の間でも薬価差益が診療所経営を支えていると長く信じられてきた．

現在も薬価差益が存在することは事実である．1976-87年の11年間に6回に渡って実施された薬価基準改定により，薬価が実に45.7%も引き下げら

第Ⅰ部　テーマ別の主要実証研究

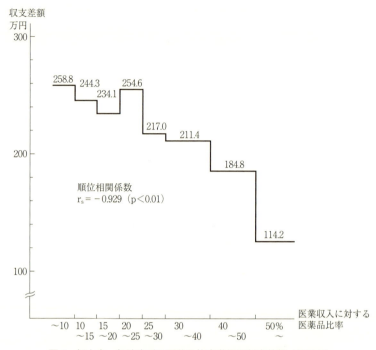

図2　個人立一般診療所の医薬品比率階級別収支差額（1987年）
資料：中医協「昭和62年医療経済実態調査報告」
注：$r_s$ はスペアマンの順位相関係数

れたため，薬価差益は大幅に縮小したが，それでも，1989年11月に厚生省が発表した推計によると，1987年の全国の全医療機関の薬価差益総額は1兆3000億円に達している．それの基礎資料によると，一般診療所の薬価差益は，1月当たり平均74万7000円とされており（「週刊社会保障」No. 1562, 1989. p. 12），これは先に表17で示した個人診療所の「収支差額」228万8252円の32.6%に相当する．筆者は，この薬価差益の推計は医薬品の管理費用や流通経費を無視した過大なものと考えているが，それでも薬価差益が診療所の経営の相当部分を支えていることは否定できない．

他面，現在では，もはや単純に医薬品の使用量を増やすことで所得を増や

すことはできなくなっていることも見落とせない.

　1987年の中医協調査では，医業収入に対する医薬品比率と収支差額との関係に初めてメスが入れられたが，その結果，図2に示したように，一般診療所では医薬品比率と収支差額との間に明らかな逆相関（スペアマンの相関係数 $r_s = -0.929$）があり，医薬品比率が高くなるほど収支差額が低くなることが明らかにされた．医薬品比率が50％以上の個人立一般診療所の月間収支差額は114.2万円であり，医薬品比率が10％未満の診療所の258.8万円のわずか44.1％にすぎないのである．このような一見"常識"に反する結果が生じているのは，薬価が高い薬の多くは新薬など差益が少ない薬であるため，もはや医療機関が単純に薬の処方を増やしただけでは，差益は増えなくなっているためと推定される．

## (4) 「収支差額」は開業医の個人所得ではない

　以上の分析では，筆者は，「収支差額」という用語のみを用い，「所得」という用語は意識的に用いてこなかった．厚生省やマスコミはこの収支差額を単純に開業医の個人所得と見なして，一般勤労者（被用者）の給与と比較しているが，これは正しくない．原理的にいえば，個人立一般診療所の収支差額は，事業体としての所得（医業所得）と院長所得（個人所得）に二分され，しかも，後者には無給の家族従事者の給与相当分が含まれるからである[3]．

　実際的にも，この収支差額は，被用者給与とは違って，そのまま開業医の個人的消費に充てられるものではなく，一定部分は，建物の改修・設備の更新等事業体としての再生産のために充当されている．ちなみに，現行の「みなし法人課税」では，収支差額の最低限20％が法人としての所得として扱われている．ただし，この点についての実証的調査研究は存在しないため，以下，便宜的に「収支差額」を「所得」と呼称することにする．

　近年は，厚生省やマスコミサイドからの"開業医儲けすぎ"論を否定するために，医師会サイドから開業医所得を意図的に低く見積る主張がなされるようになっている．例えば，日本医師会『昭和59年版国民医療年鑑』（340

頁）は，1983年実施（データは82年）の日医「医療経済実態調査」の結果に関して，年間収支差額2558.7万円から借入金返済443.1万円と所得税・住民税など1333.3万円を差し引いた残り782.3万円（収支差額のわずか30.7%!?）のみが「医師本人の給与相当分と診療所の内部留保分」だと主張している．しかし，このような操作は，借入金返済を全額収支差額から差し引くという会計原則の逸脱を犯しているだけでなく，一般に給与が税引き前給与で表示される慣行を無視したものであり，とうてい識者・国民の納得を得られないだろう．

このような意図的操作は論外としても，中医協調査に対しては，調査項目が複雑であるため，確定申告の際に白色・五段階税制を採用している零細無床診療所開業医の回答率が低下し，そのために収支差額が実際よりも過大に推計されるとの懸念も表明されている．事実，表17に示したように1987年中医協調査では個人立一般診療所の有効回答数中無床診療所が60.4%を占めているが，これは同年の「医療施設調査」による無床診療所の割合64.8%より4.4%ポイント少ない．

そこで，「医療施設調査」による無床・有床比率で個人立一般診療所総数の年間収支差額を「補正」してみたところ2731.9万円となり，補正前の数値2745.9万円よりわずか0.5%低下するに過ぎない．これは，先に述べたように1987年には無床診療所と有床診療所との収支差額がごく接近しているためと考えられる．

更に，社会保険診療報酬支払い基金「医療機関診療状況調（1987年5月診療分）」等を用いて全個人立医科診療所の1月当たり医業収入を推計すると607.8万円となり，中医協調査の643.9万円より5.6%低いにすぎない[注3]．そのため，少なくとも医業収入に関する限り，中医協調査の数値が実際よりも過大であるとは言えない．

(5) 開業医の下位25%の所得は勤務医と同水準

筆者は，厚生省やマスコミサイドの開業医所得評価・報道のもう1つの問

第5章 医師の所得と勤務形態および医師数と医療費の関係

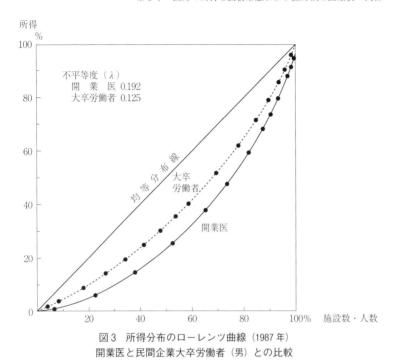

図3 所得分布のローレンツ曲線（1987年）
開業医と民間企業大卒労働者（男）との比較

資料：1）中医協「昭和62年医療経済実態調査報告」p. 76
　　　2）労働省「昭和62年賃金構造基本統計調査（賃金センサス）」第1巻, p. 376 より作成
注：1）個人立一般診療所の収支差額
　　2）産業計旧大・新大卒常用労働者の所定内給与
　　　不平等度　$(\lambda) = \frac{1}{6}\{2.5 - (2y_1 + y_2 + 2y_3)\}$
　　　ただし、$y_1, y_2, y_3$ は、それぞれ横軸の25, 50, 75%点に対する曲線の高さ（百分比）

題点は，平均値のみに目を奪われ，開業医内部の所得格差・「階層分化」を見落としている点にあると考えている．幸い，1987年の中医協調査では，初めて，収支差額階級別個人立一般診療所施設数が公表されたので，この点についての実証的研究が可能になった．

　図3は，ローレンツ曲線を用いて，開業医（個人立一般診療所）と民間企業大卒労働者（男）の所得分布を比較したものである．ローレンツ曲線とは所得分布の集中度・不平等度を検討するために常用されているものであり，

横軸は累積施設数・人数，縦軸は累積所得額を示し，弓形のローレンツ曲線が対角線（均等分布線）から離れるほど，所得分布が不平等であることを示す．図から一見して，民間企業大卒労働者所得分布に比べて，開業医所得分布の不均等性が明らかである．ちなみに，シンプソンの近似式による「不平等度（λ）」は，大卒労働者の 0.125 に対して，開業医は 0.192 である．

所得中央値の平均値に対する割合を見ても，大卒労働者（男）の 87.3% に対して，開業医では 82.2% と格差が大きい．ちなみに，民間病院医師（男）ではこの割合は 86.1% であり，大卒労働者と同水準である．

それでも，1987 年の開業医の年間所得中央値は 2257.1 万円であり，先に表 5 に示した病院勤務医の年間給与より相当高いことも事実である．しかし，収支差額階級別個人立一般診療所施設数から線形補完法により，開業医年間所得の第 1・四分位数（下位 25% 値）を試算すると 1287.2 万円となる．これは平均値 2745.9 万円の 46.9% にすぎず，個人病院や組合立病院の勤務医所得と同水準である（表 5）．

ただし，開業医と勤務医とは年齢構成が異なるので，単純な比較はできない．そこで，1987 年の開業医と民間病院勤務医（男）との年齢階級別年間所得を比較したのが図 4 である．ただし，この図では，開業医所得は，全年齢階級で，中央値と平均値，第 1・四分位数との割合が一定（それぞれ 82.2%，46.9%）と仮定している．図から明らかなように，下位 25% の開業医所得は，55 歳未満では企業規模 1000 人未満の民間病院勤務医所得とほとんど同水準であり，55 歳以上では，逆に勤務医所得を下回ってさえいる．それに対して，開業医所得の平均値・中央値は全年齢階級で民間病院勤務医の平均所得を大きく凌駕している．開業医所得は 55 歳以降は急減しているが，最低値の 80-84 歳でも，平均値 1219.2 万円，中央値 1002.1 万円であり 1 千万円の大台を保持している．

## (6) わが国開業医の所得格差は米国より大きい

ところで，わが国の開業医の所得格差の程度は，国際的に見て，大きいの

第5章　医師の所得と勤務形態および医師数と医療費の関係

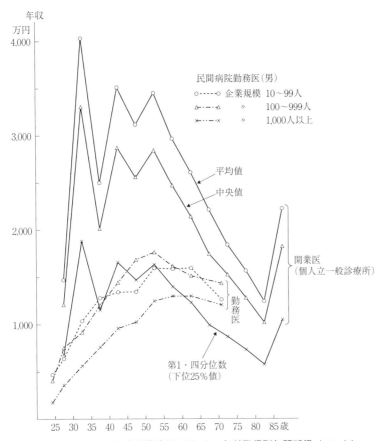

**図4　開業医と民間病院勤務医（男）との年齢階級別年間所得（1987年）**

資料：中医協「医療経済実態調査報告」
　　　労働省「賃金構造基本統計調査（賃金センサス）」より作成
注：1) 開業医所得（収支差額）の年齢階級別中央値＝各年齢階級別の平均値×(総数の中央値÷総数の平均値）として試算（全年齢階級で，中央値÷平均値＝一定と仮定）
　　2) 総数の第1・四分位数（下位25％値）は，収支差額階級別個人立一般診療所施設数（「医療経済実態調査報告」中の第24表）より，線形補完法で求めた．1)と同じく，全年齢階級で，第1・四分位数÷平均値＝一定と仮定し，各年齢階級の第1・四分位数を試算した．

第 I 部　テーマ別の主要実証研究

表 20　開業医所得の「変動性」の日米比較（1987 年）

|  | 日　本 | 米　国 | |
|---|---|---|---|
| 標本数 | 1,350[1] | * 9,043[3] | 1,384[2] |
|  | （月・万円） | （年・千ドル） | |
| 平均値 | 229.2 | * 132.7 | 146.2 |
| 標準偏差 | 170.9 | * 73.2 | |
| 25％値 | 107.3 |  | 80 |
| 中央値 | 188.1 | * 116.4 | 120 |
| 75％値 | 308.1 |  | 180 |
| 変動係数（標準偏差／平均） | 0.746 | * 0.551 | |
| （75％値 − 25％値）÷中央値 | 1.068 |  | 0.833 |
| 75％値÷25％値 | 2.871 |  | 2.250 |

資料：1）中医協「昭和 62 年医療経済実態調査報告」pp. 59, 76.
　　　2）AMA center for health policy research: Socioeconomic characteristics of medical practice 1988. pp. 122～128.
　　　3）Owens A : How much did your earnings grow last year? Medical Economics, Sep 5, 1988. pp. 159～180. （*）より計算.
注：対象：日本：個人立一般診療所（総数）の月間収支差額.
　　　　　米国：両者とも全科全開業医師の税引き前純所得.

だろうか？　一般には，開業医の所得格差は「自由診療」の米国で最も大きいと考えられているし，筆者もそのように想像していた．ところが，**表 20**に示したように，開業医所得の「変動性」の日米比較を行ったところ，どの指標をとっても，日本の方が変動性が大きいというやや意外な結果が得られた．ここで，変動性の指標としては，Friedman[4]の古典的研究に準じて，変動係数（平均値／標準偏差），（75％値−25％値）÷中央値，75％値÷25％値を用いた．例えば，変動係数は米国の 0.551 に対して，日本では 0.745 に達している．この結果から，日本の開業医所得の変動性・格差は世界最大と推定しても，大きな誤りはないだろう．

### (7)　開業医と社長・重役の所得水準比較

(5)では，開業医と勤務医との所得を比較した．しかし，小なりとはいえ経営者である開業医の所得を被用者である勤務医の所得と同一線上で比較することはできず，それは民間企業経営者層の所得と比較するのが妥当と思わ

### 表21　資本金規模別社長・重役の年間所得（1987年度）

(単位：万円)

| 資本金規模 | 集計社数 | 社　長 | 副社長・専務 | 常　務 | 兼務取締役 |
|---|---|---|---|---|---|
| 100億円以上 | 85 | 4,679 | 3,095 | 2,681 | 2,269 |
| 30～100億円 | 73 | 3,768 | 2,533 | 2,187 | 2,139 |
| 10～30億円 | 64 | 2,900 | 2,157 | 1,884 | 1,858 |
| 1～10億円 | 101 | 2,613 | 2,007 | 1,601 | 1,623 |
| 3千万～1億円 | 138 | 2,082 | 1,797 | 1,501 | 1,460 |
| 3千万円未満 | 132 | 1,946 | 1,648 | 1,446 | 1,324 |
| 平均（加重） | 593 | 2,896 | | | |

資料：賃金管理研究所「社長・重役の報酬・賞与の実態」―第8回実態調査レポート速報　1988. 5. 21.

注：1）東京会議所等の協力を得て賃金管理研究所「役員報酬の正しい決め方」講座に参加した企業を対象に，直接対面方式で調査
　　2）原資料には報酬月額と年間賞与のみが掲示されているので，
　　　年間所得＝報酬月額×12＋年間賞与として試算
　　　ただし，原資料では年間賞与0および無記名の会社は集計から除外されているため，賞与集計社数は390社

れる．しかし，この点についての公式統計はまったく存在せず，統計のブラックボックスとなっている．それに対して賃金管理研究所は1979年からほぼ毎年，独自に「社長・重役の報酬・賞与の実態」を調査している．この調査では，毎回500社以上の企業経営者から直接対面方式でデータを得ており，経年的にみてもデータは安定的に推移しており，十分信頼できると評価できる．

　表21は，同調査に基づいて試算した，1987年の資本金規模別社長・重役の年間所得である．尚，社長・重役の年間所得は，従業員規模別にも検討すべきと思われるが，同調査では，それは報酬月額しか調査されていないため，残念ながら従業員規模別の年間所得は推計できない．

　当然の事ながら，社長・重役の年間所得は企業規模が大きいほど高くなり，資本金100億円以上の巨大企業社長の年間所得は4679万円に達している．この表に照らすと，1987年の個人開業医の年間所得（年間収支差額）2745.9万円は，資本金が1-30億円の企業の社長，同30-100億円の企業の副社長・専務，同100億円以上の企業の常務の年間所得に相当する水準である．また，

表22 個人立一般診療所開業医と他職種との年間所得の推移 (1976-1987年)

(単位:千円)

| 年　　度 | | 1976 | 1981 | 1984 | 1987 | 1987/1976 |
|---|---|---|---|---|---|---|
| 開業医 | (A) | 21,376.3 | 21,987.3 | 26,432.0 | 27,459.0 | 1.285 |
| 民間病院勤務医（男） | | 7,037.4 | 9,405.7 | 9,819.9 | 9,676.7 | 1.375 |
| 同50～54歳 | (B) | 9,174.1 | 13,726.5 | 14,766.9 | 15,492.0 | 1.689 |
| 大卒常用労働者（男） | | 3,176.3 | 4,370.4 | 4,894.1 | 5,364.2 | 1.689 |
| 同50～54歳 | (C) | 5,728.0 | 7,405.2 | 8,156.7 | 8,728.5 | 1.524 |
| 同企業規模1,000人以上 | (D) | 6,879.0 | 8,765.5 | 9,739.8 | 10,182.7 | 1.480 |
| 社長 | (E) | ― | 24,140 | 28,250 | 28,960 | ― |
| 倍率　A/B | | 2.330 | 1.602 | 1.790 | 1.772 | |
| 　　　A/C | | 3.732 | 2.969 | 3.241 | 3.146 | |
| 　　　A/D | | 3.107 | 2.508 | 2.714 | 2.697 | |
| 　　　A/E | | ― | 0.911 | 0.936 | 0.948 | |

資料：中医協「医療経済実態調査報告」各年版
　　　労働省「賃金構造基本統計調査（賃金センサス）」各年版
　　　賃金管理研究所「社長・重役の報酬・賞与の実態」各年版
注：社長の1981年の数値は1982年のものを代用

先述したみなし法人課税の処理法に準じて収支差額のうち80％のみを開業医の事業主所得と見なすと2196.7万円となり，これは資本金3千万-1億円の企業の社長，同10-30億円の企業の副社長・専務，同30-100億円の企業の常務・兼務取締役の年間所得に相当する水準である．

表22は，開業医と開業医に学歴や年齢が類似している他職種との年間所得の推移を，総括的に示したものである．すでに指摘したように，開業医と被用者との所得格差から開業医の所得水準の妥当性の価値判断をすることはできない．しかし，開業医の所得水準の変化を知るためには，このような比較は不可欠である．それによると，開業医と50-54歳民間病院勤務医との所得格差は，1976年の3.33倍から1987年の1.77倍へと縮小している．同じ期間に企業規模1000人以上の大企業大卒常用労働者との給与格差も，3.10倍から2.70倍へと縮小している．ただし，このような開業医所得水準の低下は1976-81年に急激に生じたものであり，その後は開業医の所得水準は安定している．

また，開業医と他職種との所得格差の検討は，正確には名目所得から所得

税・住民税・社会保険料を引いた可処分所得ベースで行うべきである．累進所得税制のもとでは，名目所得でみられる所得格差は可処分所得では相当縮小するからである．この点についての全国調査はないが，大阪府保険医協会調査部「開業医の所得調査報告」[5]は，同協会会員である内科無床診療所開業医と他職種との1983年の名目所得と可処分所得の比較を年齢別に行い，平均的には開業医の可処分所得は民間病院勤務医の1.5倍，日赤大阪勤務医の1.7-2倍，勤労者世帯（世帯主勤め先収入）の3倍程度と推計している．例えば，55歳開業医の年間名目所得は2475万円であり，同年齢の民間病院勤務医の1.73倍，勤労者世帯の5.43倍であるが，年間可処分所得は1195万円（名目所得の48.2％）であり，民間病院勤務医の1.38倍，勤労者世帯の3.34倍である．ここでは開業医の名目所得は直接調査ではなく，同協会の「1984年会員意見調査」による前年の年齢階級別年間診療収入に年齢階級別の収支差額率（平均で36％）を乗じることにより間接的に得られており，また，所得税・住民税・社会保険料もいわば"モデル額"であるが，結果は概ね妥当と思われる．

(8) 開業医所得には大きな地域差，しかし勤務医所得との相関はない

開業医の所得格差で見落としてはならないものに，地域格差がある．表23は，1987年の全国11地域区分別開業医・公私病院勤務医の年間所得を示したものである．

開業医の年間所得（収支差額）をみると，最高の東海地区の3266.6万円と最低の四国の2224.1万円との間には1.469倍もの格差があるだけでなく，同じ大都市部でも関東臨界地区（埼玉・千葉・東京・神奈川）の2500.7万円と近畿臨界地区（大阪・兵庫・和歌山）の2995.1万円との間にも1.198倍の格差が存在する．

当然のことながら，地域区分別年間医業収入と地域区分別年間所得との間には有意の相関（ r = 0.585）があるが，前者の後者に対する「寄与率」（相関係数の二乗）は34.1％にとどまっている．そのため，例えば北海道の開業

表23 地域区分別個人立一般診療所の年間収支差額と公私立病院勤務医の年間給与(1987年)

(単位:千円)

| | 個人立一般診療所 | | 民間病院勤務医(男)年給 | 都道府県立病院勤務医年給 |
|---|---|---|---|---|
| | 年間医業収入 | 年間収支差額 | | |
| 北海道 | 86,985 | 24,737 | 6,657 | 16,138 |
| 東 北 | 82,113 | 29,243 | 10,900 | 11,910 |
| 関東内陸 | 81,100 | 25,541 | 9,668 | 11,283 |
| 関東臨海 | 65,878 | 25,007 | 9,167 | 10,923 |
| 東 海 | 93,273 | 32,666 | 10,781 | 10,280 |
| 北 陸 | 74,369 | 25,748 | 11,192 | 11,260 |
| 近畿内陸 | 82,644 | 30,117 | 9,450 | 9,363 |
| 近畿臨海 | 72,414 | 29,951 | 11,691 | 10,699 |
| 中 国 | 75,972 | 26,736 | 10,818 | 11,017 |
| 四 国 | 68,239 | 22,241 | 10,617 | 10,816 |
| 九 州 | 81,524 | 26,953 | 13,441 | 11,079 |

〈相関行列〉

| | 個人立一般診療所年間医業収入 | 同年間収支差額 | 民間病院勤務医年給 | 都道府県立病院勤務医年給 |
|---|---|---|---|---|
| 個人立一般診療所年間医業収入 | 1.000 | | | |
| 同年間収支差額 | 0.585* | 1.000 | | |
| 民間病院勤務医年給 | −0.143 | 0.269 | 1.000 | |
| 都道府県立病院勤務医年給 | 0.241 | −0.388 | −0.600* | 1.000 |

*p<0.05

資料:1) 中医協「医療経済実態調査報告」
2) 労働省「賃金構造基本統計調査(賃金センサス)」
3) 自治省「公営企業年鑑(病院)」より作成

注:労働省・自治省調査では都道府県別の数値のみが示されているので,地域別の数値は当該県の単純平均とした.

医の医業収入は11地区中第2位であるが,所得は第9位にすぎない.

更に表23は,地域別の開業医所得・民間病院勤務医所得・都道府県立病院所得との間には,一般に信じられているような正の相関はないという,意外な事実をも示している.つまり,地域区分別の開業医所得と民間病院勤務医所得との相関係数は0.269にすぎず,地域別の開業医所得と都道府県立病院勤務医所得との相関も−0.388にすぎず,いずれも有意ではない.地域別

の民間病院勤務医所得と都道府県立病院勤務医所得との間には，有意の負の相関が存在する（r = −0.600）が，都道府県別の原データを用いて再計算すると相関はない（−0.015）．ただし，これら3種類の地域区分別所得データのうち，開業医所得と民間病院勤務医所得に関しては調査年により動揺が激しい．そこで，「感度分析」として，1984年のデータを用いて同じ相関分析を行ったところ，三者の間に相関がないことが再確認された．

　従来は，筆者自身も含めて，三者の間には密接な関係があり，開業医所得が高水準の地域ではそれに引きずられて勤務医所得も高くなると漠然と考えられてきたが，この結果は，そのような"常識"を完全に覆すものと言えよう．

　筆者は，更に，開業医所得・民間病院勤務医所得・都道府県立病院勤務医所得それぞれの地域差の決定因子を重回帰分析法により検討しようと試みたが，残念ながら意味のある結果は得られなかった．この原因としては，上述したように開業医所得と民間病院勤務医所得の地域別データには相当の誤差が含まれていること，および都道府県立病院勤務医の給与は他の開設者の病院勤務医給与に比べて著しく変動が少ないこと（変動係数 =11.9％）が，考えられた．

## 4　国民医療費中の医師・医療従事者所得の推計

　以上の検討では，1980年代の医師所得の変化をミクロに検討してきた．次に，マクロ経済学的視点から，国民医療費中の医師・医療従事者所得の割合とその変化を検討したい．

### (1)　1987年度の医師・医療従事者所得の推計

　表24は，「医療経済実態調査」・「国民医療費」・「医療施設調査」により，1987年度の国民医療費中の医師・歯科医師・その他医療従事者の所得とその割合を推計したものである．ただし，表の国民医療費「合計」からは薬局

第Ⅰ部 テーマ別の主要実証研究

### 表24 国民医療費中の医師・医療従事者の所得の推計 (1987年)

| | 病　院 | | 一般診療所 | | 歯科診療所 | | 合　計 | |
|---|---|---|---|---|---|---|---|---|
| | 億円 | 比率 | 億円 | 比率 | 億円 | 比率 | 億円 | 比率 |
| 国民医療費 | 106,542 | 100.0 | 51,621 | 100.0 | 18,653 | 100.0 | 176,816 | 100.0 |
| 給与費総額 | 53,107 | 49.8 | 10,395 | 20.1 | 4,791 | 25.7 | 68,293 | 38.6 |
| 　医師 | 15,005 | 14.1 | 1,165 | 2.3 | 0 | 0.0 | 16,170 | 9.1 |
| 　歯科医師 | 0 | 0.0 | 0 | 0.0 | 941 | 5.0 | 941 | 0.5 |
| 　その他 | 38,102 | 35.8 | 9,230 | 17.9 | 3,850 | 20.6 | 51,182 | 28.9 |
| 開設者所得 | 1,577 | 1.5 | 15,143 | 29.3 | 6,677 | 35.8 | 23,397 | 13.2 |
| 　医師 | 1,577 | 1.5 | 15,143 | 29.3 | 0 | 0.0 | 16,720 | 9.5 |
| 　歯科医師 | 0 | 0.0 | 0 | 0.0 | 6,677 | 35.8 | 6,677 | 3.9 |
| 合計 | 54,684 | 51.3 | 25,538 | 49.5 | 11,468 | 61.5 | 91,690 | 51.9 |
| 　医師 | 16,582 | 15.6 | 16,308 | 31.6 | 0 | 0.0 | 32,890 | 18.6 |
| 　歯科医師 | 0 | 0.0 | 0 | 0.0 | 7,618 | 40.8 | 7,618 | 4.3 |
| 　その他 | 38,102 | 35.8 | 9,230 | 17.9 | 3,850 | 20.6 | 51,182 | 28.9 |

資料：中医協「昭和62年医療経済実態調査報告」，厚生省「昭和62年度国民医療費」，同「昭和62年医療施設調査」より筆者推計．

注：推計の方式と推計に当たっての仮定は以下の通り．
1) 薬局調剤医療費3,942億円（国民医療費総額の2.2%）は除外した．
2) 医療施設別の給与総額
　＝医療施設別国民医療費×医療施設別の医業収入に対する給与費の割合
　なお，これには個人病院以外の病院長給与も含まれる．
3) 病院（または一般診療所．以下同じ）の開設者所得＝個人病院の収支差額．
　個人病院の収支差額総額
　＝病院分国民医療費×(個人病院1施設当たり収支差額×個人病院総数)÷(全病院の1施設当たり医業収入×病院総数)
　なお，施設数は医療施設調査の数値を用いた．
4) 歯科診療所＝個人立歯科診療所（中医協調査では，他の開設者の歯科診療所は調査されていない．医療施設調査によると，歯科診療所の97.2%が個人立）．
　個人立歯科診療所の開設者所得総額
　＝歯科診療所分国民医療費×個人立歯科診療所の医業収益に対する収支差額の割合
5) 給与費にはⅠ．月間給与だけでなく，Ⅱ．賞与，Ⅲ．退職給与金，Ⅳ．法定福利費（事業主負担分）が含まれているが，賞与・退職給与金・法定福利費は職種別には計上されていないので，1病院当たり月間給与の医師とその他の職種への配分率で按分した．なお，病院の医師給与にはごく一部歯科医師給与も含まれるが，これは無視した．
6) 一般診療所・歯科診療所の職種別給与費は公表されていないので，1981年中医協調査から得られる一般診療所・歯科診療所1施設当たりの医師・歯科医師給与の給与費総額に対する割合（それぞれ0.11209, 0.19642）を代用して試算した．なお，両者の職員数は1981年と1987年でほぼ等しい．

調剤医療費（国民医療費総額の2.0％）を除外した．また，ここでの給与費には，狭義の給与だけでなく，退職給与引当金と事業主負担の法定福利費も含まれている．その他，推計の方式や推計に当たっての仮定の詳細は，表注を参照されたい．

先ず，病院医療費中の医師・医療従事者所得の割合は51.3％であり，医師所得のみの割合は15.6％である．一般診療所でも，医師・医療従事者所得の割合は49.5％であり，病院と大差ないが，医師所得が31.6％（うち開業医所得29.3％）を占めている．医療施設全体でみると，医療費中の医師・医療従事者所得は51.9％であり，その内訳は医師所得が18.6％，歯科医師所得が4.3％，その他の職種の所得が28.9％となっている．医師所得の割合18.6％のうち，開業医所得の割合は9.5％で，勤務医所得の割合9.1％をわずかながら上回っている．尚，この表では，開業医所得に個人立一般診療所開業医だけでなく，個人病院開業医の所得（1454億円）も含んでいるが，それが国民医療費に占める割合は0.9％にすぎない．

## (2) 医師・医療従事者の所得割合は5割で安定

表25は，1976-87年度の11年間の国民医療費に対する医師・医療従事者所得割合の推移を見たものである．医師・医療従事者の所得割合は1976年度の49.9％から1987年度の51.9％へと2.0％ポイントの微増となっている．ただし，この割合の推計に際しては，多くの不確定な仮定を立てているため推計誤差が相当存在すると思われる（特に開業医所得に関して）．そのために，この結果は，医師・医療従事者の所得割合がこの11年間50％前後でほとんど安定していると解釈したほうが無難かもしれない．

1976-87年度の11年間にはCTスキャナーや血液透析，ICU等に代表される高額の医療機器・医療技術（「中間的技術」）が次々に導入されたにも関わらず，医師・医療従事者所得の割合が一定であったことは，大変興味深い．この結果は，物質的財貨の生産の場合と異なり医療分野での技術革新は「労働節約的」ではなく，「中立的」であることを，マクロレベルで証明してい

表25 国民医療費に対する医師・医療従事者所得の割合の推移（1976-1987年）

| 年　度 | 1976 | 1981 | 1984 | 1987 |
|---|---|---|---|---|
| 国民医療費<br>（億円） | 76,684 | 126,652 | 147,997 | 176,816 |
| 医師 | 21.5 | 17.9 | 19.7 | 18.6 |
| 　開業医 | 15.1 | 10.4 | 10.9 | 9.5 |
| 　勤務医 | 6.5 | 7.5 | 8.8 | 9.1 |
| 歯科医師 | 3.4 | 4.8 | 4.4 | 4.3 |
| 　開業歯科医師 | 3.0 | 4.3 | 3.9 | 3.8 |
| 　勤務歯科医師 | 0.4 | 0.5 | 0.5 | 0.5 |
| その他 | 25.0 | 26.7 | 28.1 | 28.9 |
| 合計 | 49.9 | 49.3 | 52.2 | 51.9 |

資料：表24の3調査の各年版
注：1)〜6)は表24と同じ．
　　7)「昭和51年医療経済実態調査報告」では，個人立一般診療所と歯科診療所の医業費用のうち減価償却費・資産減耗損は調査されていないため，同年の病院総数の医業粗収益に対する減価償却費・資産減耗損割合3.13348％を用いて筆者が試算し，この額を収支差額から除いた．
　　8) 同じく1976年調査では，病院と一般診療所の開設者別の数値が発表されていないため，個人立一般診療所の収支差額＝一般診療所総数の収支差額，
　　　個人病院の収支差額＝個人立一般診療所の収支差額の2倍
　　　と仮定して試算した．なお，1981・1984・1987年の個人病院収支差額の個人立一般診療所収支差額に対する倍率は，それぞれ2.372，1.976，1.806倍．

ると言えよう．

また，医師・医療従事者の一部には，近年の医療に対する民活導入＝営利企業の参入を過大視して，"国民医療費は増加しても，増加分は企業の側に流れるため，医師・医療従事者の所得割合は低下する"といった悲観論が根強いが，それは杞憂と言えよう．

尚，マックスウェルによる国民医療費の詳細な国際比較でも，医療費の最終配分パターンは，各国とも長期間ほぼ一定していることが，確認されている[6]．

他面，国民医療費に対する医師所得の割合は，1976年度の21.5％から87年の18.8％へと11年間で2.7％ポイント低下している．しかも，この低下は開業医の所得割合が15.1％から9.8％へと5.3％ポイントも低下したためであり，勤務医の所得割合は6.5％から9.0％へと逆に3.5％ポイントも上昇して

いる．更に，その他の医療従事者の所得割合も，25.0％から28.7％へと3.7％ポイント上昇している．

このような変化は，この間の病院医療の比重増大を反映している．1976年度から87年度の11年間に，国民医療費中の病院医療費の割合は51.4％から58.9％へと7.5％ポイントも増加した反面，一般診療所医療費の割合は逆に40.0％から29.6％へと10.4％ポイントも減少しているのである．

## 5 医師所得の国際比較──日医・厚生省論争の検証

最後に，OECDの調査[7][8]等を用いて，医師所得水準の国際比較を簡単に行いたい．この点については，この数年，医師会サイドと厚生省サイドとの間で論争が繰り広げられている[9]〜[12]．この論争では，医師会サイドは，ミクロレベルでわが国の医師技術料（診療報酬点数）が米国と比べて著しく低いことを強調するのに対して，厚生省サイドは，マクロレベルでわが国医師の相対所得（全被用者所得に対する倍率）が世界のトップクラスであると反論しており，必ずしも議論は噛み合っていない．ここでは，両者の論拠の検証を行いたい．

### (1) わが国の医師技術料は国際的には低位

表26は，医師技術料の国際比較をしたものである．医師会サイドが主張するように，米国と比べたわが国の医師技術料は，診察・検査・手術のほぼ全分野に渡って著しく低い．特に，各国で医師技術料の基本とされている初診料では，10.29倍もの格差がある．わが国と西欧諸国との医師技術料格差は米国と比較した場合ほど著名ではないが，それでも，診察や検査の分野では，2-3倍の格差がある．他面，手術料に関しては逆にわが国が西欧諸国を数割上回っている．また，米国の医師技術料はほぼ全分野で西欧諸国の水準を大幅に上回っている．

この結果は，わが国の医師技術料が国際的に見て依然低位にあることを示

第Ⅰ部　テーマ別の主要実証研究

表26　医師技術料の国際比較（1984年）

| | 米ドル表示（PPS＝購買力平価） | | | | | 日本との相対比率 | |
|---|---|---|---|---|---|---|---|
| | 西ドイツ | フランス | ヨーロッパ平均 | 米国 | 日本 | ヨーロッパ平均 | 米国 |
| 往診 | 14 | 13 | 15 | 31 | 10 | 1.50 | 3.10 |
| 初診料 | 10 | 15 | 25 | 72 | 7 | 3.57 | 10.29 |
| 尿検査 | - | 19 | 7 | 5 | 12 | 0.58 | 0.42 |
| プロトロンビンテスト | - | 4 | 6 | 7 | 2 | 3.00 | 3.50 |
| 総コレステロール検査 | - | 3 | 8 | 5 | 3 | 2.67 | 1.67 |
| 心電図検査 | 14 | 15 | 18 | 45 | 7 | 2.57 | 6.43 |
| 脳波検査 | 32 | 131 | 60 | 125 | 25 | 2.40 | 5.00 |
| 気管支鏡検査 | 33 | 56 | 59 | 413 | 16 | 3.69 | 25.81 |
| 直腸S状結腸鏡検査 | 49 | 19 | 45 | 72 | 4 | 11.25 | 18.00 |
| 虫垂切除術 | 81 | 93 | 124 | 1,135 | 185 | 0.67 | 6.14 |
| 胆嚢摘出術 | 136 | 149 | 213 | 1,754 | 394 | 0.54 | 4.45 |
| 子宮全摘術 | 151 | 187 | 235 | 1,754 | 300 | 0.78 | 5.85 |
| 下顎臼歯抜去術 | 7 | 15 | 9 | - | 12 | 0.75 | - |

資料：OECD: Financing and delivering health care, 1987. P.74, Table 36 より作成

注：1）原資料には18種類の医師技術料が掲示されているが，本表では日本の数値が示されている13種類のみを示した．
　　2）ヨーロッパ平均は，西ドイツ，フランス，ベルギー，ルクセンブルグ，オランダ，デンマーク，スイスの7か国平均

謝辞：本表作成に当たっては権丈善一氏（慶応義塾大学大学院）の示唆を受けた．

している．ただし，わが国の医師技術料を国際的にみて極端に高い米国の医師技術料とのみ比較すると，その低さが実態以上に過大表示されることを見落としてはならない．

それに対して，第1章［本書第Ⅰ部補章第1節表9］で示したように，入院サービス価格に関しては，日本は米国だけでなく，西欧諸国の水準をも大幅に下回っている．

(2)　しかし全医師の相対所得は高水準

表27は，全医師の所得水準（相対所得）の国際比較である．ただし，OECDの最新調査[7]では，1987年の日本の数値は明らかに開業医所得を全医師所得と取り違えたものと思われるので，1981・87年とも，次の表28で筆者が計算した補正値を掲げた．

第5章 医師の所得と勤務形態および医師数と医療費の関係

表27 全医師所得水準の国際比較（1970-1987年）――医師所得の全被用者所得に対する倍率

| 年 | 1970 | 1981 | 1987 |
|---|---|---|---|
| オーストラリア | 4.3 | 2.5 | 2.2 |
| ベルギー | – | 1.8 | – |
| カナダ | 5.1 | 4.1 | 3.7 |
| デンマーク | – | 2.8 | 2.0 |
| フィンランド | 3.7 | 1.8 | 1.8 |
| フランス | 4.8 | 3.3 | – |
| 西ドイツ | 6.4 | 4.9 | 4.3 |
| アイルランド | 1.5 | 1.2 | 1.1 |
| イタリア | 1.4 | 1.1 | – |
| ニュージーランド | – | 2.5 | 3.1 |
| ノルウェイ | 2.4 | 1.7 | 1.3 |
| スウェーデン | 3.7 | 2.1 | – |
| スイス | 5.2 | 4.7 | 4.1 |
| 英国 | – | 2.4 | 2.4 |
| 米国 | 5.4 | 5.1 | 5.4 |
| 日本 | – | 4.4 | 4.0 |
| 平均 | 4.0 | 2.9 | 3.0 |
| 標準偏差 | 1.6 | 1.3 | 1.4 |

資料：1) OECD: Financing and delivering health care, 1987. Table 38（p. 76）：1970, 80年分.
　　　2) OECD Secretariat: Health care expenditure and other data : An international compendium from OECD. Health Care Financing Review 1989 Annual Supplement. Table 14（p. 134）, Table 65（p. 192）より作成：1987年分.
注：1) 日本の数値は，次の表28により訂正（資料2）では，全医師所得ではなく開業医所得と思われる数値が計上されているため）．
　　2) スイスの1970, 81年の数値は，資料2)により筆者補足．そのため，1970, 80年の平均値・標準偏差は，再計算した．
　　3) 1970年の欄の西ドイツ・ノルウェイは1971年．
　　　 1981年の欄のフランスは1979年．デンマークと西ドイツは1980年．
　　　 1987年の欄の西ドイツ・ニュージーランド・スイスは1986年．

　最近の厚生省サイドが主張するように，わが国の全医師の相対所得（全被用者所得に対する倍率）は，1981・87年とも，OECDの平均水準を大幅に上回っている．1987年の4.0倍は，米国の5.4倍，西ドイツの4.3倍，スイスの4.1倍に次いで12か国中第4位であり，12か国平均の3.0倍を相当上回っている．この限りでは，「世界のトップグループ」であることは間違いない．

　ただし，厚生省サイドがかって主張したように，わが国の医師所得が米国

表28 わが国医師の相対所得の推移 (1976-1987年)

(単位:円)

| 年度 | | | 1976 | 1981 | 1984 | 1987 |
|---|---|---|---|---|---|---|
| 年間所得 | | | | | | |
| 　全産業常用労働者[1)] | (A) | | 2,402,904 | 3,349,152 | 3,725,556 | 4,031,328 |
| 　勤務医[2)] | (B) | | 7,037,400 | 9,405,700 | 9,819,900 | 9,676,700 |
| 　開業医[3)] | (C) | | 19,796,724 | 21,987,300 | 26,431,992 | 27,459,024 |
| 医師の相対所得 | | | | | | |
| 　勤務医 | (B/A) | | 2.929 | 2.808 | 2.636 | 2.400 |
| 　開業医 | (C/A) | | 8.239 | 6.565 | 7.095 | 6.811 |
| 　全医師[5)] | (D) | | 5.528 | 4.415 | 4.326 | 3.981 |
| 医師総数に対する割合[4)] | | | | | | |
| 　勤務医 | (E) | | 0.486 | 0.546 | 0.595 | 0.614 |
| 　開業医 | (F) | | 0.466 | 0.408 | 0.363 | 0.343 |
| 　医療施設の従事医 | (E+F) | | 0.952 | 0.954 | 0.958 | 0.957 |

資料:1) 労働省「毎月勤労統計要覧」
　　　2) 労働省「賃金構造基本統計調査(賃金センサス)」
　　　3) 中医協「医療経済実態調査報告」
　　　4) 厚生省「医師・歯科医師・薬剤師調査」より作成
注:1) 全産業常用労働者の年間所得=調査産業計・常用労働者の現金給与総額×12か月
　　2) 勤務医の年間所得=民間病院勤務医の決まって支給する現金給与額×12か月+年間賞与その他特別給与額
　　3) 開業医の年間所得=個人立一般診療所の月額収支差額×12か月
　　4) 1987年の医師数は調査されていないため,1986年の数値を代用
　　5) 全医師(医療施設に従事する医師)の相対所得(D)
　　　=(勤務医の相対所得×勤務医の割合+開業医の相対所得×開業医の割合)
　　　÷医療施設に従事する医師の割合=(B/A×E+C/A×F)/(E+F)

をも上回って世界最高とは言えない。このような主張は,開業医単独の所得と勤務医をも含んだ全医師所得とを取り違えた初歩的な誤りに基づくものである。OECDもかっては同じ誤りをおかしたが,1987年報告書[(7)]の表38(76頁)の注ではそれを公式に訂正した。ただし,残念なことに,上述したように,最新の報告書[(8)]では同じ誤りが"復活"している。

表28は,わが国の勤務医・開業医・全医師(ただし医療施設に従事していない医師は除く)の相対所得の推移を示したものである。ここでは,計算を簡単にするため,勤務医所得を労働省「賃金構造基本調査」による民間病院勤務医の年間所得で,開業医所得を中医協「医療経済実態調査」による個人立一般診療所の年間収支差額で,それぞれ代表させた。この表から明らかな

ように，1987年の全医師の相対所得4.0倍は開業医の相対所得6.8倍よりもはるかに低い．これにより，全医師相対所得と開業医相対所得との取り違えによる誤りの大きさが明らかであろう．

ただし，1981年のわが国の勤務医の相対所得2.8倍は同年のOECD平均の全医師相対所得2.9倍とほぼ同水準である．このことは，少なくとも1981年の時点では，わが国の開業医所得だけでなく勤務医所得も国際的にみて相当高水準であったことを示唆している．

OECD加盟国の医師相対所得は1970年の4.0倍から1981年の2.9倍へ大幅に低下した．しかし，1987年には3.0倍となり，全体としては，低下傾向に歯止めがかかっている．それに対して，わが国では，表28に示したように，全医師の相対所得は1976年の5.5倍から1987年の4.0倍へと調査のたびに低下し続けている．ただし，勤務医と開業医別に見ると，勤務医の相対所得がこの11年間一貫して低下しているのに対して，開業医の相対所得は1976-81年に大幅に低下した後は，安定的に推移している．

## (3) 欧米諸国に比べ著しく多い外来患者数

このようにわが国の医師技術料が欧米諸国に比べて低位にあるにもかかわらず，わが国の医師（主として開業医）所得水準は逆に高位にあるのはなぜだろうか？

筆者は，その秘密の1つが，わが国の医師1人当たりの患者数の多さにあると考えている．**表29**は，1980・87年の国民1人当たり医師外来受診回数と医師1人当たり外来患者延数（いずれも年間）との国際比較である．わが国の国民1人当たり医師外来受診回数（1980年14.4回，87年12.8回）は，OECD平均（それぞれ5.5回，6.0回）を2倍以上上回っており，ともに調査国中最高である．しかも，わが国の人口千人当たり医師数は近年急増してはいるが，1987年でもOECD平均の72％にとどまっているため，医師1人当たりの外来患者延数は1987年でも8494人とOECD平均3256人の2.61倍に達している．1987年の医師1人当たり年間外来患者延数は，イタリアが

第Ⅰ部 テーマ別の主要実証研究

表29 国民1人当たり医師外来受診回数と医師1人当たり外来患者延数との国際比較（1980・1987年）

|  | 国民1人当たり年間医師外来受診回数 | | 人口千人当たり就業医師数 | | 医師1人当たり年間外来患者延数 | |
|---|---|---|---|---|---|---|
|  | 1980年 | 1987年 | 1980年 | 1987年 | 1980年 | 1987年 |
| オーストラリア | 6.5 | 7.8 | 1.818 | 2.047 | 3,575 | 3,810 |
| オーストリア | 5.4 | 5.6 | 1.592 | 1.916 | 3,392 | 2,923 |
| ベルギー | 7.1 | 7.4 | 2.492 | 3.214 | 2,849 | 2,302 |
| カナダ | 5.4 | 6.6 | 1.839 | 2.155 | 2,936 | 3,063 |
| デンマーク | 5.0 | 5.2 | 2.176 | 2.537 | 2,298 | 2,050 |
| フィンランド | 3.2 | 3.7 | 1.886 | 1.894 | 1.697 | 1.954 |
| フランス | 4.1 | 5.2 | 2.005 | 2.385 | 2.045 | 2,180 |
| 西ドイツ | 11.5 | 11.5 | 2.265 | 2.702 | 5.077 | 4,256 |
| ギリシャ | 5.0 | - | 2.434 | - | 2.054 | - |
| アイスランド | 4.9 | - | 2.203 | - | 2,224 | - |
| アイルランド | 5.8 | 6.5 | 1.305 | 1.412 | 4.444 | 4,603 |
| イタリア | 8.0 | 10.9 | 1.066 | 1.114 | 7,505 | 9,785 |
| オランダ | 3.2 | 3.7 | 1.907 | 2.357 | 1,678 | 1,570 |
| ニュージーランド | 3.7 | - | 1.552 | - | 2,384 | - |
| ノルウェイ | - | 5.7 | - | 2.209 | - | 2,580 |
| ポルトガル | 3.7 | 2.4 | 1.962 | 2.566 | 1,886 | 935 |
| スペイン | 4.7 | 4.0 | 2.307 | 3.390 | 2,037 | 1,180 |
| スウェーデン | 2.6 | 2.7 | 2.202 | 2.677 | 1,181 | 1,009 |
| スイス | 5.6 | 6.0 | 1.170 | 1.503 | 4,786 | 3,992 |
| トルコ | 1.2 | 2.0 | 0.609 | 0.719 | 1,970 | 2,782 |
| 英国 | 4.2 | 4.5 | 1.262 | 1.360 | 3,328 | 3,309 |
| 米国 | 4.8 | 5.3 | 2.009 | 2.256 | 2,389 | 2,349 |
|  | (2.6) | (2.1) | (0.71) | (0.72) | (3.40) | (2.61) |
| 日本 | 14.4 | 12.8 | 1.274 | 1.507 | 11,303 | 8,494 |
| 平均値 | 5.5 | 6.0 | 1.788 | 2.096 | 3,320 | 3,256 |
| 標準偏差 | 2.9 | 3.0 | 0.499 | 0.684 | 2,297 | 2,273 |

資料：OECD Secretariat: Health care expenditure and other data: An international compendium from OECD. Health Care Financing Review 1989 Annual Supplement. Table 23 (p. 143), Table 27 (p. 147), Table 61 (p. 188) より作成.

注：1) 1980年の欄のオーストラリア・アイスランドは1981年.
1987年の欄のオーストラリア・フランス・西ドイツ・スペイン・英国・米国・日本は1986年, デンマーク・ノルウェイは1985年.
2) イタリアの医師数は過少と思われるが, そのまま掲示した.
（「国民衛生の動向1989年」p. 455によると, 1986年で人口千人当たり, 4.24人）
3) 日本のカッコ内は平均値に対する倍率.

9785人で日本よりも多いが，表注に示したように，これはイタリアの医師数が過少報告されているための見かけ上の多さにすぎず，実際にはわが国が最も多いと思われる．

この結果は，わが国医師の高所得が，個々の医師技術料の低さを診療回数の多さで補うという，いわば"薄利多売"的診療スタイルによりもたらされていることを示している．

尚，国際的に見ると，米国に次いで医師所得水準が高い西ドイツの医師もわが国と同様な診療スタイルをとっている．表に示したように，西ドイツの国民1人当たり医師外来受診回数は1980・87年とも11.5回で，ともにわが国に次いで第2位である．これが10人を越えるのは，OECD諸国中，日本と西ドイツとの2か国だけである．尚，米国の医療経済学者Reinhardtの詳細な医師所得の国際比較研究によると，西ドイツの医師の患者1人当たりの診察時間はわずか4分にすぎず[13]，この点もわが国と酷似している．

ただし，わが国の医師1人当たり外来患者数が欧米諸国の3倍前後なだけでは，わが国の医師技術料が西欧諸国の2分の1～3分の1にすぎないことを相殺するにとどまり，西欧諸国に比べてのわが国医師（開業医）の高所得を十分には説明できない．

そのために，筆者は，わが国医師（開業医）の高所得のもう1つの原因として，欧米諸国では医師（開業医）は所得の大半を「医師技術料」から得ているのに対して，わが国の医師（開業医）は，医師技術料だけでなく医薬品・検査等からも相当の「差益」（医療保険点数と原価との差額）を得ているためと，考えている．

更にもう1つ見落としてならないことは，すでに何度も指摘してきたように，わが国の開業医の所得（収支差額）には事業主としての所得だけでなく，事業体としての所得も含まれていることである．それに対して，欧米諸国の開業医診療所は西ドイツを除けばわが国に比べて，人員・機械器具の両面で小規模であるため，開業医所得には事業体としての所得がほとんど含まれないのである．

ここで重要なことは，このようにわが国開業医の所得水準が国際的に見て高水準であるにも関わらず，それはわが国国民医療費の増高要因とはなっておらず，逆にわが国の国民医療費水準（GNP に対する割合）は OECD 加盟国中最低水準にとどまっていることである．

この原因として，筆者は，第1章［本書第Ⅰ部補章第1節］の表1で示したように，わが国の病院サービスの質・価格が欧米諸国に比べて極端に低水準に据え置かれてきたことに加えて，わが国開業医の技術水準（医師としての技能と機械・器具の装備率の両方）が国際的に見て相当高水準であり，中軽症疾患患者（いわゆるコモン・ディジーズ）の大半が，入院医療に比べて安価な開業医の外来診療のみで対処されてきたためと考えている．

政策当局が，この点を見落として，開業医所得を削減する方策を機械的に導入すると，それは開業医の技術水準低下を招き，その結果外来医療が入院医療にシフトし，国民医療費総額が逆に不必要に増加する危険が大きいと筆者は考えている．

## おわりに

以上，勤務医と開業医所得の 80 年代の変化を検討してきた．

勤務医所得水準の低下は 80 年代を通じて進行しており，かつて著しく高かった民間中小病院や町村立病院の勤務医所得が停滞しているだけでなく，従来から相対的に低かった民間大病院（私立大学病院を含む）勤務医の所得水準も更に低下し，最近では大企業大卒労働者とほとんど同レベルになっている．

開業医（個人立一般診療所）の所得水準も 80 年代初頭には 70 年代に比べて相当低下したが，その後は「減量経営」の努力の結果，一定水準を維持し得ている．ただし，開業医の所得は格差が大きく，下位 25％の開業医所得は民間病院勤務医と同水準である．

本文でも指摘したように，筆者は，医療費抑制のために医師（特に開業医）

所得を機械的に引き下げる方策は，逆効果をもたらすと考えている．しかし，今後医療費抑制政策が継続される下で，医師（特に民間大病院の青年勤務医）急増と勤務医の開業医離れが進行すると，勤務医の所得水準低下が加速することは避けられないだろう．他方，開業医に関しても，開業医自身の高齢化と患者の診療所離れが今後も同時進行すると，所得水準が相当低下することが予測される．ちなみに，図4に示した開業医の年齢階級別所得を用いると，他の要因に全く変化がない場合でさえ，開業医の平均年齢が現在の58.1歳から63.1歳へと5歳上昇しただけで，開業医の平均所得水準は10.9％も低下すると推計されるのである．

### 文　献
（1）　二木立：医療経済学．医学書院，1985.
（2）　日本製薬工業協会主催：シンポジウム・わが国の医療保障をさぐる（1989年2月3日）報告書．高原亮二氏の発言（p. 48）
（3）　益子純一：消費税は開業医に何をもたらすか？（下）．月刊保団連 1988年11月号，pp. 54-59.
（4）　Friedman M, Kuznets S: Income from independent professional practice. National Bureau of Economic Research, 1954, p. 66.
（5）　大阪府保険医協会調査部：開業医の所得調査．1985.
（6）　Maxwell RJ: Health and wealth. Lexington Books, 1981.
（7）　OECD: Financing and delivering health care, 1987.
（8）　OECD: International comparison of health care financing and delivery: data and perspectives. Health Care Financing Review 1989 annual supplement, 1989. pp. 1-196.
（9）　菊地隆俊：「医師冬の時代」のウソ．中央公論，1986年5月号，pp. 180-194.
（10）　名倉道治：机上の経済論で医療を語るなかれ．中央公論，1986年8月号，pp. 158-165.
（11）　福井順：誤解を招く「医師優遇税制」という言葉．週刊社会保障，No. 1501: 46-49, 1988.
（12）　医師税制研究会：是正されるべき医師税制——福井論文を検証する．週刊社会保障 No. 1506: 22-25, 1988.
（13）　Reinhardt UE: The compensation of physicians: Approaches, used in foreign countries. Quarterly Review Bulletin 11(12): 366-377, 1985.

【注1】人事院調査の（役職のない）医師と労働省調査の医師との1988年の給与月額（決って支給する給与額）を比べると，それぞれ76万5217円，75万9000円であり，労働省調査の方が低い．しかし，労働省調査では，①人事院調査と異なり，勤務医の所得水準が高い企業規模10-99人の中小病院も調査対象に含まれており，しかも，②役職者を含めて全勤務医の給与が調査されており，更に，③調査時期も，人事院調査の毎年4月に対して，ほぼ春闘が妥結したと思われる6月であるため，本来なら人事院調査の（役職のない）医師給与よりも逆に高くなるはずである．そこで経年的に検討したところ，1980年には労働省調査の全医師給与の方が人事院調査の（役職のない）医師給与より12.1％高かった．しかし，その後この"格差"は急速に減少し，84年からは逆転するようになっている．この原因は不明である．

【注2】ここで1単位とは週1回半日勤務を意味し，2単位には，週2回半日勤務，週1日全日勤務，隔週2回全日勤務等の勤務態様が含まれるが，いずれも月間で4回（週1回×4）の全日勤務に等しい（「旬刊福利厚生」No. 1200. 1986. 3. 18, p. 36）．

【注3】社会保険診療報酬支払基金「医療機関診療状況調」および国民健康保険中央会「療養取扱機関別診療報酬審査決定状況」によると，個人立一般診療所の1987年の1月当たり保険診療収入は562.8万円．同年の「患者調査」によると，個人立一般診療所の1日当たり患者総数のうち，保険診療による患者数は92.9％（残りは自費1.8％，その他5.3％）．保険診療によらない患者の医療費資料はないので，保険診療による患者とよらない患者との1人当たり医療費が等しいと仮定すれば，個人立一般診療所の1月当たり医業収入は562.8/0.929=607.8万円と推計される（以上の試算は，中村文子氏に御教示頂いた）．

**【補注】90年代前半にも勤務医の給与は減少**

『日本の医療費』（医学書院，1995）第6章II「90年代の勤務医の給与と所得」（235-253頁）では，本節で示した80年代に生じた勤務医所得の水準の低下が90年代にも継続しているか否かを検証した．その概要は以下の通りである．

公私病院勤務医の年間給与水準は1990年代前半にも低下し続けている．特に，従業員1000人以上の私的大病院（大組織）の勤務医の給与は，全産業中最高給与の金融・保険業の大卒労働者の給与を多少下回るようになった．次に「日経メディカル」誌調査の元データを用いて，従来明らかにされていなかった，勤務医のアルバイト収入の実態を検討した．それはバラツキが大きいが，平均的には（アルバイトをしていない医師も含めて），主な勤務先での年間給与の1割強に相当する．この調査では，大学病院勤務医の驚くべき低給与も明らかにされた．最後に，筆者の独自調査により判明した，患者から医師への謝礼の以下の「3つの傾向」を紹介した．①医師への謝礼は，お世話になった医師への「心尽くし」程

度の少額のものから，有名医師の高額「特診料」まで多様．②医師への高額の謝礼は大学病院や有名大病院に集中しているが，それの扱いは病院によってまったく異なる．③医師への謝礼の「相場」は地域差も大きく，所得水準が高い大都市部で高く，それが低い農村部では低い傾向がある．ただし，この問題は日本医療の「最後の聖域」（かつ恥部）であり，実態の解明は困難であった．

## 第2節　病院勤務医の開業志向は本当に生じたのか？
### ——全国・都道府県データによる検証

(『安倍政権の医療・社会保障改革』勁草書房，2014，第5章第1節，176-183頁．)

小松秀樹医師が2006年に提唱し，その後医療界で一世を風靡した勤務医の「立ち去り型サボタージュ（開業医シフト）」説の妥当性を，2000-2010年の全国・都道府県データを用いて検証し，全国レベル，都道府県レベルとも，病院勤務医の退職増加と開業志向の高まりは生じていないことを明らかにし，その理由を考察します．

## はじめに
### ——勤務医の退職増加・開業志向が主張され始めたのは2006年

2006年は小泉政権による医療費抑制政策が頂点に達し，医療危機・崩壊と医師不足が一気に社会問題化した年でした．医師不足は，特に病院の救急医療，産科・小児科医療で顕著であり，その原因として激務に疲弊した病院勤務医の大量退職が注目されました．同年に出版された小松秀樹医師の『医療崩壊』は，それを「立ち去り型サボタージュ」と絶妙に命名し，豊富な事例をあげながら，「日本全国で，勤務医が，楽で安全で収入の多い開業医にシフトし始めた」と指摘しました[1]．これを契機にして，病院勤務医の退職増加・開業志向という言説は，広く受け入れられるようになりました．自公政権時代の最後の財政制度等審議会「建議」（2009年6月）も，「勤務医の開業志向」を是正するため，病院と診療所の診療報酬配分の見直しを提起しました．

この言説は，現在でも広く受け入れられていますが，全国データで検証・実証されたことはありません．実は，私は上記「建議」を検討したとき，この言説に初めて疑問を持ちました．なぜなら，私の予想に反して，2000-2006年（当時の最新数値）の6年間に開業医（診療所の開設者）の割合は27.1％から25.6％へと漸減しており「反転」は生じておらず，一般診療所の増加率も2008年に急激に鈍化していたからです．ただし，当時はまだ最新データがなかったため，私は「『勤務医の開業志向』の強まりという言説の妥当性については，今後も注意深い検証が必要」と述べるにとどめました[(2)]．

その後3年が経過し，医師数・医療施設数の2つの基本統計（『医師・歯科医師・薬剤師調査』，『医療施設（動態）調査・病院報告』）の2010年版が公表されたため，この言説の最終的検証が可能になりました．結論的に言えば，少なくとも全国レベルおよび大半の都道府県レベルでは，病院勤務医の退職増加・開業志向の強まりは生じていません．

## 1　診療所開業医の割合は減少し続けている

表1は，厚生労働省『医師・歯科医師・薬剤師調査』により，2000-2010年の医師総数，医療施設に従事する医師数，病院勤務医数（一般の病院と医育機関附属の病院の勤務者）と診療所開業医数（診療所の開設者又は法人の代表者）の実数，医師総数に対する割合，および2年ごとの増減を示したものです（同調査は2年に1回実施）．

4種類の医師数とも実数は着実に増加しています．しかし，2年ごとの増加数をみると病院勤務医数の増加は，2000-2006年までは4000人台だったのに対して，病院勤務医の退職増加・開業医志向が初めて主張された2006年以降，逆に6000人台に急増しています．それに対して，診療所開業医数の増加は700人前後にとどまっており，増加傾向は認められません．特に2008-2010年には病院勤務医数は6668人も増加し，同じ期間の診療所開業医数の増加653人の10倍に達しています．

第5章 医師の所得と勤務形態および医師数と医療費の関係

表1 病院勤務医数と診療所開業医数の推移(実数・百分率)

|  | 2000 | 2002 | 2004 | 2006 | 2008 | 2010 |
|---|---|---|---|---|---|---|
| 医師総数 | 255,792 | 262,687 | 270,371 | 277,927 | 286,699 | 295,049 |
| 医療施設の従事者 | 243,201 | 249,574 | 256,668 | 263,540 | 271,897 | 280,431 |
| 病院勤務医 | 148,690 | 153,297 | 157,938 | 162,845 | 168,868 | 175,536 |
| 診療所開業医 | 69,274 | 69,936 | 70,828 | 71,192 | 71,913 | 72,566 |
| 2年ごとの増減 |  | 2000-'02 | '02-'04 | '04-'06 | '06-'08 | '08-'10 |
| 医師総数 |  | 6,895 | 7,684 | 7,556 | 8,772 | 8,350 |
| 医療施設の従事者 |  | 6,373 | 7,094 | 6,872 | 8,357 | 8,534 |
| 病院勤務医 |  | 4,607 | 4,641 | 4,907 | 6,023 | 6,668 |
| 診療所開業医 |  | 662 | 892 | 364 | 721 | 653 |
| 百分率(対総数) |  |  |  |  |  |  |
| 医療施設の従事者 | 95.1 | 95.0 | 94.9 | 94.8 | 94.8 | 95.0 |
| 病院勤務医 | 58.1 | 58.4 | 58.4 | 58.6 | 58.9 | 59.5 |
| 診療所開業医 | 27.1 | 26.6 | 26.2 | 25.6 | 25.1 | 24.6 |

資料:厚生労働省『医師・歯科医師・薬剤師調査』.
注:病院勤務医=医育機関附属病院とそれ以外の病院の勤務医
　　診療所開業医=診療所の開設者又は法人の代表者.
　　医療施設の従事者には,上記二者以外に,病院の開設者又は法人の代表者と診療所の勤務者を含む.

　その結果,医師総数に対する病院勤務医の割合は2000年の58.1%から2010年の59.5%へと1.4%ポイント増加したのに対して,診療所開業医の割合は同じ期間に27.1%から24.6%へと2.5%ポイントも低下しており,「反転」はまったくみられません.

　なお,医師の分類を,厚生労働省調査の区分通り「病院の従事者」(勤務医+病院の開設者又は法人の代表者),「診療所の従事者」(開設者+勤務者)」でみても,傾向はまったく同じです.

　なお,従事する(主たる)診療科名別の医師数をみると,「産婦人科・産科」と「外科」は2000-2006年に減少し続けましたが,2006年を底にして増加に転じています.ただし,両診療科および小児科の29歳以下の若手医師数は,2006年以降,それ以前に比べて大きく落ち込んでいます.このことはこれら診療科の将来に暗い影を落としていますが,病院勤務医の開業志向とは別次元の問題です.

## 2 一般診療所数は2008年に減少，以降も微増

次に表2は，厚生労働省『医療施設（動態）調査・病院報告』と『医療施設動態調査』により，2000-2011年の病院，一般診療所，歯科診療所の実数と対前年増減数を示したものです（本調査は毎年実施．2011年の数値は概数）．病院数がこの期間に減少し続けているのと異なり，一般診療所数は2007年まで毎年1000前後のペースで増加し続けていましたが，2008年に初めて実数で449も減少しました．その後は再び増加に転じましたが，増加数は大幅に鈍化し，2010年は189，2011年は162の増加にとどまっています．

それに対して，病院医師数（常勤換算）は，病院数が減少したにもかかわらず，2000-2010年の10年間に着実に増加し続けており，増加数の低下も見られません（表3．病院医師数には病院の開設医も含むが，ごくわずか）．各年の対前年増加数をみると，2006年の1169人を底にして，以後毎年増加数が増加し，2010年は4243人に達しています．

表には示しませんでしたが，一般病院の医師数，1病院当たり医師数，100床当たり医師数（総数，病床規模別）のいずれの指標でみても，2007年以降，増加幅が大きくなっています．例えば，100床当たり医師数は2000-2007年の7年間で10.2人から11.3人に1.1人増加したのに対して，2007-2010年のわずか3年間で1.0人増加しました．

ただし，病院医師数の増加は非常勤医師数の増加による可能性もあります．医療経営雑誌等では，一時，病院の常勤医師が退職して，非常勤医化・「フリーランス化」する動きが喧伝されたからです．しかし，表3の下段に示したように，病院の常勤医師の病院医師総数に対する割合は，この10年間80％前後で安定しており（2010年は80.4％），減少傾向は認められません．

以上から，医療危機・医師不足が社会問題化した2006年以降も，勤務医の退職増加・開業志向の強まりは，少なくとも全国的には生じていないと結論づけられます．

第5章 医師の所得と勤務形態および医師数と医療費の関係

表2 医療施設数の推移

|  | 2000 | 2001 | 2002 | 2003 | 2004 | 2005 | 2006 | 2007 |
|---|---|---|---|---|---|---|---|---|
| 病院 | 9,266 | 9,239 | 9,187 | 9,122 | 9,077 | 9,026 | 8,943 | 8,862 |
| 一般診療所 | 92,824 | 94,019 | 94,819 | 96,050 | 97,051 | 97,442 | 98,609 | 99,532 |
| 歯科診療所 | 63,361 | 64,297 | 65,073 | 65,828 | 66,557 | 66,732 | 67,392 | 67,798 |
| 施設数の対前年増減 | | | | | | | | |
| 病院 |  | －27 | －52 | －65 | －45 | －51 | －83 | －81 |
| 一般診療所 |  | 1,195 | 800 | 1,231 | 1,001 | 391 | 1,167 | 923 |
| 歯科診療所 |  | 936 | 776 | 755 | 729 | 175 | 660 | 406 |

|  | 2008 | 2009 | 2010 | 2011 |
|---|---|---|---|---|
| 病院 | 8,794 | 8,739 | 8,670 | 8,622 |
| 一般診療所 | 99,083 | 99,635 | 99,824 | 99,986 |
| 歯科診療所 | 67,779 | 68,097 | 68,384 | 68,534 |
| 施設数の対前年増減 | | | | |
| 病院 | －68 | －55 | －69 | －48 |
| 一般診療所 | －449 | 552 | 189 | 162 |
| 歯科診療所 | －19 | 318 | 287 | 150 |

資料：厚生労働省『医療施設（動態）調査・病院報告』，『医療施設動態調査』．
注：各年10月1日現在，2011年のみ9月末現在（概数）．

表3 病院の医師数

|  | 2000 | 2001 | 2002 | 2003 | 2004 | 2005 | 2006 | 2007 |
|---|---|---|---|---|---|---|---|---|
| 総数 | 167,366 | 169,769 | 174,261 | 175,897 | 177,613 | 180,022 | 181,191 | 183,828 |
| 対前年増減 |  | 2,403 | 4,492 | 1,636 | 1,716 | 2,409 | 1,169 | 2,638 |
| 常勤医数 | 137,487 | 139,355 | 142,357 | 142,278 | 141,515 | 143,311 | 145,813 | 147,472 |
| 対総数割合 | 82.1 | 82.1 | 81.7 | 80.9 | 79.7 | 79.6 | 80.5 | 80.2 |

|  | 2008 | 2009 | 2010 |
|---|---|---|---|
| 総数 | 187,948 | 191,125 | 195,368 |
| 対前年増減 | 4,119 | 3,178 | 4,243 |
| 常勤医数 | 150,238 | 153,343 | 157,166 |
| 対総数割合 | 79.9 | 80.2 | 80.4 |

資料：厚生労働省『医療施設・病院報告』．

　ただし，思考実験としては，2006年以降，病院を退職した中堅医師の診療所開業が急増したが，同じ期間に高齢医師の診療所廃業も急増し，両者の相殺により，診療所数の急増は生じていないという「仮説」を立てることも可能です．そこで，『医療施設調査（動態調査）・病院報告』で，2000-2010年の一般診療所の開設・廃止・休止・再開データをチェックしましたが，開

設数,廃止数とも大幅増加は認められませんでした.これらの数値は年による変動が激しいのですが,開設数は2001-2005年の5年平均で4892,2006-2010年の5年平均で4847で微減,廃止はそれぞれ3524,3945で微増でした.

上記仮説は,『医師・歯科医師・薬剤師調査』の診療所に従事する医師の平均年齢の推移からも否定されます.仮に高齢医師の大量廃業と中堅医師の大量開業が同時進行的に起こったとしたら,「診療所に従事する医師」の平均年齢は低下するはずですが,それは2002,2004,2008年とも58.0歳,2010年は58.3歳で,「若返り」傾向はまったく見られませんでした.なお,「診療所に従事する医師」には,開業医だけでなく勤務医も含まれますし,診療所勤務医の割合は漸増していますが,2010年でも27.0%にとどまっています.

## 3 都道府県別の病院勤務医数と診療所開業医数

ただし,ここまでは全国データしか検討しておらず,最低限都道府県レベルでの推移も検討する必要があります.なぜなら,病院勤務医の退職増加や開業志向の強まりは,都道府県・市町村レベルで局所的に,しかし広範に生じている可能性もあるからです.

そこで,『医師・歯科医師・薬剤師調査』により,2000-2010年の2年ごとの都道府県別の医師数(医療施設に従事する医師数,病院勤務医数,診療所開業医数)の変化を計算しました.なお,厚生労働省調査には,政令指定都市・中核都市以外の市町村別医師数は掲載されていません.表4は,各2年間でこれら医師数が減少した都道府県数(すべて県)を示したものです.この表でもっとも特徴的なことは,病院勤務医の開業志向の強まりという言説とは逆に,診療所開業医数が減少している県が常に2桁存在することであり,病院勤務医数が減少した県数を大幅に上回っていることです.2008-2010年には,それぞれ23県,4県です.

2000-2010年のいずれかの期間に病院勤務医数が減少した延べ25県につ

表4 2年間で医師数が減少した都道府県数

| | '00-'02 | '02-'04 | '04-'06 | '06-'08 | '08-'10 |
|---|---|---|---|---|---|
| 医療施設に従事する医師数 | 1 | 5 | 6 | 1 | 8 |
| 病院勤務医数 | 0 | 7 | 10 | 4 | 4 |
| 診療所開業医数 | 15 | 17 | 12 | 14 | 23 |

資料:厚生労働省『医師・歯科医師・薬剤師調査』.

いて,病院勤務医数が減少したのと同じ2年間の診療所開業医数の増減をみると,増加が15県,減少が10県でした.前者については,病院勤務医の退職と診療所開業が同時進行した可能性も否定できません.しかし,病院勤務医数が減少した県が2006年の10県をピークにして,2008,2010年ではともに4県に減少していることを考慮すると,都道府県レベルでも病院勤務医の開業医志向が強まっているとは言いがたいと思います.

## おわりに——勤務医の開業志向はなぜ生じなかったのか?

ここで誤解のないように,私は,多くの衝撃的な事例が示すように,特に2006年以降,全国の少なくない病院で勤務医の(大量)退職が生じたことはよく知っています.しかし,それにもかかわらず,全国レベルおよび大半の都道府県レベルでは,病院勤務医数の減少や診療所開業医数の増加が生じなかった事実も直視する必要があると思います.

私はこれには,2つの理由があると思います.1つは,1990年代以降続いている診療所の外来患者数の減少と,小泉政権時代以降民主党政権に至るまで診療所に厳しい診療報酬改定が続けられているため,診療所の経営悪化が進んでいることです.私が調べた範囲では,医療経営雑誌等では,2007年までは「開業ラッシュ」が喧伝されていましたが,最近はそのような楽観的論調は消え,逆に「診療所に忍び寄る経営悪化」が強調されるようになっています[3].このことを考慮すると,「楽で安全で収入の多い開業医」といった認識は不適切と思います.私は,病院を退職した勤務医の多くは,診療所を開業するのではなく,(しばらく時間をおいた後)別の病院に勤務するので

はないかと思っていますが，今回それを検証できるデータ・論文は得られませんでした．

もう1つの理由は，2008年に福田政権が従来の医師数抑制政策を公式に見直して医師数増加政策に転換すると共に，2008年以降毎回の診療報酬改定で急性期病院勤務医の負担軽減策が不十分ながらも導入され，彼らの労働条件悪化に歯止めがかかったことです．さらに，2006年の医療危機・医師不足の社会問題化を契機にして，マスコミによる「医師・医療バッシング」が突然休止し，それにより医師（特に病院勤務医）のモラールが向上したことも無視できないと思います．

[補足] 日本医師会も厚生省も診療所医師が急増すると予測

本節では2006年以降の言説のみを取り上げましたが，日本医師会も厚生労働省も，それぞれ，2007年，2008年に医師数の絶対的不足を公式に認める以前（2003-2006年）は，共に今後，診療所医師が急増すると予測していました．

まず日本医師会は2000年に初めて発表した『グランドデザイン』で，1996-2015年に病院の常勤医師数は13.2万人から16.2万人へと3.0万人増加し，無床診療所常勤医師数は6.7万人から9.9万人へと3.2万人増加すると予測しました（有床診療所医師数は2.4万人で不変）．その結果，診療所医師数の常勤医師総数に対する割合は40.6％から43.2％に上昇するとされていました[4]．2003年の『グランドデザイン』はもっと極端で，1999～2017年に病院の常勤医師数は1.2万人しか増えないのに対して，無床診療所の常勤医師数はその3倍の3.6万人も増えると予測しました[5]．それに対して，2007年と2009年の『グランドデザイン』では，医師数の将来予測はされませんでした．

次に厚生労働省「医師の需給に関する検討会報告書」（2006年）も，病院勤務医数は2025年以降17.8万人で横ばいになるのに対して，診療所勤務医数（開業医も含む）は2025年の13.4万人から2035年の14.5万人になると予測しました．

『医師・歯科医師・薬剤師調査』によれば，診療所開業医の割合も，診療所に従事する医師の割合（開業医プラス勤務医）も1970年代以降，一貫して減少し続けていることを考慮すると，日本医師会，厚生労働省がなぜこのような「浮世離れ」した予測をしたのか，理解に苦しみます．

文　献

（1） 小松秀樹『医療崩壊──「立ち去り型サボタージュ」とは何か』朝日新聞社，2006, 157-175頁.

（2） 二木立「財政制度等審議会2009年「建議」の医療改革方針を読む」『文化連情報』2009年7月号（376号）：22-27頁（『民主党政権の医療政策』勁草書房，2011,132頁）．
（3） 井上俊明「診療所に忍び寄る経営悪化」『日経ヘルスケア』2011年3月号：20-32頁．
（4） 日本医師会『2015年医療のグランドデザイン』2000,50-51頁．
（5） 日本医師会『医療のグランドデザイン［2017年版］』2003,91頁．

## 第3節　医師数と医療費の関係を歴史的・実証的に考える

(『医療改革と財源選択』勁草書房，2009，第5章第2節，165-180頁．)

　本節では，医師数増加は医療費増加をもたらすという，1980年代に初めて主張され，現在でも多くの医師が信じている主張が，3種類のマクロ経済学的実証研究等により完全に否定されていることを示します．合わせて，吉村仁氏の「医療費亡国論」が医療費・医師数抑制政策の原点であるとの主張が誤りであり，医師数抑制政策は臨時行政調査会と日本医師会が主導して開始されたことを示すと共に，医師誘発需要論についての2つの誤解を指摘します．最後に，医師数増加と共に公的医療費増加が不可欠であると主張します．

## はじめに

　2008年は，1982年以来四半世紀も続けられてきた医師数抑制政策が公式に見直される画期的な年になりました．6月に閣議決定された「骨太の方針2008」は，医師不足を公式に認め，「これまでの閣議決定に代わる新しい医師養成の在り方を確立する」としました．これを受けて医学部の入学定員増が急ピッチで進められ，2009年度の入学定員は過去最高の8486人になりました．さらに，厚生労働省「安心と希望の医療確保ビジョン」具体化に関する検討会は，2008年8月，「将来的には50％程度医師養成数を増加させるべ

き」と明記した「中間とりまとめ」を発表しました．

　日本医師会を含めた医療団体や，マスメディア，国民世論はこの政策転換を肯定的に受け止めています．しかし，やや意外なことに，医師の間では，医師数増加に対する反対・慎重論が根強くみられます．たとえば，「日経メディカルオンライン」が2009年1月に現役医師・医学生を対象にして行った医師数増員に対する大規模なアンケート調査（現役医師1925人，医学生281人が回答）では，反対が現役医師では37.6％（賛成47.6％），医学生では44.1％（賛成41.6％）もありました[1]．私自身も，ある高名で見識のある医師から，「医師数抑制政策は，医師数増加が医療費を増加させるとの認識に基づいて実施されたので，医療費抑制策が続けられたままの医師数増加策への転換は信用できない」と言われ，驚いたことがあります．

　そこで，本節では，医師数と医療費の関係について，1980年代前半に医師数抑制政策が開始された時点でなされた主張の妥当性を検証するとともに，この関係について1990年代以降の医療経済学の実証研究で明らかにされていることを示します．

## 1　医師数抑制政策の原点は「医療費亡国論」ではない

　その前に，1980年代前半に開始された医師数抑制政策の主導者についての誤解を指摘します．最近，臨床医の側から，医師数抑制政策と医療費抑制政策を厳しく批判する本が次々に出版されていますが，それらは，共通して，吉村仁保険局長（当時）が1983年に主張した「医療費亡国論」が「すべて」・「原点」等と主張しています[2]～[4]．吉村氏が提起した「医療費亡国論」や「医療費需給過剰論」（医師・病床数過剰論）が，ネーミングの巧みさもあり，当時，医療界に大きなインパクトを与えたことは事実です[5]．しかし，この主張は，特に医師数抑制政策に関して，次の2つの事実を見落としています．

## 医師数抑制政策を提起したのは臨時行政調査会

第1は，医師数抑制を最初に提起したのは厚生省ではなく，当時，超法規的強権を発揮していた臨時行政調査会だったことです．具体的には，臨時行政調査会が1982年7月にまとめた「行政改革に関する第3次答申——基本答申」の中で，「社会保障」の「医療費適正化と医療保険制度の合理化等」の項の「医療供給の合理化」の2番目に「医療従事者について，将来の需給バランスを見通しつつ，適切な養成に努める．特に，医師については過剰を招かないよう合理的な医師養成計画を樹立する」と提言したのです．

これを受けて，政府は同年9月の閣議で医師・歯科医師の養成計画について検討することを決定し，医師数抑制策が政府決定となりました．そして，厚生省は，この閣議決定に従って，1984年5月に「将来の医師需給に関する検討委員会」を設置したのです．このような事実は，この委員会の「中間意見」冒頭の「委員会の設置経緯」にも明記されています[6]（1頁）．

つまり，医師数抑制政策は，臨時行政調査会主導で，医療費抑制の一環として打ち出されたのであり，吉村氏や厚生省は，医療費抑制政策・医師数抑制政策の主導者ではなく，政府決定の具体化を図った「番頭」にすぎないのです．この点については，日野秀逸氏も，「吉村論文が医師過剰論の牽引車ではない」と明言しています[7]．

## 日本医師会は医師養成数の大幅削減を主張

第2は，当時，日本医師会が医師養成数の大幅削減を主張していたことです．具体的には，上記「将来の医師需給に関する検討委員会」設置前の1983年7月に，日本医師会医業経営検討委員会は「第二次報告——医師急増問題について」を発表し，医師数は「国際比較からみてもすでに欧米諸国の水準に並び得た」との認識に基づいて，「適正な医師数の実現のための具体策」として，なんと「医学部の1学年定員は5,400人（当時の入学定員8360人の34.7％減!?——二木）にする必要がある」と提案したのです[8]．

さらに，小倉秀夫弁護士が国会議員の当時の医師過剰論を克明にフォロー

したブログによると，日本医師会の意向を受けたと思われる医系議員は，上記臨時行政調査会「基本答申」が出される前の 1977-1982 年に，早くも医師過剰論とそれによる医療費高騰論を主張していました[9]．例えば，坂口力議員（小泉政権時代の最初の厚生労働大臣）は，1980 年 2 月 18 日に，「医師の数の増加というのが，これが医療費を高騰させる大きな原因になっております」と発言しました．

ただし，意外なことに，当時，厚生大臣は，それに対して「理論的にはおっしゃる点がないとは言いませんけれども，現実的には，それだからといって医療費がそんなに増えるものではない，私は，私の勘でございますけれども，そう思っております」と，軽く否定していました（1981 年 10 月 16 日）．この発言を含めて，厚生省と文部省は，臨時行政調査会「基本答申」（1982 年）が出された後も，1984 年までは，冷静な答弁を行い，医師過剰論には与していませんでした．

以上から明らかなように，医師数抑制政策の主導者は，吉村仁氏や厚生省ではなく，臨時行政調査会と日本医師会だったのです．なお，当時，日本医師会だけでなくほとんどの医療団体が医師数抑制政策に賛成しましたが，民医連（全日本民主医療機関連合会）だけはそれに正面から反対しました．しかもその際，医療費抑制を目指す臨時行政調査会だけでなく，「いち早く，開業経営基盤の危機とばかり，それ（医師過剰論）に乗じた主張を始めた」日本医師会も批判しました[10]．

## 2　委員会が主張した医師数と医療費の関係

次に，「将来の医師需給に関する検討委員会」（以下，委員会と略す）の報告書中の，医師数と医療費との関係についての記述を検討します．

1984 年 5 月に発足した委員会は，同年 11 月に「中間意見」を，1986 年 7 月に「最終意見」を発表し，「昭和 70 年（1995 年）を目途として医師の新規参入を最小限 10％削減すること」を提案・再提案しました[6][11]．なお，日

本医師会は,それに対して,医師養成数の大幅抑制が必要との立場から,「より積極的削減で合意できなかったことは遺憾だ」とする見解(不満)を発表しました(『日本医事新報』3244 号:90 頁,1986).

医師数と医療費の関係について,「中間意見」は,「国民経済の視点から見た問題点」の項で,ストレートにこう主張しました.「医師の増加が医療需要を産み出すという傾向も否めない.例えば,日本医師会の医業経営検討委員会資料によれば,医師数の増加に伴う医療費の増嵩を,病院勤務医1人当たり年8,000万円,開業医1人当たり年6,000万円程度としている.このような点をみると,医師数を必要にして十分な数としていくことが,財政上負担しうる医療費に限度があることを考えても必要と思われる」[6](7頁).このように「中間意見」が日本医師会の主張と資料をそのまま引用していることからも,委員会での検討が日本医師会主導で進められたことが分かります.

「中間意見」発表後,委員会では,医療経済からの検討が中心とされました.その結果,「最終意見」の「医療経済と医師数」の項では,新たに「国民医療費の対GDP比をこれまで以上に増加させることが出来ないとした場合に,医師数の増加は医師所得を低下させる」という視点が加えられ,上記主張と合わせて「2つの視点」とされました[11](27頁).ただし,こちらが第1の視点とされ,「中間意見」で出された上記主張は,「医師数の増加は医療供給の増大を招き,その結果,国民医療費の対GNP比をこれまで以上に増加させる」と整理され,第2の視点とされました.論理的に考えると,これら2つの視点は明らかに矛盾しますが,その点については検討されず,並置されました.

**平均医療費と限界医療費を混同**

次に,これら2つの視点を医療経済学的に検討します.最初に「中間意見」で出された,医師数の増加が医療需要を産み出し,医療費を増加させるという主張は,直感的には分かりやすいのですが,後述するように,その後の医療経済学的実証研究でほぼ完全に否定されています.

それ以前の問題として，医師数の増加に伴い「病院勤務医1人当たり年8,000万円，開業医1人当たり年6,000万円」医療費が増加するという試算は，国民医療費中の病院医療費・診療所医療費をそれぞれ病院勤務医数・開業医数で除して算出した，医師1人当たりの「平均医療費」にすぎず，医師数が1人増えることにより「追加的」に生ずる医療費増加（「限界医療費」）とはまったく別物です．他の条件が同じ場合，医師数増加による「限界医療費」は徐々に低下する（収穫逓減する）可能性が大きいことを考えると，単純な算術計算としてもこれは過大推計・誤りです．

また，純理論的に言えば，医師数の増加が自動的に医療費を増やすという主張は，経済学では完全に否定されている，供給があれば直ちに需要がそれに適応するという「セイの法則」の医療版と言えます．

委員会のメンバーには（医療）経済学者が含まれていなかったために，このような初歩的誤りが生まれたのだと思います．

## 「最終意見」の推計は私の研究の無断引用

次に，「最終意見」で新たに加えられた視点「国民医療費の対GDP比をこれまで以上に増加させることが出来ないとした場合に，医師数の増加は医師所得を低下させる」という視点について検討します．「最終意見」では，この視点に基づいて，「国民医療費に占める医師の所得の総額は全体のほぼ20％程度と思われるので，一応これを前提として」，医師の相対所得（一般勤労者の所得に対する比率）の将来推計を行い，新規参入医師数を削減しなかった場合，医師の相対所得は2020年以降1974年の8割の水準に低下するとしました．1980年代以降，厳しい医療費抑制策が実施され，国民医療費の対GDP比がほとんど増加しなかったため，この推計が現実化していると思います．

ただし，この推計は私の研究の無断引用です．私は，1981に発表した論文「医師の所得」で，2つの異なる推計方法を用いて，「医師所得の対国民医療費比率の推移」（1963-1977年）を推計し，この比率が約2割で安定して

いるという経験則を発見しました[12]. さらに, 1983年に発表した論文「医師給与の将来像」で, この経験則に基づいて, 2005年までの「医師所得水準の将来推計」を行い, 医師1人当たり所得（対国民所得比）が, 2005年には1980年水準の75%にまで低下すると推計しました[13].「最終意見」では, 医師の相対所得を「一般勤労者の所得に対する比率」に変えていますが, それ以外は私の推計方法と同じです. なお, 私は, 1990年に, 1989年までのデータを用いて, 医師所得の国民医療費に対する割合を再推計しましたが, やはり2割で安定していました[14].

## 3 医師数と医療費の関係についての実証研究

次に, 医師数（増加）と医療費（増加）の関係をマクロ経済学的に検討した海外の医療経済学の実証研究を紹介します. それらは3種類あるのですが, いずれでも, 医師数増加が医療費増加を招くという委員会の主張は否定されています. 日本でも, 最近は, 後述する医師誘発需要仮説の検証を目的にして, 医師数と医療費の関係のミクロ経済学的実証研究が行われるようになっていますが, その結論は一定せず, しかもマクロ経済学的（国レベルでの）検討はまだ行われていません[15].

### 1994年の私の報告

その前に, 私が15年前に行った研究報告の一節を紹介します.「医師数増加それ自体が医療費を増加させるという主張は, 日本の一部でのみ語られる直感的俗説である. 経済学の枠組みで考えると, それは①すでに否定された『セイの法則』（供給があれば直ちに需要がそれに適応する）の医療版, ②平均値と限界値の混同, ③『合成の誤謬』（サムエルソン）と言える. 医療費増加要因の（実証・理論）研究で, それに触れたものは存在しない（？）. しかも, 医師数が急増したにもかかわらず, 医療費水準は凍結された1980年代の日本の現実がそれの『反証』となっている. 医師数と医療費との間には, 医療政策と医師の就業形態の変化が介在する」.

これは，1994年4月に，文部省医学教育問題懇談会ワーキンググループで行った報告「医療費増加要因と医師数増加」の冒頭で述べたことです．その1年前にアメリカUCLAに留学し，医療経済学の勉強と研究を行って帰国して間がなかった私にとって，これは学問的には自明のことでしたし，研究会でも特に反論はなかったため，この報告を論文化するのを怠ってしまいました．ワーキンググループの報告書にも私の報告は収録されていないそうです．

この認識は，現在でも大枠で変わっていません．しかし，「医療費増加要因の（実証・理論）研究で，それに触れたものは存在しない（？）」という指摘は，2008年末に行った文献検索で，以下のように修正する必要があると気づきました．「医師数（増加）と医療費（増加）の関係をマクロ経済学的に検討した報告は3種類あるが，いずれでも医師数増加による医療費増加は否定されている」．以下，3種類の研究を，発表順に紹介します．

### ニューハウスの医療費増加要因研究

最初の実証研究は，ニューハウス（アメリカを代表する医療経済学者）が1992-1993年に行った，アメリカの医療費増加要因についての包括的実証研究です[16][17]．なお，兪炳匡『「改革」のための医療経済学』第4章「医療費高騰の犯人探し」では，この研究が詳細かつ分かりやすく紹介されています[18]．

ニューハウスは，1929-1990年のアメリカの総医療費（1人当たり実質医療費）の増加要因として，人口高齢化，医療保険の普及，国民所得の増加，供給者誘発需要（医師数増加），サービス産業と他産業との要素生産性上昇率の格差を選び，それらの医療費増加寄与率を推計して，それらが医療費増加の主因ではないことを示した後，これらの要因では説明できない医療費増加の「残余」の大半が技術進歩で説明できると指摘し，技術進歩の医療費増加寄与率が50％弱であると見なしました．

医師数増加と医療費増加との関係について，ニューハウスは，1930-1990

年の人口当たり医師数増加率と1人当たり実質医療費増加率を10年刻みで比較し、すべての期間で、医師数増加率が医療費増加率を大幅に下回り、しかも両者の間には何の相関もないことを理由にして、「医師数増加は医療費増加のほんのわずかの部分を説明できるに過ぎない」と結論づけました。なお、ニューハウスは、医師数増加による医療費増加と「供給者誘発需要（医師誘発需要）」を同一視していますが、この問題点は後述します。

　医療費増加要因の研究は以前から行われてきましたが、増加要因を包括的に検討し、しかも医師数増加を明示的に組み込んだ研究は、これが初めてだと思います。なお、最近、オクネイド等は、医療技術進歩が医療費（1人当たり実質医療費）増加の主因とする「ニューハウス仮説」を精緻な回帰分析で追試していますが、ニューハウスの研究により医師数増加は医療費増加にほとんど影響しないことが確認されているため、医師数は最初から説明変数に加えられませんでした[19]。

**イエットタム等の医療費水準の決定要因研究**

　第2の実証研究は、OECDの医療費データ（横断面データ・時系列データ）を用いた医療費水準の国際比較研究（各国の1人当たり実質医療費の違いの原因を明らかにするための、多数の説明変数を用いた回帰分析）のうち、説明変数に人口当たり医師数を用いている研究です。

　この分野の研究の第一人者であるイエットタム（スウェーデンの医療経済学者）等によると、やや意外なことに、この種の研究は、イエットタム等が行った2つしかなく、しかもどちらの研究でも、人口当たり医師数の医療費水準に対する係数はマイナスである（ただし有意ではない）、つまり医師数の多い国ほど医療費水準が低い傾向があるという「予期せぬ結果」が得られているのです[20][21]。

　特に決定的だと思われるのは、OECD加盟22か国の20年に及ぶ時系列・横断面データを用いて15の重回帰分析を行った1998年の研究です。そのうち、医師数を説明変数に含む6つの重回帰分析のいずれでも、医師数の医療

費水準に対する係数がマイナス（ただし，有意ではない）という結果が得られています[20]．この結果について，イエットムは，医療費に対しては医師数よりも，医師に対する診療報酬の支払い方式（出来高払いであるか否か等）の影響の方が大きいと解釈しており，私もそれが妥当だと思います．

## 経済成長が医師数を規定するとの研究

第3の実証研究は，クーパー，ゲッツェン等（アメリカの医療経済学者）が2003年に発表した「経済成長は医師の供給・利用の主要な決定要因である」です[22]．この論文名からも明らかなように，この研究は，医師数増加が医療費増加の要因と仮定する従来の研究とは視点を逆転させて，経済成長が医師数増加を規定するとの仮説を立て，それをアメリカ国内全州の1929-2000年の時系列データ，OECD加盟国の時系列データと横断面データ（1960-1995年）等を用いた4つの相関分析・回帰分析等で検証したものです．

この研究の特に優れている点は，横断面分析や一般的な時系列分析を行うだけでなく，1人当たり実質GDP（または国民所得）が一定年限を経た後の人口当たり医師数を規定するという仮説も立て，それを時系列分析で検証したことです．それにより，いずれの分析でも，1人当たりGDPと人口当たり医師数との相関が高いこと，および1人当たりGDPが一定の年限（10年）を経た後の医師数と強い相関のあることが実証されました．著者は，この結果は経済成長の将来見通しが，将来の医師サービス利用の推計のための「計器」となることを示唆していると主張しており，説得力があります．

この論文の中に注目すべき日本とイギリスのデータがあります．それは，OECD加盟国ごとに，1960-1997年の各年の1人当たりGDPと人口当たり医師数を結んだ曲線を描くと，すべての国で1人当たりGDPが大きくなるほど人口当たり医師数も多くなるのですが，日本とイギリスの曲線がもっとも下方に位置し，しかも1人当たりGDPが高くなるとともに，他のOECD加盟国との差が拡大していることです（図1）．

このことは，他のOECD諸国と異なり，日本とイギリスでは，経済成長

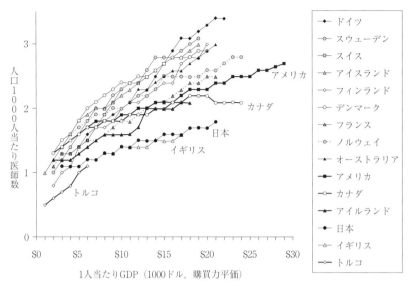

図1 OECD加盟国の医師数と1人当たりGDP（1960年-1997年）
出所：Cooper RA, et al: Health Services Resarch 38(2): 683, 2003.

に対応した医師数増加政策がとられなかったことを如実に示しています．ただし，1997年にイギリスで成立したブレア政権は，サッチャー政権時代の医療費・医師数抑制政策から医療費・医師数増加政策へと大転換を行いました．

以上3種類のまったく異なる方法の実証研究により，医師数増加が医療費増加をもたらすという委員会の主張は，マクロ経済学的にほぼ完全に否定されたと言えます．

## 4 医師誘発需要論についての2つの誤解

最後に，医師誘発需要論についての誤解を簡単に指摘します．日本では，医師誘発需要とは，医師が患者の利益に反した過剰・無駄な医療を行うことであると否定的に理解されることが多く，しかもかつては，医師数が過剰に

なると過剰診療が促進されるという懸念も持たれていました．例えば，『昭和60年版厚生白書』(62-64頁) は，「将来の医師需給に関する検討委員会中間意見」を詳細に紹介した後，「医師の増加が医療需要を生み出すという傾向も否定しきれず，医療費の不必要な増大を招きかねない」と述べていました．ちなみに，「医療費の不必要な増大を招きかねない」という表現は，「中間意見」には書かれておらず，厚生省の密輸入です．

最近でも，兪炳匡氏は先述した著書で，「医師誘発需要とは，患者の利益よりも医師の利益を優先して，必要性の低い医療を提供することで需要を誘発し，その結果医療費高騰に寄与すること」と定義しています[18]（165頁）．その上で，近年の精密な分析手法を用いた研究により，医師数が増加しても医療受診率の上昇がごくわずかかほぼゼロであることが確認されたこと，および上述したニューハウスの研究結果を根拠にして，医師誘発需要が現在では否定されていると主張しています．前述したマクロ医療経済学の実証研究でも，医師数増加による医療費増加は否定されているため，私も，この意味に限定した医師誘発需要は否定されていると思います．

**医師誘発需要は無駄な医療とは限らない**

しかし，これらの主張には，医師誘発需要論について2つの誤解があります．先ず第1に，医師誘発需要の元々の意味は，一般の財やサービスの需要は消費者が供給者から独立して決定する（「消費者主権」）のと異なり，医療については，医師と患者との間に「情報の非対称性」があり，医師が医療の必要性を判断するため，患者（消費者）だけでなく医師も医療需要を誘発できる（する）ということです．このように，医師誘発需要は価値判断を伴わない中立的概念であり，「必要性が低い医療を提供する」等の否定的意味合いは元々はありません．

なぜなら，医療には不確実性があるため，必要な（適切な）医療と不必要な（不適切な）医療に簡単には二分できず，その中間に「状況によっては適切」な医療（池上直己氏）が広く存在し，しかもその範囲は患者によって変

わるため，医師が誘発した医療が即，「必要性が低い」，無駄・過剰とは言えないからです[23]．逆に，医師が「状況によっては適切」な医療の枠内で需要を誘発することにより，患者負担の増加等による医療需要の過度の抑制を是正することもありえます．もちろん，医師誘発需要の中には，過剰・無駄な医療も存在しますが，それと必要な医療，「状況によっては適切」な医療を，数値データのみで区別することはできません．

## 医師誘発需要論は否定されていないが限界がある

　第2の誤解は，医師数増加による医療受診・医療費の増加が否定されたことをもって，医師誘発需要論一般が否定されたとは言えないことです．なぜなら，医師誘発需要の検証方法には，この方法以外に，医師に対する診療報酬の支払方式の違い・変化による，医療サービス量の差・変化の有無を検証する方法もあるからです．そして，この方法を用いた実証研究では，例えば出来高払い方式では，包括払い方式に比べて，医療サービス量が多いことが，厳密な比較対照試験や自然実験（支払い方式の変化等）により，疑問の余地なく確認されています．

　医療経済学のもっとも権威ある教科書である『医療経済学ハンドブック』の医師誘発需要の項でも，この意味での「医師誘発需要を支持する膨大な研究がある」と認めています[24]（518頁）．医師誘発需要論は「消費者主権」という新古典派経済学の根本原理を否定するために，アメリカの新古典派医療経済学者にはそれを毛嫌いするする方が少なくありません．それにもかかわらず，新古典派の立場に立つアメリカの医療経済学教科書でも，医師誘発需要の存在を正面から否定したものはなく，多くが肯定論と否定論の「両論併記」です．例えば，最も純粋な新古典派医療経済学者であるフェルプスの『医療経済学』では，医師誘発需要論の賛否両論を併記した上で，それが「広範な支持を受けており，一部の人々だけがそれが存在しないと信じている」と書いています[25]（241頁）．

　フュックス（アメリカを代表する医療経済学者）が，1996年のアメリカ経済

学会会長講演で示した小規模アンケート調査によると，アメリカの医療経済学者の 68％が医師誘発需要の存在を支持しており，この割合は臨床医の 67％と同水準でした[26]．2005 年に全米の医療経済学者（有効回答 359 人）を対象に行われた大規模調査でも，医師誘発需要への同意は 55％で，否認の 29％の 2 倍に達していました[27]．

　ただし，医師誘発需要は無制約ではなく，医療技術や医療サービスの特性や，政府の医療費抑制政策により大きな制約を受けます．特に，1980 年代以降厳しい医療費抑制政策が続けられ，しかも包括払い方式の範囲が広がりつつある日本では，医師誘発需要がごく限定的になっていることは確実です．1990 年代以降，医療費のいわゆる自然増（診療報酬改定や人口高齢化等による影響を除いた医療費増加）が極めて小さいか，年によってはマイナスになっているのはそのためと言えます．

## おわりに

　以上の検討から，1980 年代前半に医師数抑制政策が開始された根拠の 1 つとされた，医師数増加が医療費増加を招くという主張が，まったく「根拠に基づく」ことのなかったことを明らかにできたと思います．他面，医師所得の医療費水準に対する割合は 2 割で一定しているという経験則はその後も続いているため，今後，医療費水準が固定されたままで，医師数が大幅に増加した場合には，1990 年代以降生じている医師の所得水準（相対所得）の低下が加速することが懸念されます．

　そのために，私は，医師数増加と合わせて，医療費抑制政策を見直し，公的医療費の総枠を拡大することが不可欠であると考えます．この点で，日本医師会が最近，「国が医師数増加に転じたことを評価するが，医師数の増加は，財源の確保を絶対の前提条件として進めるべきである」と主張しているのは，妥当であると言えます[28]（25 頁）．それとは逆に，一部の医師にみられる，公的医療費増加のための努力を放棄して，医師数増加に頑なに反対す

## 第5章 医師の所得と勤務形態および医師数と医療費の関係

る傍観者的態度は不適切であり，国民の理解も得られないと思います．

### 文 献
（1） 「医師増産 Yes or No?」「日経メディカルオンライン」2009 年 1 月 29 日（http://medical.nikkeibp.co.jp/leaf/mem/pub/search/cadetto/0804-tl/200901/509258.html/）
（2） 本田宏『誰が日本の医療を殺すのか』洋泉社新書，2007, 58 頁．
（3） 大村昭人『医療立国論』日刊工業新聞社，2007, 14 頁．
（4） 伊藤恒敏『マグネットホスピタル』日本医療企画，2008, 212 頁．
（5） 吉村仁「医療費をめぐる情勢と対応に関する私の考え方」『社会保険旬報』1424 号：12-14, 1983．
（6） 厚生省健康政策局医事課監修『医師数を考える——将来の医師需給に関する検討委員会中間意見』日本医事新報社，1984．
（7） 日野秀逸「医師不足問題の政治経済学」『月刊国民医療』241 号：8-20, 2007．
（8） 日本医師会医業経営検討委員会「第二次報告——医師急増について」（1983 年 7 月 21 日）．日本医師会編『国民医療年鑑昭和 58 年版』春秋社，1984, 274-284 頁．
（9） 小倉秀夫「医学部の定員の削減を望んだのは誰で，何故か」La_causette 2008 年 8 月 6 日（http://benli.cocolog-nifty.com/la_causette/2008/08/post_0938.html）
（10） 全日本民医連医師委員会「医師過剰論」検討小委員会『「医師数を考える」を考える』全日本民医連機関誌出版部，1985．
（11） 厚生省健康政策局医事課監修『医師数を考える——将来の医師需給に関する検討委員会最終意見』日本医事新報社，1986．
（12） 二木立「医師の所得」『社会保険旬報』1365 号：10-14, 1366 号：20-27+39, 1981．（二木立『医療経済学』医学書院，1985, 150-179 頁）
（13） 二木立「医師給与の将来像」『病院』43：228-232, 1984．（二木立『医療経済学』医学書院，1985, 179-191 頁．）
（14） 二木立『現代日本医療の実証分析』医学書院，1990, 159 頁．
（15） 河口洋行「医師数増加が医療費に与える影響について」『医療経済研究機構レター』173 号：17-19, 2009．
（16） Newhouse JP: Medical care costs: How much welfare loss? Journal of Economic Perspectives 6(3)：3-21, 1992．
（17） Newhouse JP: An iconclastic view of health care cost containment. Health Affairs 12 (Supple): 152-171, 1993．
（18） 兪炳匡『「改革」のための医療経済学』メディカ出版，2006, 119-126 頁．

(19) Okunade AA, et al: Technology as a "major driver" of health care costs: a cointegration analysis of the Newhouse conjecture. Journal of Health Economics 21: 147-159, 2002.
(20) Gerdtham UG, et al: The determinants of health expenditure in the OECD countries: A pooled data analysis. In: Zweifel P (ed): Health, the Medical Profession, and Regulation. Kluwer Academic Publishers, 1998, pp. 113-134.
(21) Gerdtham UG, et al: International comparisons of health expenditure: Theory, data, and economic analysis. In: Culer AJ, Newhouse JP (eds): Handbook of Health Economics 1A, 2000, pp. 11-53.
(22) Cooper RA, Getzen TE, et al: Economic expansion is a major determinant of physician supply and utilization. Health Services Research 38(2): 675-696, 2003.
(23) 池上直己『ベーシック医療問題〈第3版〉』日本経済新聞出版社, 2007, 22-25頁.
(24) McGuire: Physician agency. In: Culer AJ, Newhouse JP (eds): Handbook of Health Economics 1A, 2000, pp. 461-536.
(25) Phelps CE: Health Economics 3rd ed. Harper Collins Publishers, 2003, p. 241.
(26) Fuchs VR: Economics, values, and health care reform. American Economic Review 86: 1-24, 1996.
(27) Morrisey MA, et al: Health Economists' views of health policy. Journal of Health Politics, Policy and Law 33(4): 707-724, 2008.
(28) 日本医師会編『グランドデザイン2009』日本医師会, 2009, 25頁.

# 第6章　終末期医療費

　本章に収録した論文は，2000年前後から繰り返し主張され続けている終末期（死亡前）医療費が高額で，医療保険財政を圧迫しているとの言説の誤りをその都度批判した論文です．どの論文も短く，しかも相互に密接に関わっているので，まとめて要旨を書きます．

　第1節では，「終末期医療の在り方」を見直せば老人医療費を大幅に抑制できるとの主張が事実誤認であり，先行研究により，①わが国の老人の死亡前1年間の医療費は老人医療費総額の11％にすぎない，②全年令層の死亡前1か月間の医療費は国民医療費のわずか3.5％にすぎないことが明らかにされていることを紹介します．

　第2節では，終末期医療費についての実証研究を紹介しつつ，一生の医療費の半分が死の直前6か月間に費やされる等のトンデモ数字を批判します．

　第3節では，後期高齢者の終末期（医療費）が高額であるという，厚生労働省担当者や高名な評論家の主張が誤りであることを，健康保険組合連合会や国民健康保険中央会の高額医療費調査，および高齢者と非高齢者の死亡前入院医療費の比較研究に基づいて示します．本節は，第2節の続編と言えます．

　第4節では，高齢者の死亡前医療費が高額であるとの麻生副総理の発言が事実誤認であり，死亡前1か月間の医療費は急性期死亡分を含めても，国民医療費の3％にすぎない等の意外な事実を改めて示します．

## 第1節　「終末期医療の在り方」の見直しにより老人医療費の抑制が可能，ではない

（『21世紀初頭の医療と介護』勁草書房，2001，第Ⅲ章3, 188-190頁．）

　　［わが国の高齢者ケア（医療・介護）費用についての］第三の神話は，「終末

期医療の在り方」を見直せば，老人医療費は抑制できるという主張である．

　わが国でこの主張を最初に行ったは，広井良典氏らにより1997年にまとめられた『「福祉のターミナルケア」に関する調査研究事業報告書』である[1]．この報告書は，「終末医療費（ここでは死亡前1年間の医療費と定義する）が高額に上っていることは周知の通りである．さらに今後高齢者とくに後期高齢者の死亡数が急増すると想定されることから，高齢者の終末医療費の規模は今後急速な拡大が見込まれる．終末医療費が遠からぬ将来において医療保険財政を圧迫する恐れもある」（54頁）という危機意識に基づいて，現在の医療主体のターミナルケアを，医療抜き（「ノン・メディカル」）の「福祉のターミナルケア」に転換すること，具体的には病院・診療所での死亡を減らし，福祉施設や自宅での死亡を増やすことを提案し，それにより2020年には1兆円の医療費が節約できると主張した．

　この報告書をめぐっては，翌1998年に，専門誌（「社会保険旬報」誌）上で，広井氏と石井暎禧・横内正利の2医師との間で激しい論争が繰り広げられた（同誌1973～2004号，ただし不定期）．この論争では，ターミナルケアの在り方については最後まで平行線をたどった．他面，広井氏は，この報告書が「医療費抑制を論拠づける」ものという石井氏の批判（1973号）に対して，「『医療や福祉にかかる費用を減らすため』などという，つまらない考えは全く持っていない」と弁明した（1975号）．そのため，「終末医療費…が高額に上っている」とする報告書の主張の是非は，この論争では正面からは議論されなかった．

　私は，この論争には直接参加しなかったが，報告書の「第四章ターミナルケアの経済評価」を検討し，「定義・予測・仮定が恣意的，費用計算は粗雑で，（福祉のターミナルケアにより1兆円の医療費を節約できるとする）結論は誤り」なことを示した[2]．

　ただし，終末期医療費が高額という理解は現在も根強く残っている．そのためか，厚生労働省『[医療制度改革の]課題と視点』（2001）でも，「終末期医療の在り方」の見直しが「適切で効率的な高齢者医療」を実現する3本柱

の1つとされている.

　しかし,わが国の終末期医療費の医療費総額に占める割合はアメリカに比べてはるかに低いことが,府川哲夫氏の詳細な実証研究により明らかにされている[3].具体的には,アメリカではメディケア(老人医療保険)加入者の死亡前1年間の医療費がメディケア医療費総額の約3割に達しているのに対して,わが国の老人の死亡前1年間の医療費は老人医療費総額のわずか11％にすぎないのである.しかもわが国では,アメリカと異なり,死亡直前に医療費が高騰する患者は,死亡者中の20-25％にすぎない.この事実に基づいて,府川氏は日本の老人死亡者の医療費の「このような特徴は,日本の医療費を低い水準に抑えている重要な要因の1つ」と結論づけている.

　ただし,死亡前1年間を「終末期」とするのは医療の現実,医療者や患者・家族の実感とは合わない.なぜなら,1年も前から死期を確実に予想することは不可能だからである.そこで,現実に即して終末期を死亡前1か月間に限定すると,わが国の終末期入院医療費総額(老人分+「若人」分)は1998年度で7859億円であり,国民医療費のわずか3.5％にすぎない.これは,厚生労働省の外郭団体である医療経済研究機構が昨年[2000年]発表した『終末期におけるケアに係る制度及び政策に関する研究報告書』が行っている推計である[4](42頁).

　この報告書をとりまとめた片岡佳和氏(前医療経済研究機構研究主幹)は,最近,報告書が結論として,「死亡直前の医療費抑制が医療費全体に与えるインパクトはさほど大きくない」と述べていることを強調して,終末期ケアが「医療費の高騰につながる可能性は否定している」と明言している[5].これにより,終末期医療費をめぐる論争には決着がついたと言える.

**文　献**
(1)　広井良典・他『「福祉のターミナルケア」に関する調査研究事業報告書』長寿社会開発センター,1997.
(2)　二木立「『福祉のターミナルケア』で費用抑制は可能か?」『介護保険と医療保険改革』勁草書房,2000,159-170頁.

第 I 部　テーマ別の主要実証研究

(3)　府川哲夫・他「老人死亡者の医療費」『医療経済研究』1 号：107-1118 頁，1994．
(4)　医療経済研究機構『終末期におけるケアに係る制度及び政策に関する研究報告書』2000．
(5)　片岡佳和「終末期におけるケアに係る制度及び政策について」『社会保険旬報』2095 号：12-15 頁，2001．

## 第 2 節　終末期医療費についてのトンデモ数字

(『医療改革』勁草書房，2007，第 5 章第 2 節 6，215-220 頁．)

　最近，終末期医療・延命医療の在り方に改めて注目が集まっています．2007 年 2 月に日本救急医学会が延命治療を中止するガイドライン案をまとめたのに続いて，終末期医療に関するガイドライン作りを進めてきた厚生労働省の検討会（座長＝樋口範雄・東大大学院教授）も 4 月 9 日に，延命治療の開始や中止は患者本人の意思を基本として，多専門職種からなる医療チームで判断することを柱とする指針をまとめました．

　私自身も，延命至上主義的な医療には疑問を持っていますし，終末期医療においても患者の意思を基本とすることに異論はありません．しかし，医療費削減を目的とした終末期医療の見直しには賛成できませんし，終末期医療費が巨額であるとの主張が事実誤認であることは，たびたび指摘してきました[1][2]．

　それにもかかわらず，そのような主張は今でも蒸し返されています．特に，最近，新聞書評等でも取り上げられ，社会的に影響力が大きいと思われる 2 冊の本でもこのことが主張されていますので，その誤りを改めて指摘したいと思います．

　1 冊目の本は，高名な経済学者の伊東光晴氏の『日本経済を問う』（岩波書店，2006）です．そこで，伊東氏は「人間一生の医療費のうち，約半分が死の直前 6 か月間のうちに費やされる」と書いています（160 頁）．氏は，その

464

根拠として，図「定常人口に基づく，5歳階級別医療費の状況」を示していますが，この図から分かるのは，生涯医療費のうち60歳以上にかかる医療費が62％を占めていることだけです．

2冊目の本は，在宅医療専門クリニックの勤務医兼作家の久坂部羊氏の『日本人の死に時』（幻冬舎新書，2007）です．そこで，久坂部氏は「統計によって異なりますが，終末期医療費が全老人医療費の20％を占めるとか，国民1人が一生に使う医療費の約半分が，死の直前2か月に使われるという報告があります」と書いています（161頁）．久坂部氏は出所を示していませんが，私の知る限り，このようなデータを示した実証研究はありません．

**高齢者の死亡前1年間の医療費割合は11％**

「終末期医療費」の定義は様々ですが，それを最大限広く「死亡前1年間の医療費」とした場合でさえ，日本の老人医療費の11％にすぎません[3]．これは，府川哲夫氏らが1994年に「老人医療年齢階級別分析事業」で得られたデータを分析して算出した数値で，その後これに匹敵する詳細な実証研究は発表されていません．この数値は，久坂部氏の主張する20％の半分にすぎません．

おそらく久坂部氏は，アメリカのデータを日本のデータと勘違いしたのだと思います．アメリカのメディケア（高齢者・障害者医療保険）では死亡前1年間の医療費は総医療費の26％を占めているからです（全死亡患者では22％）[4]．しかし，アメリカの数値は国際的にみて突出して高く，とても「世界標準」とは言えません．例えば，オランダの全死亡患者の死亡前1年間の医療費の総医療費に対する割合は10％で，アメリカの半分にすぎません[5][6]．

そのために，日米のデータの違いを詳細に比較検討した府川哲夫氏は，日本の死亡前医療費の低さがアメリカに比べて「日本の医療費を低い水準に抑えている重要な要因の1つ」と指摘していますし，オランダの研究者も「死亡前1年間の医療費を抑制しても総医療費への影響はわずかにすぎない」と主張しています[5][6]．

## 死亡前1か月間の医療費割合はわずか3%

 ただし,「死亡前1年間」を終末期とするのは,医療の現実,医療者や患者・家族の実感とは合いません.なぜなら,1年も前から死期を確実に予測することは不可能だからです.そのため,最近は,厚生労働省も終末期を「死亡前1か月間」に限定するようになっています.そして,医療経済研究機構が2000年に発表した報告書では,やや意外なことに,全死亡患者の死亡前1か月間の「死亡直前期」医療費(1998年度)は7859億円にとどまり,国民医療費の一般診療費(約23兆円)のわずか3.5%にすぎないことが明らかにされました[7].しかも,これには一般には終末期とは見なされていない急性疾患による死亡患者の医療費も含まれているのです.なお,現在の「一般診療費」からは,かつてはそれに含まれていた薬局調剤医療費と入院時食事医療費が除かれていますので,これらを加えた「医科医療費」は約26兆円となり,それに対する死亡前1か月間の医療費の割合は3.0%となります.

 厚生労働省保険局は,2005年7月に,医療経済研究機構の推計方法を踏襲して,2002年度の「終末期における医療費(死亡前1か月間にかかった医療費)」が約9000億円と発表しました.9000億円という数値は直感的には大きな数字ですが,同年度の一般診療費に対する割合は3.8%,「医科医療費」に対する割合は3.3%にすぎません.

 日本では死亡前2か月間または6か月間の医療費の総医療費に対する割合の信頼できる数値は発表されていません.しかし,これまで紹介してきた数値に照らせば,「国民1人が一生に使う医療費の約半分が,死亡直前2か月に使われる」(久坂部氏)や,「人間一生の医療費のうち,約半分が死の直前6か月間のうちに費やされる」(伊東氏)との数字が,トンデモ数字なことは明らかでしょう.

 実は,医療経済研究機構の報告書をとりまとめた片岡佳和氏は,報告書が結論として,「死亡直前の医療費抑制が医療費全体に与えるインパクトはさほど大きくない」と述べていることを強調して,終末期ケアが「医療費の高

騰につながる可能性は否定している」と明言していました[8]．私は，当時，これにより，「終末期医療費をめぐる論争には決着がついた」と判断したのですが，それは甘かったと反省しています．今後は，根拠に基づいた政策論争が行われるように，終末期医療に限らず，医療に関するトンデモ数値が出るたびに批判しようと思います．

### 文　献
(1) 二木立「『福祉のターミナルケア』で費用抑制は可能か？」．拙著『介護保険と医療保険改革』勁草書房，2000，159-170頁．
(2) 二木立「わが国の高齢者ケア費用——神話と真実」．拙著『21世紀初頭の医療と介護』勁草書房，2001，181-199頁．【本書第Ⅰ部第6章第1節】
(3) 府川哲夫・他「老人死亡者の医療費」『医療経済研究』1巻：107-118，1994．
(4) Hoover DR, et al: Medical expenditures during the last year of life. Health Serveses Research 37：1625-1642,2002．
(5) Stooker T, et al: Costs in the last year of life in the Netherlands. Inquiry 38: 73-80, 2001．
(6) Polder JJ, et al: Health care costs in the last year of life -The Dutch experience. Social Science & Medicine 63: 1720-1731, 2006．
(7) 医療経済研究機構『終末期におけるケアに係わる制度及び政策に関する研究』2000．
(8) 片岡佳和「終末期におけるケアに係る制度及び政策について」『社会保険旬報』2095号：12-15, 2001．

## 第3節　後期高齢者の終末期（死亡前）医療費は高額ではない

(『医療改革と財源選択』勁草書房，2009，第5章第1節，159-164頁)

　中央社会保険医療協議会は，2008年6月25日の総会で，舛添要一厚生労働大臣の強い要請に基づき，4月の診療報酬改定で導入されたばかりの「後期高齢者終末期相談支援料」（以下，支援料）の凍結を答申しました．これは，後期高齢者医療制度に対する国民の批判が高まる中で，この支援料について

も,「医療費抑制が目的ではないか」,「延命治療の打ち切りを迫る」等の「誤解とそれに基づく不安」(中医協答申書)が生まれたことに対する緊急避難的な対応とされています．そのため,中医協答申は,支援料が「医療費抑制を目的とするものではない」としていますし,総会に出席した舛添大臣もそのことを強調しました．

しかし,厚生労働省の後期高齢者医療制度の担当自身が,終末期医療費を「抑制する仕組みを検討するのが終末期医療の評価(つまり,支援料——二木)の問題である」と明言したことは,中医協ではなぜか問題とされなかったようです．本節では,まずその発言や類似発言を紹介した上で,後期高齢者の終末期医療費が高額であるとの主張は事実誤認であることを示します．

**厚生労働省担当者のトンデモ発言**

まず,厚生労働省の後期高齢者医療制度の実務責任者である土佐和男氏(保険局国民健康保険課課長補佐,老人医療企画室室長補佐,高齢者医療制度施行準備室室長補佐)の「証言」を,少し長いですが,紹介します．これは,講演等での不規則発言・失言ではなく,同氏編著『高齢者の医療の確保に関する法律の解説』という,同法の定番解説書の「後期高齢者の診療報酬体系の必要性」の項に明記されています(ゴチックは引用者)[1]．

「年齢別に見ると,一番医療費がかかっているのが後期高齢者であるから,この部分の医療費を適正化していかなければならない．特に,終末期医療の評価とホスピスケアの普及が大切である．実際,**高額な医療給付費を見ると,例えば,3日で500万円,1週間で1000万円もかかっているケースがある．／そうしたケースは,終末期医療に多くある**．後期高齢者が亡くなりそうになり,家族が1時間でも,1分でも生かしてほしいと要望して,いろいろな治療がされる．それが,かさむと500万円とか1000万円の金額になってしまう．(中略)／家族の感情から発生した医療費をあまねく若人が支援金として負担しなければならないということになると,若人の負担の意欲が薄らぐ可能性がある．**それを抑制する仕組みを検討するのが終末期医療の評価**

の問題である」.

　私は，長年，厚生労働省高官や担当者の講演録や論文・著書を読んできましたが，これほどストレートに医療費抑制の目的を述べた文章に出会ったのは，現在の医療費抑制政策の出発点になった故吉村仁氏（当時保険局長）の有名な「医療費亡国論」以来，25年ぶりです[2]．しかも，吉村氏の発言が彼なりの危機意識に裏打ちされていたのとは異なり，土佐氏の発言はあまりにも軽く，トンデモ発言と言わざるを得ません．

　ただし，（後期）高齢者の終末期医療費が高額であり，それが医療費増加の原因であるとの主張は，以前からよくみられます．最近では，高名な評論家の櫻井よしこ氏が「老人医療費の増加原因の1つとされるのが終末期医療での集中的な治療である」と主張しています[3]．しかし，土佐氏や櫻井氏は，超例外的事例に基づいて，高齢者医療費が高額であると感覚的に主張するだけです．しかし，それを否定するデータはいくらでもあるのです．

## 健保連と国保中央会の高額医療費調査

　まず，全国レベルの高額医療費データは，健康保険組合連合会（健保連）と国民健康保険中央会（国保中央会）が発表しています．

　特に健保連は，毎年，1000万円以上の高額レセプト件数と高額上位10位の詳細なデータを発表しています（「高額レセプト上位の概要」）．第10位の医療費は年によって多少変動しますが，直近の2006年度は1637万円でした．

　それをみると，以下の3つのことが分かります．第1に，「高額レセプト上位10位」には後期高齢者はまったく含まれていません．最新の2006年度分にいないだけでなく，1996-2005年度の10年間（延べ100人）にも1人もいません．ちなみにこの100人の平均年齢は32.2歳です．第2に，2006年度の1000万円以上の116件でも70代は1人にすぎません．第3に，1996-2005年度の10年間の「高額レセプト上位10位」（延べ100人）の2005年度時点での死亡率は52％にとどまっています．

　国保中央会は健保連のように毎年詳細なデータを発表してはいませんが，

1996年10月に診療を受けた高額医療費患者348人を対象にして詳細な実態・追跡調査をしたことがあります[3]．健保連と異なり，国保中央会では450万円以上を高額医療費と扱っており，このうち1000万円以上は21人（6.1％）にすぎず，500～1000万円が59.5％を占めています（平均623万円）．この調査では，次の3つが注目されます．第1に，健保連調査と異なり70歳以上が112人（32.2％）と少なくありません．第2に，70歳以上の高齢者でも，当月死亡患者は26.8％にすぎず，全体の当月死亡率19.5％を少し上回るだけです．第3に，死亡者と生存者の医療費には，当月分医療費，当月を中心とする前後13か月間の医療費とも，大きな差はありません．当月分医療費は死亡者636万円，生存者612万円です．ただし，これの年齢別データは不明です．

　以上の全国データから，土佐氏の主張するような，終末期に「3日で500万円，1週間で1000万円もかかっているケース」は，少なくとも後期高齢者にはほとんどないことが明らかです．なお，高額医療費患者について「1か月以上延命する人はほとんどいない」と主張される方もいますが，それも誤解です．

### 高齢者と非高齢者の死亡前入院医療費の比較

　次に，死亡前医療費を高齢者と非高齢者で比較した調査を紹介します．日本では残念ながらこれの全国調査はありませんが，私の知る限り，個別病院の実態調査（研究論文）が2つあります．

　1つは，地域の基幹的な急性期病院（埼玉県・狭山病院）の2000年4月から2001年9月までの1年半の退院患者6545人の，年齢区分別，死亡・生存別，疾患グループ（悪性新生物，循環器疾患別，その他）別の入院医療費調査です[5]．死亡患者総数は480人です．全疾患でみると，死亡退院の1入院当たり医療費は非高齢者164.6万円，前期高齢者184.7万円，後期高齢者175.5万円であり，後期高齢者の方が前期高齢者よりも低くなっています（表4から二木試算）．高齢者の1入院当たり医療費が高いのは高齢者の在院日数

が長いためであり，死亡患者の1日当たり入院医療費は非高齢者でもっとも高く，後期高齢者がもっとも低くなっています．

もう1つは，日本の北部の都市部の教育病院（病院名非公開）の1999年1月から2000年12月までの2年間の35歳以上の退院患者9695人を対象にして，患者の年齢と入院医療費との関連を詳細に検討した研究論文です（英文）[6]．死亡患者総数は550人です．死亡患者の1入院当たり医療費は年齢が高まるほど減少し，35-44歳の4万733ドルに対して，75-84歳ではその半額の2万1136ドル，85歳以上ではわずか8644ドルにすぎません．

さらに川渕孝一氏も，新著『医療再生は可能か』で，全国の84の急性期病院から回収したがん，心疾患，脳血管疾患の三大疾患のDPC関連データを分析した結果，「死亡前1週間前は，がん，心疾患，脳血管疾患ともに，後期高齢者の医療費の方が75歳未満よりも低いことが分かった」と紹介しています[7]．

以上の調査結果は，後期高齢者の死亡前（終末期）に過剰な医療，「集中的な治療」が行われているとする主張が事実誤認であり，逆に「急性期病院であっても75歳以上の後期高齢者には，一定の"節度ある医療"が行われている」（川渕孝一氏）ことを示しています．

## アメリカでも高齢者の死亡前医療費が高額という神話

なお，アメリカでも（後期）高齢者の死亡前に高額で無駄な医療が行われているとの主張がなされているのですが，最近，パン医師等は，論文「高齢者の死亡前医療費が高額という神話」で，それを明快に批判しています[8]．この論文は，これを含めて，アメリカの高齢者の医療と医療費についての以下の7つの神話を，豊富なデータによって論駁しており，日本での同様な神話を検討する上でも参考になります（カッコ内が事実）．

①高齢者の増加が医療費増加の主因である（人口高齢化による年間医療費増加率は1％未満）．②人口高齢化により高齢者医療費が不可避的に増加し国家が破産する（高齢者の有病率・障害率は低下し続けている等）．③後期高齢者の

死亡前医療費に上限を設ければメディケアは医療費を大幅に節減できる（メディケア医療費中の死亡前1年間の医療費の割合は過去20年以上安定している）．④高齢者に対する高額な入院医療は効果が無く，金の無駄遣いである（メディケアの2万ドル以上の高額医療患者のうち半数は1年後も生存している）．⑤高齢者の終末期に高額のハイテク医療が広く行われている（死亡者の1人当たり医療費は70歳以降急速に低下する）．⑥メディケアは高齢者が必要とするすべての医療をカバーしている．⑦高齢者がリビングウィル等の事前指示（advance directives）を持てば，死亡前にどの程度濃厚な医療を行うべきかというジレンマを解決できる（リビングウィル等は死亡前医療の意思決定にほとんど影響を与えない）．

### 文 献

（1） 土佐和男編著『高齢者の医療の確保に関する法律の解説』法研，2008年2月，318頁．
（2） 吉村仁「医療費をめぐる情勢と対応に関する私の考え方」『社会保険旬報』1424号：12-14頁，1983．
（3） 櫻井よしこ「あえて言う『後期高齢者医療制度』は絶対に必要だ――第1回『終末期医療』の信じがたい光景」『週刊新潮』2008年7月3日号：54-58頁．
（4） 国民健康保険中央会「国保特別審査委員会における高額医療費に関する実態調査」1999．
（5） 白木克典・他「死亡高齢者の医療費は本当に高いのか――入院医療費の年齢階層別分析1・2」『病院』61(7, 8)：482-486, 578-582頁，2002．
（6） Ishizaki T（石崎達郎），et al: Association between patient age and hospitalization resource use in a teaching hospital in Japan. Health Policy 87(1)：20-30, 2008.
（7） 川渕孝一『医療再生は可能か』ちくま新書，2008，171頁．（詳細は，同氏のホームページに公開されている「高齢期を支える保健医療システムに関する一考察」2007年2月（http://www.k-kawabuchi.com/pdf/Report200702.pdf））．
（8） Pan CX, et al: Myths of the high medical cost of old age and dying. International Journal of Health Services 38(2)：253-275, 2008.

## 第4節 「麻生発言」で再考
### ——死亡前医療費は高額で医療費増加の要因か？

(『安倍政権の医療・社会保障改革』勁草書房，2014，第3章第4節，130-133頁)

## 1 「麻生発言」で見落とされていること

　麻生太郎副総理は2013年1月21日の政府の社会保障制度改革国民会議で，次のように持論を展開しました．「死にたい時に，死なせてもらわないと困っちゃうんですね．（中略）しかも，その金が政府のお金でやってもらうというのは，ますます寝覚めが悪い．さっさと死ねるようにしてもらわないと」．麻生氏は批判を受けてすぐに発言を撤回しましたが，「大切なテーマなのでタブーにすべきでない」，「重要な問題提起」との擁護論も少なくありません．

　しかし，私は，麻生発言で問題にすべきは，これの前段階で述べた次の主張だと思います．「やっぱり現実問題として，今経費をどこで節減していくかと言えば，もう答えなんぞ多くの方が知っている．高額医療というものをかけて，その後，残存生命期間が何か月だと，それに掛かる金が月千何百万円だ，1500万円だっていうような現実を厚生労働省が一番良く知っているはずですよ」．しかし，この部分は主要な全国紙はもちろん，専門誌もほとんど報じませんでした．私が調べた範囲でこれを報じた全国紙等は，「産経新聞」，「しんぶん赤旗」と時事通信だけでした．

　麻生氏に限らず，死亡前医療費が高額であり，医療費増加の要因であると主張される方は少なくありません．例えば，高名な福祉ジャーナリストの沖藤典子氏は，新著『それでもわが家から逝きたい』（岩波書店，2012，122頁）で，「日本は終末期医療のコストが，医療費全体，社会保障費全体のコストを押しあげ」ていると根拠を示さずに主張しています．

田中早苗弁護士も NHK「視点・論点：終末期医療・お金の使い方」(2011年7月21日．http://www.nhk.or.jp/kaisetsu-blog/400/91698.html) で，「統計によって異なりますが，終末期医療費が全老人医療費の 20 パーセントを占めるとか，国民 1 人が一生に使う医療費の約半分が，死の直前 2 か月に使われるという報告があります」と主張していますが，やはり根拠は示していません．しかもこの発言は，久坂部羊『日本人の死に時』(幻冬舎新書，2007，161頁) の無断引用・剽窃です．これが全くの事実誤認であることは，拙著『医療改革——危機から希望へ』(勁草書房，2007) の第 5 章第 2 節 6「終末期医療費についてのトンデモ数字」で示しました．「後期高齢者の終末期 (死亡前) 医療費は高額ではない」ことは，その後『医療改革と財源選択』(勁草書房，2009，第 5 章第 1 節) でも改めて指摘しました [それぞれ，本書第 I 部第 6 章第 2,3 節].

本節では，個人・総医療費の 2 段階で死亡前医療費データ (死亡前 1 か月．以下同じ) を示し，それがとりたてて高額でも，医療費増加の要因でもないことを示します．

## 2 高額医療費の死亡患者はごく一部

個人レベルの死亡前医療費が分かる資料は 2 つあります．1 つは健保連「平成 23 年度 高額レセプト上位の概要」で，1000 万円以上の高額レセプト 179 件の月別医療費と主病名が示されています．患者の年齢や転帰は示されていなかったので，担当の「高額医療グループ」に電話で問い合わせました．

それによると，高額レセプト 179 件のうち，当月死亡はわずか 15 件 (8.4%) にすぎません．次に 179 件の年齢分布をみると，もっとも多いのは 0-9 歳の 61 件，次は 10-19 歳の 30 件で，両方を合わせて全体の半数 (50.8%) の 91 件を占めています．以下，20-29 歳 23 件，30-39 歳 14 件，40-49 歳 19 件，50-59 歳 19 件であり，60-74 歳はわずか 13 件 (7.3%) にすぎません (2008 年度からは，後期高齢者は「高齢者医療制度」に移行).

麻生氏に限らず，高額医療費患者の大半は死亡患者で，しかも高齢者というイメージを持つ人がいますが，これはまったくの誤解です．

もう1つの調査は，前田由美子・福田峰「後期高齢者の死亡前入院医療費の調査・分析」(「日医総研ワーキングペーパー」144号，2007) で，3病院を対象に，2006年度に入院して死亡した70歳以上の高齢者403人の「死亡前30日以内1人1日当たり入院医療費」(以下，死亡前1日当たり医療費) を，死亡までの入院期間別に分析しています．

死亡前1日当たり医療費は，当然入院7日以内死亡群で一番高いですが，それでも平均は5.66万円です．しかもこの患者群は入院期間が3.6日ときわめて短いので，入院医療費総額は20.3万円［訂正：原著の56.6万円は誤記］にとどまります．死亡前1日当たり医療費は入院期間が長くなるほど低下し，365日以上入院群では2.01万円 (1月当たり60.3万円) にすぎません．平均ではなく「最高値」をみると，一番高い7日以内死亡群でも27.52万円 (仮に7日入院したとしても総額192万円) です．365日以上入院群では最高値でさえ3.80万円 (1月当たり114万円) にすぎず，とても高額とは言えません．死亡月の入院医療費の内訳をみても，技術料の割合が50％を超えているのは，7日以内死亡群だけで，他の群では入院医療費等が60％以上を占めています．

以上の結果は，入院直後に死亡した患者を除けば，死亡患者に特に濃厚な医療が行われているわけではないことを示しています．

## 3 死亡前医療費は総医療費の3％

総医療費レベルで死亡前医療費を推計した調査報告は2つあります．

1つは，医療経済研究機構「終末期におけるケアに係わる制度及び政策に関する研究報告書」(2000) で，1998年度の死亡前医療費総額は7,859億円と推計しました．これは同年度の一般診療医療費 (23.28兆円) のわずか3.4％にすぎません．

もう1つは，上述した日医総研報告で，2005年度の70歳以上の死亡前入

院医療費は4557億円であり，同年度の高齢者医療費13.34兆円の3.4％と推計しました．

死亡前医療費の総医療費に対する割合が，総死亡でも70歳以上の高齢死亡でもほとんど同じであることは，総医療費レベルでも，高齢の死亡患者に特別に濃厚な医療が行われているわけではないことを示しています．

上記医療経済研究機構報告書をとりまとめた片岡佳和氏は，その後，報告書が結論として「死亡直前の医療費抑制が医療費全体に与えるインパクトはさほど大きくない」と述べていることを強調して，終末期ケアが「医療費の高騰につながる可能性は否定している」と明言しました（『社会保険旬報』2095号，2001年）．私は，当時「これにより，終末期医療費をめぐる論争には決着がついた」と判断しました．ただし，これはあくまで研究について言えることであり，政治的には同じ誤りが何度も蒸し返されると，麻生発言を通じて，改めて感じました．

# 補　章

## 第1節　わが国病院の平均在院日数はなぜ長いのか？

（『現代日本医療の実証分析』医学書院，1990，第1章，1-19頁.）

①わが国病院の平均在院日数は欧米諸国に比べて著しく長いが，病床当たりの職員数や人口当たりの老人ホーム定員数，ホームヘルパー数は逆に著しく少なく，このために平均在院日数が延長していると考えられる．
②わが国を含めたOECD加盟国間の平均在院日数のバラツキ（変動）の74%は，各国の病床数・病院職員数・老人収容ケア施設の水準によって「説明」可能である．
③入院医療の多寡の指標としては，平均在院日数は不適当であり，それに1人当たり年間入院率を乗じた「1人当たり年間在院延数」を用いるべきである．この指標は，わが国では欧米諸国よりやや高いにすぎない．更に，わが国の1人当たり入院医療費は欧米諸国に比べて著しく低く，わが国病院の平均在院日数の長さが医療費増加の主因になっているとはいえない．

### はじめに

1987年6月に発表された厚生省国民医療総合対策本部中間報告を契機として，わが国病院の平均在院日数の長さが改めて注目されている．中間報告は，「諸外国と比べてわが国（病院）の入院日数は著しく長」いことに注目し，それが医療費増加の主因という視点から，「長期入院の是正」のための「具体的な方策」を示している．

筆者も，わが国の一般病院の医療技術・サービスの質を向上させるためには平均在院日数の短縮＝不必要な「長期入院の是正」が必要であると考えている．しかし，それを個別の病院の努力や厚生省による規制のみによって実現することは不可能であり，わが国の病院の平均在院日数を著しく長くしている3つの歴史的・社会的要因【注1】にメスを入れる必要があるとも考えている．この点についての日米比較は別に発表した[1](p.80)．

本節では，中間報告が用いたと同じOECD報告[2][3]や各国の統計年鑑等を用いて，この点をより包括的に，しかも可能な限り実証的・定量的に検討したい．これにより日本を含むOECD加盟国間の病院平均在院日数の変動（分散・バラツキ）の4分の3 (74%) は，各国の病床・病院職員・老人収容ケア施設の水準によって「決定（説明）」されることを明らかにする．また，中間報告のように，病院の平均在院日数のみを指標にして入院医療（費）の多寡を国際比較することの誤り，及びわが国の病院の平均在院日数の著しい長さにも関わらず，わが国の入院医療費は現在でも欧米諸国の半分の水準にとどまっていることも，合わせて示したい．

## 1　OECD加盟国の病院平均在院日数と病床数・職員数との相関

表1は，OECD『ヘルスケアの測定』[2]により，加盟23か国の1982年前後の全病院平均在院日数・人口10万対病床数・100床当たり職員数を示したものである．病院の定義・概念・用語等は国によって異なるが，表1には各国の病院の定義とそれに基づく病床数がそのまま掲載されている．ただし，日本に関しては，病院病床のみの数値だけでなく有床診療所病床を含んだ「補正値」も示した．本来なら，病床種類別に検討することが望ましいが，そのようなデータ（特に，病床種類別の100床当たり職員数）は，ごく一部の国以外は得られない．

わが国の全病院の平均在院日数は55.1日とOECD加盟23か国中最長であり，23か国平均17.9日の3.08倍に達する「外れ値」である．有床診療所

補 章

### 表1　OECD加盟国の全病院平均在院日数と病床数・職員数

(1982年前後)

| | 調査年 | 平均在院日数 | 全病院病床数 実数 | 全病院病床数 人口10万対 | 人口(千人) | 100床当たり職員数 |
|---|---|---|---|---|---|---|
| オーストラリア | 1980 | 7.4 | 162,843 | 1,108 | 14,692 | - |
| オーストリア | 1983 | 16.3 | 81,163 | 1,075 | 7,549 | - |
| ベルギー | 1981 | 13.5 | 92,436 | 938 | 9,852 | - |
| カナダ | 1982 | 13.3 | 170,538 | 692 | 24,659 | 213 |
| デンマーク | 1982 | 11.9 | 39,273 | 767 | 5,119 | 224 |
| フィンランド | 1982 | 22.2 | 75,026 | 1,555 | 4,826 | 186 |
| フランス | 1983 | 14.1 | 632,644 | 1,162 | 54,438 | 137 |
| 西ドイツ | 1982 | 18.7 | 683,624 | 1,109 | 61,638 | 114 |
| ギリシャ | 1982 | 13.0 | 59,914 | 612 | 9,792 | - |
| アイスランド | 1982 | 18.0 | 2,595 | 1,109 | 234 | - |
| アイルランド | 1982 | 9.0 | 33,028 | 948 | 3,483 | - |
| イタリア | 1983 | 12.0 | 438,000 | 771 | 56,835 | 117 |
| ルクセンブルグ | 1983 | 21.0 | 4,740 | 1,295 | 366 | - |
| オランダ | 1983 | 34.1 | 171,686 | 1,200 | 14,310 | - |
| ニュージーランド | 1983 | 12.4 | 31,653 | 988 | 3,203 | 186 |
| ノルウェイ | 1981 | 13.0 | 28,949 | 706 | 4,100 | 203 |
| ポルトガル | 1981 | 14.4 | 51,246 | 515 | 9,957 | - |
| スペイン | 1981 | 14.6 | 202,969 | 539 | 37,654 | - |
| スウェーデン | 1983 | 22.7 | 116,688 | 1,401 | 8,331 | 174 |
| スイス | 1982 | 25.4 | 74,600 | 1,154 | 6,467 | 210 |
| イギリス | 1981 | 18.6 | 454,900 | 807 | 56,379 | - |
| アメリカ | 1981 | 9.9 | 1,362,000 | 592 | 230,019 | 269 |
| 日本 | 1983 | 55.1 | 1,440,381 | 1,208 | 119,259 | 77 |
| | | *49.5 | *1,726,496 | *1,448 | | |
| 平均 | | 17.9 | | 967 | | 176 |
| 標準偏差 | | 10.1 | | 286 | | 55 |

資料：OECD：Measuring health care 1960-1983, 1985, p. 84, 88, 115, 154.

注：1) 病院（入院医療施設）の定義・概念・用語等は国によって異なる．
　　2) オーストラリアの平均在院日数は，全病院ではなく精神病院，ナーシング・ホームを除いた一般病院の数値．
　　3) ギリシャの病床数は1981年，同アイルランドは1980年．
　　4) イタリア，スウェーデンの100床当たり職員数は1982年．
　　5) 日本の*は，有床診療所病床を加えた数値．

病床を加えた全病床の平均在院日数「補正値」49.5 日 [注2] で比較しても，平均の 2.76 倍である．

次に，人口 10 万対病床数をみると，わが国の 1208 床は，スウェーデンの 1401 床，ルクセンブルグの 1295 床に次いで第 3 位である．更に，有床診療所病床を加えたわが国の全病床は人口 10 万対 1448 床に達し，24 か国中第 1 位となる．

他面，わが国の 100 床当たり職員数は 77 人と著しく少なく，12 か国中最下位である．これが 100 人未満なのはわが国のみであり，12 か国平均 176 人のわずか 44% の「外れ値」である．しかも，わが国の病院職員数には病棟医療の要員だけでなく外来医療の要員が相当数含まれるのに対して，欧米諸国の病院職員数の大半は病棟医療の要員であることを考慮すると，わが国と欧米諸国との 100 床当たり職員数格差は実際は更に大きいと思われる．また，米国の 100 床当たり職員数は 269 人で欧米諸国中最も多いが，これには医師数は含まれていないのである．

このように，わが国の病院（病床）は OECD 加盟国中平均在院日数が最長なだけでなく，病床数は最高，職員数は逆に最低であるという際だった特徴を持っている．

表 2 は平均在院日数・人口 10 万対病床数・100 床当たり職員数の相関係数を示したものである．尚，わが国に関しては病院病床の数値を用いた．

平均在院日数は病床数との間に正の相関（0.516）があり，逆に職員数との間には負の相関（-0.581）がある．病床数と職員数との間にも負の相関（-0.427）がある．この結果は，平均在院日数は病床数が多いほど長く，職

表2 平均在院日数・人口10万対病床数・100床当たりの職員数の相関行列

|  | 在院日数 | 病床数 | 職員数 |
|---|---|---|---|
| 平均在院日数 | 1.000 |  |  |
| 人口10万対病床数 | 0.516 | 1.000 |  |
| 100床当たり職員数 | -0.581* | -0.427 | 1.000 |

*p < 0.05

注：表1の23か国のうち100床当たり職員数が示されている12か国の数値を用いて計算．

員数が多いほど短いこと，および病床数が多いほど職員数が少ないことを示している．3つの相関係数のうち，推計学的に有意なのは平均在院日数と職員数との相関係数のみであるが，これは標本（調査国）数が少ないためと考えられる．

## 2 病床種類により平均在院日数は異なる

先に述べたように，OECD報告には各国の病院の定義とそれに基づく病床数がそのまま掲載されている．しかし，病院（入院医療施設）の定義は国によって異なっており，それが各国の病院平均在院日数の違いの原因の1つになっていることも考えられる．そこで，病床種類別の平均在院日数データを入手し得たオランダとスウェーデンについて，この点を検討したい．

表3は，オランダの「入院医療施設」とスウェーデンの病院の1985年の種類別平均在院日数を示したものである．先に表1に示したように，オラン

表3 オランダの「入院医療施設」とスウェーデンの病院の種類別平均在院日数
(1985年)

| | オランダ | | | スウェーデン | | |
|---|---|---|---|---|---|---|
| 入院医療施設種類 | 病床比率 | 平均在院日数 | 100床当たり職員数 | 病院病床種類 | 病床比率 | 平均在院日数 |
| (一般）病院 | 38.8 | 12.5 | 193.0 | 内科 | 15.1 | 8.3 |
| 精神病院 | 13.8 | 258.9 | 107.7 | 外科 | 17.2 | 6.9 |
| 精薄施設 | 17.2 | 2,305.5 | 93.4 | 身体疾患長期療養 | 45.1 | 185.3 |
| ナーシング・ホーム | 27.9 | 427.4 | 108.6 | 精神科 | 18.3 | 54.7 |
| 小児ナーシング・ホーム | 0.4 | 328.6 | 95.7 | その他 | 4.2 | 13.9 |
| 精神障害者施設 | 0.9 | 1,676.0 | 65.9 | | | |
| 障害児施設 | 1.0 | 417.1 | 60.4 | | | |
| 全入院医療施設 | 100.0 | 34.9 | 137.6 | 全病院 | 100.0 | 21.2 |

↑ $r_s = -0.571$ ↑

資料：Statistical Yearbook of the Netherlands 1987, p. 84. Statistical Abstract of Sweden 1988, p. 319.
注：1）オランダの各入院医療施設の平均在院日数＝年間在院患者延べ数÷{0.5×(年間入院患者数＋死亡患者数＋生存退院患者数)}として試算．
  2）スウェーデンの身体疾患長期療養・精神科病床の平均在院日数＝年間在院患者延べ数÷年間入院（退院）患者数として試算．
  3）両国の1985年の病床総数（実数）は表5参照．

ダの平均在院日数はわが国に次いで長く,スウェーデンのそれも,日本・オランダ・スイスに次いで長い.

表3から明らかなように,両国とも病院(入院医療施設)の種類によって平均在院日数は著しく異なる.

先ず,オランダの全「入院医療施設」の平均在院日数は34.9日であるが,全病床の38.8%を占める(一般)病院のそれは12.5日にすぎない.それに対して,(一般)病院に次いで多い(全病床数の27.9%)ナーシング・ホームの平均在院日数は427.4日と著しく長い.更に精薄施設のそれは2305.5日に達している.OECD加盟国全体の場合と同じく,平均在院日数と100床当たり職員数とは逆相関している($r_s = -0.571$. ただし標本数が少ないため有意ではない).

スウェーデンの場合も,全病院の平均在院日数21.2日に対して,内科病床・外科病床のそれはそれぞれ8.3, 6.9日と著しく短い.逆に,身体疾患長期療養施設(他国のナーシング・ホームに相当)の平均在院日数は185.3日と著しく長い.

以上の結果は,病院(入院医療施設)にナーシングホーム・長期療養施設が,制度的に,あるいはわが国のように実質的に,含まれる国では,全病院の平均在院日数が長くなることを示している.

## 3 老人収容ケア施設と病院とは代替関係

表4はオーストラリア政府地域サービス省が実施した,全世界15か国(イスラエル以外の14か国はOECD加盟)の1980年前後の65歳以上人口千人当たりナーシングホーム・老人ホーム等「老人収容ケア施設」定員の比較調査の結果である[4].

この数値が最も高いのはデンマークとフィンランドで78人であり,最低は日本の15人である.これはイスラエルを除いたOECD加盟14か国平均54人のわずか28%の「外れ値」である.

表4 15か国における「老人収容ケア施設」定員の比較（1980年前後）

| 国 | 年 | 65歳以上人口（百万人） | ナーシング・ホームまたは長期入院大型老人病院の病床数 | 同65歳以上人口千対 | 老人ホーム、ホステルまたは同様の施設の病床数 | 同65歳以上人口千対 | 「老人収容ケア施設」合計（65歳以上人口千対） |
|---|---|---|---|---|---|---|---|
| オーストラリア | 1981 | 1.455 | 67,912 | 46.7 | 20,429 | 14.0 | 60.7 |
| オーストラリア | 1985 | 1.610 | 75,281 | 46.8 | 35,250 | 21.9 | 68.7 |
| グレート・ブリテン | 1981 | 8.000 | 99,000 | 12 | 200,000 | 25 | 37 |
| ニュージーランド | 1981 | 0.300 | 6,400 | 21 | 9,700 | 32 | 53 |
| カナダ | 1980 | 2.282 | 53,326 | 23 | 91,572 | 40 | 63 |
| アメリカ | 1982 | 26.800 | 1,353,500 | 50 | 183,500 | 7 | 57 |
| 西ドイツ | 1980 | 9.500 | 142,500 | 15 | 290,000 | 30 | 45 |
| オーストリア | 1980 | 1.100 | 9,988 | 9 | 10,318 | 9 | 18 |
| オランダ | 1980 | 1.615 | 45,221 | 28 | 43,000 | 27 | 55 |
| フランス | 1981 | 7.457 | 317,500 | 43 | 175,000 | 23 | 66 |
| スウェーデン | 1977 | 1.324 | 31,151 | 24 | 55,783 | 42 | 66 |
| デンマーク | 1980 | 0.740 | 49,100 | 66 | 8,800 | 12 | 78 |
| ノルウェイ | 1980 | 0.608 | 28,300 | 47 | 12,700 | 21 | 68 |
| フィンランド | 1980 | 0.577 | 16,000 | 28 | 29,000 | 50 | 78 |
| イスラエル | 1982 | 0.350 | 12,557 | 36 | 6,000 | 17 | 53 |
| 日本 | 1980 | 10.574 | 80,385 | 8 | 70,450 | 7 | 15 |
| 平均 |  |  |  |  |  |  | 54 |

資料：Dept. of Community Services, Australian Government : Nursing homes and hostels review, 1986, p.25.

原注：a）米国では老人が長期に入院するほとんどすべての施設がナーシング・ホームと呼ばれている。この表では、ナーシング・ホームと認定されないもの（看護を行っていないものなど）は老人ホームの範疇に入れた。
b）フランスについては、両方のカテゴリーで150,000ベッドを提供しているという統計をもとにし、この150,000床を機械的に50％ずつナーシング・ホームと老人ホームに振り分けた。
c）スウェーデンでは、老人ホーム病床のうち「慢性的病弱者のためのベッド」に分類されているものはナーシング・ホームの数値に含めた。
d）フィンランドのナーシング・ホームの数値には、病院のベッド数11,500と、ナーシング・ホームのベッド数4,500が含まれる。
e）「老人収容ケア施設」合計の平均値は、イスラエルを除いたOECD14か国のもの（オーストラリアは1981年）。これのみ筆者計算。

後の表7に示すように,表1に示した全病院平均在院日数とこの65歳以上人口千人当たり「老人収容ケア施設」定員との間には,著名な逆相関(-0.741)がみられる(ただし,対象は100床当たり職員数も示されている10か国).この結果は,日本に限らず,老人収容ケア施設の不足している国では,病院がそれの代替機能を果す結果,病院の在院日数が長くなると解釈できよう.

次に,病院と老人ホーム(老人収容ケア施設)との関係をより詳しく検討したい.

表5は,各国の統計年鑑を用いて,OECD加盟14か国の最新(1985年前後)の病院病床と老人ホーム定員を示したものである.老人医療・福祉施設の水準は,本来は表4に示したように,65歳以上人口対比で見るべきだが,

表5 OECD加盟国の病院病床と老人ホーム定員

(1985年前後)

| | 調査年 | 病院病床 | | 老人ホーム定員 | | A + B | B / A | 人口(千人) |
|---|---|---|---|---|---|---|---|---|
| | | 実数 | 人口10万対(A) | 実数 | 人口10万対(B) | | | |
| オーストラリア | 85 | 91,541 | 581 | 110,531 | 702 | 1,283 | 1.207 | 15,752 |
| ベルギー | 85 | 55,901 | 564 | 76,480 | 772 | 1,336 | 1.368 | 9,903 |
| デンマーク | 85 | 36,405 | 712 | 59,181 | 1,157 | 1,869 | 1.625 | 5,114 |
| フィンランド | 85 | 60,958 | 1,242 | 29,500 | 601 | 1,843 | 0.484 | 4,908 |
| フランス | 85 | 580,325 | 1,062 | 331,937 | 608 | 1,670 | 0.573 | 54,621 |
| 西ドイツ | 85 | 707,710 | 1,150 | 404,956 | 658 | 1,808 | 0.572 | 61,549 |
| アイスランド | 85 | 2,677 | 1,111 | 2,849 | 1,182 | 2,293 | 1.064 | 241 |
| イタリア | 85 | 470,579 | 824 | 295,808 | 518 | 1,342 | 0.629 | 57,128 |
| オランダ | 85 | 176,600 | 1,219 | 140,200 | 968 | 2,187 | 0.794 | 14,484 |
| ノルウェイ | 85 | 68,440 | 1,648 | 16,075 | 387 | 2,035 | 0.235 | 4,152 |
| スウェーデン | 85 | 114,202 | 1,368 | 84,863 | 1,016 | 2,384 | 0.743 | 8,350 |
| イングランド | 85 | 334,513 | 672 | 208,104 | 418 | 1,090 | 0.622 | 49,764 |
| アメリカ | 85 | 1,308,500 | 547 | 1,709,200 | 714 | 1,261 | 1.305 | 239,283 |
| 日本 | 86 | 1,533,887 | 1,261 | 212,885 | 175 | 1,436 | 0.139 | 121,672 |
| | | *1,816,194 | 1,493 | | | *1,668 | *0.117 | |
| 平均 | | | 997 | | 705 | 1,703 | 0.707 | |
| 標準偏差 | | | 347 | | 294 | 421 | | |
| 変動係数 | | | 0.348 | | 0.417 | 0.247 | | |

補　章

資料：オーストラリア：Year book Australia 1986, Dept. of Community Services: Nursing, homes and hostels review, 1986.
　　　ベルギー　　　：Annuaire statistique de la Belgique 1986.
　　　デンマーク　　：Statistical yearbook 1986 Denmark.
　　　フィンランド　：Yearbook of Nordic statistics 1987.
　　　フランス　　　：Annuaire statistique de la France 1987.
　　　西ドイツ　　　：Statistisches Jahrbuch 1982 für die Bundesrepublik Deutschland. 栃本一三郎：西ドイツにおける介護政策と介護費用の負担問題（「医療保険制度のありかたに関する調査研究」全国社会保険協会連合会，1987）
　　　アイスランド　：Yearbook of Nordic statistics 1987.
　　　イタリア　　　：Annuario statistico italiano 1987.
　　　オランダ　　　：Statistical yearbook of the Netherlands 1987.
　　　ノルウェイ　　：Statistical yearbook of Norway 1987.
　　　スウェーデン　：Statistical abstract of Sweden 1988.
　　　イングランド　：Health and personal social services for England 1986.
　　　アメリカ　　　：Statistical abstract of the United States 1988.
　　　日本　　　　　：「国民衛生の動向昭和63年版」「国民の福祉の動向昭和62年版」

注：1) 調査年：デンマークの病床数，ベルギー・アメリカの老人ホーム定員は，それぞれ 1984・1983・1986 年．
　　2) ベルギー，フィンランド，ノルウェイの病床数は表1の数値と大きく異なるが，原因不明．
　　3) 日本の病床数＊は，有床診療所病床数を加えたもの．
　　4) 老人ホームに含めた収容施設は以下の通り（カッコ内は定員）．
　　　　オーストラリア：ナーシング・ホーム（75,281）＋ホステル（35,280），ベルギー：年金者ホーム，デンマーク：ナーシング・ホーム（49,736）＋ケア付き住宅（6,026）＋高齢者用集合住宅（3,419），フランス：病院内のホスピス・老人ホーム部門（117,917）＋一般のホスピス・老人ホーム（214,020），西ドイツ：老人住宅（79,997）＋老人ホーム（221,997）＋ナーシング・ホーム（102,982），イタリア：公立社会福祉施設，日本：養護老人ホーム（68,848）＋特別養護老人ホーム（127,233）＋軽費老人ホーム（16,804），オランダ：老人ホーム，ノルウェイ：老人ホーム＋複合施設内老人ホーム部門，スウェーデン：老人ホーム入居者（48,916）＋サービスハウス（ケア付き住宅）入居者（35,947），イングランド：老人・身体障害者ホーム入居者（91.7%が65歳以上），アメリカ：ナーシング・ホーム（1,507,400）＋看護サービスのない収容施設（201,800）．

　各国の年齢別病院病床利用統計はないため，人口10万対の数値を用いた．
　人口10万対老人ホーム定員は14か国平均で705人に達しており，これは人口10万対病院病床数平均997床の70.7%に相当する．国別にみると，オーストラリア・ベルギー・デンマーク・アイスランド・アメリカの5か国では，老人ホーム定員が病院病床数を上回ってさえいる．
　それに対して，日本の人口10万対老人ホーム定員は175人と14か国中最も低く，14か国平均705人のわずか25%の「外れ値」である．わが国の老人ホーム定員の病院病床に対する比率もわずか13.9%にすぎず，これも14か国中最低である．

485

先に表1に示したようにわが国の有床診療所病床を加えた人口10万対全病床数はOECD加盟23か国中最高である．他面，病院病床と老人ホーム定員の合計は人口10万対1,436床で，14か国平均の1703床の84%にとどまっている．これに有床診療所病床を加えても，14か国平均には達しない．

以上の結果は，わが国の病床「過剰」は，わが国の病院が欧米諸国に比べて著しく少ない老人ホームの代替機能を果しているために生じていること，及びわが国の病院・老人ホームを合わせた収容施設全体でみるとまだ「過剰」にはほど遠いことを示している．

また，病院病床数と老人ホーム定員の「変動係数」（標準偏差÷平均値）はそれぞれ0.348,0.417と相当高値なのに対して，両者を合計したものの「変動係数」は0.247とはるかに低値である．つまり，病院病床や老人ホーム定員の国による「バラツキ」に比べ，両者を合計したものの国による「バラツキ」は小さい．この結果は，筆者が以前にも指摘したように[5](p. 201)，わが国だけでなく国際的にも病院と老人ホームとの間に一定の代替関係があることを示唆している．

## 4 極端に少ないわが国のホームヘルパー数

表6は，OECD加盟6か国の最新（1985年前後）のホームヘルパー数である．ホームヘルパー数が得られたのは，表5に示した病床数・老人ホーム定員を調査し得た14か国のうち，北欧諸国3か国とオランダ・イングランドおよび日本の6か国のみにとどまった．

表6から明らかなように，日本以外の5か国のホームヘルパーの水準は日本のそれとは隔絶している．5か国中最高のノルウェイの人口10万対ホームヘルパー数は998.7人と日本の19.4人の実に51.5倍に達しており，5か国中最低のイングランドでも189.1人とわが国の9.7倍である．

尚，表6の注に示したように，オランダ（と日本）以外は，これらのホームヘルパー数は常勤換算数ではなく，その限りで，多少過大表示と思われる．

補　章

表6　OECD加盟国のホームヘルパー

(1985年前後)

| | 年 | ホームヘルパー | |
|---|---|---|---|
| | | 実数 | 人口（日本10万対＝1） |
| デンマーク | 85 | 24,086 | 471.0（24.3） |
| オランダ | 84 | 30,718 | 212.1（10.9） |
| ノルウェイ | 85 | 41,468 | 998.7（51.5） |
| スウェーデン | 85 | 70,780 | 847.7（43.7） |
| イングランド | 84 | 94,122 | 189.1（ 9.7） |
| 日本 | 86 | 23,555 | 19.4（ 1.0） |

資料：表5に同じ．
注：常勤換算数と明示してあるのはオランダのみ．
　　オランダとイングランドは管理業務の者を除く（他の国は業務別の数値なし）．
　　ノルウェイとスウェーデンは公認家族ヘルパーを含む（それぞれ総数の4.1％，8.5％）．

　そこで，スウェーデンについて別の政府資料[6]を検討したところ，1986年の常勤・非常勤ホームヘルパー数約76,000人に対して，常勤換算したホームヘルパー数は約61,000人（常勤換算しない場合の80.3％）という数値が得られた．

　よく知られているように，これら5か国はOECD加盟国中最高水準の地域ケアサービスを誇っている．他のOECD加盟国の水準はこれよりも相当低いが，それでも，わが国に比べればはるかに高い．例えば，「老人に対するホームヘルプ・サービスの仏英比較」研究[7]によると，65歳以上人口千対ホームヘルプ受給者数はイングランド・ウェールズの96人に対してフランスは54人である．

　ホームヘルプ・サービスに限らず，わが国では欧米諸国に比べて，訪問看護・給食宅配サービス等の地域医療・福祉サービスが著しく立ち遅れている．その結果，医学的には退院可能だが地域の受け皿が整備されていないために退院できない「社会的入院」患者が発生し，病院の在院日数が延長していると考えられる．

　最近わが国では，デンマークにおいて，手厚い在宅ケア・サービスが行わ

れている結果，重い障害をもった老人でも在宅生活が可能になっていることが，注目されている．これが同国の病院の平均在院日数の短さ（表1に示したように11.9日）の原因の1つになっていることは疑いない．他面，わが国で在宅ケア・サービスを拡充する必要性を強調する余り，同国の「今後老人ホームを新設することは一切やめる」方針を，そのままわが国でも模倣することは大変危険である．デンマークにはわが国の24.3倍のホームヘルパーが存在するだけでなく，表5に示したように，人口10万対老人ホーム定員も日本の6.6倍の1869人であることを見落としてはならない．

## 5 重回帰分析による平均在院日数「決定因子」の検討

以上の検討により，わが国病院の平均在院日数が著しく長いのは，人口当たり病床数が多いだけでなく，病床当たりの職員数が著しく少なく，老人ホームやホームヘルパーも極めて低水準なためであることが，半定量的に明らかになった．

ここではそのまとめとして，今まで検討してきた諸因子（変数）全体で，日本を含んだOECD加盟国全体の病院平均在院日数の変動（バラツキ）がどの程度「説明」可能かを，重回帰分析法により検討したい．

対象は，表1から平均在院日数・人口10万対病床数・病床100床当たり職員数，表4から65歳以上人口千対老人収容ケア施設定員が得られる10か国とし，平均在院日数を目的変数（従属変数），他の3変数を説明変数（独立変数）とする重回帰分析を行った．ただし，日本の病床数・平均在院日数は有床診療所病床を含めた「補正値」とした．当初はホームヘルパー数も説明変数に含めて計算を行うことを予定していたが，数値の得られた国が少なく，しかも北欧諸国等に偏っているため，今回は除外した．純統計学的には，標本（調査国）数10で重回帰分析を行うことには無理があるが，それでもこれにより各変数間の大まかな関係を知ることは可能である．

表7の相関行列に示したように，平均在院日数と他の3変数（病床数・職

補　章

### 表7　重回帰分析による平均在院日数「決定因子」の検討結果

相関行列

|  | 在院日数 | 病床数 | 職員数 | 老人施設 |
|---|---|---|---|---|
| 平均在院日数 | 1.000 |  |  |  |
| 人口10万対病床数 | 0.688 | 1.000 |  |  |
| 100床当たり職員数 | −0.748 | −0.694 | 1.000 |  |
| 65歳以上人口千対老人収容ケア施設定員 | −0.741 | −0.243 | 0.661 | 1.000 |

変数増加法による変数追加に伴う「決定係数」の変化

|  | 決定係数 ($R^2$) | 自由度調整済み決定係数 ($R^{*2}$) | F値 | 分散化 |
|---|---|---|---|---|
| 職員数 | 0.560 | 0.504 | 10.162 | 10.162 |
| 老人施設 | 0.667 | 0.572 | 2.265 | 7.017 |
| 病床数 | 0.826 | 0.740 | 5.508 | 9.527（$p<0.025$） |

3説明変数による回帰式の定数と回帰係数

|  | 偏回帰係数 | 標準偏回帰係数 | F値 |
|---|---|---|---|
| 定数　18.242 |  |  |  |
| 病床数 | 0.020 | 0.605 | 5.508 |
| 職員数 | 0.024 | 0.114 | 0.117 |
| 老人施設 | −0.421 | −0.669 | 7.326 |

注：表1および表5から4変数の数値がすべて得られる10か国（カナダ，デンマーク，フィンランド，フランス，西ドイツ，ニュージーランド，ノルウェイ，スウェーデン，アメリカ，日本）を対象にした．日本の病床数・在院日数は有床診療所分を含んだ数値．

員数・老人施設定員）との相関係数はいずれも0.7前後で非常に高い．

　変数増加法による重回帰分析を行ったところ，3つの説明変数は職員数・老人施設定員・病床数の順に取り込まれ，最終的には，これら3変数による「自由度調整済み決定係数」（$R^{*2}$）は0.740に達した．この結果は，統計学的には10か国の病院の平均在院日数の変動（バラツキ）の74％は，職員数・老人施設定員・病床数の水準によって「決定」（説明）されることを示している[注3]．

　ちなみに，この重回帰分析によって得られた回帰式による日本の病院（有床診療所を含む）の平均在院日数予測値は42.7日であり，実際値の49.5日の86％である．

　これらの結果は，わが国病院の著しく長い平均在院日数は決して「異常値」ではなく，病床数の多さ・職員数の少なさ・老人施設の少なさの必然的

産物であることを示している．更に，先に表5に示したように，欧米諸国に比べてわが国の人口当たり病床数が多い現象は，老人ホームの不足の結果生じたものだと解釈すべきであろう．

今回のように，標本（対象）が少ない場合には，対象や変数が少し変わっただけで，重回帰分析の結果が大きく異なることも予想される．そこで，「感受性分析」として，わが国の有床診療所を含まない病院病床数・在院日数を用いた重回帰分析を行ったところ，自由度調整済み決定係数はやや低下したがそれでも 0.645 であった．更に，わが国を除いた9か国を対象にした重回帰分析でも，自由度調整済み決定係数は 0.695 と，高値を保っていた．

## 6　入院の多寡は1人当たり年間在院延数で比較するのが妥当

以上の検討では，暗黙のうちに，平均在院日数が各国の入院医療（費）の多寡の指標になることを前提にしていた．しかし，原理的には，入院医療の多寡は，平均在院日数ではなく国民1人当たり年間在院延数（＝国民1人当たり年間入院率×1入院当たり平均在院日数．国民1人が1年間に何日入院したか）で比較するのが妥当である．

表8に示したように，日本の1人当たり年間在院延数は 3.7 日であり，OECD23か国中第5位で，23か国平均の 2.8 日より 32％ 多いに過ぎない．わが国病院の平均在院日数が著しく長いにも関わらず，1人当たり在院延数がそれほど長くないのは，日本の1人当たり年間入院率が 0.067 回と，23か国中最下位で，23か国平均 0.153 回の 44％ にすぎないからである．

この結果は，わが国の病院利用のパターンが欧米諸国と著しく異なっていること，つまり国民全体では入院する機会は少ないが，一度入院した患者は長期間入院すること，を示している．このパターンの原因や妥当性に関して一義的に述べることはできないが，少なくとも，平均在院日数の長さのみを取り上げて，わが国医療の「非効率」の象徴とすることは不公正であり，かつ非科学的であろう．

補　章

表8　OECD加盟国の1人当たり年間在院延べ数等

(1982年前後)

|  | 調査年 | 1人当たり年間 | | 1入院当たり平均在院日数 |
|---|---|---|---|---|
|  |  | 在院延べ数 | 入院率 |  |
| オーストラリア | 1981 | 3.2 | 0.210 | 7.4 |
| オーストリア | 1983 | 3.4 | 0.207 | 16.3 |
| ベルギー | 1981 | 2.8 | 0.139 | 13.5 |
| カナダ | 1982 | 2.1 | 0.147 | 13.3 |
| デンマーク | 1982 | 2.2 | 0.192 | 11.9 |
| フィンランド | 1983 | 4.8 | 0.209 | 22.2 |
| フランス | 1983 | 3.1 | 0.118 | 14.1 |
| 西ドイツ | 1982 | 3.4 | 0.181 | 18.7 |
| ギリシャ | 1982 | 1.6 | 0.119 | 13.0 |
| アイスランド | 1981 | 3.9 | 0.202 | 18.0 |
| アイルランド | 1982 | 1.5 | 0.164 | 9.0 |
| イタリア | 1983 | 2.2 | 0.154 | 12.0 |
| ルクセンブルグ | 1983 | 3.7 | 0.181 | 21.0 |
| オランダ | 1983 | 4.0 | 0.118 | 34.1 |
| ニュージーランド | 1983 | 2.7 | 0.157 | 12.4 |
| ノルウェイ | 1981 | 2.0 | 0.149 | 13.0 |
| ポルトガル | 1981 | 1.4 | 0.096 | 14.4 |
| スペイン | 1981 | 1.3 | 0.092 | 14.6 |
| スウェーデン | 1983 | 4.8 | 0.192 | 22.7 |
| スイス | 1982 | 3.1 | 0.128 | 25.4 |
| イギリス | 1981 | 2.4 | 0.127 | 18.6 |
| アメリカ | 1981 | 1.7 | 0.170 | 9.9 |
| 日本 | 1983 | 3.7 | 0.067 | 55.1 |
| 平均 |  | 2.8 | 0.153 | 17.9 |
| 標準偏差 |  | 1.0 | 0.041 | 10.1 |
| 変動係数 |  | 0.36 | 0.27 | 0.56 |

資料：OECD：Financing and delivering health care, 1987. p. 65, 69.
注：1人当たり年間在院延べ数＝1人当たり年間入院率×1人当たり在院日数.

## 7　わが国の各種入院医療費は欧米諸国よりはるかに少ない

　冒頭でも述べたように，わが国では長期入院が医療費増加の主因とされることが多い．しかし，欧米諸国と比べるとわが国の入院医療費は，現在でもはるかに低い水準にとどまっている．

表9　OECD加盟国の各種入院医療費

(1982年前後)

|  | 1人当たり年間 | 1病床当たり年間 | 入院1日当たり | 1入院当たり |
|---|---|---|---|---|
| オーストラリア | 310 | 49,000 | 200 | 1,460 |
| カナダ | 450 | 65,000 | 210 | 3,020 |
| デンマーク | 490 | 63,000 | 220 | 2,590 |
| フィンランド | 280 | 21,000 | 70 | 1,300 |
| フランス | 470 | 42,000 | 170 | 2,380 |
| 西ドイツ | 370 | 34,000 | 110 | 2,050 |
| アイスランド | 510 | 46,000 | 130 | 2,550 |
| アイルランド | 260 | 52,000 | 170 | 1,600 |
| オランダ | 540 | 45,000 | 140 | 4,640 |
| ノルウェイ | 410 | 61,000 | 220 | 2,800 |
| スイス | 470 | 37,000 | 125 | 3,300 |
| イギリス | 320 | 39,000 | 140 | 2,490 |
| アメリカ | 580 | 122,000 | 360 | 3,450 |
| 日本 | 230 | 19,000 | 60 | 3,190 |
| 平均 | 410 | 50,000 | 170 | 2,600 |
| 標準偏差 | 110 | 25,000 | 80 | 890 |

資料：OECD：Financing and delivering care, 1987. p. 63.
注：1人当たり年間入院医療費＝1入院当たり医療費×1人当たり年間入院率．
　　1入院当たり医療費＝入院1日当たり医療費×平均在院日数．
　　単位はいずれもドル（購買力平価＝PPPs）．

　表9に示したように，1982年のわが国の国民1人当たり年間入院医療費は230ドル（購買力平価表示）で14か国中最も低く，14か国平均410ドルの56％にすぎない．1病床当たり年間入院医療費も1万9000ドルでやはり14か国中最も低い．これの主因は，入院1日当たり医療費が60ドルと23か国平均170ドルのわずか35％にすぎないためである．これの直接的理由は，わが国では，入院医療・外来医療を問わず，各医療サービスの単価が欧米諸国に比べて著しく低く設定されていることであるが，根本的には，上述したように，100床当たりの職員数が少ないために，濃厚な医療サービスが提供しがたいこと，および，施設ケアや在宅ケアが立ち遅れているために，わが国の入院患者の相当数が特に濃厚な医療サービスを必要とはしない「社会的入院」患者で占められているためと，考えられる．

　そのために，わが国病院の在院日数が著しく長いにも関わらず，1入院当

たり医療費は3190ドルと，23か国平均の2600ドルより23％高い水準にとどまっている．

尚，米国の入院医療費は，どの指標を用いてもOECD諸国中最高であるが，それでも，これには医師診察料が含まれていないのである．

以上から明らかなように，少なくとも国際比較という視点から見る限り，わが国病院の平均在院日数の長さ（長期入院）が医療費増加の主因となっているとは言えないのである．

【注1】「①わが国の病院のマンパワーが著しく少ないために，集中的な治療が困難である．②病院以外の老人・障害者の収容施設や在宅サービスが立ち遅れているため，病院がそれら施設・サービスの代替機能を果している．③統計処理上の問題としてa. 欧米諸国では病院自体の機能分化が進んでいるため『一般病床』には"短期入院病床"のみが含まれるのに対して，わが国ではそれが遅れているため『一般病床』に"長期入院病床"も含まれている．b. わが国の『一般病床』からは在院日数が病院に比べてはるかに短い有床診療所の病床が除かれているが，欧米諸国の『一般病床』にはわが国の有床診療所に相当する小規模病院の病床も含まれている．」[1]（45頁）

【注2】「昭和59年患者調査」では，初めて，病院だけでなく有床診療所の「退院患者の平均在院日数」も調査されている．それによると有床診療所は24.8日と病院の45.5日の半分強である．そのために両者を合わせた「総数」の「退院患者の平均在院日数」も40.9日と病院のそれより約1割短かくなる．「患者調査」の「退院患者の平均在院日数」と表1の日本の数値の出所である「病院報告」の「平均在院日数」の算定方式は同じではないが，病院病床と全病床との平均在院日数の関係が同じであると仮定すると，1983年の全病床の平均在院日数は49.5日（55.1×40.9÷45.5）と推計される．

【注3】今回の重回帰分析では，職員数は平均在院日数との単相関係数の絶対値が3つの独立変数中最も大きいにも関わらず，変数増加法による最終結果では，職員数の偏回帰係数のF値は0.114と2よりはるかに小さくなり，しかも偏回帰係数の符号がプラスに転じるという，一見奇妙な結果になった．これは，職員数と病床数・老人施設定員との間にそれぞれ比較的強い相関があるために，職員数と平均在院日数との関係が「抑圧」されたためと考えられる．この場合，統計数理的には，職員数を除くのが妥当であり，しかもそうした方が自由度を調整した寄与率もかえって高くなる（3変数では0.740が2変数では0.773）．

しかし，職員数が少ないと集中的な治療が行えず，その結果平均在院日数が長くなる（及びその逆の）関係は，臨床上も，病院経営学上も，広く知られて

いる.この点を考慮して筆者は,職員数を含めた3独立変数全体により,平均在院日数の変動の74%が「決定」(「説明」)されると解釈した.

**文 献**
(1) 二木立『リハビリテーション医療の社会経済学』勁草書房,1988.
(2) OECD: Measuring health care, 1985.
(3) OECD: Financing and delivering health care, 1987.
(4) Dept. of community services, Australian Government: Nursing homes and hostels review, 1986.
(5) 二木立『医療経済学』医学書院,1985.
(6) Swedish Institute: Fact sheets on Sweden - Old age care in Sweden, 1987ed, 1988ed.
(7) Curtis S: Home help provision to the elderly in France and England. Rev Epidem et Sante Publ 35: 141-150, 1987.

## 第2節　医療満足度の国際比較調査の落とし穴

(『医療改革』勁草書房,2007,第5章第1節,184-199頁)

> 本節は,医療満足度の国際比較調査を行った12論文の文献学的研究で,以下の4点を明らかにします.①医療満足度には,医療制度に対する満足度と受けている医療の満足度の2つがあり,これらはすべての国で相当違う.②日本の医療満足度は2種類とも,国際的にみて「低位グループ」に属する.③国際的にみると医療制度満足度と1人当たり医療費は相関するが例外もある.④医療満足度と生活満足度の間には非常に強い相関がある.この結果に基づいて,私は,日本の医療満足度の低さは,日本の医療費水準が低いこと,および日本人の生活満足度が低いことで,相当部分が説明できると判断します.

### はじめに——日本医療の評価の分裂

日本医療の国際的評価は分裂・矛盾している.平均寿命や健康寿命等の客観的的指標は世界最高水準であり,WHO『ワールド・ヘルス・レポート

2000』では,「システム達成度」指標で日本が世界一にランクされた.他面,医療満足度等の主観的指標でみると,日本は低位にあると言われている.

この点に着目して,これが日本の「医療システムに潜む課題を提起している」との意見(濃沼信夫氏)や,「日本とデンマークは1人当たり医療費がほとんど同じであるにもかかわらず満足度に2倍の差がある」との主張(大熊由紀子氏,勝村久司氏)も聞かれる.しかし,後述するように,これらは医療満足度の国際比較調査の誤用・誤解である.

このような誤用・誤解が生まれた理由の1つとして,従来の医療満足度調査が欧米の研究者によってのみ行われたためもあり,日本を含んだ医療満足度の国際比較調査の「総説(体系的文献レビュー)」がなかったことがあげられる.しかし,最近では,江口成美氏等や塚原康博氏等により,日本を含んだ高水準の医療(患者)満足度調査も行われるようになっており[1][2],「総説」をまとめる機は熟したと言える.本節をそれへの第一次接近としたい.

本節では,まず英語または日本語で書かれた医療満足度の国際比較調査13論文(日米比較の1論文を含む)の全体像を説明した上で,医療満足度の指標には医療制度満足度と受けた医療の満足度の2つがあることを示し,日本は両者とも下位にあることを明らかにする.次に,医療満足度と1人当たり医療費,生活満足度との間には強い相関があることを示す.さらに,上記3氏の主張のどこが誤っているのかを具体的に指摘する.最後に,主要先進国(G7)中,最低の医療費水準を引き上げない限り,日本の医療満足度を高めることはできないと主張する.

## 1 医療満足度の国際比較調査の全体像

医療満足度の国際比較調査は,江口成美氏の作成した文献リストと後述するブレンドン・グループ(ハーバード大学公衆衛生学大学院.以下,ブレンドン等)の最新論文(2006年発表.以下,「発表」は略す)の文献リスト,およびパブメド(PubMed.世界最大の医学英語文献データベース)等を用いて,検

第 I 部　テーマ別の主要実証研究

表1　医療満足度の国際比較調査一覧

| 調査者（発表年） | 調査対象国 | 調査対象 | 標本概数 | 医療満足度の指標 |
|---|---|---|---|---|
| Blendon 等（1989） | 英語圏3か国 | 一般市民 | 1000 | 医療制度（狭） |
| Blendon 等（1990） | 日本を含む10か国 | 一般市民 | 900 | 医療制度（狭） |
| Blendon 等（1999） | 英語圏5か国 | 一般市民 | 1000 | 医療制度（狭） |
| Blendon 等（2000） | 英語圏5か国 | 高齢者 | 700 | 医療制度（広） |
| Blendon 等（2001） | 欧米17か国 | 一般市民 | 1000 | 医療制度（広） |
| Blendon 等（2002） | 英語圏5か国 | 一般市民 | 1400 | 医療制度（狭） |
| Blendon 等（2003） | 英語圏5か国 | 患者 | 2000 | 医療制度（広狭） |
| Rowland（1992） | 日本を含む5か国 | 高齢者 | 900 | 受けている医療（狭） |
| Mossialos（1997） | EU 15か国 | 一般市民 | 1000 | 医療制度（広狭） |
| Kohl 等（2004） | EU 15か国 | 一般市民 | 1000 | 医療制度（広） |
| 江口等（2004） | 日本を含む4か国 | 一般市民 | 1000 | 受けている医療（広狭）と医療制度（広狭） |
| 塚原等（2006） | 日本を含む5か国 | 患者 | 500 | 受けている医療（広） |
| （参）Kurata 等（1994） | 日米2か国 | 患者 | 800 | 受けている医療（広） |

出典：文献（1-13）．
注：1）英語または日本語で書かれた調査研究のみ．
　　2）医療満足度（狭）は，自国の医療制度または受けている医療に「非常に満足」（ほとんど3段階の設問）．医療満足度（広）は，同「非常に満足」と「やや満足」の合計（同4段階）．
　　3）Mossialos と江口等は広・狭両方の満足度を調査しているが，主な分析は前者．
　　4）標本概数は調査対象1国当たり．

索・収集した．その結果，3か国以上を調査対象とした医療満足度（患者満足度を含む．以下，同じ）の国際比較調査で，英語または日本語で書かれたものを，表1に示したように，英語論文10本，日本語論文2本（いずれも調査報告書）の合計12本を確認できた[1]～[12]．

医療満足度の最初の国際比較調査はブレンドン等が1989年に発表したアメリカ・イギリス・カナダの3か国調査であり，それ以来まだ18年しか経っていない．当然のことながら，12論文の調査対象はすべて先進国（高所得国）である．12論文はいずれも，1国当たりの標本数が500-1000人を超える大規模調査であるが，調査対象は一般市民，高齢者，患者等一定しない（この点については後述する）．

これら論文の著者でもっとも特徴的なことは，実に7論文がブレンドン等なことである．彼らは，ほぼ同一の設問により，主として英語圏5か国（アメリカ，イギリス，カナダ，オーストラリア，ニュージーランド）の医療満足度

調査を継続している．これら以外に，クラタ等が日米の患者満足度調査を行っていた[13]．

以下，これを含めた13論文を分析対象とする．

これら13論文のうち，10か国以上を調査対象としているのは4論文だけであり，しかもそのうち2論文はEU（ヨーロッパ連合）加盟国のみを対象とする「地域調査」である[11][12]．現時点で最大規模の国際比較調査は，ブレンドン等（2001年）による欧米17か国を対象としたものであるが，これはEUの公式世論調査（Eurobarometer．対象は15か国）と同じ設問の世論調査をアメリカとカナダでも行い，両者を統合したものである[7]．

日本を含めた大規模調査は，17年前（1990年）にブレンドン等が行った10か国調査だけである[4]．日本を調査対象にした国際比較調査は，これとローランドによる5か国調査（1992年），江口等による4か国調査（2004年），塚原等による5か国調査（2006年）の合計4本にすぎない[1][2][10]．ただし，江口等，塚原等の調査は，後述するように，国際的にみて注目すべき知見を含んでいる．

## 2  2種類の医療満足度および狭い定義と広い定義

医療満足度の国際比較調査で用いられている指標は，自国の医療制度に対する満足度（以下，医療制度満足度）と受けている医療に対する満足度の2つに大別される．意外なことに，両者を同時に調査しているのは江口等だけである[1]．逆に，ブレンドン等は医療制度満足度のみを調査している．英語論文11本全体で見ても，受けている医療の満足度を調査しているのは，ローランド（1992年）とクラタ等（1994年）の2つだけである[10][13]．それに対して，日本の2論文はともにそれを調査している．

ここで見落としてならないことは，医療制度満足度，受けている医療の満足度とも，狭い定義（「非常に満足」．3段階の設問の最上位）と広い定義（「非常に満足」と「かなり満足」の合計．4段階の設問の上位2つ）があることであ

る．例えば，ブレンドン等が主として用いている医療制度満足度は狭い定義であり，具体的には「全体として医療制度は非常に上手く（pretty well）機能しており，それを改善するために必要なのは少しの改革だけ（only minor changes are necessary）」という選択肢を「医療制度に満足している」と見なしている[3]〜[5][8]．それに対して，モサイアロスとコール等が用いているEUの世論調査での医療制度満足度は，「自国で医療が提供されている方法に非常に満足かかなり満足（very or fairly satisfied）」であり，ブレンドン等よりもかなり広い[11][12]．

実は，ブレンドン等も2001年以降は，調査により，この広い定義と従来型の狭い定義を使い分けているが，論文ではそのことを明示しておらず，読者に混乱を与える[6][9]．

ブレンドン等が医療制度満足度の狭い定義（「非常に満足」）と広い定義（「非常に満足」プラス「かなり満足」）を併用したただ1つの論文（2003年．対象は患者）によると，広い定義による医療制度満足度は狭い定義の医療制度満足度の3〜4倍であり，両者の差は40％ポイント前後に達する[9]．アメリカを例にとると，広い定義は54％で，狭い定義の18％の3.0倍であり，両者の差は36％ポイントもある．

## 3　日本の医療満足度は国際的に低位

先述したように，日本を含んだ医療満足度の国際比較調査は4論文にすぎない．表2に，これらにクラタ等の日米比較調査を加えた5論文の結果を示す[1][2][4][10][13]．表2または5論文から，日本の医療満足度について，以下の3つのことが分かる．

第1は，5つの調査の医療満足度の指標には医療制度満足度と受けている医療の満足度の両方が含まれ，しかもそれぞれ狭い定義と広い定義の調査が混在しているが，それでもすべての調査で日本の医療満足度が低いことである．たとえば，もっとも大規模な調査であるブレンドン等による医療制度満

補　章

**表2　日本の医療満足度の国際的位置**

| 調査者（発表年） | 医療満足度の指標 | 調査対象国数 | 医療満足度（%）平均 | 日本 | 日本の順位 |
|---|---|---|---|---|---|
| Blendon 等（1990） | 医療制度（狭） | 10 | 28.8 | 29 | 7位 |
| Rowland（1992） | 受けている医療（狭） | 5 | 39.4 | 19 | 5位 |
| 江口等（2004） | 受けている医療（広） | 4 | 77.8 | 65.8 | 3位 |
|  | 医療制度（広） | 4 | 48.7 | 27.1 | 4位 |
| 塚原等（2006） | 受けている医療（広） | 5 | 65.6 | 50.0 | 5位 |
| （参）Kurata 等（1994） | 受けている医療（広） | 2（日米） | 米 88.9 | 72.4 |  |

出典：文献（4, 10, 1, 2, 13）.
注：1）各調査の調査対象国は以下の通り．
　　　Blendon 等：カナダ，オランダ，西ドイツ，フランス，オーストラリア，スウェーデン，日本，イギリス，イタリア，アメリカ
　　　Rowland：アメリカ，カナダ，西ドイツ，イギリス，日本．
　　　江口等：日本，韓国，フランス，アメリカ．
　　　塚原等：日本，アメリカ，イギリス，ドイツ，フランス．
　　2）医療満足度の平均は調査国の単純平均，筆者試算．

足度調査（1990年）では日本の満足度は29%で，10か国中7位である（この調査の最下位はアメリカで10%）[4]．

　第2は，医療制度満足度と受けている医療の満足度には大きな差があることである．両者を同時に調査した江口等によれば，日本では受けている医療の満足度（広義）は65.8%とかなり高いのに対して，医療制度満足度（広義）はその半分にも達しない27.1%である．

　なお，このような乖離は，アメリカでも確認されている．ブレンドン等の最新論文「医療の費用，アクセス，質についてのアメリカの世論」によれば，アメリカ国民の医療制度満足度（狭義）は2006年で13%と極めて低いのに対して，受けている医療の満足度は45-25%（狭義），84-78%（広義）とはるかに高い[14]．

　第3は，日本は，医療制度満足度，受けている医療の満足度とも，他国と比べて狭い満足度（「非常に満足」）が極めて低いことである．表では省略したが，江口等によると，日本では，「非常に満足」は，医療制度満足度では1.3%，受けている医療の満足度でも3.3%にすぎず，絶対的にも，相対的にも（他国と比べても），極端に低い．クラタ等の日米比較でも，アメリカ人の

患者の44.5%が受けている医療に「非常に満足」と回答しているのに対して，日本人の患者ではそれはわずか11.4%にすぎない．この結果は，後述する生活満足度の調査でも同じである．

### 4 英語圏5か国の医療制度満足度

ブレンドン等は1989年から2003年の14年間に，英語圏5か国を対象にして医療制度満足度（狭義）調査を5回も行っている[3][5][6][8][9]（**表3**）．その結果をまとめた**表3**から，以下の2点が分かる．

第1は，各国の一般市民の医療満足度は必ずしも一定しておらず，かなり変化することである（表3の上半分）．特に注目すべきことは，カナダの医療制度満足度が1989年の56%から，10年後の1999年には20%へと激減し，2001年にも21%にとどまり，アメリカ（18%）と同水準に低迷していることである．ブレンドン等は，この原因を，カナダで「1990年代に実施された医療費の対GDP比率の削減の結果」，カナダ国民の間で「財源不足，制度運営，専門医療受診に対する懸念が支配的になった」ためと解釈している[5]．

第2は，一般市民と患者の医療制度満足度はほとんど同水準であるのに対して，高齢者の医療制度満足度は5か国とも両者よりかなり高いことである．なお，このことは，日本でも江口等の調査により確認されている[1]．具体

表3 英語圏5か国の一般市民・高齢者・患者の医療制度満足度

| 著者（発表年） | 調査対象 | 医療制度に「非常に満足」の割合（%） | | | | |
|---|---|---|---|---|---|---|
| | | アメリカ | イギリス | カナダ | オーストラリア | ニュージーランド |
| Blendon 等（1989） | 一般市民 | 10 | 27 | 56 | 34 | – |
| Blendon 等（1999） | 一般市民 | 17 | 25 | 20 | 19 | 9 |
| Blendon 等（2001） | 一般市民 | 18 | 21 | 21 | 25 | 18 |
| Blendon 等（2000） | 高齢者 | 25 | 38 | 39 | 34 | 22 |
| Blendon 等（2003） | 患者 | 18 | 25 | 21 | 15 | 21 |

出典：文献（3, 5, 8, 6, 9）
注：医療制度に「非常に満足」：「全体として医療制度は非常に上手く（pretty well）機能しており，それを改善するために必要なのは少しの改革だけ（only minor changes are necessary）」．

的には，受けている医療に対する満足度（広義）は，40歳代がもっとも低く 59.9％であるのに対して，60歳代は69.7％，70歳代は81.7％である（残念ながら，年齢階層別の医療制度満足度は報告書には掲載されていない）．

## 5 医療制度満足度と1人当たり医療費は相関するが例外もある

次に，医療制度満足度と医療費水準との関係を検討する．12の国際比較調査のうち，1人当たり医療費（医療費水準）データが示されているのは**表4**に示した4調査だけであるが，いずれも調査対象が10か国以上の大規模調査である[4][7][11][12]．

医療制度満足度と1人当たり医療費との間に関連があることを最初に示したのは，ブレンドン等（1990年）で，次のように控えめに述べていた[4]．「アメリカとスウェーデンを分析から除けば，今回の調査結果は，調査対象国の間では，国民の医療満足度は1人当たり医療費と関連していることを示唆している」．この論文では両者の相関係数は計算されていないので，私が計算したところ，アメリカを含めた10か国では−0.120で相関がなかったが，アメリカを除いた9か国では0.766と高い相関が見られた（アメリカとスウェーデンを除いた8か国では相関係数は0.848とさらに高くなる）．

表4 医療制度満足度と1人当たり医療費との相関係数

| 調査者（発表年） | 医療制度満足度 | 調査対象国 | 相関係数 |
| --- | --- | --- | --- |
| Blendon等（1990） | 狭 | 日本を含む10か国 | −0.120（0.766） |
| Blendon等（2001） | 広 | 欧米17か国 | 0.202（0.531） |
| Mossialos（1997） | 広 | EU15か国 | 0.569（0.783） |
| Kohl等（2004） | 広 | EU15か国 | 0.68 |

出典：文献（3, 7, 11, 12）．

注：1）調査対象はすべて一般市民．
　　2）1人当たり医療費は，Mossialosのみ購買力平価（PPP）換算のドル表示，他は為替レート換算のドル表示．
　　3）Blendon等（1990, 2001）の相関係数のカッコ内はアメリカを除いた数値．Mossialosの相関係数のカッコ内はデンマークとイタリアを除いた数値．
　　4）相関係数はKohl等（2004）を除いて，筆者計算．

ブレンドン等はこの理由を以下のように考えていた．「医療費が増えるほど，高度医療技術が利用しやすくなり，医師を選びやすくなり，非緊急手術や専門手技を受けるための待ち時間や通院時間が短縮し，医療施設も近代化されるようになる」．

ブレンドン等の1990年調査で見落としてならないことは，日本の医療制度満足度の低さは「外れ値」ではなく，医療費水準の低さに対応していることである．

アメリカを除く先進国では，医療制度満足度と1人当たり医療費との間にかなり高い相関があることは，その後，表4に示した3つの調査（すべて広義の医療制度満足度）でも確認されている[7][11][12]．アメリカを除いた16か国（ヨーロッパ15か国プラスカナダ）では相関係数は0.531，ヨーロッパ15か国では相関係数はさらに高く0.569-0.68である．

なお，ヨーロッパ15か国の枠内でも，アメリカほどではないが，「外れ値」の国があり，それらはデンマークとイタリアである．モサイアロス（1997年）によると，デンマークの1人当たり医療費はヨーロッパ平均だが，医療制度満足度（広義）はなんと90.0％にも達していた[11]．逆にイタリアの1人当たり医療費はヨーロッパ平均を相当上回るが，医療制度満足度はわずか16.3％にすぎなかった．ちなみに，デンマークとイタリアを除いた13か国では，医療制度満足度と1人当たり医療費との相関係数は0.783にまで跳ね上がる．デンマークとイタリアが逆方向の例外であることは，その後ブレンドン等（2001年），コール等（2004年）によっても，再確認されている[7][12]．

なお，コール等は，ヨーロッパ15か国における医療制度満足度と医療費水準との関係で注目すべきことを指摘している．それは，医療制度満足度と1人当たり医療費（絶対医療費）との間には高い相関がある（相関係数＝0.68）が，医療制度満足度と医療費のGDPに対する割合（相対医療費）との間にはまったく相関がないことである（相関係数＝0.08）．

## 6 医療満足度と生活満足度は強い相関

ここで視点を変えて，各国の医療満足度と生活満足度との関係を検討したい．結論的に言えば，両者の間に非常に強い相関があることが疑問の余地なく示されている（表5）．

このことを最初に指摘したのは，日本を含む5か国で高齢者の受けている医療の満足度（狭義）を調査したローランド（1992年）である[10]．それによると，5か国の医療満足度と生活満足度（狭義．カッコ内）は次のように，極めて類似していた．アメリカ45％（61％），カナダ55％（58％），西ドイツ29％（40％），イギリス49％（49％），日本19％（28％）．相関係数はなんと0.904である．なお，対象が数か国の時に相関係数を計算するのは，統計学的には不適切であるが，全体的な傾向を見るために，あくまで参考値として計算した．

この点は，日本で最近行われた2つの国際比較調査でも確認されている．特に，塚原等は，この点を踏まえて，「患者満足度を国際比較する際に，生活全般の満足度を用いて，国民的な性格傾向や社会的な満足水準の違いを補正して」おり，注目に値する[2]．具体的には，「個々の回答を『生活全般』

**表5　国別の医療満足度と生活満足度の相関係数**

| 調査者（発表年） | 医療満足度の指標 | 調査対象国 | 調査対象 | 相関係数 |
|---|---|---|---|---|
| Rowland（1992） | 受けている医療（狭） | 日本を含む5か国 | 高齢者 | 0.904 |
| 江口等（2004） | 受けている医療（広） | 日本を含む4か国 | 一般市民 | 0.897 |
|  | 医療制度（広） | 同上 | 同上 | 0.805 |
| 塚原等（2006） | 受けている医療（広） | 日本を含む5か国 | 患者 | 0.804 |
| （参）Blendon等（2001） | 医療制度（広） | 日本を除く17か国 | 一般市民 | 0.737 |
|  |  |  |  | (0.793) |

出典：文献（10, 1, 2, 7, 15）

注：1）Blendon等は生活満足度を調査していないので，電通『世界60か国価値観データブック』（15）中の生活満足度（10段階の7～10）の数値で代用．
　　2）Blendon等の相関係数のカッコ内は，アメリカを除いた16か国の数値．
　　3）相関係数は筆者が計算．対象が数か国の時に相関係数を計算するのは，統計学的には不適切であるが，全体的な傾向を見るために計算．

に対する満足度で除すことによって補正し，その平均値を比較」した結果，「補正後の平均値を単純に比較すると，［医療］満足度が高い順に，ドイツ，イギリス，日本，アメリカ，フランス」であり，補正前は最下位だった日本が中位となった（［　］は二木補足．以下同じ）．

なお，ブレンドン等（2001年）の17か国調査では生活満足度は調査されていないが，電通『世界60か国価値観データブック』[15]に記載されている17か国の「生活満足度（10段階の7-10の回答者の割合）」を代用して計算すると，相関係数は0.737とやはり非常に高い（アメリカを除くと0.793）．

ちなみに，電通調査では，日本の生活満足度は51％であり，17か国のどの国よりも低い．17か国の最高はオランダの89.0％，最低はスペインの63.2％である．しかも日本は，「満足」（10段階の10）がわずか4.6％で極端に少ない．これは，先述した江口等，クラタ等の調査結果とも類似している．この結果は，日本人は他の高所得国の国民と比べて，断定的な設問は選択しない傾向が強いことを示唆している．

以上の結果は，医療満足度と生活満足度との間には強い相関があり，国際的にみて低い日本の医療満足度は，生活満足度の低さ（または低く回答する国民性）を反映していることを示唆している．統計学的に言えば，相関係数は因果関係を示さないが，日本の医療満足度の低さが生活満足度の低さをもたらしているとは考えにくい．

## 7　濃沼氏は医療満足度と健康自己評価を混同

最後に，「はじめに」で触れた，濃沼信夫氏（東北大学），大熊由紀子氏（国際医療福祉大学）・勝村久司氏（中医協委員）の主張を批判的に検討したい．3氏は医療界・一般市民に大きな影響力を持っているため，誤った主張は率直に指摘する必要があると考えたからである．

まず濃沼氏は，2004年12月の第3回日本医療経営学会シンポジウム「患者の視点に立った医療と経営」で，WHO『ワールド・ヘルス・レポート

2000』で日本の「システム達成度」が世界一にランクされたことに対する反証として，OECDによる医療満足度調査で日本は最下位，アメリカがトップと主張した」[補注1].

さらに，2005年6月の医療経済フォーラム・ジャパンでの講演「医療提供体制のゆくえ」で，OECDのデータを用いて，「それぞれの国民に通信簿のように1から5まで5段階の評価をしてもらって4以上の評価をした」ところ，「日本は最下位から2番目の17位である」とし，日本医療に対する「国民の評価は低い」と主張した[16]. ところが，濃沼氏の用いたOECDデータは医療満足度のデータではなく，国民の健康自己評価（perceived health status）のデータであった（この点は濃沼氏に直接確認した）.

その後濃沼氏は，2006年に発表した「国際比較にみる日本の医療システム」では，記述を訂正し，日本人の「健康自己評価は下位」（19か国中18位）と正しく記載した. それにもかかわらず，同氏は「健康寿命の長さと，健康自己評価の極端な低さとの大きなギャップは，意識や文化の違いだけで説明できず，医療システムに潜む課題を提起している」と主張している. 私もこのギャップの原因を明らかにすることは，学問的にも，政策的にも重要だと考えている. しかし，濃沼氏のように，健康自己評価の低さを，国民の医療（制度）評価の低さの現れと解釈するのは論理の飛躍またはすり替えである.

## 8　大熊由紀子氏の「医療費と医療満足度」の相関図は二重の誤り

次に，大熊由紀子氏は，1997年に，図に示した「医療費と医療満足度」との相関図を作成した[18]. 大熊氏は，「時期も研究者も違った調査を一緒にするのは乱暴ですが，おおよその傾向を見るため」に，モサイアロス（1997年）の作成したヨーロッパ15か国の「医療満足度と1人当たり医療費」の相関図に，ブレンドン等（1990年）の10か国調査中のアメリカと日本のデータを「加えてみ」たとのことある.

この図について，大熊氏は，「1人当たりの医療費が高い国ほど満足度が

第Ⅰ部　テーマ別の主要実証研究

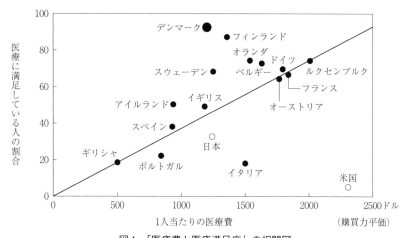

図1　「医療費と医療満足度」の相関図
出典：大熊由紀子氏・文献(18).

高い傾向が読みとれます」と正しく解釈しつつ，「おおよその傾向を見る」という当初の目的を超えて，「デンマークと日本は医療費水準が同じなのに，［医療］満足度に大きな差がある」，「同じ医療費で，満足度が違うという事態が起きる」ことに注目し，「デンマーク医療の10の秘密」を論じている．大熊氏は，2006年にもまったく同じ主張をくり返しているが，次に述べる勝村氏と異なり，日本の「医療費は少なすぎる」ことは正面から認めている(19)．

それに対して勝村久司氏は，2006年11月5日に開かれた地域医療研究会のシンポジウム「日本の医療が危ない」で，この図を根拠にして，大熊氏と同じく「日本とデンマークは1人当たり医療費がほとんど同じであるにもかかわらず，［医療］満足度に2倍ほどの差がある」と指摘した上で，医療費総額を増やすべきとの医療関係者の主張に疑問を呈し，その前に「単価をどうしていくか，という議論をすべき……．単価を変えていくことをすれば，総額は同じでも患者の満足度はデンマークのように変わる」と主張した．

これは，新種の医療費引き上げ反対論とも言える．しかし，その根拠とな

っている大熊氏の「医療費と医療満足度」の相関図は，二重に誤っている．第1の誤りは，広義の医療制度満足度（「非常に満足」プラス「かなり満足」）を用いたモサイアロスの図に，狭義の医療制度満足度（「非常に満足」）を用いたブレンドン等の日米データを単純に加えていることである．先述したように，広義の医療制度満足度と狭義の医療制度満足度との間には3～4倍，約40％ポイントの差があるため，これでは，日本とアメリカの満足度が極端に小さく表示されてしまう．この点を補正すると，少なくとも日本の医療満足度は1人当たり医療費に対応したレベルになると思われる．ただし，「時期も研究者も，[設問も]違った調査を一緒にするのは乱暴」であり，しかも先述した勝村氏のような日本医療についての誤解を産むため，すべきではない．

　第2に，「デンマークと日本は医療費水準が同じ」というのは，単純な事実誤認である．『OECDヘルス・データ』によれば，モサイアロスの調査で用いられた1993年にも，直近の2003年時点でも，デンマークの1人当たり医療費は日本より2-3割高い．例えば，1993年のデンマークの1人当たり医療費（購買力平価によるドル表示）は1746ドルで，日本の1368ドルの1.28倍である．

　しかも，先に述べたように，デンマークはヨーロッパ諸国の枠内でも，「医療費と医療満足度」に関する例外的な国であり，この点を無視して，「日本もデンマークのように進めばいい」（勝村氏）というのは，単純すぎる，あるいはファンタジーである．

　ここで見落としてならないことは，デンマークの医療満足度（主観的評価）は非常に高いが，その反面，医療の客観的指標（平均寿命，高齢者の平均余命等）はヨーロッパで最低水準であり，WHO『ワールド・ヘルス・レポート2000』でも，「システム達成度」はヨーロッパ15か国中最下位にランクされていることである（アメリカよりわずかに高いだけ）．ブレンドン等が指摘しているように，各国の医療制度の評価を行う場合には，「市民の見解[医療満足度]と専門家の見解[客観的指標]の両方を考慮すべき」である[7]．

第Ⅰ部　テーマ別の主要実証研究

## おわりに——医療満足度の向上には医療費増加が不可欠

　以上，医療満足度の国際比較調査を多面的に検討してきた．その結果，日本の医療満足度が，医療制度満足度，受けている医療の満足度の両方で，国際的に下位にあることを確認できた．と同時に，各国の医療満足度は各国の医療費水準（1人当たり医療費）と生活満足度の影響を受けることも明らかになった．

　これらの知見を総合すると，日本の医療満足度の低さの原因は，日本の医療費水準が低いこと，および日本人の生活満足度が低い（あるいは低く回答する）ことで，相当部分が説明できると言える．そのために，日本の医療満足度が低いことは，少なくとも国際比較の視点からは，医療費水準が低いこと以外の日本の医療制度の問題点の現れとは言いがたい．

　もちろん，私も，現在の医療制度にはさまざまな問題があることをよく理解しており，それを改善するための医療者の自己改革についても問題提起している．しかし，現在の厳しい医療費抑制政策を見直して，主要先進国（G7）の中で最低の医療費水準を大幅に引き上げない限り，日本の医療満足度を高めることは不可能だと考える．

　【補注1】濃沼氏の第3回医療経営学会での報告の該当個所（ゴチックは二木）
　「そしてさらにOECDのデータを見ますと，こんどは日本はですね最下位にランクをされております．これはどういうものかと言いますと，さきほど［WHOワールド・ヘルスレポート——二木］はある意味で生存率のようなデータをもとにした計算でありますが，これは満足度をもとにしたものであります．OECDは数年おきに調査をしておりまして，2001年ですと日本は最下位，2003年のデータですと，ようやく韓国を超えるんですが，まあいずれにしろ最下位の部類です．これはどういうものかというと，**5段階評価でして，自らの国の医療制度を優れていると感じている人の割合**というのがあります．そういたしますと，アメリカが，意外なことかもしれませんが，アメリカがトップでありまして，その他，カナダ，フランス，ニュージーランド等が続きまして，日本は44.5%．17か国，先進17か国の平均が74%でありますから，先ほどのWHOで1位という，1位

と 20 位の差がわずか数ポイントであるのに対して，これは相当大きな差であります．74％，平均いたしますと 74％が自分の国が優れている，これは 5 段階ですから，very good と good の割合ですね．その割合が 74％であるのに対して，日本は 44％でございます．ですから，同じ国際機関でも，WHO と OECD のデータは乖離をしたものでありまして，それは視点が違うわけでありますが，本日の話題であります患者の視点という観点から言いますと，たとえば寿命が長いのは本当に医療が貢献した結果なのかどうかということもあろうと思います．しかし，この医療に対しての満足度というのは，まさに医療に対しての評価であろうかと思います．それが日本では決して高くないということはやはり考えなきゃいけない．」

**【補注 2】本節執筆後分かった 5 点**

本節の元論文をを 2007 年 1 月に発表してから，新しく以下の 5 点が分かりました．

第 1 に，真野俊樹氏は，内閣府『国民選好度調査』によると，医療への満足度は，患者負担が増加した 1980 年代以降，年々減少しており，特に「費用の心配をあまりせずに診察が受けられること」の満足度が減少していることを明らかにしました[20]．第 2 に，デンマークに留学体験もある菅沼隆氏は，「デンマークの医療満足度が極めて高い…最大の理由は，患者負担ゼロのかかりつけ医療制度にある」と指摘しました[21]．第 3 に，林知己夫氏による「日本人の国民性」についての詳細な統計学的検討により，日本人はアメリカ人等に比べ，極端な回答を好まず，中間的回答が多いことが疑問の余地なく明らかにされています[22]．第 4 に，ヨーロッパ 10 か国の国民を対象にした膨大な実証研究により，健康の自己評価は国により回答スタイルが違い，特に北欧の国民の自己評価は過大であることが明らかにされました．しかも，このような国による回答スタイルの違いを補正すると，医療費水準と健康の自己評価には強い相関があります[23]．この点とも関連して，第 5 に，ドイツ・オランダ・イギリス 3 か国の国民を対象にした詳細な意識調査により，医療制度への市民・国民の信頼は国際比較調査のストレートな尺度としては使いがたいことも明らかにされています[24]．

**文　献**

（1）　江口成美・他『医療に関する意識の国際比較――4 か国の地方都市において』日医総研ワーキングペーパー 105 号，2004．
（2）　塚原康博・岩井高士・他『国際比較にみる患者満足度と製薬産業のイメージ――医療および医薬品満足度と製薬産業イメージの要因分析』日本製薬工業協会医薬産業政策研究所リサーチペーパー，2006．
（3）　Blendon RJ, et al: Views on health care: Public opinion in three nations. Health Affairs 8(1): 149-157, 1989.

第 I 部 テーマ別の主要実証研究

（ 4 ） Blendon RJ, et al: Satisfaction with health systems in ten nations. Health Affairs 9(2): 185-192, 1990.
（ 5 ） Donelan K, Blendon RJ, et al: The cost of health system change: Public discontent in five nations. Health Affais 18(3): 206-216, 1999.
（ 6 ） Donelan K, Blendon RJ, et al: The elderly in five nations: The importance of universal coverage. Health Affairs 19(3): 226-235, 2000.
（ 7 ） Blendon RJ, et al: The public versus the World Health Organization on health system performance. Health Affairs 20(3): 10-24, 2001.
（ 8 ） Blendon RJ, al: Inequalities in health care: A five-country survey. Health Affairs 21(3): 182-191,2002.
（ 9 ） Blendon RJ, et al: Common concerns amid diverse systems: Health care experiences in five countries. Health Affairs 22(3): 106-121, 2003.
（10） Rowland D: A five-nation perspective on the elderly. Health Affairs 11(3): 205-215, 1992.
（11） Mossialos E: Citizens' views on health care systems in the 15 member states of the European Union. Health Economics 6(2): 109-116,1997.
（12） Kohl J, et al: Satisfaction with health care systems - A comparison of EU countries. In: Glatzer W, et al（ed）: Challenges for Quality of Life in the Contemporary World, Kluwer Academic Publishers, 2004, pp. 311-331.
（13） Kurata JH, et al: A comparative study of patient satisfaction with health care in Japan and the United States. Social Science and Medicine 39(8): 1069-1076, 1994.
（14） Blendon RJt al: Americans' views of health care costs, access, and quality. Milbank Q 84(4): 623-657, 2006.
（15） 電通総日本リサーチセンター編『世界60か国価値観データブック』同友館，2004.
（16） 濃沼信夫「医療提供体制のゆくえ（講演要旨）」『社会保険旬報』2251号：10-16, 2005.
（17） 濃沼信夫「国際比較にみる日本の医療システム」『ジェロントロジー――ニューホライズン』18巻3号：182-192, 2006.
（18） 大熊由紀子「少ない医療費・高い満足度　デンマーク医療10の秘密」『論座』1997年11月号：142-149.
（19） 大熊由紀子「医療費は少なすぎる（講演要旨）」「公私病連ニュース」第339号，2006年11月1日.
（20） 真野俊樹「医療の危機と今後」『週刊社会保障』2415号：42-47, 2007.
（21） 菅沼隆「デンマークの平均寿命はなぜ短いのか？」『週刊社会保障』2426号：42-47, 2007.
（22） 林知己夫『日本人の国民性研究』南窓社，2001.

(23) True health vs response styles: exploring cross-country differences in self-reported health. Health Economics 16(2): 163-178, 2007.
(24) van der Schee E, et al: Public trust in health care: A comparison of Germany, the Netherlands, and England and Wales. Health Policy 81(1): 56-67, 2007.

## 第3節　老人病院等の保険外負担の全国調査
―――現実の保険外負担は厚生省調査の3倍

(『90年代の医療と診療報酬』勁草書房，1992，Ⅲ-7，198-230頁.)

> 老人病院の保険外負担の実態を明らかにするために，1992年に個人的に信頼関係のある3種類の人々・団体に手紙で非公式に調査を依頼し，全国40都道府県の541病院（うち老人病院は393）のデータを得た．1月当たりの保険外負担総額の平均は6.57万円であり，厚生省調査の2.25万円の2.9倍であった．保険外負担は地域ブロック間格差，病院間格差が非常に大きかった．本調査の結果に官庁統計を加味して推計すると，全国の老人入院患者全体の「実質自己負担」割合は11.9％に達し，「名目自己負担（法定自己負担）」割合の2.8％の4.21倍に達していた．

## はじめに

　官庁統計と現実・実態との間に多少のズレがあることは普通である．しかし，厚生省の老人病院保険外負担調査ほど，そのズレが大きいものを，私は知らない．1990年調査によると，特例許可老人病院の1月当たり保険外負担は，全国平均で2万2500円であり，5年前の2万7500円に比べて，5000円（18.2％）も低下したとされている！

　しかし，老人病院の実態を知っている医療関係者で，この数字を信じている者は誰もいない．特に，東京都の老人病院の1月当たりの保険外負担の「相場」が10万円前後であり，厚生省調査の4万4600円の2倍以上なことは，関係者の「常識」となっている．私自身も，東京都中野区や大田区の実

態調査を用いて，これを定量的に示してきた（『複眼でみる九〇年代の医療』勁草書房，1991，70頁など）．

　しかし，東京都以外の老人病院の保険外負担の実態は，一部の関係者以外には「秘密のベール」に包まれている．そのためか，厚生省調査の不備に対する表だった批判は，ジャーナリズムや他の研究者からはほとんど聞かれない．私が調べた範囲では，「朝日新聞」1991年4月2日の記事「厚生省の調査より実態はもっと高い」（執筆者・有岡二郎氏）が唯一の例外である．それどころか，私の指摘に対して，「保険外負担には非常な地域差があり，大都市の例を一般化する必要はない」とか，「日本全国でみた場合に，比較的よい医療を安いコストで提供され，それを受けている幸せなお年寄りも一方でいる」といった反論を受けたこともある．また，老人患者の自己負担増加を正当化するさまざまな「提言」は，法定自己負担のみに眼を奪われた皮相なものは論外としても，厚生省のこの「虚構の統計」に基づいているのが普通である．

　そこで，私は，1992年1-3月に，多くの医師・医療ソーシャルワーカー等の協力を得て，独自に，全国の老人病院等の保険外負担の実態調査を行った．その結果，老人病院の1月当たり保険外負担は，1991年度には，全国平均で6万5744円であり，厚生省の1990年調査の2.92倍に達していること，が明らかになった．しかも，これは，老人保健の還付対象になる付添看護料の自己負担分や差額ベット代を含んでいない狭義の自己負担なのである．

　これに，現在の法定自己負担（1月1万8000）や差額ベッド代を加えると，老人病院入院患者の1月当たり「実質自己負担」総額は全国平均でも8万8400円に達し，「実質自己負担」率も20％を大きく超える（23.3％）ことになる．更に，老人の入院患者全体を対象にして，付添看護の自己負担分を含めた広義の「実質自己負担」率を推計したところ11.9％となり，「法定（名目）自己負担」率2.8％の4.2倍に達していること，も明らかになった．

　以下に今回の調査の方法と結果を報告し，若干の考察を加えたい．

補章

## 1 調査方法と調査経過

　老人病院の保険外負担の実態を調査することは容易ではない．各病院に直接調査票を送付しても実際より低く回答されることは，厚生省調査から明らかである．ましてや，個人的調査では回答率が極端に低くなることは確実である．そこで，私は，1992年1-2月に，個人的信頼関係のある3種類の人々・団体に，手紙で調査を依頼した．

**3種類の人々・団体に調査を依頼**
　第1は，私の知合いの全国の一般病院勤務のリハビリテーション医等32人である．他の診療科の医師に比べて，リハビリテーション医は，患者を老人病院に送ることが多いからである．第2に，愛知県保険医協会事務局次長西村秀一氏に，各都道府県協会が持っている情報の収集を依頼した．第3に，わが国医療ソーシャルワーカーの重鎮である児島美都子日本福祉大学名誉教授の教え子や友人で，一般病院や老人病院で医療ソーシャルワーカー（以下MSW）として働いている人々115人に対して，児島教授の紹介状を添えて，調査依頼の手紙を送った．
　リハビリテーション医等と保険医協会への調査依頼の手紙では，老人病院の保険外負担についての①行政の公式報告，②新聞報道・調査，③各地の団体・協会などの調査，④個々の病院の医師・MSW等が患者紹介などを通して把握している「非公式」の情報等の提供を求めた．また，MSWへの手紙では，各MSWが勤務している病院や患者を紹介している病院の保険外負担の「生の情報」の提供を求めた．リハビリテーション医と保険医協会に対して先行的に行った調査により，保険外負担は老人病院に限られないことが判明していたため，MSWへの依頼の手紙では，老人病院以外の病院の保険外負担を含めての情報提供を依頼した．
　いずれの手紙でも，回答に対する私の「守秘義務」の遵守を強調したこと

は言うまでもない．また，保険外負担の名目・徴収方法が極めて多様であることを考慮して，敢えて統一した調査票は作成しなかった．

## 328老人病院の情報を詳しく分析

その結果，1-3月（一部は4月）の期間に，リハビリテーション医等からは23通（回答率71.9％），MSWからは73通（同63.5％）の回答を得ることができた．また，14の都府県保険医協会からも，回答を得た．

これらの回答には，重複を除いて，全国40都道府県の541病院の保険外負担の情報が含まれていた．これらの病院の内訳は，①老人病院393，②慢性期の老人患者を多数受け入れているが非老人病院（大半は一般病院だが，一部は精神病院）124，および③まったくの一般病院（老人病院へ患者を送る側の病院）24，であった．更に，回答の中には，老人保健施設30の利用者負担についての情報も含まれていた．

一部の回答では，老人病院とそれ以外の病院との区別が明示されずに，保険外負担のみが記載されていた．その場合には，わいふ編集部編『老人ホーム・老人病院・在宅介護全ガイド』（ミネルヴァ書房，1992）所収の「老人病院全国リスト」等を用いて，老人病院の「識別」を行った．老人病院中の「介護力強化病院（入院医療管理料承認病院）」の「識別」は，1991年7月現在の同病院「一覧表」を用いて行った．

更に，回答には，各地・各病院の保険外負担の数値にはあらわれない実態や問題点が書かれているものも少なくなく，それらは数値の解析・解釈を行う上で多いに役立った．逆に，回答で不明な点に関しては，適宜電話で問い合わせるようにした．

以下の「調査結果」では，主として，老人病院の保険外負担について検討する．ただし，老人病院393病院のうち65病院（16.5％）については，後述するように，断片的な情報しか得られなかったので除外したため，老人病院の最終的な調査対象は328病院となった．これらの病院は，35都道府県にまたがっていた．なお，厚生省「老人病院等調べ」による1991年7月現在

の老人病院総数は1197であり,今回の調査対象はその27.4％に相当する.この対象数328病院は,厚生省調査のアンケート回答数267病院を,多少上回ってもいる.ただし,厚生省調査が特例許可老人病院のみを対象にしているのに対して,今回の調査には,わずかではあるが,特例許可外老人病院も含まれている.

**自治体の公式調査は皆無,公開情報も2件のみ**

　これらの保険外負担の情報源についてみると,行政(自治体)の公式調査や新聞報道・調査は皆無であった.一般に公開されている情報も,健康保険組合静岡連合会西部部会『介護情報のすべて』と,神戸市民福祉振興協会・パレアモア福祉学級『病院さがし』の2つのみであった(発行年はともに1991年).前者は健保連から委託を受けた民間企業が病院勤務のMSWや保健婦の協力を得て作成したものであり,後者は市民団体が各病院に郵便でアンケート調査を行った結果をまとめたものであった.

　また,神奈川県と大阪府に関しては,それぞれ県下のMSW集団(有志)と府下の1保健所が独自に作成した大規模な非公開資料(冊子)を入手できた.前者は,MSW集団が日常的に形成しているネットワークを利用してまとめたものであり,後者は一保健所の保健福祉推進室が電話で各病院に聞き取り調査した結果をまとめたものであった.

　それ以外の都道府県の老人病院についての情報の多くは,MSWが日頃の患者紹介のために独自に作成している資料であった.更に,私の依頼に応えて新たに調査を行っていただいたMSWも少なくなかった.

**狭義の保険外負担に限定しても名称・種類は多様**

　広義の保険外負担には,差額ベッド代や老人保健の還付対象となる付添看護の自己負担分も含むべきである.しかし,今回は,厚生省調査との整合性を保つため,それらを除いた狭義の保険外負担のみを集計した.ただし,病院が付添婦を「院内化」(直接雇用等)しており,その費用が老人保健からの

第Ⅰ部 テーマ別の主要実証研究

**表1 老人病院の保険外負担の名称**

* おむつ代, おむつカバー消毒料.
* 介護料, 家族代行料, 生活代行料, 施設管理費, 共益費, 病院協力費等.
* 看護・介護関連のサービス・物の費用徴収:点滴セット, テープ・ガーゼ, 皮膚清浄剤, 清拭用消毒薬剤, 清拭タオル, 入浴時消毒剤, 口臭剤, 導尿管, ウロパック, デスポーザブル手袋, 氷(発熱時), 特殊浴槽・機械入浴(1回当たり使用料), しびん(個人購入), エアーマット, ポータブル便器(1回当たり使用料, レンタル料, 個人購入), 車椅子(レンタル料, 個人購入), 等.
* 日常生活関連のサービスと物:洗濯代, 電気使用料(テレビ, ラジオ, 電気かみそり等), 冷蔵庫使用料, タオル・おしぼり代, シャンプー代, 日用品代, おやつ代, 教養娯楽費, ごみ箱(個人購入)等.
* その他:看護学校生ボランティア謝礼代等.

注:1)調査回答に書かれていた保険外負担の名称を, 順不同で, 列挙した.
2)厚生省調査の区分は, オムツ代, 雑費, 電気製品使用代, 理髪代, 諸サービス等, その他, の6項目.

還付対象とならない場合には, 狭義の保険外負担に含めた.

このような狭義の保険外負担に限定しても, 各病院が徴収している費用の名称・種類は, **表1**に示したように, 多岐に渡っていた. それらのうちでも, 中心的なものは, オムツ代と介護料・施設管理費等であった. また, 看護・関連のサービス・物に関しても, さまざまな名目で費用徴収が行われていた. 周知のように, 厚生省の通知「保険(医療)給付と重複する保険外負担の是正について」(1987年2月18日. 1992年4月8日にも「再確認」の通知)では, 「介護料」「衛生材料費」「お世話料」「管理協力費」等の費用徴収は「認められない」とされている. しかし, 今回の調査ではこの通知は, 現実には「死文」化していること, が確認できた.

## 1月当たりの保険外負担総額のみを検討

ただし, 病院により, これら保険外負担の名称・種類は著しく異なっており, 統一した基準で集計することはほとんど不可能であった. また, おむつ代のように, 厚生省通知では「実費を徴収すること」が認められている物に関しても, 病院が実費をはるかに上回る「価格付け」をしている場合が見られた. 極端な例では, おむつ交換回数に関わりなく, 一律におむつ代の名目

補　章

で月 10 万円を徴収している病院さえあった．これは，合法的に費用徴収できるおむつ代に介護料やお世話料が「コストシフト（密輸入）」されているものと，考えられる．更に，1 月当たりの保険外負担の総額のみしか分からない病院も少なくなかった．以上の理由から，今回の調査では，保険外負担の名称・種類別の検討は行わず，1 月当たりの総額のみを集計・検討することにした．

　なお，断片的な情報しか得られず除外した老人病院は，保険外負担の一部の項目しか分からない病院や，個々の項目の「単価」しか分からない病院が大半であった．ただし，おむつ代以外の項目の 1 月当たり金額は分かるが，おむつ代が「実費」とされている病院に関しては，同一県の他の病院の平均的おむつ代（1 万 4500 円～3 万円）を代用して，1 月当たりの保険外負担の総額を推計した．また，各項目の 1 日当たり費用が記載されている場合には，それぞれに 30 を乗じて，1 月当たり金額を算出した．

　患者の重症度・介護必要度によって保険外負担が異なっている場合には，「全介助」「おむつ常用」の場合の金額を用いた．更に，同一の病院について複数の情報が得られた場合には，より新しい数値を，事務長・経営者からの情報よりは MSW や患者自身からの情報を，採用した．

　回答者の調査時期は，大半が 1991 年度であったが，北海道の大半は 1987-88 年，大阪府の大半は 1989 年，兵庫県のすべては 1990 年度であった（表 2 の注参照）．

## 2　調査結果

### 全国平均は 6 万 5744 円で厚生省調査の 2.9 倍

　表 2 は，328 老人病院の 1 月当たり保険外負担の総括表である．保険外負担の全国平均値は 6 万 5744 円である．これは，1990 年の厚生省調査（以下厚生省調査と略す）の 2 万 2500 円の実に 2.92 倍である．逆に，厚生省調査の全国平均値は，今回調査のわずか 34.2% にすぎない．

第Ⅰ部 テーマ別の主要実証研究

表2 地域ブロック別老人病院の1月当たり保険外負担（1991年度）

| | 老人病院数 | 情報入手病院数 | (%) | 平均値 ⟨A⟩ | 標準偏差 | 変異計数 | 最高値 | 最低値 | 最高／最低 | 最高−最低 | 厚生省調査（1990年）⟨B⟩ | 筆者調査との比較 ⟨A/B⟩ | ⟨B/A⟩ |
|---|---|---|---|---|---|---|---|---|---|---|---|---|---|
| 全国 | 1,197 | 328 | 27.4 | 65,744 (55,860) | 34,534 | 0.525 | 180,000 | 8,000 | 22.50 | 172,000 | 22,500 | (2.48) 2.92 | (0.403) 0.342 |
| 北海道 | 106 | 21 | 19.8 | 23,472 | 7,940 | 0.338 | 36,000 | 12,000 | 3.00 | 24,000 | 12,900 | 1.82 | 0.550 |
| 東北 | 35 | 9 | 25.7 | 29,778 | 7,259 | 0.244 | 54,500 | 16,000 | 3.41 | 38,500 | 11,000 | 2.71 | 0.369 |
| 関東Ⅰ | 233 | 91 | 39.1 | 94,593 | 50,000 | 0.529 | 160,000 | 50,000 | 3.20 | 110,000 | 44,600 | 2.12 | 0.471 |
| 関東Ⅱ | 52 | 16 | 30.8 | 62,234 | 23,696 | 0.381 | 100,000 | 34,000 | 2.94 | 66,000 | 28,700 | 2.17 | 0.461 |
| 北陸 | 80 | 32 | 40.0 | 60,467 | 19,145 | 0.317 | 100,000 | 26,000 | 3.85 | 74,000 | 19,700 | 3.07 | 0.326 |
| 東海 | 96 | 32 | 33.3 | 70,181 | 34,447 | 0.491 | 180,000 | 17,000 | 10.59 | 163,000 | 17,900 | 3.92 | 0.255 |
| 近畿 | 111 | 60 | 54.1 | 71,274 | 31,508 | 0.442 | 148,000 | 8,000 | 18.50 | 140,000 | 24,900 | 2.86 | 0.349 |
| 中国 | 98 | 27 | 27.6 | 44,914 | 21,700 | 0.483 | 88,000 | 15,000 | 5.87 | 73,000 | 15,100 | 2.97 | 0.336 |
| 四国 | 87 | 4 | 4.6 | 26,475 | 19,360 | 0.731 | 60,000 | 14,900 | 4.03 | 45,100 | 8,500 | 3.11 | 0.321 |
| 北九州 | 140 | 18 | 12.9 | 37,225 | 7,505 | 0.202 | 50,000 | 20,800 | 2.40 | 29,200 | 13,400 | 2.78 | 0.360 |
| 南九州 | 159 | 18 | 11.3 | 41,858 | 23,150 | 0.553 | 113,000 | 15,000 | 7.53 | 98,000 | 11,800 | 3.55 | 0.282 |

注：1) 差額ベッド代と老人保健で還付対象となる付添看護料は除いた狭義の保険外負担。ただし、付添看護婦が「院内化」され、還付対象とならない場合は含む。
2) 北海道の数値の大半（18病院／21病院）は1987-88年時、大阪府の数値の大半（21病院／23病院）は1989年時、兵庫県の数値のすべて（25病院）は1990年度分。他の都県でも、一部1989, 1990年の数値が含まれている。
3) 全国のカッコ内は、地域ブロック別の老人病院数を用いて重みづけた「加重平均値」。
4) 関東Ⅰ：埼玉、千葉、東京、神奈川。関東Ⅱ：茨城、栃木、群馬、山梨、長野。北九州：福岡、佐賀、長崎、大分。南九州：熊本、宮崎、鹿児島、沖縄。
5) 筆者調査と厚生省調査との地域ブロック別平均値の相関係数
　r = 0.892 （p < 0.01）

補章

　今回の調査でも，厚生省調査の場合と同じく，保険外負担の地域差は著しかった．全国11地域ブロック別の平均値をみると，もっとも高いのは厚生省調査の場合と同じく首都圏（関東Ⅰ：東京都，神奈川県，埼玉県，千葉県）であり，9万4593円に達していた．以下，②近畿の7万1274円，③東海の7万181円の順であった．逆に，保険外負担がもっとも低いのは北海道の2万3472円であり，次いで四国の2万6475円，東北の2万9778円であった．厚生省調査ではもっとも低い地域ブロックは北海道ではなく四国であった．ただし，今回の調査で北海道がもっとも低くなったのは，先述したように，北海道の数値の大半が1987・88年のものなためと考えられる．

　しかし，ここで注目すべきことは，このような制約のある北海道の数値を含めて，11の地域ブロックすべての保険外負担平均値が厚生省調査の全国平均値2万2500円を上回っていたことであろう．

　また，今回の調査と厚生省調査との地域ブロック別平均値の相関係数は，0.892と非常に高かった（危険率1%で有意）．

### 病院間の格差も大きい

　老人病院の保険外負担は，地域差が大きいだけでなく，同一地域ブロック内でも，病院間の格差が大きかった．なお，この点は厚生省調査では公表されていないため，比較検討できない．

　地域ブロック別平均値が最高の首都圏（関東Ⅰ）を例にとると，最高16万円，最低5万円で，3.2倍，実額にして11万円もの格差が見られた．この同一地域ブロック内での病院間格差がもっとも大きいのは，「最高値／最低値」倍率でみると近畿であり実に18.5倍，「最高値－最低値」実額でみると東海の16万3000円であった．倍率がもっとも小さい四国でも，2.4倍，2万9200円の格差が見られた．

　表3は，首都圏（関東Ⅰ）の老人病院の1月当たり保険外負担の分布をみたものである．91病院のうち，保険外負担が5万円未満の病院は皆無であり，5万円以上-7.5万円未満も27.5%にとどまっている．逆に，10万円以上が

**表3 首都圏（関東Ⅰ）の老人病院の1月当たり保険外負担の分布（1991年度）**

| 保険外負担 | 病院数 | (%) |
|---|---|---|
| 5万円未満 | 0 | 0.0 |
| 5万円以上～7.5万円未満 | 25 | 27.5 |
| 7.5万円以上～10.0万円未満 | 24 | 26.4 |
| 10.0万円以上～12.5万円未満 | 27 | 29.7 |
| 12.5万円以上～15万円未満 | 5 | 5.5 |
| 15万円以上 | 10 | 11.0 |
| 合計 | 91 | 100.0 |

注：中央値は9.0万円．平均値は9万4593円．

46.2％を占めている．この結果は，東京都中野区「高齢者の入院に関するアンケート調査」（1985年）や同大田区「老人実態調査」（1988年）の結果と，ほぼ一致している．

### 「介護力強化病院」の保険外負担は安くない

次に，首都圏と東海地域の「介護力強化病院」（入院医療管理料承認病院）の保険外負担を示したのが，表4である．この点について，ある程度まとまった病院数の情報を入手できたのは，首都圏と東海地域のみであった．

1990年の診療報酬改定で新たに導入されたこの「介護力強化病院」では，病院外からの付添看護婦を配置することが禁じられているため，患者負担が軽減することが期待されている．確かに，これらの病院では，入院患者は，付添看護に関わる費用を支払う必要はない．

しかし，表4に示したように，「介護力強化病院」の保険外負担は，首都圏・東海地域のすべての都県で，老人病院全体の保険外負担と同水準かやや高水準であった．首都圏全体では，「介護力強化病院」の保険外負担の平均値は10万5714円で，老人病院全体の9万4593円の1.1倍である．東海地域（愛知県と静岡県のみ）でも，それぞれ7万8928円，7万1894円，1.1倍である．

ただし，今回の調査は横断調査であるため，個々の老人病院が，出来高払

補章

表4 首都圏と東海地方の「介護力強化病院」の1月当たり保険外負担平均値（1991年度）

| | | 介護力強化病院 | | 老人病院総数 | | |
|---|---|---|---|---|---|---|
| | | 病院数 | 保険外負担 (A) | 病院数 | 保険外負担 (B) | (A/B) |
| 首都圏 | 埼玉県 | 4 | 104,000 | 21 | 87,190 | 1.193 |
| （関東Ⅰ） | 千葉県 | 1 | 150,000 | 21 | 86,143 | 1.741 |
| | 東京都 | 7 | 99,000 | 35 | 96,800 | 1.023 |
| | 神奈川 | 2 | 110,000 | 14 | 112,857 | 0.975 |
| | 小計 | 14 | 105,714 | 91 | 94,593 | 1.118 |
| 東海 | 静岡県 | 5 | 83,400 | 14 | 82,786 | 1.007 |
| | 愛知県 | 2 | 67,750 | 16 | 62,363 | 1.086 |
| | 小計 | 7 | 78,928 | 30 | 71,894 | 1.098 |

注：1）老人病院総数には介護力強化病院も含む．
　　2）東海地方の小計は静岡県と愛知県との合計で，岐阜・三重は含まない．

い制から定額払い制に移行することによって，保険外負担が変化したか否かは，不明である．ただし，回答に書かれていたコメントや私自身の事例調査によると，「介護力強化病院」化した老人病院で，保険外負担を大幅に減額した病院はほとんどない．

　私は，1990年の診療報酬改定で，老人病院の定額払い制（入院患者1人1月当たり約32万円）が新設されたとき，患者を寝かせきりにしない良質な医療・看護・介護を提供するためには，首都圏では40万円は必要だという関係者の証言を基にして，「この金額（32万円）では，少なくとも大都市部では，多額の保険外負担を解消することは困難」と予測した（『複眼でみる90年代の医療』43頁）．今回の調査結果は，この予測を裏付けたと言える．

### 老人病院以外の病院も保険外負担を徴収

　ここまでは，老人病院の保険外負担のみを検討してきた．しかし，現在では，保険外負担は老人病院に限定されておらず，慢性期の老人患者（寝たきり老人や痴呆性老人）を多数受け入れている一般病院や精神病院でも，同様の保険外負担が一般化していることが，多くの回答で異口同音に指摘されていた．

　ただし，老人病院以外の病院では，老人病院以上に，保険外負担の情報提

供についてのガードが固いようであった．例えば，上述した大阪府の1保健所が各病院に行った電話による保険外負担の聞き取り調査では，老人病院23病院中21病院が1月当たりの保険外負担総額を回答しているのに対して，老人患者を多数受け入れている一般病院でそれを回答したのは11病院中4病院のみであり，残りの病院は，おむつ代・洗濯代「実費」等のあいまいな回答しかしていなかった．そのために，老人病院以外の病院の保険外負担の実態を全国規模で明らかにすることは断念せざるを得なかった．

表5は，首都圏・東海・近畿の3地域ブロックの，老人患者を多数受け入れている非老人病院の保険外負担を示したものである．それは老人病院の場合と同じく首都圏がもっとも高く，平均値9万216円であり，老人病院の平均値9万4593円の95.4%である．近畿では6万7321円で老人病院平均の92.2%，東海でも6万569円で老人病院平均の86.3%である．

ここで，注目すべきことは，このような保険外負担は一般病院に限られず，痴呆性老人を多数受け入れている精神病院でも認められたことである．また，

表5 老人患者を多数受け入れている非老人病院の1月当たり保険外負担平均値（1991年度）

| | | 非老人病院 病院数 | 保険外負担 (A) | 老人病院 保険外負担 (B) | A/B × 100 |
|---|---|---|---|---|---|
| 首都圏 | 埼玉県 | 4 | 81,000 | 87,190 | 92.9 |
| | 千葉県 | 2 | 118,000 | 86,143 | 137.0 |
| | 東京都 | 22 | 87,727 | 96,800 | 90.6 |
| | 神奈川 | 9 | 9,422 | 112,857 | 8.3 |
| | 小計 | 37 | 90,216 | 94,593 | 95.4 |
| 東海 | 静岡県 | 4 | 77,833 | 82,786 | 94.0 |
| | 愛知県 | 8 | 51,938 | 62,363 | 83.3 |
| | 小計 | 12 | 60,569 | 70,181 | 86.3 |
| 近畿 | 大阪府 | 7 | 55,371 | 71,172 | 77.8 |
| | 兵庫県 | 21 | 71,305 | 74,740 | 95.4 |
| | 小計 | 28 | 67,321 | 73,030 | 92.2 |

注：1) 東京都と神奈川県はそれぞれ1病院を除いて，すべて一般病院．
東京都の22病院中4病院は，特例許可老人病院内の一般内科病棟．
2) 大阪府はすべて一般病院．同，7病院中3病院が1989年の数値．
3) 兵庫県は21病院中18病院が，痴呆性老人を受け入れている精神病院．
同，21病院中18病院が1990年度，3病院が1989年度の数値．

このような保険外負担は大都市を抱える地域ブロックで特に目立つが，程度の差こそあれ他の地域ブロックでも認められた．

### 差額ベッド代は月 4700 円

　以上の検討では，厚生省調査と比較検討できるように，あえて保険外負担を狭く捉えてきた．しかし，実際の患者負担はこれに尽きるものではない．特に，差額ベッド代と付添看護料の自己負担分を見落とすわけにはいかない．

　このうち老人病院入院患者の差額ベッド代に関しては，中医協「1989年医療経済実態調査」から推計可能である．つまり，同調査による老人病院（特例許可・特例許可外）の1病院当たり月間室料差額収入 60 万 3928 円を，老人病院の平均稼動病床数 129.1 床で割ると，老人病院入院患者 1 人当たりの月間差額ベッド代は，4678 円と計算される．

　この金額は，上述した狭義の保険外負担と比べると，大きな額ではない．これは，多くの老人病院では大部屋が大半であり，個室を長期間利用する（できる）患者はごく限定されているため，と考えられる．

### 付添看護の自己負担額は月 10 万を超える

　それに対して，老人病院入院患者の付添看護料自己負担分は，まったく不明である．厚生省「1989年度老人医療事業年報」によると，老人保健で還付された付添看護の総額は 931 億 3887 万円であるが，それの老人病院・一般病院別や承認要件別の内訳は公表されていない．しかし，多くの入院患者にとって重い負担となっているのは，狭義の保険外負担と並んで，この付添看護料の自己負担分である．特に，狭義の保険外負担が比較的低い地域では，これが患者の最大の経済的負担になっていることを，多くの回答が指摘していた．

　しかも驚くべきことに，この付添看護は本来は普通看護病院でのみ認められるに関わらず，一部の地域（特に東北地域）では，公立の基準看護承認病院や「介護力強化病院」の中に，患者に家族以外の付添看護をつけさせてい

る病院が存在することが，少なくない回答で指摘されていた．この場合の費用が全額患者負担になることは言うまでもない．

　表6は，老人保健の還付対象になる付添看護の慣行料金，老人保健還付額および自己負担額・率（1991年度）を示したものである．ただし，紙数の制約のため，甲地A（大都市部）のみを示す．この承認要件別の金額は，老人病院だけでなく，すべての病院で共通である．

　なお，日本臨床看護家政協会や各地のMSWに電話で問い合わせた結果，老人病院等での付添看護に関しては，以下のことが明らかになった：①老人病院・一般病院とも付添の大半は泊り込み，②老人病院や慢性期の老人患者を多く受け入れている病院の付添看護の承認要件の大半は，1-(3)「体位変換又は起坐が不可能であること，食事及び用便につき介助を要すること」，③老人病院では2人付泊り込みの付添看護が多いが，この点に関しては地域差が大きく，1人付や3人付の泊り込みも少なくない．①に関して，全国民営職業紹介事業協会「民営職業紹介事業における事業者及び求職者に関する実態調査〈看護婦・家政婦〉（1988年）」によると，病院付添の84.5%が泊り込

表6　付添看護料の慣行料金，老人保健還付額および自己負担（1991年度，甲地A）

| 承認要件 | | 1日当たり慣行料金 (A) | A×1.101 | 老人保健還付額 | 自己負担額 | 自己負担率 (%) | 1月当たり看護料 | 同自己負担額 |
|---|---|---|---|---|---|---|---|---|
| 1-(1), (2) | 1人付基本給 | 7,260 | 7,993 | 5,620 | 2,373 | 29.7 | 239,798 | 71,198 |
| | 泊込給 | 10,650 | 11,726 | 6,941 | 4,785 | 40.8 | 351,770 | 143,549 |
| 1-(3) | 1人付基本給 | 6,530 | 7,190 | 3,930 | 3,260 | 45.3 | 215,686 | 97,786 |
| | 泊込給 | 9,590 | 10,559 | 4,854 | 5,705 | 54.0 | 316,758 | 171,151 |
| | 2人付基本給 | 5,080 | 5,593 | 3,650 | 1,943 | 34.7 | 167,792 | 58,292 |
| | 泊込給 | 7,450 | 8,202 | 4,508 | 3,695 | 45.0 | 246,074 | 110,841 |
| | 3人付基本給 | 4,360 | 4,800 | 3,370 | 1,430 | 29.8 | 144,011 | 42,911 |
| | 泊込給 | 6,400 | 7,046 | 4,162 | 2,884 | 40.9 | 211,392 | 86,533 |

資料：1）厚生省：看護料の支給基準について（1986年10月15日）．
　　　2）日本臨床看護家政婦協会：地域別看護料基本給及び泊込給（1991年度），より作成．
注：1）すべて「看護補助者」の料金．
　　2）厚生省の基準では，泊込給は基本給の23.5%増だが，慣行料金では47%増．
　　3）患者は慣行料金に法定利用料（10.1%）を加算した額を支払う．
　　4）患者はこれ以外に，受付手数料（1件につき540円），交通費実費，付添婦のベッド利用代等を支払う．
　　5）厚生省の基準，慣行料金とも10円未満切捨てだが，計算の都合上，1円単位まで算出．

みである.

表6に示したように,甲地Aでは,2人付泊り込みの場合は,患者の自己負担額は1月当たり11万841円,自己負担率は45.0%である.1人付泊り込みの場合には,更に高く,1月当たり自己負担額は17万1151円,自己負担率は54.0%に達する.3人付泊り込みの場合は,多少安いが,それでも自己負担額8万6533円,自己負担率40.9%である.

医療費と異なり,付添看護の厚生省基準と慣行料金には多少の地域差が存在する.ただし,両者がもっとも低い「その他」地でも,2人付泊り込みの付添看護の1月当たり自己負担額は10万3459円,自己負担率は45.5%であり,甲地と大きくは変わらない.

この付添看護に関して見落としてならないことは,厚生省の支給基準が1986年以後実に7年間も据え置かれていることである.しかし,慣行料金の方は,物価や賃金の上昇に対応して,毎年引き上げられている.そのために,両者の差額である自己負担額は毎年増加している.ちなみに,1986年度の2人付泊り込みの付添看護の1月当たり患者自己負担額は7万6705円,自己負担率38.2%であった.

## 3 考察

以上,私の独自調査により,老人病院等の保険外負担の最新の実態を示してきた.これにより,従来の統計の「ブラックボックス」を相当埋めることができたし,厚生省調査が「虚構の統計」であることも明らかにできた,と考えられる.

**今回調査の制約①——「標本調査」ではなく「情報入手率」も低い**

ただし,この調査(結果)には,さまざまな制約があることも認めなければならない.統計学的に見て一番重大な制約は,今回の調査が厳密な「標本調査」ではなく,しかも「情報入手率」が27.4%にとどまっていることであ

る．地域ブロック別にみても，過半数の老人病院の情報が得られたのは，近畿のみであり，逆に四国，北九州，南九州では，1割前後の老人病院しか情報が得られなかった．そのために，表2-5 に示した数値は，全国平均値と各地域ブロックの平均値のいずれも，あくまで参考値と見なすべきかもしれない．

他面，ごく一部の老人病院を除いては，老人病院のほとんどが保険外負担について公表していない．今回の調査では，各病院の紹介パンフレット（現物・コピー）も相当数入手できたが，それに保険外負担の詳細が明記されているものはごくごく限られていた（それに対して，老人保健施設のパンフレットでは，基本利用料だけでなく，患者の選択に属する利用料に関しても，金額が詳細に示されているのが普通であった）．そのため，直接老人病院に対して公式に問い合わせるだけで正確な情報を得ることは困難であり，今回のように，個人的な信頼関係に基づいて情報を収集することが，正確な実態に接近する唯一の方法と思われる．

また，今回の調査と厚生省調査とでは，保険外負担の実額は大きく異なっている反面，両者の地域ブロック別平均値の相関係数は，0.892 と非常に高かった．このことは，今回の調査結果の「信頼性」を，間接的にせよ，証明していると言えよう．

### 今回調査の制約②──2つの過大推計

次に，今回の調査結果は，二重の意味で，過大推計である可能性がある．1つは，地域ブロック別の情報入手率の偏りから生じる過大推計である．つまり，首都圏や近畿という保険外負担が高い地域の老人病院の情報入手率がそれぞれ 39.1%，54.1% と比較的高い反面，それが相対的に低い北海道や四国，北九州，南九州の老人病院の情報入手率は低く，いずれも 20% に満たない．

そこで，この点を補正するために，全国平均値を計算する場合に，「単純平均」とは別に，各地域の平均値に各地域の老人病院数を重みづけた「加重

平均」を計算してみたところ,表2の全国の欄のカッコに示したように,5万5860円となった.これは,単純平均値の6万5744円よりも15.0%低い.しかし,この「補正値」でも厚生省調査の全国平均値2万2500円の2.48倍である.

　過大推計の可能性があるもう1つの理由は,各老人病院の保険外負担が患者の重症度・介護必要度により異なる場合,「全介助」・「おむつ常用」の金額を選んだことである.しかし,老人病院の入院患者のすべてが「全介助」「おむつ常用」なわけではない.この点に関する公式統計はないが,東京都の調査では,老人病院入院患者のうち「行動状況が室内歩行可能・日常生活に支障ない」軽症患者が33.8%存在する(東京都保健医療計画調査会「保健医療からみた在宅サービスのあり方について」1987).

　そして,このような患者の保険外負担は,全介助患者に比べて相当安いのが普通である.例えば,静岡県西部の8老人病院のADLレベル別保険外負担を掲載している,健保連静岡連合会西部部会『介護情報のすべて』によれば,「全面介助」8万1500円に対して,「自立」は5万1250円と,3万250円(37.1%)もの格差がある.これは,ほぼおむつ代の差に相当すると思われる.

**今回調査の制約③── 2つの過少推計**

　他面,今回の調査結果には,2つの「過少推計」が含まれていることも,見落とせない.1つは,首都圏に次いで老人病院数が多い近畿と北海道の各病院の保険外負担の大半の調査時期が,それぞれ,1987・88年と1989・90年とかなり古いことである.そのために,今回調査の近畿と北海道の数値が相当「過少推計」であることは確実である.公定の医療費と異なり,自由料金である保険外負担は,病院職員の人件費や諸経費の上昇に対応して,ほぼ毎年引き上げられるのが普通だからである.

　もう1つは,先述したように,近畿の大半を占める大阪府と兵庫県の数値は,それぞれ保健所職員と市民団体が,病院へ電話・手紙で問い合わせて得

た情報なことである．そして，老人病院の保険外負担については，病院の院長・事務長へ直接問い合わせた場合には，実際より低く回答される傾向があることは，関係者の常識である．

例えば，今回の調査では，北九州地域のある県で，同一の6老人病院の保険外負担に関して，各病院のMSW・患者からの非公式な情報と事務長からの公式回答の両方を入手することができたが，前者が平均3万6667円であるのに対して，後者は2万100円にすぎず，両者の間には1万6567円(45.2％)もの差があった．また，東京都八王子市の13老人病院の院長・事務長に対して，電話による聞き取りを行ったある保険外負担調査では，平均値は7万569円であり，表4に示した東京都の平均値9万6800円を，2万6231円(27.1％)も下回っていた．

北海道や近畿等の数値に含まれるこれら2つの「過少推計」により，前述した2つの「過大推計」は，十分に相殺されると考えられる．そのために，私は，老人病院の保険外負担の1991年度の実態は，「加重平均」よりも「単純平均」の方に近い，と判断した．

**厚生省調査の異常な過少推計の原因は？**

そして，今回の調査結果（保険外負担の全国平均値6万5744円）が，実態に近いとしたら，厚生省の調査結果（同2万2500円）は，異常な過少推計ということになる．

そこで，逆に，厚生省調査がなぜ極端な過少推計に陥っているかの原因を考えてみたい．それは言うまでもなく，前述した1987年の厚生省通知により費用徴収が禁じられている「介護料」「お世話料」「衛生材料費」等の費用徴収を，厚生省・都道府県からの制裁を恐れる，各病院が正直に回答するはずがないからである．この点に関しては，同通知後，老人病院の保険外負担徴収が「陰湿化」したことが，多くの回答に書かれていた．例えば，保険外負担の徴収が事務長専決事項となり，患者家族に「口頭」で請求されるようになったため，他病院のMSWはもちろん，当該病院のMSWさえそれにつ

いて知らされなくなった病院も少なくないとのことである．

　しかも驚くべきことに，厚生省調査では保険外負担の内訳に，介護料・お世話料や衛生材料費の項目自体が存在しない！　このことは，厚生省が，調査にあたって老人病院に過少推計を奨励していたことを意味する．あるいは，厚生省は，通知で費用徴収を禁止した物・サービスに関しては，各病院が費用徴収するはずがないという「唯法令主義」に陥っているのかもしれない．

　こう見てくると，この厚生省調査は，霞が関官僚の驚くべき現実感覚欠如と「無邪気さ」の記念碑と言えるかもしれない（竹内啓『無邪気で危険なエリートたち』岩波書店，1984，参照）．

**医療・看護・介護サービスの質の検討も重要だが……**

　今回の調査に関しては，各老人病院の提供している医療・看護・介護サービスの質を抜きにして，保険外負担の多寡のみを論じても意味がないと言う「根源的」批判もありえよう．実は，今回の回答の中には，一部ではあるが，各病院の保険外負担だけでなく，医療・看護・介護体制，リハビリテーションの実施状況，MSWの有無，受け入れ患者の基準等を一覧表にしているものも含まれていた．また，老人病院の保険外負担と医療・看護・介護サービスに関して，全体としては，「高かろう，良かろう」「安かろう，悪かろう」という関係が存在することは，老人病院の実態に詳しい関係者が異口同音に認めている．

　しかし，医療・看護・介護サービスの質を客観的に評価する尺度が存在しない現状では，全国的に，これらの点を検討することは不可能である．また，私は，多額の保険外負担を徴収して良質の医療・看護・介護サービスを提供している老人病院を批判する意志はまったくないが，そのような病院で提供されている，患者を「寝かせきり」にしない医療・看護・介護サービスは，決して「贅沢サービス」ではなく，障害老人にとっての「健康で文化的な最低限度の生活を営む」ためのサービスだ，とも考えている．

　このような保険外負担により得られるサービスについては，「アメニティ」

と誤解する向きがないでもない．しかし，表1に示した保険外負担の名称・種類から一見して明らかなように，患者の「選択」に関わるサービスや物はごく一部であり，患者の重症度や介護必要度によって，「強制」的に徴収される費用が大半なのである．

そのために，私は，一部の高所得層のみが高水準の医療・看護・介護を受けられたり，重症患者ほど多額の負担を強いられる現状は，憲法や社会保障の理念からみて問題が多い，と考えている．現在求められていることは，すべての老人患者が高水準の医療・看護・介護サービスを受けられるように，老人病院の人員基準を引き上げるとともに，それに見合って診療報酬も大幅に引き上げることである．厚生省が今回調査で明らかになった老人病院の保険外負担の実態を直視し，政策転換に踏み切ることを期待したい．

しかし，現実には，1992年6月に成立した医療法第二次「改正」により，患者の保険外負担が，老人病院から療養型病床群全体に「普遍化」することが懸念される．

なお，医療経済学的にみると，他の地域に比べた首都圏の老人病院の保険外負担の高さは，一方で首都圏の老人病院の人件費やその他費用の高さ，他方で市民の平均的所得水準の高さで説明できる．後者に関しては，私が，1985年の厚生省調査を用いて明らかにしたように，地域ブロック別の老人病院保険外負担（厚生省調査）と1人当たり県民所得との間には，非常に高い相関があるのである（相関係数＝0.864）（『現代日本医療の実証分析』医学書院，1990，56頁）．

厚生省もこの点には気づいており，逆に，保険外負担の「規制緩和」により，医療費の地域差問題に対処しようとしている，と報じられている．1992年4月の診療報酬改定時に行われた，老人保健施設利用料の「弾力化」は，その「モデルケース」とも考えられる．しかし，そのような政策は，特に大都市部の低・中所得層の老人入院患者の経済的困難を更に増すことが懸念される．

補章

## 「実質自己負担」額・率の推計①——老人病院の入院患者

　最後に，今回の調査結果に，既存の官庁統計を加味して，老人入院患者の「実質自己負担」額・率を推計してみたい．**表7**に推計方式と結果をまとめて示す．官庁統計に関しては，まだ1989年の数値しか発表されていないものが多いが，それによって，以下の結論が大きく変わるわけではない．

　まず，老人病院入院患者の1991年度の1月当たり「実質自己負担」額の全国平均値は，①法定自己負担1万2000円（1992年1月から1万8000円．以下カッコ内は同じ）と，②今回調査で明らかにした狭義の保険外負担6万5744円に，③中医協「1989年医療経済実態調査」より計算される差額ベッド代4678円を加えた8万2422円（8万8422円）になる．これは，「法定自己負担」額1万2000円（1万8000円）の6.9倍（4.9倍）である．更に，「実質自己負担率」は実に21.7％（23.3％）に達する．しかも，これには，統計の制約上，付添看護料の自己負担分が含まれていないのである．これを含めると，広義の「実質自己負担」率の全国平均値が25％を大きく上回ることは確実である．

　また，地域ブロック別に，老人病院入院患者の1月当たり「実質自己負担」額を見ると，最高の首都圏では実に11万1271円（11万7271円）に達する．最低の北海道でも，4万150円（4万6150円）である．

　ここで視点を変えて，老人病院の実質自己負担と老人保健施設の自己負担との比較を行ってみよう．「1990年老人保健施設経営実態調査」によると，同施設入居者の1月（30日）当たり自己負担額の全国平均は，オムツ使用者で6万780円（共通的費用4万5480円＋オムツ代1万5300円）であり，入居者利用料の施設事業収益総額に対する割合（自己負担率にほぼ等しい）は18.5％である．老人病院入院患者の法定自己負担額・率は老人保健施設に比べてはるかに低いことになっている．しかし，老人病院入院患者の「実質自己負担」額・率（8万2422円，21.7％）は，老人保健施設よりもはるかに高く，額で2万1642円，率で3.2％ポイントも上回っているのである．

531

第Ⅰ部 テーマ別の主要実証研究

表7 老人入院患者の「実質自己負担」額・率の推計

1. 老人病院入院患者の1月当たり「実質自己負担」額・率
　　―法定自己負担＋狭義の保険外負担＋差額ベッド代
　＊老人保健診療費　　　：　30万8670円　　　　　　（A）
　＊うち法定自己負担　　：　1万2000円（1万8000円）（B）
　＊狭義の保健外負担　　：　6万5744円　　　　　　　（C）
　＊差額ベッド代　　　　：　　　4678円　　　　　　　（D）
　＊入院総費用　　　　　：　37万9092円　　　　（A＋C＋D＝E）

　以上より，
　「名目自己負担」率　　：　　3.9％（5.8％）　　　　（B/A）
　「実質自己負担」額　　：　8万2422円（8万8422円）（B＋C＋D＝F）
　「実質自己負担」率　　：　　21.7％（23.3％）　　　（F/E）

2. 70歳以上老人入院患者総数の年間「実質自己負担」総額・率
　　―上記負担＋付添看護の患者負担分
　＊老人入院患者診療費総額　　　：　3兆0724億円　（G）
　＊「法定自己負担」総額　　　　：　　 866億円　（H）
　＊付添看護老人保健還付分総額　：　　 931億円　（I）
　＊付添看護自己負担分総額　　　：　　 762億円　（J）
　＊差額ベッド代総額　　　　　　：　　 715億円　（K）
　＊老人病院保険外負担総額　　　：　　1198億円　（L）
　＊非老人病院保険外負担総額　　：　　 599億円　（M）
　＊入院総費用　　　　　　　　　：　3兆4929億円（G＋I＋J＋K＋L＋M＝N）

　以上より，
　「名目自己負担」率　　：　　2.82％　（H/G）
　「実質自己負担」総額　：　 4140億円（H＋J＋K＋L＋M＝O）
　「実質自己負担」率　　：　　11.9％　（O/N）

資料：1）厚生省「1990年社会医療診療行為別調査」
　　　2）中医協「1989年医療経済実態調査」
　　　3）厚生省「1990年度老人医療事業年報」
　　　4）厚生省「1990年患者調査」
　　　5）厚生省「1991年老人病院等調べ」
　　　6）今回の調査を用いて試算．

注：A）資料1）より，1990年の老人病院入院患者の1月当たり診療費
　　　　　＝特例許可老人病院入院患者1日当たり診療費（1万0289円）×30日＝30万8670円．
　　B）老人病院入院患者の1月当たり法定自己負担
　　　　　＝1日当たり自己負担（400円）×30日（1992年1月以降は，600円×30日）．
　　C）資料6）．
　　D）資料2）より，1989年の老人病院の患者1人1月当たり差額ベッド代
　　　　　＝老人病院の月間室料差額収入（60万3928円）/平均稼動病床数（129.1床）
　　　　　＝4678円．
　　G）～I）資料3）．
　　J）付添看護の自己負担率は45％（2人付泊り込みの自己負担率）と仮定すると，

付添看護の自己負担分総額
= 1990年度の付添看護老人保健還付分総額（931億円：I）× 0.45／0.55 = 762億円．
K）資料2）より，1989年の病院の年間室料差額収入総額
= 1病院当たり月間室料差額収入（156万7520円）× 12 × 病院総数（1万0081）
= 1896億円
資料4）より，1990年の70歳以上入院患者数／入院患者総数
= 530.6千人／1407.0千人 = 37.71%．
老人入院患者と全入院患者との差額ベッド利用率は等しいと仮定すると，
老人入院患者の年間差額ベッド代総額 = 1896億円 × 37.71% = 715億円．
なお，一般診療所と歯科診療所の室料差額収入は不明．
L）資料5），6）より，1991年の老人病院の狭義の保険外負担総額
= 1人1月当たり保険外負担（6万5744円）× 12月 × 老人病院病床数（15万1905床）
= 1198億円
M）老人病院以外の病院の老人入院患者からの狭義の保険外負担徴収は，老人病院と同額で，かつ老人病院病床数の50%に相当する病床で徴収と仮定．

## 「実質自己負担」額・率の推計②——老人の入院患者全体

次に，マクロ医療経済学の視点から，70歳以上（以下，老人と略す）入院患者総数の年間「実質自己負担」総額・率を推計する．

この場合には，付添看護料自己負担分総額も加えることができるが，その反面，仮定が多くなる（表7の注参照）．主な仮定は，以下の通りである：①付添看護料の自己負担率は45%（2人付泊り込み給の自己負担率），②老人患者の差額ベッド利用率は非老人患者と同じ，③老人病院以外の病院での老人入院患者からの狭義の保険外負担徴収は，老人病院と同額で，かつ老人病院病床数の50%に相当する病床で徴収．

これらの仮定のうち，①，②には大きな異議は出されないと思うが，③に対しては，違和感をもたれる方もいるかもしれない．しかし，6か月以上にわたって病院に長期入院している老人患者（延数）のうち，68.1%は，老人病院以外の病院に入院していることを考慮すると，この仮定でも「控え目」と思われる（「1990年社会医療診療行為別調査」中の老人医療の病院種類別・入院後期間別入院時医学管理料回数より試算）．

これらの仮定に基づいた，老人入院患者全体の「実質自己負担」総額は，①「法定自己負担」総額866億円に，②付添看護自己負担分総額762億円，③差額ベッド代総額715億円，④老人病院保険外負担総額1198億円，④非

老人病院保険外負担総額599億円の，合計4140億円に達する．これは，「法定自己負担」総額866億円の4.78倍である．また，「実質自己負担」率は11.9％であり，「法定自己負担」率2.82％の4.22倍に達している．逆に見ると，法定自己負担額・率は，実質自己負担のわずか20.9％にすぎないのである．

　近年は，厚生省関係者だけでなく，医療関係者・研究者の間でも，老人患者の「法定（名目）自己負担」額・率の少なさを根拠にした，患者負担増の議論が盛んである．しかし，このような「実質自己負担」額・率の異常な高さを考慮すると，逆に，実質自己負担を軽減する政策を確立することが不可欠だ，と私は考える．今や，厚生省関係者も研究者も，「原理からではなく事実から出発する」ことが求められているのである．

# 第Ⅱ部
# 全単著はしがき，あとがき，目次

第Ⅱ部　全単著はしがき，あとがき，目次

## 日本福祉大学勤務の33年間（1985-2017年度）に出版した著書一覧

### 1. 単著（23冊）
『医療経済学――臨床医の視角から』医学書院，1985
『リハビリテーション医療の社会経済学』勁草書房，1988
『90年代の医療――「医療冬の時代」論を越えて』勁草書房，1990
『現代日本医療の実証分析――続　医療経済学』医学書院，1990
『複眼でみる90年代の医療』勁草書房，1991
『90年代の医療と診療報酬』勁草書房，1992
『「世界一」の医療費抑制政策を見直す時期』勁草書房，1994
『日本の医療費――国際比較の視角から』医学書院，1995
『保健・医療・福祉複合体』医学書院，1998
『介護保険と医療保険改革』勁草書房，2000
『21世紀初頭の医療と介護――幻想の「抜本改革」を超えて』勁草書房，2001
『医療改革と病院――幻想の「抜本改革」から着実な部分改革へ』勁草書房，2004
『医療経済・政策学の視点と研究方法』勁草書房，2006
『介護保険制度の総合的研究』勁草書房，2007
『医療改革――危機から希望へ』勁草書房，2007
『医療改革と財源選択』勁草書房，2009
『民主党政権の医療政策』勁草書房，2011
『TPPと医療の産業化』勁草書房，2012
『福祉教育はいかにあるべきか――演習方法と論文指導』勁草書房，2013
『安倍政権の医療・社会保障改革』勁草書房，2014
『地域包括ケアと地域医療連携』勁草書房，2015
『地域包括ケアと福祉改革』勁草書房，2017
『医療経済・政策学の探究』勁草書房，2018

### 2. 単著に準ずる共著（2冊）
二木立・上田敏『脳卒中の早期リハビリテーション』医学書院，1987（第2版，1992）

里見賢治・二木 立・伊東敬文『公的介護保険に異議あり——もう一つの提案』ミネルヴァ書房,1996(第2部執筆.3人連名のはしがきは里見氏執筆,本書には収録せず)

3.編著(5冊)

日本リハビリテーション医学会白書委員会編『第2版リハビリテーション白書』医歯薬出版,1994(二木が白書委員会委員長)

日本福祉大学COE推進委員会編『福祉社会開発学の構築』ミネルヴァ書房,2005(二木が編集責任)

田中滋・二木立編著『[講座＊医療経済・政策学第3巻]保健・医療提供制度』勁草書房,2006

田中滋・二木立編著『[講座＊医療経済・政策学第6巻]医療制度改革の国際比較』勁草書房,2007

二木立(代表編者)『福祉社会開発学——理論・政策・実際』ミネルヴァ書房,2008

4.共訳書(2冊)

V.R.フュックス著,江見康一・田中滋・二木立訳『保健医療の経済学』勁草書房,1990(原著1986)

V.R.フュックス著,江見康一・二木立・権丈善一訳『保健医療政策の将来』勁草書房,1995(原著1993)

5.韓国語訳書(1冊)

二木立著,丁炯先訳『日本の介護保険制度と保健・医療・福祉複合体』青年医師,2006

6.参考:日本福祉大学赴任前の共編著

川上武・二木立編著『日本医療の経済学』大月書店,1978

二木立・上田敏『世界のリハビリテーション——リハビリテーションと障害者福祉の国際比較』医歯薬出版,1980

第II部　全単著はしがき，あとがき，目次

## 『医療経済学——臨床医の視角から』医学書院，1985

### 序文——いまなぜ医療経済学か

　1980年代は日本医療の転換期であり，もはや古い"常識"は通用しない．わずか10年間で医師不足から医師過剰へ，病院は倒産しない神話から病医院倒産多発へと，時代が急展開したことをみてもそれは明らかだろう．

　80年代前半に老人保健法と健康保険法「改正」で医療保障制度の転換を行った厚生省は，更に80年代後半に，医療法「改正」，特別養護老人ホームと老人病院を統合する「中間施設」構想などにより医療機関の再編成＝"病院革命"を一気に進めようとしている．

　筆者は，このような財政優先の「改革」には強い批判をもっている．しかし，今後の日本経済の低成長と高齢社会化を考えると，もはや1970年代の医療費急増時代の夢を追うことは許されず，新しい変化に対応して，医師・医療従事者自身が「医療の質を低下させないで医療費を節減する」新しい改革案を提示することが求められているとも考えている．

　しかし，それは日常診療の単なる延長線上には生まれず，医療技術論的分析と共に，医療の社会科学的分析，特に経済学的分析が不可欠である．

　わが国では専門の医療経済学者がごく少ないためもあり，医療経済学のうちマクロ経済的な医療保険論，「国民医療費」分析が主流である．しかし，筆者はそれに加えて，個別の医療プログラム・医療技術の評価も行えるミクロ経済的な医療経済学も重要であると考えている．そしてこれを発展させるためには，医師と経済学者との学際協力が不可欠である．

　本書はこのような課題意識から，医師・医療従事者に必要な医療経済学の基本的考え方・方法を示すと共に，医療技術論と医療経済学の手法を用いて，日本の医療の諸側面の分析を試みたものである．

　まず第1章では，筆者の考えている医療経済学の2つの現代的課題を示すと共に，医療サービスの経済的特性を原理的に検討する．

『医療経済学――臨床医の視角から』医学書院，1985

　次に第2章では，マクロな「国民医療費」の構造分析と国際比較を行う．
　第3章では「医療の質を低下させないで医療費を節減する方法」として注目を集めている費用便益分析の基本的考え方と問題点を紹介すると共に，この方法を用いて，筆者自身が作成した「脳卒中医療・リハビリテーションの施設間連携モデル」の費用節減効果を示す．
　第4章では医療技術進歩と医療費増加との関係を原理的・実証的に検討した上で，わが国でCTスキャナーと血液透析の普及率が世界一となった社会経済的要因を分析し，「日本的特殊性」を抽出する．
　第5章では，医療の中で中心的役割を演じている医師の所得の構造分析を行い，その上で21世紀までの医師所得水準の将来推計を行う．
　第6章では，80年代に入って突然出現した「病院倒産時代」の実態を日米比較的視点も混じえて検討すると共に，今後経営が最も困難になる民間中小病院サバイバルのための病院経営と医療管理の統合モデルを提起する．
　最後に補論では医療経済学の国際的動向を紹介する．
　医療保障・医療制度・医療産業の全般的な経済分析は，最近それぞれの専門家によってみるべき成果があげられている．それに関連づけられるように，本書では，医療費の適正配分・適正使用の問題に技術の側から焦点をあてて重点的な検討を行った．
　本書全体を執筆する中で筆者が特に努力したことは，単なる現状分析にとどまらず21世紀を見通した大胆な将来予測を行うこと，及び厚生省の政策批判に終わらずに自己の臨床医（リハビリテーション医）としての実践に基づいて，その枠内での具体的改革モデルを提起することであった．これを今後より広範な医療改革モデルとして具体化することが筆者の新しい課題となっている．

　　1985年6月

　　　　　　　　　　　　　　　　　　　　　　　　　著　者

## あとがき

　学生時代を大学闘争のなかですごした筆者は，患者の立場に立った医療改革を志して東京都心の地域病院である代々木病院に就職した．

　しかし病院での診療技術習得だけでは物足りなさを感じ，医学史研究会関東地方会の例会などに積極的に参加するようになった．そのなかで，川上武先生の影響もあり，真の医療改革は現実の医療の技術論的分析と社会科学的分析に裏打ちされなければならないと痛感した．筆者自身の元来の数学好きもあり，特に医療の経済的分析に興味を覚えるようになった．

　しかし，当時は（今も）医療経済学会はなく，医療経済学を体系的に学ぶ場もなかった．そこで，川上武先生，上林茂暢氏，増子忠道氏らと経済学・医療経済学の内外の文献の勉強会を続ける傍ら，明治大学商学部山口孝教授（会計学）・一橋大学経済学部江見康一教授（財政学・医療経済学）の大学院ゼミの聴講をさせていただいた．それらを通して欧米での医療経済学の発展ぶりを知ると同時に，日本におけるそれの立ち遅れを痛感した．特に日本では医師の経済学への理解・興味が弱く，医師と経済学者との学際協力もほとんど行われていないため，医療の現場の実態を反映した医療経済学的分析がほとんど行われていないことに不満をもつと共に，医師の側から医療経済学へアプローチする必要を確信した．


　筆者が自己の専門として選んだリハビリテーション医学が他の専門各科に比べ福祉・社会・経済との関連が特に強いことも，この気持ちを一段と強くした．しかも，他の医療分野に比べて著しく立ち遅れているリハビリテーションを専門設備・スタッフの不足する地域病院で効果的・効率的に行うためには，リハビリテーション技術の可能な限りの基準化，患者の予後予測法の確立，他施設との連携・ネットワークづくりなどと共に，当時支配的だった"リハビリテーション赤字神話"の打破が必要であった．上田敏先生（現・東大リハビリテーション部教授）の御指導・御援助でこれらの模索を続ける中で，医療技術論の有効性と「稀少な資源の有効配分」という（近代）経済学

『医療経済学――臨床医の視角から』医学書院,1985

の基本命題の重要性を実感した.また真の国際人でもある上田先生からは,語学（特に英語と仏語）を学ぶことの重要性,常に国際比較的視点から日本の問題を考える必要性をも教えられた.

更に,筆者自身が病院内で管理者的立場に移るにつれて,病院自体が経営体的視点をもつこと,及び経営改善を医療内容と切り離して考えるのではなく逆に医療内容の向上と結合した病院経営の改善を追究することの必要性を痛感した.この中で自分自身の医療経済学への関心が加速され,それを自己の生涯の課題とする決意を固めていった.

そんな時（1982年春）に,医学書院から医師・医学生向けの医療経済学入門書が書けないかと打診を受け,自分自身が医療経済学を体系的に勉強するよい機会とお引き受けした.

医療経済学というと当然,医療保障論・医療制度論・医療産業論などが中心の柱になるように了解されているし,筆者自身もそういう理解で標準的教科書を執筆する構想を立てた.しかし,「序文」でも述べたように,これらの問題については最近優れた著作がみられるため,むしろ医療技術の側からアプローチすることが妥当と考えるようになった.

そこで,経済学者ではなく医師である自己の特性＝臨床経験を生かして,"医療技術進歩と医療費増加"を中心テーマとしつつ,アクチュアルな諸問題の原理的・実証的分析を行うことに方向転換し,3年目にしてようやく一書にまとめることができた.

ちょうど時期を1つにして,筆者はリハビリテーション医学担当として日本福祉大学に教職を得た.この時期に筆者のもう1つの生涯のテーマである医療経済学について,ささやかな"中間報告書"をまとめることができたことは大変幸せである.

最後に,本書の企画段階から丸3年間鋭い御批判・御注文をいただき続けた医学書院編集部関山義之氏,三輪敏氏,及び異例のスピードで出版の労

をとられた橋本佳津子氏にお礼を申し上げたい.

1985年6月

二木　立

## 『脳卒中の早期リハビリテーション』医学書院,1987
（上田敏氏と共著）※「はじめに」は上田敏氏が執筆

### あとがき

　筆者が東大リハビリテーション部での研修を終え，代々木病院内科病棟の一角で，看護婦と共にリハを始めたのは，1975年7月だった．本書は，その後10年間の脳卒中リハのささやかな実践・研究報告書である．

　1975年当時は，中小規模の一般病院にとって，リハの専門設備や理学療法士（PT）・作業療法士（OT）は高嶺の花であり，訓練は，医師と看護婦が，ベッドや廊下の手すりを用いて行った．廊下に畳を敷いて，"マット訓練"をしたこともある．幸い，代々木病院が民主的チーム医療や地域に根ざした医療をモットーとしていたため，最初から看護婦・MSWとのリハチームが形成でき，リハに対する病院管理者の理解も得られた．その結果，一般病院としては相当早く，1977年にPT・OTを受け入れ，続いて1979年には，病院近代化の一環として，30床のリハ専門病棟を開設できた．更に1981年には救急病棟が独立し，それを前方に持つユニークなリハ専門病棟が確立した．このような受け入れ態勢の強化により，年間の脳卒中入院患者は1975年の18人から，83年以降は300人をこえるまでに激増した．

　この初期の経験を通して，専門設備やスタッフがないなかで，脳卒中リハを行うためには，医師と看護婦がきちんとチームを作ること，及び非専門職でも実行可能なように，基本的リハ技術を基準化することが不可欠であることを痛感し，それを試みた．逆に，この点が確立されれば，相当の効果が上がることも確認できた．また，一般病院内にリハ部門を確立すれば，脳卒中患者の大半（8割）は直接，自宅に退院できるようになることも知った．

　ただし，一般病院のリハはそれだけで完結するわけではなく，患者の流れを円滑にするためには，リハ専門病院，長期療養施設（老人病院・特養ホーム），地域の医療機関・保健所などとの連携・ネットワークづくりが不可欠だった．また，民間病院でリハを行うためには，当時支配的だった"リハ赤

字神話"を乗り越えることも必要だった．

　1978年から数年間，同じ課題意識を持つ一般病院のリハの大先輩，林弘先生・三好正堂先生等と「脳卒中リハの流れを考える会」を，毎年のリハ医学会の折に開き，"同人誌"を発行した．この様な動きも一要因となり，1980年前後には，リハ関係の雑誌だけでなく，「病院」誌でも一般病院のリハが特集・連載されるようになった．ただし，一般病院のリハは歴史が浅い事もあり，それらの論文の多くは実態報告・アッピールの域にとどまっており，第一線の一般病院での日常診療の指針となるようなリハ医学的研究は少なかった．

　しかし，同じ脳卒中といっても，一般病院の患者とリハ専門病院の患者は，発症後の期間だけでなく，年齢・重症度なども異なっており，リハ専門病院や大学病院で得られた脳卒中リハの知見をそのまま一般病院のリハに応用することはできない．それだけに，一般病院のリハの指針となる実証的研究の必要性を感じた．特に，一般病院で，限られた在院日数の中でリハを行うためには，早期に個々の患者の最終自立度を予測することが必要であり，その研究に数年間没頭した．その結果，発症直後からリハを開始し，二次的合併症のない"純粋な"患者に対象を限定すれば，その9割は入院後1か月以内に，最終的歩行能力の予測ができることが判明した．

　更に，この研究を通して，脳卒中患者を無選択的に，"偏り"なく受け入れ，しかも退院後も長期間フォローできる一般病院の利点を生かせば，脳卒中患者の障害の構造の全体像を明らかにできるし，それは学問的にも大変意味があることだと気付いた．津山直一教授（現・国立リハセンター総長）・上田敏先生のご指導でそれをまとめ，これにより，13年間の臨床医の仕事に区切りをつけ，医療・リハの経済学研究のため日本福祉大学での教職に移った．

　そんな時に，上田先生から，今まで，その時々に論文の形で発表してきたものをもとにして，対談形式で本をまとめることを勧められた．対談では，自分自身の経験・研究から得た結論を明確に述べると共に，通説・従来の研

『脳卒中の早期リハビリテーション』医学書院，1987

究（方法）に対して，率直な批判を行った．ただし，それが"独断と偏見"に陥らないよう，根拠となるデータは，今まで未発表の分を含めてできるだけ示すようにした．

　このように一般病院での日常診療の中から生まれた本書が，日々の脳卒中リハ診療に役立つと共に，一般病院での臨床研究活性化の触媒になることを願っている．

　この対談の準備・原稿推敲の過程では，代々木病院リハ科のスタッフから改めて，多くの事を教えられた．特に，第Ⅱ章3看護婦の仕事，同4PT・OT・STの仕事は，リハ病棟江崎幸子・青地紀子・平山恵子，リハ室宮下八重子・井上雅代の諸氏のまとめに多くを負っている．また，リハ科の新旧の研修医（宇川康二・近藤克則・太田喜久夫・中村桂子・小林庸子・戸倉直実）からは，草稿に対して，最初の読者の立場から，率直で鋭い批判を頂いた．更に，医学書院編集部の三輪敏氏と横谷龍司氏には，拡散した最初の対談原稿をじっくりと，整理して頂いた．心からお礼を申し上げる．

　最後に，本書を，リハビリテーションの研修途上，若くして病いに倒れた青年医師故鈴木邦彦君に捧げたい．

　　1987年3月

　　　　　　　　　　　　　　　　　　　　　　　　　　　二木　立

第Ⅱ部　全単著はしがき，あとがき，目次

# 『リハビリテーション医療の社会経済学』勁草書房，1988

## まえがき

　わが国の医療改革の焦点は，80年代前半の医療保険改革から80年代後半の医療供給制度改革へと急転換した．この過程で，わが国の医療では長く軽視されてきたリハビリテーション医療（特に脳卒中の早期リハビリテーション）が在宅ケアとともに，突如脚光を浴びることになった．ただし，厚生省の早期リハビリテーション重視はあくまで老人医療費の抑制・「長期入院の是正」を目的としたものであり，額面通りに受け取ることはできない．他面，今後の高齢化社会を考えると，厚生省の医療改革プランを機械的に全否定するだけでは不十分であり，国民・患者の立場からも，リハビリテーション医療を医療改革の中で正当に位置づける必要がある．本書は，このような課題意識から，80年代後半の医療改革とリハビリテーション医療の社会経済的分析を行ったものである．

　全体は三部に分かれる．

　「Ⅰ　80年代後半の医療改革」では，厚生省の一連の医療改革プランの批判的・分析的検討を行う．先ず，「1　医療再編成と民間病院」で厚生省高齢者対策企画推進本部報告（86年4月）を中心とした厚生省の「第二次保険・医療改革」の全体像をスケッチする．次に，「2　医療における民活導入と医療経済への影響」では，医療供給面への民活導入の可能性と限界を検討する．ここでは，特に，米国と異なりわが国では「新しい民活導入（営利企業の参入）」が進む分野はごく限られており，今後とも医療の根幹部分は「伝統的民活（民間医療機関）」によって担われることを示す．更に，「3　国民医療総合対策本部中間報告が狙う医療再編成の盲点」では，中間報告（87年6月）に示されている「長期入院の是正」・在宅医療の充実・脳卒中の早期リハビリテーション重視等の検討を行う．ここでは，特に，欧米諸国と比べて著しく長いわが国の病院の平均在院日数の歴史的・社会的原因そのものにメスを

『リハビリテーション医療の社会経済学』勁草書房，1988

入れないまま，小手先の「長期入院の是正」策を強行すると，わが国医療の矛盾が拡大するだけでなく，医療・福祉費も不必要に増加することを，明らかにする．続く「4　改めて中間報告について」では，厚生省関係者三枝潤氏（仮名）による前論文批判への反批判を行う．厚生省の医療改革プランをめぐって公開論争が生じたのは異例のことであるが，これにより，厚生省の狙い（公費の抑制と官僚統制）が浮き彫りにされただけでなく，外部からみると一枚岩にみえる厚生省内部にも深刻な意見の違い・路線論争があることが明らかにされる．最後に，「5　障害老人の在宅ケア」では，障害老人の自宅退院の医学的社会的三条件を示すと共に，最近の欧米諸国での在宅ケアの医学的経済的効果の研究動向を紹介する．わが国では，在宅ケアは施設ケアに比べて安上がりという常識論が根強いが，80年代に米国で精力的に行われている一連の厳密な比較対照試験では，在宅ケアは患者・家族の満足は増すが，費用節減はもたらさないことが科学的に証明されているのである．

「Ⅱ　リハビリテーション医療――理念の発展と経済・経営」では，先ず「1　リハビリテーションにおける自立概念の転換」で80年前後から日米のリハビリテーション医療で生じつつあるADL（日常生活動作）からQOL（生活の質・人生の質）へのパラダイム転換の意義を紹介し，次に「2　リハビリテーション医療・この15年」で，1970年代以降のわが国のリハビリテーション医療の発展・光と影を専門職・専門施設・医療費の3側面から検討する．その上で，「3　都市一般病院における脳卒中リハビリテーション」では，筆者の実践を踏まえて，脳卒中の早期リハビリテーションの技術と経済の在り方を示す．ここでは，早期リハビリテーションの普及・発展のためには，各種技術の基準化と医療福祉のネットワーク形成による不必要な「長期入院の是正」が不可欠であることを示す．更に，「4　リハビリテーション部門の原価計算調査」では，日本リハビリテーション医学会社会保険等委員会が実施した理学療法・作業療法・言語療法部門の原価計算調査の結果を紹介する．このような調査は，リハビリテーション関連の診療報酬の適正化だけでなく，個別の病院経営改善の基礎資料としても極めて有用であると考えられるから

第Ⅱ部　全単著はしがき，あとがき，目次

である．

　最後に，「Ⅲ　アジア諸国の医療とリハビリテーション」では，シンガポール・マレーシア・インド3か国の医療とリハビリテーションの最新動向を紹介する．従来医療・リハビリテーションの国際比較というと，筆者のものを含めて欧米諸国のみを対象にしたものがほとんどであった．しかし，これらのアジア諸国では，各国の歴史・文化・政治経済に適合して，独自の医療・リハビリテーションが発展している．それらを知ることは，国際交流にとって不可欠なだけでなく，わが国の今後の医療・リハビリテーションの在り方を考える上でも重要である．読者は，特に，シンガポールの医療・リハビリテーションが部分的にせよわが国の水準を凌駕していること，および同国で，国立大学病院の民営化という世界に類を見ない徹底した「社会実験」が行われていること，を知り驚かれるであろう．

　　　1988年6月15日

　　　　　　　　　　　　　　　　　　　　　　　　　　　　著　者


**あとがき**

　筆者が，医療経済学の本格的研究を志して，東京・代々木病院の臨床医（リハビリテーション医）から，日本福祉大学社会福祉学部の教職へ転じたのは1985年4月だった．その後3年間，大学で医療福祉論・リハビリテーション論等の講義・ゼミを担当するとともに，代々木病院での診療・研修医指導を続けてきた．本書は，愛知と東京との二本立生活の中で時々に発表してきた論文をまとめたものである．

　このようなあわただしい生活のためもあり，当初の志とは異なり，医療経済学の原理論的研究にはほとんど手をつけられず，本書に収録した論文の多くも時論的なものにとどまっている．しかし，他面，たとえ非常勤とはいえ臨床との接点を保ったため，厚生省の医療改革プランを検討する場合にも，臨床経験を踏まえた分析的視点を保つことができた．

『リハビリテーション医療の社会経済学』勁草書房,1988

　この3年間の経験を通して，厚生省の医療改革プランを批判する場合だけでなく，それに代わる新しい改革プランを考える場合にも，社会科学的視点と医療技術論的視点を統合すること，あるいは患者の人権を守る視点と医療技術・医療サービスの質を向上させる視点を統一することの重要性を，改めて確認した．このような視点からの，全体的医療改革プランの提示は，次の課題としたい．なお，筆者の脳卒中リハビリテーションの改革モデルについて詳しくは，前著『脳卒中の早期リハビリテーション』『医療経済学』（ともに医学書院刊）を参照していただければ幸いである．

　本書のIの諸論文をまとめるにあたっては，川上武先生から厳しい御批判・御助言をいただいた．また，「社会保険旬報」誌編集長笹川浩一氏には，厚生省国民医療総合対策本部中間報告をめぐって厚生省関係者と公開論争を行う機会を与えていただいた．更に，Ⅲの3論文は，1985年8月に日本障害者リハビリテーション協会から派遣されたアジア3か国への調査旅行によりまとめることができた．最後に，論文を一書にまとめるにあたっては，勁草書房の石井正子さんにお世話になった．心からお礼申し上げたい．

　　1988年6月15日

　　　　　　　　　　　　　　　　　　　　　　　　　　　二木　立

第Ⅱ部　全単著はしがき，あとがき，目次

## 『90年代の医療――「医療冬の時代」論を越えて』勁草書房，1990

### はじめに

　90年代に日本医療はどこへいくのだろうか？　医療関係者の多くは，いまなお80年代を「医療冬の時代」と見なすだけでなく，90年代もその延長上に"暗く"考えている．一見勇ましい「90年決戦」論も，同じ意識を裏返したものにすぎない．しかし，今や，このような一面的認識を越えて，医療と医療政策を見る新しい視点・パラダイムを確立することが求められており，それなくして，日本医療を前進させることはできない．これが本書を貫く課題意識である．

　全体は三部に分かれる．

　Ⅰ　90年代の医療．本書全体の基調を示す．1 90年代の医療では，①国民医療費と診療報酬，②医療保障制度，③医療供給制度の順に，90年代の医療を可能な限り具体的に予測した上で，公平で「効率的で良質な医療」を実現するための「運動」のありかたを提起する．2 病院の機能分化と看護・介護を考えるでは，病院の機能分化を考える原則的視点を提示した上で，厚生省の願望する病院全体の機能分化「法制化」の実現「非」可能性を示す．3 急増する病院チェーンでは，80年代の医療供給制度の最大の構造変化と言える私的病院チェーンの急増を実証的に検討し，それが90年代の医療に与える影響を考察する．

　Ⅱ　医療と医療政策をみる視点．1 医療政策を分析する視点・方法論のパラダイム転換では，「国の財政負担の軽減」といった伝統的な政策批判の限界を示しつつ，①川上武氏の媒介的な「低医療費政策」規定の有効性，②社会保障権的視点と医療技術・サービス向上の視点との統合，③厚生省の医療政策形成・実施能力を過大評価せず積極的に「代替案」を作成する必要性，を提起する．2 リハビリテーション医療の効果と効率を考えるでは，効率の真の意味とそれが必要な理由，及び医療・リハビリテーションの効率を考え

『90年代の医療──「医療冬の時代」論を越えて』勁草書房，1990

る上での三つの留意点を示した上で，医療関係者の間に根強く見られる3種類の医療効率否定論を批判する．3 在宅ケアの問題点を探るでは，在宅ケアの費用分析・費用効果分析の自験例と米国での最新の知見を紹介し，施設ケアに比べて在宅ケアが安上がりとする俗論の誤りを明らかにする．4 長寿社会は灰色か？ では，老人医療費が医療費増加の元凶とするもう一つ俗論を簡潔に批判する．

　Ⅲ 米国と英国の医療改革．1 DRGとは何か？ では，米国の「診断群別定額払い方式」の光と影を紹介した上で，それをわが国に導入する条件はないことを示す．2 英国における医療営利化を活写した『疾病への寄生』と 3 英国の国民保健サービス（NHS）改革白書では，サッチャー政権が押し進めている医療営利化政策を批判的に紹介する．わが国では，なぜか米国の医療改革のみが注目されるが，NHSの根幹部分は保持しつつ周辺部分から営利化を促進していくサッチャー政権の戦略と，わが国厚生省の戦略とが酷似していることを知り，読者は驚かれるだろう．

　　　1990年2月28日
　　　　　　　　　　　　　　　　　　　　　　　　著　者


**あとがき**

　前著「リハビリテーション医療の社会経済学」を1988年秋に出版して以来の1年半，筆者は，「政策的意味合いが明確な実証的研究」を行うことを志して，「病院」誌（医学書院）の連載「検証・日本医療の論点」に専念してきた．それにより，「医療冬の時代」と言われた1980年代に私的病院チェーンが急進展していることや，勤務医所得が急速に低下していること，などの新しい発見をし，今や日本医療を見る視点・パラダイムを転換すべき時期が到来したこと，を改めて確信した．本書に収録した論文のほとんどは，このような課題意識から，この間，いくつかの学界・研究会で行った講演・報告を整理したものである．

本書の原稿の最初の読者である勁草書房編集部の石井正子さんは，「この本はあらゆるところから怨まれますよ」と"忠告"してくれた．事実，本書では，単なる厚生省の政策批判から一歩踏み込み，一方では厚生省の政策能力の限界を具体的に示しつつ，他方で医療関係者・団体に浸透している通説・俗説も率直に批判している．医療関係者の間では，厚生省の力を過大視する一方で，医師・医療機関全体を厚生省の悪政の被害者とみなす理解が根強く，医師・医療機関の内部に存在する弱点や階層分化を指摘することは，なかばタブーとなっている．しかし，このような，いわば"臭いものに蓋"式の一面的・建前的議論では，もはや国民「多数者」の支持と共感は得られず，日本医療を前進させることもできない，と筆者は考え，一切のタブーにとらわれず，事実と"本音"を語ることにした．特に，「稀少な資源の有効配分・有効利用」という意味での効率化は，医療技術・サービスを向上させる上でも，個々の医療機関の経営を維持・発展させる上でも，更には，わが国の医療システムを改革する上でも，不可欠であると考え，医療関係者の間に根強く見られる各種の医療効率否定論の問題点を繰り返し指摘した．本書が，90年代医療をめぐる建設的な論争の呼び水となることを願っている．

　本書の諸論文の草稿に対しては，川上武先生から，率直な御批判と御助言を頂いた．また，勁草書房の石井正子さんには，入稿からわずか2か月強という超スピードで本書を出版して頂いた．心からお礼申し上げたい．それにしても，フロッピー入稿の威力には驚かされる．

　　　1990年2月28日

　　　　　　　　　　　　　　　　　　　　　　　　　　　　二木　立

# 『現代日本医療の実証分析――続　医療経済学』医学書院，1990

## はじめに

「1980年代は日本医療の転換期であり，もはや古い"常識"は通用しない．」筆者は前著『医療経済学』(1985年)の「序文」冒頭でこう"宣言"した．その"続編"である本書は，1980年代の日本医療の構造的変化を，最近の「日本医療の論点」に即して，実証的に明らかにすることを目的としている．

全体は5章に分かれる．

第1章では，わが国病院の平均在院日数が欧米諸国に比べて著しく長い原因を定量的に検討するとともに，それが医療費増加の主因ではないことを示す．第2章では，国民医療費の増加要因を新しい視角から検討し，医療費増加の主因は「自然増」ではなく，医療機関の費用増加であることなどを実証する．と同時に本章では，従来の医療費地域差論議の"盲点"も示す．第3章では，1980年代の医療供給システムの最大の構造的変化と言える私的病院チェーンの急増を，特に巨大チェーンを中心として，実証的に検討し，次に名古屋市での実態調査により，官庁統計では明らかにし得ない個々の病院の改廃パターンを明らかにする．第4章医師と看護婦の所得分析では，今や民間大病院勤務医の給与水準が民間大企業の大卒労働者と同レベルにまで低下しているなどの意外な諸事実を明らかにする．第5章では，最近脚光を浴びている脳卒中リハビリテーションの現状と問題点を，ニーズと供給とのミスマッチを中心として，検討する．

80年代医療の徹底的な実証分析を通して，90年代医療改革のための建設的論争の共通の土俵をつくること，それが本書のもう1つの目的である．

1990年5月20日

著　者

第Ⅱ部　全単著はしがき，あとがき，目次

## あとがき

　筆者が医療経済学の本格的研究を志して臨床医から大学教員に転身してはや5年が経過した．1985年8月に出版した『医療経済学』は臨床医時代の医療経済学の勉強・研究の"第一報告書"であったが，本書は，その後の研究をまとめた"第二報告書"である．

　実は筆者は，大学教員へ転身当初，医療経済学の原理論的研究を行おうと思っていた．しかしその後2-3年間は，東京と愛知とのあわただしい二本立生活のためもあり，時論的なものしか書けず，不全感が続いた．

　と同時に，1987年に厚生省国民医療総合対策本部中間報告をめぐって厚生省関係者と行った公開論争などを通して，厚生省の主張が「国民医療」の出発点である国民の医療に対する権利・国の責務（憲法25条）という原則的視点を欠いているだけでなく，一見もっともな主張の多くにも，統計の表層的利用や誤用が含まれていることに気づいた．他面，本来医療の現実を熟知しているはずの医療団体・関係者が，近年の医療の構造的変化を無視して建前的議論を繰り返していることにも，不満を感じるようになった．そのために，いまわが国の医療経済学に切に求められているのは，原理論的研究ではなく，医療改革の議論の素材を提供する日本医療の実証的な構造分析だ，と考えるようになった．

　そんな折り（1988年の夏），「病院」誌（医学書院）編集部から医療費問題を中心とした連載原稿を依頼され，かねてからの宿題だった『続・医療経済学』をまとめる良い機会にもなると思いお引受けした．「検証・日本医療の論点」と題した連載は，「病院」誌編集部のご配慮のおかげで，1989年1月号から1990年4月まで，異例の長期間に渡って続けることができた．

　連載では，「日本医療の論点」を医療経済学の視点から多面的に「検証」し，1980年代の日本医療の構造的変化を実証的に明らかにすることをめざした．そのため病院チェーンのように公式資料がない分野については，各種名簿や電話調査などから，新しく資料を自作したりもした．この過程では，

『現代日本医療の実証分析——続　医療経済学』医学書院，1990

　愛知県保険医協会事務次長西村秀一氏をはじめ多くの方のご協力を得た．と同時に，単なる研究のための研究に陥らないように，常に「政策的意味合い」を明確にすることを心がけ，必要に応じて，筆者の価値判断を明示するとともに，厚生省や医療団体の主張のうち事実に反するものを批判した．

　幸いなことに，この連載は予想を越える反響を呼び，日本医療の実証分析が切実に求められていることに改めて確信を持った．他面，毎月締切に追われる連載原稿のためもあり，舌足らずな表現や誤りを少なからず指摘されもした．今回連載を一書にまとめるにあたっては，それらを最大限訂正するとともに，特に病院チェーンと医師所得に関しては，その後に入手・作成した資料に基づいて大幅に加筆し，現時点での"決定版"といえるものにした．他面今回も，医療保障・医療産業については力不足で書くことが出来なかった．

　病院チェーンの部分は，本書出版に先だって，9月にスイス・チューリッヒ大学で開催された第2回世界医療経済学会で発表した．それに対する反響の大きさから，日本医療の実証研究が国際的にも求められていることに確信を深めた．

　本書が，なぜかわが国で立ち遅れている医療の実証分析の発展に寄与するとともに，90年代の医療改革のための建設的論争の共通の土俵となれば幸いである．尚，本書に先行して出版した『90年代の医療』（勁草書房）では，本書で明らかにした事実に基づいて，90年代医療を可能な限り具体的に予測するとともに，今後の医療と医療政策をみる視点のパラダイム転換を提言している．合わせてお読みいただければ幸いである．

　最後に，連載中率直で厳しい御批判・注文を頂いた「病院」誌編集部の中畝輝夫氏，長谷川哲也氏，佐々木憲一郎氏（現「総合リハビリテーション」誌編集部）と関山義之氏，および出版の労をとっていただいた小島輝雄氏氏に

第Ⅱ部　全単著はしがき，あとがき，目次

お礼を申し上げたい．

1990 年 9 月 20 日

二木　立

## 『複眼でみる90年代の医療』勁草書房，1991

はじめに

　本書の目的は2つある．1つは，90年代の日本医療を可能限り具体的かつ包括的に予測すること．もう1つは，それと関連づけながら，厚生省の政策批判や医療関係者・医療団体の主張の批判的検討を行い，90年代代医療をめぐる論争の「総決算」をすることである．そして，どちらの場合にも，「複眼的」視点を貫きつつ，私自身の価値判断を対置しているのが，本書の特色である．

　各章のポイントは以下の通りである．

　序章では，「原理からではなく事実から出発する」，私の将来予測のスタンスについて述べる．

　1章 90年代の国民医療費と診療報酬では，政府の厳しい医療費抑制政策にも関わらず，国民医療費が着実に増加し続ける反面，診療報酬全体の大幅引き上げはなく，定額払い制の拡大などにより出来高払い制も部分的に「修正」される可能性が大きいことを示す．

　2章 90年代の医療保障制度では，厚生省が「国民皆保険（の根幹部分）を維持する」と決断した理由を日米比較の視点から明らかにした上で，90年代に医療保険の「一元化」や「一本化」は実現しないと予測する．次に，老人保健制度「改革」をめぐる議論の検討を行うとともに，90年代に医療の「階層消費」が進む危険性を指摘する．

　3章 90年代の医療供給制度は，本書の中核をなす．ここでは，まず厚生省の「自由開業医制を維持する」政策の二面性を示した上で，90年代に医療機関の間の競争と階層分化（格差）が拡大することを3側面から示す．合わせて医療法第二次「改正」案の5つの問題点を検討する．次に，90年代には在宅ケアの普及が限定的なものにとどまると予測した上で，「ゴールドプラン」の光と影を検討する．最後に，90年代に医療の営利化・「企業化」

がどこまで進行するかを検討し，一般の営利企業の参入が医療の周辺部分に限定される反面，一部の医師・医療機関の営利化・「企業化」が進行すると予測する．

4章 90年代の医療マンパワーでは，先ず「第二次医師過剰時代」が勤務医と開業医にどのような影響を与えるかを検討する．次に，政策転換が行われれば現在の看護婦不足は解決可能なことを示しつつ，90年代には病院への補助者の導入や看護業務の見直しが不可欠なことも明らかにする．

終章では，90年代に医療団体や医療機関の側から，国民・患者本位の医療改革をすすめる上での問題提起を行う．ここでは特に，①厚生省の医療保障改悪政策と医療供給制度再編政策とでは，医療団体や医療機関の側が評価と対応を変える必要があること，および，②医療関係者や医療団体自身が，「医療技術・サービスの質を向上させつつ，医療費の大幅な増加を招かない（可能なら節減する）」真の効率化を実現する「代替案（対案）」を提案することが求められていること，を強調する．

最後に，補論では，1990年9月にスイスで開催された第2回世界医療経済学会を手がかりにして，医療経済学の国際的動向を検討する．わが国では，医療経済学は医療費抑制のための学問だとする誤解が根強い．しかし，欧米諸国では，それは新旧すべての医療問題を分析対象とするほどに広がりを見せていることを知り，読者は驚かれるだろう．

1991年5月13日

二木　立

## あとがき

ちょうど1年前に出版した『90年代の医療』は予想以上の反響を呼び，この種の本としては珍しく，「毎日」「日経」「赤旗」の各全国紙でもとりあげられた．しかも，いずれの書評でも，医療効率化の問題提起が注目され，意を強くした．また，多くの読者から「スカッとさわやか」との感想も頂い

『複眼でみる90年代の医療』勁草書房,1991

た.

　他面,同書は,一部で,予期せぬ誤解を招いていることに,講演の質疑応答などを通して気付きもした.極端な実例をあげると,ある厚生省OBからは「二木氏は長期入院の是正に反対している」と,別の医療運動関係者からは「二木氏は厚生省の『中間報告』と闘う必要がないと主張している」と「批判」され,愕然とした.これにより,コミュニケーションの難しさを実感すると同時に,同書が以下の3つの理由から無用な誤解を誘発しやすい点を反省させられもした.1つは,ごく短期間に講演記録などをまとめた「論文集」であるため,説明不足や舌足らずな箇所が少なくないこと.第二に,客観的将来予測に徹し,それに対する自己の価値判断を意識的に禁欲したこと.第三に,医療関係者や医療団体の間に流布している通説・俗説の批判が高踏的にすぎたことである.

　更に同書出版以降,90年4月の診療報酬改定,医療法第二次「改正」案,老人保健法第二次「改正」案,看護婦不足など,90年代(前半)の医療に重大な影響を与える政策や問題が相次いで現れ,これらに対する見解を求められる機会も多くなった.

　そのために,私の90年代医療論を,より包括的に,しかも誤解の余地なく具体的に,展開する必要を痛感した.そこで,1990年11月の京都府保険医協会理事者学習会での講演「90年代の医療＝再論」を出発点として,このテーマについての「教科書」を作るべく,約6か月かけて書き下ろしたのが本書である.

　私は,日頃は,「なにごとかを成しとげるためには自己を限定しなければならない」というヘーゲルの教えを信奉している.しかし,本書では,このような事情から,90年代医療をめぐる論争の「総決算」をめざして,ほとんどの論点に関して,厚生省の政策批判から医療関係者・医療団体の主張の批判的検討に至るまで,「なんでもかんでもみんな」書くことを試みた.しかも,前著以上に「一切のタブーにとらわれず,事実と本音を語る」ように心がけた.

他面,これらの批判が「独断と偏見」に陥らないように,2つの注意を払った.1つは,読みやすさを多少犠牲にしても,根拠となるデータや文献は可能な限り明示し,自説の「反証可能性」を確保すること.もう1つは,高踏的批判ではなく内在的批判あるいは複眼的検討に徹することである.

本書が,前著と共に,90年代に日本医療を国民・患者本位に改革するための建設的な論争の呼び水になることを願っている.

実は,本書は,私が1985年に,医療経済学の本格的研究を志して,臨床医(リハビリテーション医)から大学教員へ転身してから,7冊めの著書にあたる(共著1冊と共訳書1冊を含む).これで,当時立てた毎年1冊著書を出版するという目標を達成することができた.幸い,私は,1992年夏から1年間,医療経済学研究のため,米国へ留学する機会を与えられている.そのため,本書出版後は新しい著書の執筆はお休みし,留学準備に専念したいと考えている.留学終了後には,病院チェーンを中心とする日米医療供給体制比較の実証分析を出版する予定である.

本書の草稿に対しては,川上武先生や上田敏先生,京都府保険医協会理事の諸先生をはじめ,多くの方々から貴重なご助言を頂いた.また「社会保険旬報」誌(笹川浩一編集長)には,本書原稿のほとんどを,本書出版に先駆けて長期連載して頂いた.更に,勁草書房の石井正子さんには,出版事情が悪いにもかかわらず,前著に続いて超スピードで本書を出版して頂いた.心からお礼申し上げたい.

1991年5月13日

二木　立

## 『90年代の医療と診療報酬』勁草書房，1992

### はしがき

 10年ぶりの大改革と言われる，1992年4月の診療報酬改定．これにより，厚生省の90年代医療の青写真と「願望」はいっそう鮮明になった．と同時に，この改定は，医療費抑制一辺倒の厚生行政の限界をも明らかにし，それの「見直し」を求める声が，広がりつつある．

 私は，「社会保障としての医療」を発展させるためには，診療報酬の大幅な引き上げが必要であるし，そのための財源は，欧米諸国に比べて著しく低い国と企業の医療費負担を，せめてアメリカ並に引き上げることにより調達可能だ，と考えている．他面，従来の「個別出来高払い方式」の枠内での診療報酬引き上げに対する国民の理解はほとんど得られていない．そのために，医療関係者・医療団体には，診療報酬の抜本改革の「代替案」を示すことが求められているし，それを国民の理解を得て実現するためには，①中規模以上の個々の民間病院の経理の公開の制度化と，②医療団体による医療の質の保証という，二大改革も避けて通れなくなっている．さらに，診療報酬の大幅引き上げがすぐには実現しない条件の下では，病院自身が医療の質の向上と経営安定化のために，①各医療機関の機能の明確化とネットワーク形成，②医療・経営の効率化，③保健・福祉分野への「部分的」進出という，3つの「自助努力」を行うことも，求められている．

 このような課題意識のもと，本書は3部8論文から構成される．

 Ⅰの2論文では，1992年4月診療報酬改定を，総論的および各論的（看護料）に，検証する．ここでは，一般の論調とは異なり，今回の改定を厚生省の「賭け」と位置づけ，それの実現可能性を予測する．

 Ⅱの4論文では，視野を80年代-90年代全体に広げて，診療報酬，病院経営，在宅ケア，および医療ソーシャルワーカーの資格制度化問題の4点の，検証と展望をおこなう．

Ⅲの2論文では,官庁医療統計の2大盲点といえる,老人病院等の保険外負担と私的病院チェーンの実態を,私の独自調査に基づいて明らかにする.この2つの現実を直視しないどんな医療改革プランも,机上の空論にすぎないからである.読者は特に,老人病院の現実の保険外負担が厚生省の「虚構の統計」の3倍であること,老人病院入院患者の「実質自己負担率」はなんと25%にも達していることなどを知り,驚かれるだろう.

1992年7月31日

二木　立

## あとがき

　本書は,私の3冊めの90年代医療論である.この「3部作」と『現代日本医療の実証分析』(医学書院)によって,日本医療の包括的な分析には,「一区切り」つけることができた.今後1年間は,その「成果」を基礎にして,カリフォルニア大学ロサンゼルス校公衆衛生学大学院医療サービス学科,ランド研究所およびスタンフォード大学医療政策比較研究プロジェクトで,日米医療の比較研究を行いたいと考えている.

　前著『複眼でみる90年代の医療』をちょうど1年前に出版して以降,診療報酬関連の講演依頼が多くなった.本年に入ってからは,10年ぶりの大幅な診療報酬改定の評価を求められる機会も増えてきた.当初は,それらをすべて断わり,英語の勉強や文献読みなどの留学準備に専念したいと考えていた.しかし,日本の医療と医療政策の現状分析をトコトン行うことが,私のアメリカでの研究にも役立つし,アメリカ側の研究者の日本医療研究にも寄与することになると考え直し,留学前に,もう一書をまとめることに「方向転換」した.

　よく誤解されるのだが,私は,講演は嫌いである.なぜなら,「政策的意味合いが明確な実証的研究」を志している私にとって,移動や「つきあい」などで時間がとられる講演は余りに「時間多消費」だからである.しかも,

『90年代の医療と診療報酬』勁草書房,1992

原稿執筆に比べて多額の謝礼をもらうので「精神的堕落の元」になりやすい.もちろん「薄謝」の場合も少なくないが.

そのため,私は,次の3つの場合以外は,講演は断わるようにしている.第一は,月並みだが,「義理」のある方からの依頼や,地元(愛知県・名古屋市)の講演で,私の勤務先(日本福祉大学)の「宣伝」になる場合.第二は,自分が「不得意」なテーマ,正確には,興味はあるが,講演するためには,事前に相当勉強・研究しなければならないテーマの時.そして第三は,講演テーマが具体的で,参加者も多くなく,講演後に活発な質疑応答が期待できる場合である.本書のⅠ・Ⅱの6論文は,このような基準でお引受けした講演・インタビューを「ベース」にしている.

それに対して,Ⅲの老人病院等の保険外負担の全国調査論文は,官庁医療統計の盲点を明らかにすべく,半年近くかけてまとめた.その直接のきっかけは,医療関係者なら誰でも知っている老人病院の多額の保険外負担の現実を無視し,法定(名目)自己負担の「低さ」を根拠にして,患者負担の引き上げを主張する行政や一部研究者の無知・無恥に対する「怒り」であった.ただし,それだけに,執筆時は,意識的に学術論文の様式を守るように努力した.この論文の要旨は,「世界」誌7月号の小論「病院経営と患者負担の現在」でも紹介したところ,「朝日新聞」の社説(6月30日)で引用されるなど,予想以上の反響を呼び,意を強くした.

他面,本書では,批判的検討の対象を,厚生省の政策や一般の医療団体の方針だけでなく,看護関係者の診療報酬改革に対する主張や日本医療社会事業協会の方針にまで広げたため,前前著『90年代の医療』以上に,「あらゆるところから怨まれる」ことを,覚悟している.この点についての私の真意は,槙原敬之氏作詞・作曲のヒット曲「どんなときも」の,次の歌詞に託したい.♪どんなときも,どんなときも,僕が僕らしくあるために,ダメなものはダメと,言えるきもち,抱きしめてたい……(原曲では「ダメ」は「好き」).

本書の出版は川上武先生から強くすすめられたし,ほとんどの草稿に対し

て貴重な御助言をいただいた．また，老人病院等の保険外負担の全国調査にあたっては，児島美都子日本福祉大学名誉教授をはじめ多くの方々の御協力を得た．更に，勁草書房の石井正子さんには，完成原稿が条件であるフロッピー入稿にもかかわらず，校正時に相当の補足・修正を行い，ご無理をお願いした．心からお礼申し上げたい．

  1992 年 7 月 31 日

                    二木　立

# 『「世界一」の医療費抑制政策を見直す時期』勁草書房, 1994

## はしがき

　本書の中心テーマは, わが国における「あるべき医療」と「ある医療」との相克である. 国際的にみたわが国医療の改革課題 (「あるべき医療」) は, なによりも「世界一」厳しい医療費抑制政策を見直し, 公的医療費の総枠を拡大することである. しかし, 現実に厚生省が今後押し進めようとしている「ある医療」は, 新しい形の医療費抑制政策＝「第二次保険・医療改革」だからである.

　1章では, 先ず80年代以降継続している「世界一」の医療費抑制政策が「成功」した秘密を日米医療比較の視点から検討し, 次いでそれがもたらした2つの歪み (欧米諸国に比べての医療の質の低さと非公式の患者負担の拡大) を明らかにする. その上で, 公的医療費の総枠拡大の「国民合意」を形成するための具体的提案 (「官民双方」の情報公開, 診療報酬制度と中医協の改革, 中規模以上の病院の経営公開の制度化を中心とする医療機関経営の不透明性の克服等) を行う.

　2・3章では, 1994年医療費改定と健保法改正によりはじまった「第二次保険・医療改革」の特徴とそれの「成功」の可能性を検討する. この改革で, 厚生省は, 公的医療費の抑制は貫きつつ, 特定の医療サービスの「保険外し」と「特定療養費制度の活用」(当面は差額ベッドの拡大〜究極的には医師サービスも特定療養費化) による患者負担の拡大を財源として, 医療費総枠を拡大し, それによって中所得層の患者が受ける医療の質の引き上げを図ろうとしている. この改革が全面的に実施されれば, わが国でも, アメリカやヨーロッパ諸国とは異なったタイプの「二段階医療」(医療の階層消費) が制度化されることになるが, 私は, この改革は, 部分的にしか成功しない (逆に言えば部分的には成功する) と予測する.

　最後に4章では, 私のアメリカ留学中の勉強・研究・経験を通して知った,

アメリカの医療と医療経済学の特徴(日本のそれとの根本的な違い)を「オムニバス形式」で具体的に紹介する．これは，私なりの「誰も書かなかった」アメリカ医療論である．読者は，従来のアメリカ医療の紹介の多くが，いかに多くの誤りを含んでいるかを知り，驚かれるだろう．

1994年9月25日

二木　立

## あとがき

　前著『90年代の医療と診療報酬』出版後，もう2年が経過した．

　最初の1年間(1992年8月〜93年8月)は，カリフォルニア大学ロサンゼルス校(UCLA)公衆衛生学大学院に留学し，医療経済学の勉強と日米医療の比較研究に没頭した．アメリカ(医療)という「窓」を通してみると，日本にいるときには気づかなかった，日本の医療と医療政策の特質がよく見えてきた．と同時に，わが国医療の良さを保持しつつ，医療の質を引き上げるためには，「世界一」厳しい医療費抑制政策の見直し・転換が不可欠なことを，実感した．そのために留学から帰国後の1年間，機会があるたびに，講演・論文でこのことを訴えた．

　と同時にこの1年は，わが国の政治だけでなく，医療政策が大きく転換した1年でもあった．私自身は，非自民連立政権の成立に大きな期待は持っていなかったが，それでも，社会党も加わった新政権が厚生省の独走(特に昨年秋以降に急浮上した病院給食の患者負担化方針)に多少の歯止めをかけるのではないかと，淡い期待も持っていた．しかし，健保法改正案は，社会党や連合の支持を受けて厚生省の原案通りにまとめられ，しかも政局の混迷にも関わらず，大きな修正もなく，「異例のスピード」で成立した．このような事態の急変を通して，わが国では「あるべき医療」と「ある医療」との落差がさらに拡大していることに気づき，衝撃すら受けた．

　そこで改めて，1980年代〜21世紀初頭の医療政策の変化を「読み直す」

『「世界一」の医療費抑制政策を見直す時期』勁草書房,1994

　作業にとりかかった.そのために,公開・非公開の関連資料を読みあさるとともに,十数人の研究者,ジャーナリスト,厚生省関係者と率直な意見交換を行った.それにより,厚生省の医療費抑制政策が,本年の医療費改定と健保法改正とにより新しい段階=「第二次保険・医療改革」に入ったことに気づいた.と同時に,この改革の中心をなす特定療養費制度の過去・現在の分析と将来予測を本腰を入れて行う必要を痛感し,数か月間それに専念した.これを行う上では,アメリカ留学で身につけた国際比較の視点(特に先進国医療の「三極構造」論)が,多いに役だった.その結果,私なりに,今後10年単位での日本医療の見通しをつけることができるようになり,ようやく一書にまとめることができた.

　実は,アメリカ留学前の私は,実証研究に重点を置き,医療改革や「あるべき医療」についての発言は,やや抑制していた.「夢を持つのは良いが,夢を語るのはよそう」(西部ライオンズ森監督).しかし,本書では,私の医療改革の志も,意識的に語るようにした.私には,この1年間の政界の(共産党を除く)「総与党化」現象が医療界にも波及して,改革へのあきらめや政策への表だった批判が弱まっているように思われる.しかし,「正論」や政策論争の不在は,長期的にみて日本医療の活力を失わせてしまうと考え,本書で一石を投じることにした.

　本書が,国民・患者本位の医療改革を考える多くの人々に読まれることを願っている.『ゴーマニズム宣言』(小林よしのり著,扶桑社)流に言えば,本書を読まずして,明日の日本医療は見えてこないと「ごーまん(傲慢)かまし」たい.

　当初は,本書に,アメリカ留学中～留学直後に行った日米医療比較の実証研究論文(MRIと血液透析の日米比較)も収録する予定であった.しかし,紙数の制約上,これらは,来年医学書院から出版する『日本の医療費(仮題)』にまわすことにした.この本では,技術進歩と人口高齢化,医療費(増加)の「トライアングル」(三角関係)の実証的・理論的分析に挑戦したいと考えている.

第Ⅱ部　全単著はしがき，あとがき，目次

　今回も，川上武先生にはほとんどの草稿に対して厳しい御批判・ご助言をいただいたし，「社会保険旬報」誌（笹川浩一編集長）には，補論を除くすべての本書原稿を掲載していただいた．勁草書房の石井正子さんには，当初予定より3か月余遅れた原稿の完成を，温かく（？）見守っていただいた．また，1章「世界一」の医療費抑制政策を見直す時期は，諸橋芳夫先生（全自病・日病会長）のご推薦で行った，第32回全国自治体病院学会総会（1993年10月）と第5回国民の健康会議（同年11月）での同名の報告を基にしてまとめた．最後に，「あるべき医療」対「ある医療」という表現は，故砂原茂一先生の名著『ある医療・あるべき医療』（メヂカルフレンド社，1976）から，借用した．心からお礼申し上げたい．

　　　1994年9月25日

　　　　　　　　　　　　　　　　　　　　　　　　　　　　二木　立

# 『日本の医療費——国際比較の視角から』医学書院,1995

## まえがき

　本書は,日本の医療費問題を,国際比較の視角から,実証的かつ批判的に検討し,さまざまな「神話」「常識」の妥当性を検証することを目的としている.キーワードは,人口高齢化,医療技術進歩,リハビリテーション医療,地域(在宅)ケア,医療効率,医療の質,日米比較・国際比較,そして医療費抑制政策である.全体は6章に分かれる.

　第1章では,わが国の老人医療費をめぐる2つの「神話」——人口高齢化が医療費増加の主因,および老人の「社会的入院」が保険財政を圧迫——が事実誤認であることを示し,一般の常識とは逆に,わが国では,老人保健法の実施以来,老人医療費が過度に抑制されていること,を明らかにする.

　第2章では,技術進歩(特にハイテク医療技術の導入と普及)が医療費「水準」を上昇させるとする「常識」を,2つの「事例研究」(MRIと慢性血液透析医療の日米比較)と1970年以降の医科医療費推移の分析により,検証する.それにより,医療技術進歩は医療費増加の単純な「独立変数」ではなく,医療費抑制政策により相当程度操作可能な「従属変数」であること,および過度の医療費抑制が「医療の質」を低下させること,を明らかにする.

　第3章では,従来ほとんど行われることのなかったリハビリテーション医療の包括的な経済・経営分析——マクロ経済分析,原価計算分析,理学療法士・作業療法士の給与分析,地域リハビリテーションの経済的基盤分析——を行う.特にマクロ経済的分析では,個々の理学療法・作業療法の診療行報酬の大幅引き上げにもかかわらず,リハビリテーション医療費総額が抑制されているメカニズムを明らかにする.

　第4章では,まず医療効率の原理的検討を行った上で,欧米諸国における地域(在宅)ケアの効率測定(費用効果分析・費用効用分析)の結果を紹介する.それにより,わが国で根強い,地域ケアを普及すれば医療費を抑制でき

るという「神話」が，今や完全に否定されていることを示す．

　第5章では，医薬品の適正使用を医療経済学の視点から考える．特に，最近ミクロ経済レベルでの医薬品（広くは医療技術一般）の適正使用を促進するための手段として注目を集めている「臨床経済学」の意義と限界を明らかにする．

　第6章では，前著『現代日本医療の実証分析』で明らかにした，80年代に生じた日本医療の2つの構造変化——医療法人病院チェーンの急増と勤務医給与水準の低下——が，90年代前半にも継続しているかを，検証する．

　以上の分析を通して，わが国医療の質を引き上げるためには，「世界一」厳しい医療費抑制政策を見直す必要があることを明らかにすること，それが本書のもう1つの目的である．

　　　1995年10月

　　　　　　　　　　　　　　　　　　　　　　　　　　二木　立

## あとがき

　筆者は，1992年8月から1年間，カリフォルニア大学ロサンゼルス校（UCLA）公衆衛生学大学院に留学し，医療経済学の勉強と日米医療の比較研究を行った．それにより，医療の経済分析のあり方・課題について，以下の3つのことを学んだ．

　第一は，国際的に見ると，わが国で1980年代以降続けられている医療費抑制政策は「世界一」厳しいこと，少なくとも医療費抑制の「数値目標」の達成という点に限れば世界一の「成功」と言えること．そのために，国際的にみて今わが国の医療経済学に求められているのは，医療費増加要因の研究ではなく，医療費抑制のメカニズムの実証分析およびそれがもたらした歪みの究明である．

　第二は，アメリカと日本は，医療・医療政策面では，先進国の中で「両極」に位置しているため，日米医療の単純な比較研究では，両国医療の特殊

『日本の医療費——国際比較の視角から』医学書院,1995

性が過度に強調されてしまうこと．この誤りを避けるためには，ヨーロッパ諸国を加えた「先進国医療の三極構造」の視点から国際比較を行うべきである．

　第三は，アメリカの医療経済学で主流である市場メカニズムを万能（神聖）視する新古典派経済学は医療の現実問題の分析には無力であり，日本に「移植」する意味はないこと．逆に，アメリカで医療の経済分析に有効性を発揮しているのは，特定のモデルにとらわれないで実証分析を行う「医療サービス研究（health services research）」であること．しかも，それでは先行研究の厳密な文献学的検討も合わせ行われていること．わが国で行われるべきは，このようなタイプの研究である．

　本書は，このような課題意識に基づいて，アメリカ留学中および留学後に行った日本の医療費の諸問題の実証研究をまとめたものである．


　本書では，5年前に発表した前著『現代日本医療の実証分析』と同じく，「政策的意味合いが明確な実証的研究」を心掛けた．そのために，研究課題の設定においても，結果の解釈においても，前著以上に自己の価値判断を明示した．と同時にそれが「独断と偏見」に陥らないように，徹底的な文献学的検討を行い，それぞれのテーマについて，実証分析と文献学的検討を「統合」することををめざした．後者に関しては，アメリカに偏らず，ヨーロッパ諸国・カナダの文献も幅広く紹介するように心掛けた．そのために，テーマごとに，医学・経済学分野のデータベース（MedlineとEconlit）による検索を行うとともに，関連雑誌のバックナンバー（最低5年分）を直接チェックした．そのために，本書はそれぞれのテーマについてのもっとも新しい「文献目録」にもなった，と自負している．

　ただし，医薬品の適正使用を検討した第5章は，筆者の力不足から，独自の実証分析を欠いた「文献学的レビュー」にとどまった．また，当初予定した，「技術進歩と人口高齢化，医療費抑制政策とのトライアングル（三角関係）の実証的・理論的分析」も，同じく力不足で，本格的にはできなかった．

今後の課題としたい.

　なお，本書で断片的にしか触れられなかった，わが国の医療政策分析・批判と私の医療改革論，および私のアメリカ医療論は，本書に先行して出版した『「世界一」の医療費抑制政策を見直す時期』（勁草書房，1994）で詳しく論じた．あわせてお読みいただければ幸いである．

　実は，今年は，筆者が医療経済学の本格的研究を志して，臨床医（リハビリテーション医）から大学教員に転じて，丸10年の年である．このような「節目」の年に，本書を出版できたことはたいへん幸せである．

　最後に，本書の草稿の多くに，率直な御批判・御注文をいただいた川上武先生，権丈善一氏，近藤克則氏，および超スピードで本書出版の労をとっていただいた樋口覚・武田誠両氏にお礼を申し上げたい．

　　　1995年10月

　　　　　　　　　　　　　　　　　　　　　　　　　　　二木　立

## 『保健・医療・福祉複合体』医学書院，1998

まえがき

　「保健・医療・福祉複合体」（以下，「複合体」）とは，単独法人または関連・系列法人とともに，医療施設（病院・診療所）となんらかの保健・福祉施設の両方を開設し，保健・医療・福祉サービスを一体的に提供しているグループであり，その大半は私的病院・診療所が設立母体となっている．

　「複合体」は1990年前後に初めて登場し，その後急成長し続けている．しかも，2000年度に創設される介護保険が私的病院・診療所の「複合体」化の流れを加速することは確実である．それだけに，21世紀の保健・医療・福祉システムを予測する上でも，あるいはあるべきシステムを考える上でも，「複合体」の詳細な実態調査と医療経済学的分析が不可欠である．

　本書は，この課題に初めて挑戦した研究報告書である．全体は3部から構成される．

　第Ⅰ部では，筆者が1996～1998年の3年間に行った全国調査の結果に基づいて「複合体」の全体像を示すとともに，「複合体」の経済的効果を理論的に検討し，介護保険が「複合体」の追い風になる理由を説明する．あわせて「複合体」の四つのマイナス面も示す．

　第Ⅱ部は，筆者が行った「複合体」の6種類の全国調査の詳報である．筆者は，私的病院・老人保健施設・特別養護老人ホームを開設しているグループ（「3点セット」開設グループ）が，「複合体」の典型・中核と考えており，これについては，個々のグループ単位の詳細な検討（主として横断分析）を行う．

　第Ⅲ部では，全私立医科大学病院と500床以上の全私的病院の横断分析と第二次大戦後45年間の時系列分析を行い，これら病院の発展過程と現在の活動の広がり（病院チェーン化と「複合体」化）を明らかにする．

　以上の分析を通して，医療・福祉界に根強くみられる2つの「通説」・「神

話」を批判することが，本書のもう1つの目的である．1つは，「保健・医療・福祉の連携と統合」は，自治体主導で，しかも個々の独立した施設が連携することを想定した通説．もう1つは，1980～1990年代を単純に「医療冬の時代」とみなす通説である．

読者は，多くの医療機関が経営困難に直面した同じ期間に，一部の私的医療機関が大きな活力を発揮して，チェーン化と「複合体」化したことに驚かれるであろう．

1998年10月

二木　立

## あとがき

本書の基礎になる「病院主導の保健・医療・福祉複合体の全国調査」を計画したのは，医学書院からの前著『日本の医療費』を出版する1年以上前の1994年10月だった．翌年には勤務先の日本福祉大学社会科学研究所（現・福祉社会開発研究所）からそのための課題研究費も頂けた．しかし，1995年-1996年前半は，介護保険論争に忙殺され，この研究にはほとんど手をつけられなかった（里見賢治・伊東敬文氏との共著『公的介護保険に異議あり』ミネルヴァ書房，1996年）．

その後，1996年7月に介護保険論争についての自分なりの「中間総括」を発表して以後，3回の夏休みを含めて足掛け3年間，この研究に文字どおり専念・没頭し，ようやく一書にまとめることができた．このように，この研究は当初介護保険とは無関係に計画したが，介護保険論争を挟んだ結果，「介護保険の先（の21世紀の保健・医療・福祉システム）を読む」研究になった．

実は筆者がこれほど長期間1つの研究に集中したのは，10数年前（1980年代前半），まだ臨床医で脳卒中患者の早期リハビリテーションに従事していたとき以来である．当時は，博士論文（「脳卒中患者の障害の構造の研究」）

『保健・医療・福祉複合体』医学書院, 1998

　執筆のため, 病院に泊まり込んで, 患者の入院病歴を何度も見直しながら脳卒中患者のデータベースを作成した. 今回も, 自宅に篭もって, 調査に協力していただいた全国の「関係者」や各病院・グループから頂いた資料・情報を幾度も読み返しながら, 「複合体」のデータベースを作成した.

　既存の官庁統計の利用に慣れている研究者からは, このような「非効率」なやり方を笑われたり, あきれられたりもした. しかし, 筆者自身が一次資料をチェックした上で, データ入力することにより, 個々の「複合体」の特徴を肌で知る（指で覚える？）ことができた. おかげで, 非常に多数の「複合体」を調査対象にしているにもかかわらず, それらの「顔の見える」研究となった.

　このような作業を通して, 自分自身の「無知の知」を自覚もした. 筆者は, 臨床医時代を含めて, 医療問題・医療経済学の研究を四半世紀も続けているが, ①今まで個々の医療機関の活動や経営実態を十分に調査せずに発言してきたこと, ②経済学に比べて経営学の知識が非常に不足していること, の2つに気づいたのである. そのために, この3年間, ずっと新鮮な「挑戦者」の気持ちを持ちながら研究と勉強をすることができた. 幸い, この「複合体」研究は, 1998年度から日本福祉大学福祉社会開発研究所のプロジェクト研究に採用され, 今後数年間継続することになった. これからもこの気持ちを忘れずに精進を続け, これを筆者の「ライフワーク」にしようと決意している.

　ひるがえって最近のわが国の医療改革の議論や研究をみると, 日本医療の現実と歴史を無視した, 外国（特にアメリカ）直輸入の改革論や思いつき的に概念だけを展開する改革論が目につく. 本書はこのような安易な風潮に対するアンチテーゼでもある. 「すでに起こった未来」（ドラッカー）の研究である本書が, 21世紀を見通した医療改革のための建設的論争の共通の土俵になることを願っている.

　本書は, 筆者が今までに行ったどの研究と比べても, 桁違いに多くの方のお世話になった. 第Ⅰ部で書いたように, 延べ1644個人・施設・組織から

資料や情報を頂いた．特に，各都道府県の保険医協会事務局と児島美都子日本福祉大学名誉教授の教え子の医療ソーシャル・ワーカーの方々からの情報は，この研究の出発点になった．私の勤務先の大学院生には，調査依頼状の郵送や電話調査の大半をしてもらった．今までの筆者の研究と異なり，この研究は各種の学会・研究会でも積極的に発表したが，毎回率直な批判や刺激を受けることができた（主なものは，医療科学研究所1997年度第1回医療経済研究会，第24回日本保健医療社会学会，社会政策学会第96回大会）．川上武先生からは，研究の構想の段階から継続的に，率直な御助言と御批判をいただいた．そして，医学書院の樋口覚・武田誠両氏には，前著『日本の医療費』に続いて，超スピードで出版の労をとっていただいた．心からお礼を申し上げたい．

1998年10月

二木　立

# 『介護保険と医療保険改革』勁草書房，2000

## はしがき

　本書の中心テーマは，2000年4月にスタートする介護保険とそれに続いて実施予定の医療保険改革の全体的評価と将来予測を，医療経済学と医療政策研究の視点から行うことである．合わせて，介護保険下で急成長することが確実な「保健・医療・福祉複合体」（以下，「複合体」）について多面的に検討する．介護保険や医療保険改革について解説した本は少なくないが，両者を包括的かつ批判的に論じた本は，本書が最初であろう．

　全体は3部，19本の論文から構成される．

　Ⅰでは，まず巻頭論文で介護保険の全体的評価と将来予測を行う．全体的評価では，介護保険が医療を含んだ「老人長期ケア保険」であること，「社会保障構造改革具体化の第一歩」であること，「医療保険の介護版」ではないことを示す．将来予測では，介護保険が独立した制度としては短命で，5～10年で「高齢者医療・介護保険」に再編・統合される可能性が高いことを強調する【訂正】．

　第2論文では，私が独自に実施した「複合体」の全国調査をベースにして，「複合体」の全体像と功罪を述べた上で，介護保険下の「複合体」を含めた医療・福祉施設の展開形態を予測する．

　これに続く3論文では，介護保険下の居宅介護支援事業，リハビリテーション医療（病院），訪問看護ステーションについて検討する．Ⅰの最後の2論文は「介護保険論争の証言」である．

　Ⅱの最初の3論文では，当初2000年に予定されていた医療保険抜本改革（医療ビッグバン）が幻となった理由を包括的に検討する．読者は，2000年改革が不可避とする通説とは逆に，私が早くからそれの実施が困難なことを予測していたことを知り驚かれるだろう．Ⅱのもう1つのテーマは（国民）医療費をめぐるさまざまな常識の批判的検討である．ここでは，最近注目を

集めている医療の質を引き上げつつ医療費を抑制できると称する諸提案——定額払いの拡大,社会的入院の是正,医療の標準化・クリティカルパス,福祉のターミナルケア等——のどれも,医療費抑制は期待できないことを示す.合わせて,人口高齢化が医療費増加の主因という思いこみが誤りであることを示す.

Ⅲの3論文は,外科・眼科・リハビリテーション医療の経済分析である.

医療費抑制を当然の前提とした医療改革は実効性がなく,今求められているのは,公的医療費の総枠をヨーロッパ水準にまで引き上げるまったく別の医療改革である.これが本書を貫く私のメッセージである.

> 【訂正】「介護保険制度が独立した制度としては短命」との予測は大きく外れた.今からふり返っても,2000年前後には,このような予測が最有力だったと私は判断している.しかし,この可能性のみに注目して,介護保険制度と障害者施設との統合というもう1つのシナリオがあることに全く言及しなかったのは,一面的であった(詳しくは,『介護保険制度の総合的研究』勁草書房,2007,13頁).

2000年1月

二木 立

## あとがき

本書の出版を初めて構想したのは,1997年11月だった.同時横行していた介護保険礼賛論と2000年医療保険抜本改革(医療ビッグバン)必然論を批判するとともに,公的医療費の総枠拡大という『「世界一」の医療費抑制政策を見直す時期』(勁草書房,1994年)以来の私の持論をさらに発展させることが,目的だった.

そのために,1998年後半には,本書の準備も兼ねて,私の勤務先の日本福祉大学で[本書と]同名の「特講(特別講義)」を,他の教員と共同で開講した.また,本書でも詳しく紹介した『保健・医療・福祉複合体』(医学書

『介護保険と医療保険改革』勁草書房,2000

院)を同年11月に出版した直後は,保健・医療・福祉複合体という「窓」を通してみることにより,医療や福祉の将来が,いままでよりもはるかによく見通せるように感じ,本書の中核になっているいくつかの論文を一気に書き下ろした(Ⅰ-1・2とⅡ-2等).その後しばらくは「中だるみ」が続いたが,昨年後半に追加的な原稿をいくつか書きあげ,構想後2年余で,一書(論文集)にまとめることができた.

このような経過のために,本書に収録した論文の多くは論争的な性格が強い.これらの論文は,介護保険・医療保険改革をめぐる「論争の証言」として,巻頭論文以外は,元論文の加筆訂正は行わず,元論文執筆時点での私の評価・予測の誤り(不適切さ)や各論文執筆後の情勢の変化は[補注]で示した.そのため,やや読みにくくなったきらいはあるが,索引を充実することにより,本書全体を読まなくてもポイントとなる事項はすぐに分かるように工夫した.

現在では介護保険が決してバラ色の制度ではことは誰の目にも明らかになっているし,2000年医療保険制度抜本改革(医療ビッグバン)は私の予想通り幻に終わった.それにもかかわらず,かつてそれらを礼賛・必然視した人びとから反省の弁が聞かれないのは不思議である.

当初は,本書で医療・介護の枠を超えた社会保障全体の改革提案を行おうと志したが,力不足でできなかった.同じく,当初は本書に収録予定だった「保健・医療・福祉複合体の日米比較研究」も時間不足でまとめられなかった.いずれも次の著作の課題にしたい.

今回も,川上武先生には多くの論文に対して率直な御批判・御助言をいただいた.勁草書房の橋本晶子さんには,出版事情が悪いにもかかわらず,介護保険施行の4月に間に合わせるため,超特急で本書を出版していただいた.心からお礼申し上げたい.

  2000年2月

              二木　立

第Ⅱ部　全単著はしがき，あとがき，目次

## 『21世紀初頭の医療と介護——幻想の「抜本改革」を超えて』
### 勁草書房，2001

**はしがき**

　本書の目的は，21世紀初頭（今後5～10年間）のわが国の医療と介護の将来像を可能な限り具体的に予測するとともに，私自身の改革案を示すことである．その基礎作業として，最近の医療・介護政策の「複眼的」検討と，医療機関の「保健・医療・福祉複合体」（以下，「複合体」）化を中心とするわが国の医療・介護提供システムの構造的変化の検討と日米比較を併せ行う．

　全体は，全5章，13本の論文で構成する．

　序章では，1990年代後半以降の現実を踏まえて，21世紀初頭の医療・社会保障を展望する．改革のシナリオ（選択肢・潮流）は，①アメリカ型の新自由主義的改革，②厚生労働省のめざす社会保障制度全体の公私二階建て化，③公的医療費・社会保障費の総枠拡大の3つあり，②が部分的に実現する可能性が高い．私は③を支持するが，その実現のためには医療者の自己改革が不可欠である．

　第Ⅰ章の4論文では，最近2年間の医療政策を検討し，21世紀初頭の医療を予測する．第1論文では，経済財政諮問会議「基本方針」中の医療制度改革案を検討し，新自由主義的改革はほとんど実現しないと予測する．第2論文では，厚生労働省「医療制度改革の課題と視点」に込められた同省の本音とねらいを複眼的に考察する．第3論文では2000年診療報酬改定が一般病院と患者に与える影響を，第4論文では医療法第四次改正が医療・看護に与える影響を，予測する．

　第Ⅱ章の第1論文では，介護保険開始後の3つの現実を検討し，当面の3つの改革課題を提起するとともに，長期的には介護保険を公費負担方式に転換する必要を述べる．第2論文では，介護保険の推進者が介護保険開始前に語っていた3つの夢・目的のいずれも実現していないことを示す．第3論文では，介護保険がリハビリテーション医療に与える影響を予測し，専門施

『21世紀初頭の医療と介護——幻想の「抜本改革」を超えて』勁草書房，2001

設・専門職の課題を述べる．第4論文では，介護保険の訪問介護の主役は，長期的には介護福祉士であることを強調する．

　第Ⅲ章では，高齢者ケア費用に関する5つの「神話」を検討し，それらが事実に反することを示す．

　第Ⅳ章の2論文は京都府と在宅ケア先進診療所を対象とした「複合体」の最新調査，第Ⅴ章はわが国の「複合体」とアメリカのIDS（統合医療供給システム）との日米比較研究である．

　医療保険の「抜本改革」は幻想であり，わが国で必要なのは部分改革の積み重ねと医療者の自己改革である．それを行えば未来は決して暗くない．これが本書を貫く私のメッセージである．


　　2001年8月

　　　　　　　　　　　　　　　　　　　　　　　　　二木　立


## あとがき

　本書には，前著『介護保険と医療保険改革』（勁草書房，2000年4月）出版後，1年半の間に発表した13論文を収録した（2インタビューを含む）．このように比較的短期間にまとめたため，「論文集」ではあるが，書き下ろしに近い「まとまり」があると自負している．

　こう書くとスムーズに原稿を書けたように聞こえるが，逆であり，一書をまとめるのにこれほど呻吟したことは，初期の著作以来，10数年ぶりである．特に，前著の宿題の「医療・介護の枠を超えた社会保障全体の改革提案」（序章）と「保健・医療・福祉複合体の日米比較研究」（第Ⅴ章）をまとめるためには，膨大な文献をコツコツと読みながら，自分なりに消化する必要があった．

　しかも結局前者は無理と判断し，医療・介護に限定した「制度改革私案」と「財源私案」を提示するにとどめた．私は今は，同じ社会保障といっても，医療・介護と年金とは論理も実態も異なるため，これらを形式的に統合した

「改革モデル」を個人的に提起しても意味がない，と考えている．「自分で見てきて，よく知っていることを書けばいい．知らないことはたくさんあるから，それは知っている人が書けばいい．」（加藤周一『私にとっての20世紀』岩波書店，2000，4頁）からである．

収録論文の中で私の「思い」が一番強いのは，「小泉政権の医療制度改革を読む」（第Ⅰ章1）である．この論文は，経済財政諮問会議「基本方針」発表直後に1日半で書き上げ，『社会保険旬報』に超特急で掲載していただいた．この「早業」は多くの方に驚かれたが，わが国の医療・社会保障の歴史も現実も学ばずに無責任な「学者の作文」をまとめた同会議への怒りがその原動力となった．

本書で一番強調したいのは，「医療・社会保障改革の3つのシナリオ（選択肢，潮流）」という新しい視角（序章）である．これは，昨年5月の京都府保険医協会講演で初めて提起した．医療・福祉関係者には，厚生労働省と新自由主義とを一体視している方が少なくないが，このような「2つのシナリオ」（体制対国民）では，もはやまともな政策評価も将来展望もできない，と私は考えている．

序章で書いたように，医療・福祉関係者には，「先が見えない」将来への不安感が蔓延している．リアリストである私もやや悲観的な予測をしているが，それに絶望せず，医療・福祉を少しでも改善する姿勢・志はこれからも曲げないつもりである．本書を読まれた読者が，このような「知性の悲観主義，意思の楽観主義」（グラムシ）を共有してほしいと願っている．

当初は，本書にフュックス教授の最新論文「医療経済学の将来」の拙訳（『医療経済研究』8号，2000）を「資料」として収録する予定であったが，本文の枚数が予定を大幅に超過したために断念した．この論文は，わが国の医療経済学や医療政策研究にも大きな示唆を与えるので，ぜひ本書とあわせてお読み頂きたい．

最後に，原稿が当初の予定より7か月遅れたにもかかわらず，暖かく（クールに？）お待ちいただき，その後速やかに出版していただいた勁草書房橋

『21世紀初頭の医療と介護——幻想の「抜本改革」を超えて』勁草書房,2001

本晶子さんに感謝する.

　2001年8月

二木　立

## 『医療改革と病院——幻想の「抜本改革」から着実な部分改革へ』勁草書房，2004

### はしがき

　本書の目的は，1997年以来昨年まで7年間も続いた「医療（保険）制度抜本改革」論議の終息を確認し，それに代わる部分改革の道を示すことである．前著『21世紀初頭の医療と介護』の副題は「幻想の抜本改革を超えて」だった．私の予測通り，「抜本改革」狂想曲が終演した現在，「抜本改革」への期待や恐れを捨て，制度の部分改革と自己改革を着実に進めることが，医療者に課せられた新しい課題となっている．改革の焦点は病院制度であるため，本書もそれを中心に論じる．

　全体は6章からなる．第1章は本書全体の「基調論文」であり，小泉政権の医療改革の中間総括を行い，今後の改革を大局的に予測する．ここでもっとも強調していることは，小泉政権成立後猛威をふるっていた新自由主義的医療改革が挫折したことである．合わせて，この間の医療改革をめぐる論争が決して無駄ではなく，わが国の医療改革についての認識が進んだことを示す．最後に，昨年（2003年）決定・発表された一連の医療制度改革方針を複眼的に評価し，その実現（不）可能性を予測する．

　第2章では，まず21世紀初頭の医療改革の3つのシナリオの評価と実現可能性を検討し，医療制度の抜本改革一般が不可能な理由を示す．その上で，国民の支持を得て公的医療費総枠を拡大する「第三のシナリオ」を実現するために不可欠な，医療者の自己改革と制度の部分改革について問題提起する．これは，前著『21世紀初頭の医療と介護』序章の続編である．

　第3章では，前著出版後一時的に盛り上がった，全く異質の2つの医療提供制度「抜本改革」論について検討し，第1の抜本改革論＝株式会社の病院経営参入論は挫折し，第2の抜本改革論＝一般病床半減説は完全に崩壊したことを示す．

　第4章では，まず2002年診療報酬改定の意味するものを包括的に検討す

『医療改革と病院——幻想の「抜本改革」から着実な部分改革へ』勁草書房,2004

る．次に，同改定の特徴の1つが「特定療養費制度の乱用」であることを踏まえ，特定療養費制度と混合診療について原理的かつ実際的に検討する．それにより，混合診療の全面的解禁は医療の現物給付原則の廃止が必要なため不可能であること，および特定療養費制度の拡大にも大きな制約があることを示す．

　第5章では，最近急増している病院の外来分離（外来部門を分離して診療所化すること）の動きを，30年前に生じた「第二薬局」の歴史に照らして検討し，今後それへの規制が強化されると予測する．

　最後の補章では，本年4月の診療報酬改定の特徴を簡単に検討する．

　前著出版後の2年半，政府の医療費抑制政策はさらに厳しさを増しただけでなく，医療事故の多発により国民の医療不信も強まっており，医療者には閉塞感が強い．しかし，本書を読まれれば，同じ時期に，新自由主義医療改革は挫折し，一般病床半減説も崩壊するなど，決して一方的に「医療破壊」が進んでいるわけではないことが理解されるだろう．**現状に絶望せず，さりとて過度の期待も持たず，着実に部分改革を積み重ねれば，未来は決して暗くない**．このことを前著に続き，改めて強調したい．

　　　2004年2月

　　　　　　　　　　　　　　　　　　　　　　　　　　　二木　立

## あとがき

　「ああしんどかった．」星野前阪神タイガース監督を気取るわけではないが，これが本書を書き上げた後の偽らざる心境である．

　本書は，前著『21世紀初頭の医療と介護』（勁草書房，2001年11月）出版後2年半に発表した論文・講演録がベースになっているが，実はそれらの大半は昨年［2003年］3月には書き上げていた．そのため，本書は早ければ昨年夏，遅くとも昨年中には出版する予定だった．ところが，昨年4月に勤務

先(日本福祉大学)の社会福祉学部長になり,さらに7月に,文部科学省の21世紀COEプログラムに採用された同大学の研究プロジェクト「福祉社会開発の政策科学形成へのアジア拠点」の拠点リーダーになってからは,新たな原稿執筆がほとんどできなくなってしまった.これらのマネジメント業務に従事する「直接時間」はそれほどでもないのだが,「間接時間」は意外に長く,精神的ストレスも予想以上に大きかったからである.そのためもあり,『月刊／保険診療』誌から依頼され,本書にも収録予定だった「厚生労働省の診療報酬誘導政策の検証」は,とうとう書けずじまいに終わり,同誌には大変なご迷惑をおかけしてしまった.

昨年12月まで10か月間はこのような状態が続いていたが,冬休みに意を決して,「小泉政権の医療改革の中間総括」(本書第1章)を書き上げてからは弾みがつき,すでに書きあげていた論文にも大幅に加筆し,一気に一書にまとめることができた.そのために本書は,単なる論文集ではない,凝縮した内容になったと自負している.なお,当初は講演録「医療の質(効果),医療効率と費用──医療経済学の視点から」も論文化して収録する予定だったが,それ以外の時論的論文で予定枚数を超過したため断念した.これについては,『日本病院会雑誌』2003年9月号を参照されたい.

本書第1章でも強調したように,医療制度「抜本改革」論議は昨年で完全に終息し,医療制度改革の議論は「踊り場」を迎えている.このような時期こそ,この間の議論を冷静かつ複眼的にふり返り,今後の着実な部分改革の道を考えることが求められるのである.私は,その際必要なのは,「絶望しすぎず,希望を持ちすぎず」という醒めた態度だと考えている(この言葉は,大江健三郎氏が恩師渡辺一夫氏から教えられた,ルネサンスのユマニストの生活態度だそうである.大江健三郎『言い難き嘆き持て』岩波書店,2001,300頁).

ここで,コマーシャルも兼ねて,私の今後の3つの研究予定を書きたい.第一は『講座 医療経済・政策学』(全六巻.勁草書房)の編集と執筆である.これは,わが国の医療経済学と医療政策研究の初めての体系的な「より進んだ教科書」であり,田中滋氏・池上直己氏・西村周三氏・遠藤久夫氏と私の

『医療改革と病院――幻想の「抜本改革」から着実な部分改革へ』勁草書房，2004

5人が編集委員となっている．第二は，上述した日本福祉大学のCOE研究の一環として，保健・医療・福祉複合体の実証研究を新たな視点から再開することである（韓国等東アジア諸国との国際比較を含む）．第三は，30年間の勉強と研究を通して身につけた私の知的生産の技術と考えをまとめた『医療経済・政策学のための研究方法と哲学』（仮題．勁草書房）を出版することである．学部長とCOE拠点リーダーという2つのマネジメント業務に流されず研究・執筆活動を続ける決意を込めて，書かせていただいた．

　最後に，今まで以上に原稿が遅れご迷惑をおかけした勁草書房編集部橋本晶子さんにお詫びと感謝を述べたい．

　　2004年2月

　　　　　　　　　　　　　　　　　　　　　　　　　　二木　立

第Ⅱ部　全単著はしがき，あとがき，目次

## 『医療経済・政策学の視点と研究方法』勁草書房，2006

### はしがき

　本書は，私が過去35年間の勉強と研究を通して身につけた，医療経済・政策学，広くは社会科学研究の視点と方法，技法を集大成したもので，「講座　医療経済・政策学」の「関連書」でもあります．全体は，第Ⅰ部医療経済学の視点と研究方法（第1～3章），第Ⅱ部私の研究の視点と方法（第4・5章）の2部・5章構成となっています．

　第1章医療経済・政策学の特徴と学習方法は本書全体の導入です．まず私の医療経済学の理解について述べ，特に医療経済学には「国籍」があり，アメリカで主流となっている新古典派医療経済学は日本医療の分析には無力なことを示します．次いで，主として若い研究者のために，医療経済・政策学の幅広く偏りのない勉強をするためには，何が必要かを述べます．コラムでは，英語と日本語で書かれた主な医療経済学の教科書，私が毎号チェックしている医療経済・政策学関連の英語雑誌等を紹介します．

　第2章では，私の医療政策の将来予測の視点と方法を紹介します．医療経済・政策学の他の研究者にみられない私の特徴の1つは，現状分析だけでなく，将来予測にも挑戦し続けていることです．本章では，まず，医療経済学の視点からの医療政策の「客観的」将来予測の有効性を指摘した上で，私の行っている3つの研究・調査に基づいた「客観的」将来予測の枠組みを示します．さらに，政府・厚生労働省の公式文書や閣議決定，政府高官や政策担当者の講演録等の読み方のノウハウを紹介します．最後に，私の過去の将来予測の誤りの原因を分類・検討します．

　第3章は，私が2000年以来，21世紀初頭の医療政策の分析枠組として提唱している「3つのシナリオ」説の最新版です．ここでは3つのシナリオ（新自由主義的改革，医療保障制度の部分的公私2階建て化，公的医療費の総枠拡大）の概略を紹介した上で，この分析枠組みの留意点を指摘します．その後，

『医療経済・政策学の視点と研究方法』勁草書房，2006

小泉政権が5年前に閣議決定した2001年「骨太の方針」中の新自由主義的医療改革の帰結を検討し，それの全面実施がない経済的・政治的理由を明らかにします．最後によりよい医療制度をめざした私の改革提案を示します．本章には8つの注を付け，今まで「3つのシナリオ」説について出された様々な質問や疑問等に答えました．

第4章では，リハビリテーション医学研究から医療経済・政策学研究へ進んだ，私の35年間の勉強と研究のプロセスをふり返りながら，私の研究の視点と方法について出来る限り具体的に述べます．まず私の職業歴と研究歴を，東京都心の地域病院（代々木病院）での臨床医時代の13年間と日本福祉大学教授になってからの22年間に分けて紹介します．前者では，「修業時代」の5つのキーワードまたは教訓も示します．次に，私の研究の3つの心構え・スタンスと福祉関係者・若手研究者へ忠告を行った上で，私の研究領域と研究方法の特徴について述べます．前者は医師としての「比較優位」を生かして，主として医療提供制度の研究を行うこと，後者は，日本医療についての神話・通説の誤りを実証研究に基づいて明らかにすることです．後者には2つの手法があり，1つは官庁統計の独自の分析，もう1つは独自の全国調査を行うことです．ここでは，保健・医療・福祉複合体の全国調査を中心とする私の「3大実証研究」の概略も紹介し，それらが成功した3つの理由を述べます．合わせて医療経済・政策学の実証研究のみでは政策の妥当性は判断できず，価値判断の明示が必要なことを強調します．最後に（社会人）大学院入学のすすめを行います．

第5章では，研究方法の一環あるいは基礎となる資料整理の個々の技法について，私の流儀を紹介します．それらは，論文の整理の技法，本の整理の技法，新聞・雑誌と本の入手とチェックの技法，インターネットを利用した情報検索，「読書メモ」と「読書ノート」の技法，研究関連の手紙整理の技法，年賀状の2つの工夫等です．ここで私が一番強調したいことは，資料整理・記録と記憶が相補的なことです．さらに本章では，資料整理と密接に関連する，能率手帳小型判とB6判カードを用いた自己管理の技法，さらに私

が資料整理の技法に興味を持った動機，私の研究者兼教育者としてのプロ意識と美学についても述べ，最後に資料整理が苦手な社会人や若い研究者へのアドバイスを行います．コラムでは，私の英語勉強法，私が社会科学研究者の必読雑誌と考えている The Economist チェックの手順等について紹介します．

付録の「大学院『入院』生のための論文の書き方・研究方法論等の私的推薦図書」は，私が，毎年，日本福祉大学大学院の入学式・オリエンテーションで新入生全員と全教員に「おみやげ」として配布しているものの最新版で，7分野，合計172冊の図書を簡単なコメント付きで紹介しています．私の知る限り，これはこの分野でもっとも包括的な文献リストです．

私が本書に込めた願いは，読者が，本書を通して，医療経済・政策学に限らず，社会福祉学，社会学等の社会科学の勉強と研究の意義と面白さ，および厳しさを理解し，自分なりの研究の視点と方法，技法を身につけるヒントを得ることです．なお，第Ⅰ部と第Ⅱ部は内容的には独立しており，興味のある方から先に読み始めていただいて結構です．

2006年10月10日

二木　立

## あとがき

本書の出版を最初に企画したのは3年前の2003年9月であり，前著『医療改革と病院』（勁草書房，2004年4月出版）の原稿をまとめるよりだいぶ前でした．

それの直接のきっかけは，2003年8月に「中日新聞」記者の安藤明夫さん（現・名古屋本社生活部次長）から「資料整理の哲学」について長時間のインタビューを受けたことです（同紙2003年9月9日朝刊の文化面「この人に聞く」欄に掲載）．私は，以前から，資料整理法に限らず，社会人になってから

『医療経済・政策学の視点と研究方法』勁草書房，2006

の勉強と研究を通して身につけた研究方法と技法（広くは知的生産の技術）をまとめたいと思っていました．そのために，持ち前の凝り性もあり，安藤さんから事前にいただいた詳細な質問事項に対する膨大な「文書回答」（400字×約80枚）を徹夜で一気に執筆しました．さらにインタビュー前後にそれを私の勤務先の日本福祉大学の若手教員や大学院生に見せて意見を聞きながら大幅に加筆し，「資料整理の技法と哲学」と題して，『月刊／保険診療』2003年11月号から2004年3月号に長期連載しました．これが本書第5章の元原稿になりました．

これに先だってインタビューの「文書回答」を勁草書房編集部の橋本晶子さんにもお見せしたところ，大変興味を持っていただき，これを中核にして，社会科学研究の方法と技法についての本を出版することを提案されました．これは私にとって願ってもないことで，さっそく2003年9月には『私の研究方法と哲学――医療経済・政策分野を中心に』の企画書を作成し，翌2004年3月に出版する計画を立てました．その後この本を，当時，私も編集代表として出版準備に関わっていた『講座 医療経済・政策学』の「関連書」と位置づけることになり，書名も『医療経済・政策学の研究方法と哲学』に変更しました（最終的には，『医療経済・政策学の視点と研究方法』に再変更．「哲学」を用いない理由は第4章参照）．

しかし，前著『医療改革と病院』を2004年4月に出版して後は，大学の管理業務（社会福祉学部長と文部科学省21世紀COEプログラムの日本福祉大学拠点リーダー）に精神的に追われたためもあり，個人研究面では虚脱状態あるいはスランプに陥り，原稿準備はなかなか進みませんでした．しかし，それでもその後の2年間，本のテーマに関連して行ったいくつかの講演・報告を本書の元論文として少しずつ原稿化することにより，なんとか一書にまとめることができました．それらの講演・報告は，日本福祉大学公開夏季大学院での講演（2005年7月．本書第4章），医療科学研究所での報告（2006年4月．同第1章），韓国・延世大学での報告（2006年5月．同第3章）です．ただし，いずれの原稿も講演のテープ起こしではなく，完全な書き下ろしです．

しかも本書収録にあたって元論文に大幅に加筆補正し，単なる論文集ではなく，一書としてのまとまりを持つようにしました．また文体は，第3章を除いて，あえて「ですます調」で表記し，しかも各章（特に私の「自分史」も含んだ第4・5章）はすべて実名を書くようにしました（もちろん私信については公開の許可を得ています）．それにより，本書の内容に少しでも臨場感が出ればと考えたからです．

さらに私にとっては初めての試みとして，各章の補足として，合計10のコラムを付けました．これらは，私が2005年1月から友人・知人にBCCで配信しているメールマガジン（「二木立の医療経済・政策学関連ニューズレター」）に掲載したもの，または日本福祉大学の学部・大学院の講義や演習で配布している資料です．これによっても，本書の臨場感が増したと思っています．

なお，この「ニューズレター」は，①雑誌発表論文（『文化連情報』「二木教授の医療時評」欄等に掲載した最新論文），②医療経済・政策学関連の最新の洋書や英語論文の紹介・抄訳，③私の好きな名言・警句の紹介の3本柱で，毎月1日に配信しています．これのすべてのバックナンバーは，いのちとくらし非営利・協同研究所のホームページ（http://www.inhcc.org/jp/research/news/niki/）上に転載されていますので，お読み下さい．この配信は少なくとも，日本福祉大学の定年（65歳）まであと6年間は継続しようと思っています．

本書をまとめることにより，私の35年間の勉強と研究のプロセスと到達点をじっくりふり返ることができました．それにより，3つのことに気づきました．第1に，私の修業時代に川上武先生と上田敏先生からいかに多くの教えを受けたかを再確認しました．第2に，私の勤務先の日本福祉大学の研究環境が，人的面でも，物的面（特に附属図書館）でも，非常に恵まれていることに気づきました．第3に，今までぼんやりと感じていた私の研究者としての強み・特徴と弱みをはっきりと自覚しました．

『医療経済・政策学の視点と研究方法』勁草書房, 2006

　私の研究者としての強み・特徴は，はしがきにも書いたように，日本医療についての神話・通説の誤りを実証研究に基づいて明らかにしてきたこと，および日本医療の現状分析だけでなく将来予測にも挑戦し続けていることだと思います（詳しくはそれぞれ第4，2章参照）．

　逆に，弱みは以下の3つだと気づきました．①私は徹底した個人主義者（ただし社会連帯は大事にする）なためもあり，他の研究者との共同研究（特に大規模な共同研究）がほとんどできないこと．② 1992～1993年のアメリカ留学以降は，英語での研究発表（国際学会での発表やレフリー付き学術雑誌への投稿等）はほとんどできていないこと．③臨床医を辞めて日本福祉大学教員になった直後の1985年に出版した『医療経済学』（医学書院）で，「医療経済学の2つの現代的課題」と自己に課した「医療技術の経済学的評価」（臨床経済学的研究）と「ミクロレベルの改革モデルづくり」に，この10年間まったく手をつけられなかったこと．実はこの課題には，1995年に出版した『日本の医療費』（医学書院）で少し挑戦したのですが，その後は，医療政策研究（介護保険論争を含む）と保健・医療・福祉複合体の実証研究に傾斜したため，まったく手をつけられていません．

　ただし，私に残された時間を考えると，今後，これらの弱点を矯正するよりは，私の強み・特徴を生かした研究を進めるほうが効率的だとも思っています．「短所を直す努力をするよりも，同じ努力をするなら長所を伸ばせ．同じ努力をするなら，いっそう長所を伸ばして，それによって短所をカバーする方が効率が良い」（松下幸之助．立石泰則『復讐する神話』文藝春秋，1988, 106-107頁より重引）．

　具体的には，『医療改革と病院』のあとがきで「今後の研究予定」と書きながらその後まったく進んでいない，新たな視点からの保健・医療・福祉複合体の実証研究を2007年には必ず始めたいと思っています．それが終わったら，『日本の医療費』以来の宿題となっている「技術進歩と人口高齢化，医療費抑制政策とのトライアングル（三角関係）の実証的・理論的研究」に挑戦したいと思っています．

最後に，本書の生みの親となった安藤明夫さん，私の2人の恩師である川上武先生と上田敏先生，第Ⅱ部の2つの元原稿に率直なコメントをいただいた日本福祉大学内外の多くの教員・大学院生，および原稿の完成が大幅に遅れたにもかかわらず超特急で出版作業をしていただいた勁草書房編集部の橋本晶子さんに感謝します．

　　　2006年10月10日

　　　　　　　　　　　　　　　　　　　　　　　　　　　　二木　立

# 『介護保険制度の総合的研究』勁草書房，2007

## はしがき

　本書は，私が1995年から2006年までの12年間行ってきた介護保険制度の政策研究と実態調査研究を集大成したものであり，全7章で構成する．今回新たに書き下ろした序章を除く各章は「歴史の証言」として，発表当時の論文をそのまま掲載する．その結果，本書は厚生労働省による介護保険の公式の解説や通史には欠落している重要な事実や視点を多数含んだ「もう1つの介護保険史」になったと自負している．

　序章では，第1章以下の各章の解題を行うとともに，本書の介護保険研究上の意義と限界，社会福祉研究への寄与の自己評価を行う．

　第1章は，里見賢治・伊東敬文氏との共著『公的介護保険に異議あり』（1996年3月）の私の執筆部分であり，私にとっての介護保険論争・研究の原点である．第1節では，介護保険が厚生省の従来の政策・路線の破綻，転換であることを3側面から明らかにした．第2節では介護保険の3つの不公正を批判し，第3節では介護保険に対する3つの過剰な期待が幻想である根拠を示した．第4節では，介護保険の将来予測を行い，それが厚生省の願望通りに制度化された場合には「サービスの普遍性」原則に反する「4段階システム」（公私に限れば2階建て制度）になる危険性を指摘した．最後に，介護保険を少しでもマシな制度にするための，「5つの改善提案」を行った．

　第2章には，介護保険論争がピークに達した1996年に発表した4論文を収録する．第1節では，老人保健福祉審議会「第2次報告」の批判的検討を行うとともに，厚生省の拙速主義を批判し，1年間の国民的議論を行うことを提唱した．第2節では，同審議会「最終報告」の3つの新しさを批判的に検討した．第3節では，介護保険論争の中間総括を行い，法案具体化により決着したと私が考える5つの論点を示した．第4節では，介護保険制度が成立しても老後の不安が決して解消されない理由を示し，改善提案を行った．

第Ⅱ部　全単著はしがき，あとがき，目次

　第3章には，介護保険制度開始直前の1999〜2000年2月に発表した4論文を収録する．第1節では，介護保険制度の全体的評価を述べた上で，介護保険の将来予測を大胆に行った．第2節では，私が概念を確立し全国調査を行った「保健・医療・福祉複合体」（以下，「複合体」）の全体像を示すとともに，それのプラス面とマイナス面を指摘し，介護保険下での「複合体」の展開を予測した．第3節では，居宅介護支援事業者に求められる「公正中立」の在り方について論じた．第4節では，訪問看護ステーションが介護保険の最大の被害者になる根拠を示し，それのサバイバルの2つの条件を示した．

　第4章には，介護保険制度開始直後（2000〜2002年）に発表した5論文を収録する．第1節では，介護保険制度開始後半年間の現実を検証し，それを踏まえた介護保険の3つの改革課題を提起した．第2節では，介護保険開始1年間の現実に基づいて，介護保険開始前に語られていた3つの夢・目的を点検した．第3節では，訪問介護の主役が長期的には介護福祉士になることを示した．第4節では，京都府の介護保険指定事業者の実態調査の結果を示し，それの約4割が「複合体」を中核とした私的医療機関を設立母体とすることを示した．第5節では，医療・福祉施設の連携か「複合体」化かという二者択一的な見方を批判し，両者は対立物ではなく連続していることを示した．

　第5章には，2005年の介護保険制度改革前後に発表した2論文を収録する．第1節では，制度改革の方向を2004年時点で簡単に予測した．第2節では，介護保険制度改革の切り札とされた「新予防給付」（介護予防）の医学的・経済的効果についての文献レビューを行い，介護予防による介護・医療費の抑制効果を実証した研究は皆無であることを明らかにした．

　補章には2つの論文を収録する．「わが国の高齢ケア費用」では，医療経済学の視点から，高齢者ケア費用に関する5つの代表的な「神話」を検討し，それらが事実に反することを示した．「日本の介護保険制度と病院経営」は大韓リハビリテーション医学会での講演録であり，日本の介護保険制度と「複合体」の歴史と現状を概観した．合わせて，先進国中もっとも類似して

『介護保険制度の総合的研究』勁草書房,2007

いる日本と韓国の病院制度の比較も行った.

　本書の介護保険研究上の意義は4つある.第1は,介護保険制度が提唱された直後から12年間にわたって,同制度創設と改革の問題点および制度開始前後の現実を,継続的かつ包括的に研究した初めての,しかも「生きた」研究なことである.
　第2は,厚生労働省の非公式文書や担当者の発言を徹底的に発掘し,それらと公式文書との異同を詳細に検討することにより,介護保険制度創設に至る政策形成のプロセスを明らかにしたことである.
　第3は,介護サービス提供組織の実態調査を独自に行い,それの主役は社会福祉法人あるいは営利企業であるとの介護保険開始前の通説を否定し,それの隠れた主役である「複合体」の全体像を明らかにしたことである.
　第4は,従来別々の研究者によりバラバラに行われていた,介護保険についての政策研究と実態調査研究をはじめて統合したことである.
　介護保険制度は,2006年の改正介護保険法施行以降,迷走・混迷を深めている.それだけに,本書が介護保険(保障)制度の歴史と現状を広い視野から再検討し,その立て直しを考える一助になることを期待している.

　　2007年1月

　　　　　　　　　　　　　　　　　　　　　　　　　二木　立


## あとがき

　本書は,2006年9月に日本福祉大学大学院社会福祉学研究科に提出した学位(社会福祉学)請求論文である.私が「60(59歳)の手習い」で,博士論文をまとめた理由は以下の通りである.
　日本福祉大学の研究プロジェクト「福祉社会開発の政策科学形成へのアジア拠点」は,全国の福祉系大学で唯一,文部科学省の21世紀COEプログラムに選ばれ,私が拠点リーダーを務めている.それの「中間評価」では,

「特定分野に特化した大学としては1つの方向性を示している」と大枠で肯定的評価を受ける一方,「事業担当者の教員のうちに博士の学位を取得していない者がいるが,彼らがまずその取得を心がけるべき」等の率直な指摘や助言を受けた.日本福祉大学ではこれを真摯に受け止め,事業担当者の教員を含めてできるだけ多くの教員が本プログラム最終年(2007年度)までに博士号取得をめざすことを確認した.私自身は1983年に医学博士号(東京大学)を取得しているが,拠点リーダーとして率先垂範して,四半世紀ぶりにもう1つの学位取得に挑戦することにした.

このように博士論文はいわば義務的にまとめ始め,当初,本格的な出版は考えていなかった.しかし,1995〜2006年の12年間に執筆した介護保険論争・研究の主要論文を読み直し,それの「解題」(序章)をまとめる過程で,はしがきに書いたように,本書は厚生労働省による介護保険の公式の解説や通史には欠落している重要な事実や視点を多数含んだ「もう1つの介護保険史」になっており,介護保険研究および社会福祉研究に寄与しうると感じ,急きょ出版することにした.出版事情が厳しいにもかかわらずお引き受けいただき,ていねいな作業をしていただいた勁草書房と同編集部橋本晶子さんに感謝する.

最後に,本書を,本年1月20日に54歳の若さで亡くなられた故滝上宗次郎さん(エコノミスト,有料老人ホーム「グリーン東京」社長)に捧げたい.滝上さんは介護保険論争が始まった当初からの「戦友」であり,政府の政策形成プロセスと介護産業の実態を熟知し,しかも鋭い人権感覚を持つ彼から教えられることは非常に多かった.本書をまとめる過程で,このことを再確認していただけに,余りにも早すぎる死に,すっかり気落ちしてしまった.しかし生き残った自分たちが滝上さんの分も精進を続けなければならないと,今は少し気を取り直している.「死んだ人々は,もはや黙ってはいられぬ以上,生き残った人々は沈黙を守るべきなのか?」(『きけ わだつみのこえ』渡

辺一夫氏「旧版序文」より).

　2007 年 1 月 24 日

　　　　　　　　　　　　　　　　　　　　　　二木　立

第Ⅱ部　全単著はしがき，あとがき，目次

## 『医療改革——危機から希望へ』勁草書房，2007

### はしがき

　本書の目的は，医療経済・政策学の視点から，以下の3つを行うことです．第1は小泉・安倍政権の7年間の医療改革の特徴と帰結を包括的かつ複眼的に検討すること，第2は日本の医療満足度と医療費についてのさまざまな常識のウソを根拠に基づいて批判すること，第3は私自身のよりよい医療制度をめざした改革案とそれへの「希望の芽」を示すことです．全体は5章からなります．

　第1章は本書全体の序章かつ総括です．第1節では，世界の中の日本医療の特徴を明らかにするために，前半で小泉・安倍政権の医療改革の概括的評価を行い，後半では世界の中の日本医療の質の評価を客観的評価と主観的評価に分けて検討します．小泉政権の5年半，新自由主義的医療改革の是非をめぐって政権内外で激しい論争が続けられましたが，最終的にそれの本格実施は挫折しました．他面，伝統的な医療費抑制政策はさらに強化され，日本は主要先進国（G7）中医療費水準は最低だが，患者負担割合は最高という大変歪んだ医療保障制度を持つ国になってしまいました．安倍政権は，大枠では小泉政権の政策を引き継いでいるものの，それの部分的見直しも行っています．

　第1章第2節では，日本医療の質を向上させるためには公的医療費の総枠拡大（主財源は社会保険料の引き上げ）が不可欠であるが，国民の医療不信を考慮すると，そのためには医療者の自己改革と制度の部分改革が必要なことを指摘します．第3節では，特に2007年に入って生じている医療改革の希望の芽を，具体的に指摘します．それらは，①最近の医療制度改革の肯定面と専門職団体の自己規律の強化，②マスコミの医療問題の報道姿勢の変化，③安倍政権による小泉政権時代の過度な医療・福祉費抑制政策の部分的見直しの3つです．

『医療改革——危機から希望へ』勁草書房，2007

　第2章では後期小泉政権の医療改革（2004～2006年）を包括的に検討します．第1節では2004年後半に行われた混合診療解禁論争とその帰結を，第2節では2004・2006年の診療報酬改革の特徴を，第3節では2005年9月の郵政選挙で小泉自民党が圧勝する前後の医療改革案の特徴を，第4節では2006年に成立した医療制度改革関連法とそれの一環である療養病床再編・削減方針の特徴と今後の見通しを，検討します．

　第3章では，安倍政権の1年間の医療政策を複眼的に検討します．第1節は安倍政権発足直後に行った医療政策の方向の予測で，第2節はそれの検証です．第3節では安倍政権が閣議決定した「経済財政改革のための基本方針2007」と「規制改革推進のための3か年計画」を，第4節では厚生労働省「医療政策の経緯，現状及び今後の課題について」を，複眼的に検討します．

　第4章では，医療制度改革関連法と2005年介護保険法改正が医療ソーシャルワーカー（MSW）と認知症ケアビジネスに与える影響を検討し，有能なMSW養成のための社会福祉教育の新しい課題と認知症ケアのビジネスモデルを考える上での留意点について問題提起します．後者では，「コムスン処分」の意味も示します．

　第5章は，一般市民だけでなく，研究者や医療関係者にも蔓延している日本の医療満足度と医療費についての常識のウソを多面的に検討します．第1節は医療満足度の国際比較調査を行った12論文の包括的な文献学的研究であり，第2節では医療費についての各種の常識のウソとトンデモ数字を批判します．

　小泉政権が史上最大の診療報酬引き下げを強行し，医療制度改革関連法を成立させた2006年から，救急医療や小児科・産科医療を中心として医療危機・医療崩壊が大きな社会問題になっており，医師・医療関係者の閉塞感や絶望感がますます強まっています．しかし，第1章第3節で詳述したように，2007年からは従来にはなかった医療改革の希望の芽も生まれており，この好機を生かせば今世紀に入って初めて，よりよい医療制度をめざした改革が実現する可能性が出てきました．これが本書のメッセージであり，副題を

「危機から希望へ」としました.

7月参議院選挙での安倍自民党の惨敗と9月の安倍政権崩壊・福田政権の誕生により,希望の芽がさらに大きくなった,と私は判断しています.

2007年9月

二木　立

## あとがき

本書には,『医療改革と病院』(勁草書房,2004)出版以降の約3年半に発表した主要論文を収録しました.第1章の本体は1講演録と1論文を統合した上で大幅に加筆しましたが,第1章の補論と第2～5章に収録した30論文は,「歴史の証言」として,そのまま収録し,【補注】で元論文の記述の誤りの訂正と最小限の加筆を行いました.ただし,『医療経済・政策学の視点と研究方法』(勁草書房,2006)と『介護保険制度の総合的研究』(勁草書房,2007)に収録済みの論文は除きました.

大変幸いなことに,3年前に『文化連情報』(発行・日本文化農業協同組合連合会)に,「二木教授の医療時評」という連載枠を作っていただき,ほぼ毎月,論文を掲載しました(2004年10月号～2007年10月号に合計48論文).本書に収録した全32論文(第1章本体の元論文と講演録を含む)のうち23論文が「医療時評」に最初に掲載したものです.毎月「医療時評」を書き続けるのは決して楽ではありませんでしたが,結果的には,時々に発表・決定される医療改革(案)や医療費のトンデモ数字等を継続的に検討することができました.その結果,本書は,この間の医療改革の包括的な「生きた」研究,あるいは政府・厚生労働省による公式の解説や通史には欠落している重要な事実や視点を多数含んだ「もう1つの医療政策史」になったと自負しています.ただし,2006年以降大きな社会問題になっている医師不足の医療経済・政策学的分析は行えませんでした.本書出版後すぐに取り組みたいたいと思

『医療改革——危機から希望へ』勁草書房，2007

います．

　本書第1章第2節では，『21世紀初頭の医療と介護』（勁草書房，2001）と『医療改革と病院』に続いて私自身の医療改革案を提案するとともに，第1章第3節で，それが単なる夢物語ではなく，2007年に入って医療改革の「希望の芽」が生じていることを具体的に示しました．この部分は2007年4月7日に開かれた日本医学会総会シンポジウム「世界の医療と日本の医療」の「基調講演」で，「医師が自信と希望を持って医療を実現できるようになる」（司会の堤修三大阪大学教授の言葉）ことを目的にして初めて述べたことをまとめました．これが，過酷な医療費抑制政策の下で閉塞感・絶望感にとらわれている医師・医療関係者を激励し，よりよい医療制度をめざした改革に立ち上がる一助になることを願っています．

　実は，私は2007年7月に「還暦」を迎え，本書は60代最初の著書になります．ただし，還暦になって変わったことは映画がシニア料金（1000円！）で観られるようになったことくらいです．幸い健康状態はおおむね良好ですので，今後も前向きに研究に精進したいと思っています．

　なお，私は2005年1月から，毎月1日に，メールマガジン「二木立の医療経済・政策学関連ニューズレター」を配信しています．これは，①最新の拙論，②医療経済・政策学関連の最新の洋書や英語論文の紹介・抄訳，③私の好きな名言・警句の紹介の3本柱で，①には紙数の制約のため本書には収録できなかった拙論もすべて掲載しています．これのバックナンバーは，いのちとくらし非営利・協同研究所のホームページ（http://www.inhcc.org/jp/research/news/niki/）上に転載されていますので，お読み下さい．これの配信は少なくとも，日本福祉大学の定年（65歳）まであと5年間は継続しようと思っています．

　最後に，今回も原稿が遅れたにもかかわらず超特急で出版作業をしていただいた勁草書房編集部の橋本晶子さん，および「医療時評」欄をご提供いた

第Ⅱ部　全単著はしがき，あとがき，目次

だいた『文化連情報』編集長高杉進さんに感謝します．

2007 年 9 月

二木　立

# 『医療改革と財源選択』勁草書房，2009

## はしがき

　本書の目的は，2008年に生じた医療・社会保障政策の転換を複眼的に評価し，それにより生じた医療改革の「希望の芽」の拡大を促進するために，公的医療費増加のための財源確保の道を提起することです．

　2007年7月の参議院議員選挙がもたらした「ネジレ国会」は，小泉・安倍政権時代の医療・社会保障費の異常な抑制政策を行き詰まらせ，福田政権と麻生政権の下で，それの見直しが始まりました．理念的には「小さな政府」路線から「社会保障の機能強化」を掲げた「中福祉・中負担」路線への転換，個別の政策では，四半世紀続けられてきた医師数抑制政策から医師数増加政策への転換や，小泉政権の置きみやげと言える社会保障費抑制の数値目標の事実上の棚上げなどです．2008年は，小泉政権の下で猛威をふるった新自由主義的医療改革シナリオが政治的影響力を完全に失う年ともなりました．

　他面，1980年代から継続している「世界一」の医療費抑制政策の本格的見直しにはまだ手がつけられておらず，2006年以降顕在化した医療危機・医療荒廃は，救急医療，産科・小児科医療の枠を超えて，医療の全分野に広がりつつあり，病院経営の困難も増しています．

　医療危機・医療荒廃を解決するためには，医療者の自己改革に加えて，日本の医療費水準をヨーロッパ諸国並みに引き上げる公的医療費の大幅拡大が不可欠ですが，その財源についての国民合意は得られていません．しかも，2008年9月のアメリカの金融危機に端を発する世界同時不況の下では，国民負担増加の議論は今まで以上に困難になっており，歳出の無駄をなくし，「霞ヶ関埋蔵金」を活用すれば，医療費増加の財源は捻出できるとの期待も根強くあります．

　しかし，日本がアメリカと並ぶ「小さな政府」であることを考えると，そ

れで問題が解決すると考えるのは幻想です．しかも，日本の医療保障制度が医療保険（社会保険）を基礎としている以上，医療費拡大の主財源は保険料の引き上げであり，それを消費税を含む公費で補うしか現実的選択肢はない，と私は考えています．

　前置きが長くなりましたが，本書には，このような課題意識に基づいて，小泉・安倍政権の医療政策を検証し，福田・麻生政権下の医療政策と政策論争をリアルタイムで分析した論文を中心に合計26論文を収録しています．
　序章「世界同時不況と日米の医療・社会保障」では，世界同時不況が，日本の医療・社会保障に与える影響を包括的に検討すると共に，日本でも関心が強いアメリカのオバマ新大統領の医療改革案を検討します．
　第1章「医療改革の希望の芽の拡大と財源選択」は本書の中核を成す章です．まず2007年後半以降の医療改革の希望の芽の拡大を示し，次に「骨太の方針2008」等に含まれる医療・社会保障改革方針を複眼的に評価します．最後に，公的医療費増加の財源選択の3つの立場（消費税引き上げ，歳出の無駄の削減，社会保険料の引き上げ）を示し，主たる財源は社会保険料で，公費は補助的財源とすべきという私の判断とその根拠を述べます．
　第2章「小泉・安倍政権の医療改革」では，小泉・安倍政権の医療改革を「新自由主義的改革の登場と挫折」という視点から総括し，それに対置して私の医療改革のスタンスを示します．
　第3章「福田・麻生政権下の医療政策と論争」では，両政権の下で行われた医療政策と政策論争について「ライブ」で検討します．具体的には，福田政権の初期の医療政策，混合診療全面解禁論の一時的再燃と凋落，医療費抑制政策の部分的見直し，2009年以降の医療政策と医療経営を検討すると共に，私が後期高齢者医療制度廃止と老人保健制度復活に賛成する理由を述べます．
　第4章「今後の医療制度改革とリハビリテーション医療」では，1980年代以降四半世紀のリハビリテーション診療報酬改定を複眼的に検討した上で，2008年診療報酬改定で「試行的」に導入された「質に応じた評価」の問題

点を国際的な経験と研究も紹介しながら指摘します．

　第5章「医療費と医師数についての常識のウソ」では，後期高齢者の終末期医療費が高額であるとの主張や，医師数増加が医療費増加を招くとの主張が「根拠に基づく」ことのない神話であることを示します．合わせて，医師誘発需要についての誤解を指摘します．

　最後の補章「医療政策をリアルにとらえる視点」は，以下の3つのシンポジウム・研究会での報告です．「医療政策の現状と課題──研究者は政策形成にどのように貢献しうるか」，「日本の医療・介護保険制度改革と保健・医療・福祉複合体」，「医療ソーシャルワーカーの国家資格化が不可能な理由」．

　本年は，2005年9月の郵政選挙以来，4年ぶりに衆議院議員選挙が行われる年です．「政界は一寸先は闇」ですから断定的には言えませんが，1993年以来16年ぶりに政権交代が生じる可能性も生じています．政権交代の有無にかかわらず，本書が2008年に生じた医療政策の肯定的転換をさらに促進するための一助になることを期待しています．

　　2009年5月

　　　　　　　　　　　　　　　　　　　　　　　　　二木　立

## あとがき

　本書には，前著『医療改革──危機から希望へ』（勁草書房，2007）の原稿をまとめて以降1年半（2007年10月～2009年4月）に発表した主要論文26本（インタビュー3本を含む）を収録しました．そのうち，15本はこの間ほぼ毎号継続した『文化連情報』の連載「二木教授の医療時評」（その48～その66）です．第1・2・4章は，それぞれ，第34回日本保健医療社会学会大会での教育講演（2008年5月17日），社会政策学会第115回大会共通論題（シンポジウム）「社会保障改革の政治経済学」での報告（2007年10月14日），全国回復期リハビリテーション病棟連絡協議会第11回研究大会での基調講

演（2008年2月10日）をまとめたものです．

　前著と同じく，各論文は「歴史の証言」としてそのまま収録し，必要な加筆は本文中に［　］で，元論文の記述の誤りの訂正や特に重要な補足は【補注】【補訂】で示しました．前著に対しては「補注が多いと読みにくい」との批判もありましたので，今回は，できるだけ本文に［　］で補足するようにしました．

　前著では2007年に医療改革の「希望の芽」が生じていることを指摘しました．2008年にはそれがさらに拡大し，小泉政権時代の医療・社会保障費の異常な抑制政策は部分的に見直されました．小泉・安倍政権の医療政策を包括的に検証するとともに，福田・麻生政権下の医療政策と政策論争をリアルタイムで分析した本書は，前著に続いて，この間の医療政策の包括的な「生きた」研究，あるいは政府・厚生労働省の公式文書や公式の解説には欠落している重要な事実や視点を含んだ「もう1つの医療政策史」になったと自負しています．ただし，前著で宿題とした「医師不足の医療経済・政策学的分析」は本格的には行えず，「医師数と医療費の関係を実証的・歴史的に考える」（第5章第2節）にとどまったのは，心残りです．

　私は本年4月から，勤務先（日本福祉大学）の副学長と常任理事に就任し，大学全体の管理運営と経営に携わっています．この仕事は3月まで4年間務めた大学院委員長の仕事に比べ，守備範囲は広く，責任もはるかに重いため，それが内定してしばらくは少し憂鬱な気持ちになっていました．しかし，就任直前に本書の原稿をまとめることができたため，現在は新鮮な気持ちでそれに取り組むことができています．この役職の終了と同時に私は定年を迎えるめ，その前に，大学での教育と管理運営・経営業務（マネジメント）の両面での経験と工夫を一書にまとめたいと思っています．

　ただし，私の本業はあくまで医療経済・政策学研究だと思っているので，今後も，管理運営・経営業務と並行して，その研究と医療改革の提言は続けていくつもりです．そのためにも，2005年から配信を始めたメールマガ

ン「二木立の医療経済・政策学関連ニューズレター」(http://www.inhcc.org/jp/research/news/niki/)は,少なくとも定年まで継続したいと思っています.

　最後に,今回も超特急で出版作業をしていただいた勁草書房編集部の橋本晶子さん,および「医療時評」欄を提供していただいた『文化連情報』編集長小磯明さんに感謝します.「医療時評」を(ほぼ)毎月書き続けることは,時には「苦行」でしたが,それがあるおかげで緊張感を保つことができました.

　2009年5月

　　　　　　　　　　　　　　　　　　　　　　　　　　二木　立

第Ⅱ部　全単著はしがき，あとがき，目次

## 『民主党政権の医療政策』勁草書房，2011

### はしがき

「政権交代後の民主党の医療政策を振り返り，どのような点を評価されていますか」．これは，2010年末のある医療雑誌のインタビューで，記者の方から冒頭に受けた質問です．それに対して私は，大要，次のように答えました．

私は政権交代そのものの歴史的意義は高く評価しているし，他分野の政策には評価すべき点も少しはありますが，民主党政権が実施した医療政策で評価すべき点はまったく思いつきません．一般には，10年ぶりの診療報酬プラス改定（2010年4月）が政権交代の成果と喧伝されていますが，次の2つの理由から疑問があります．第1は，自由民主党も2009年総選挙マニフェストで2010年診療報酬のプラス改定を約束していたからです．第2は，診療報酬の「全体改定率」はわずか0.19％にとどまり，しかも薬価の「隠れ引き下げ」を加えると，実質ゼロ改定と言えるからです．

民主党関係者は，小泉政権の置きみやげである社会保障費自然増の2200億円抑制方針の廃止を成果としてあげますが，この方針は福田・麻生政権時代から，事実上棚上げ・放棄されていました．

逆に，民主党政権の医療政策で，マイナスの評価をすべきことが2つあります．第1は，手続き民主主義を無視した乱暴な「政治主導」です．特に，政権交代直後の，少数の幹部と「ブレーン医師」主導の厚生労働省医系技官と日本医師会叩きは目に余りました．ただし，これは政権発足後半年間でほぼ終息したと言えます．

第2のマイナス評価は，小泉政権時代に政治的・政策的に決着した混合診療原則解禁論等が蒸し返されたことです．しかし，最終的には，2010年6月18日の閣議決定で「保険外併用療養の範囲拡大」はごく限定的にとどまり，細川厚生労働大臣も，混合診療全面解禁は「適切でない」と明言しまし

『民主党政権の医療政策』勁草書房，2011

た（2010年10月21日参議院厚生労働委員会）．

　前置きが長くなりましたが，本書には，私がこのような厳しい判断をするに至った，民主党政権成立後1年余の医療政策をリアルタイムで分析・検証した20論文を収録しています（2論文は統合）．分析が短期的視点に偏らないよう，いくつかの論文では，民主党（政権）の医療政策を戦後の医療政策全体の中で位置づけて分析しています．

　第1章「政権交代と民主党の医療政策」は，本書全体の序章かつ総括の章で，2009年9月の政権交代後1年間の民主党（政権）の医療政策を包括的・概括的に検討します．まず日本の政権交代が，他の先進国の政権交代とは異質であることを指摘します．次に，民主党の2009年総選挙マニフェスト中の医療政策を振り返り，自民党の医療政策との違いは意外に小さかったこと，および民主党の医療政策は底が浅いことを指摘します．第3に，短命に終わった鳩山政権の医療政策を検証し，公約違反と「政治主導」による混乱と総括します．第4に，菅政権が2010年6月に閣議決定した「新成長戦略」中の医療政策を複眼的に検討し，「総論」には積極的な側面もあるが，「各論」に含まれている医療改革の大半（混合診療の拡大，医療ツーリズム，健康関連サービス）が，医療分野への市場原理導入の呼び水になる危険が大きいことを指摘します．最後に，民主党政権の今後の医療政策を簡単に予測し，個々の医療政策は不確定要素が多く流動的だが，医療（保険・提供）制度の「抜本改革」はなく，「部分改革」が続くことを強調します．合わせて，政権交代の先進国でも，政権交代で医療制度・政策の根幹は変わらないことが「経験則」であることを指摘します．

　第2章「民主党政権の医療政策の逐次的検証」には，2009年8月の総選挙での民主党の地滑り的大勝による政権交代から，2010年7月の参議院議員選挙での民主党大敗による「ねじれ国会」の再現に至る激動の1年間の民主党政権の医療政策と政策論争を，「ライブ」で逐次的に検討した6論文を収録します．第3章「民主党政権下の混合診療原則解禁論争」には，政権交

代後,民主党政権の内外でゾンビのように復活した,さまざまな混合診療原則解禁論を批判的に検討した6論文を収録します.第4章「政権交代と今後のリハビリテーション医療」では,前政権と民主党政権の医療・介護政策には連続性があることを示した上で,今後のリハビリテーション医療が,(相対的には)「安心と希望」に満ちていることを示します.第5章「自公政権末期の医療改革提案批判」には,民主党政権成立直前の麻生自公連立政権時代にまとめられた財政制度等審議会「建議」中の医療改革提案を批判した2論文を収録します.それらの改革提案は決して「過去のもの」ではなく,民主党政権下でも部分的に復活しているからです.第6章「医療費抑制政策の検証と改革提言,川上武氏の業績」には,医療費抑制政策の歴史を鳥瞰し私の医療改革案を示した2論文と,日本の医療史・医療政策研究の先駆者である故川上武先生の業績の現代的意義を検証した論文を収録します.

　2009年7月の参議院議員選挙による民主党の大敗後続いている同党の激しい内紛により,民主党政権の医療政策は麻痺状態と言えます.菅政権の早期退陣や民主党政権の崩壊を予測する気の早い方もいます.「政界は一寸先は闇」ですから,「政局」がどう動くかは分かりませんが,医療「政策」については,確実なことが2つあります.
　第1は,今後も,医療費が着実に増加し,医療が「永遠の安定成長産業」であることです.第2は,今後も日本の医療制度の根幹(国民皆保険制度と民間非営利医療機関主体の医療提供制度)が維持されることです.と同時に,「公平で効率的で良質な医療」を実現するためには,医療者の自己改革が不可欠です.本書がその一助になることを願っています.

　　2011年1月

　　　　　　　　　　　　　　　　　　　　　　　　　二木　立

『民主党政権の医療政策』勁草書房，2011

## あとがき

　本書には，前著『医療改革と財源選択』（勁草書房，2009年6月）出版後の1年半（2009年7月～2011年1月）に発表した主要20論文（2論文は統合，インタビュー1本を含む）を収録しました．前著と同じく，その多く（15論文）はこの間ほぼ毎号継続した『文化連情報』の連載「二木教授の医療時評」ですが，そのうち5論文は「日経メディカルオンライン」に先行掲載しました．第1章は2論文を統合・加筆しましたが，第2章以後の各論文は「歴史の証言」としてそのまま収録し，必要な補足や訂正は，本文中の［　］または本文末の【補注】で行いました．

　「民主党政権の医療政策」という書名は2009年9月の政権交代直後に決め，それを展望しながら「リアルタイム」で論文を書き続けてきたため，単なる論文集ではない「まとまり」ができたと思っています．実は当初，本書は民主党政権成立後2年程度経過した時点で出版しようと思っていました．しかし，「はしがき」にも書いたように，2010年7月の参議院議員選挙での民主党の大敗後，民主党政権の医療政策は麻痺状態に陥っており，今後の新たな展開はなくなったと判断し，予定を繰り上げて急遽出版することにしました．

　本書は，2009年4月に，勤務先（日本福祉大学）の副学長と常任理事に就任してから初めて執筆した著書です（前著『医療改革と財源選択』の出版は2009年6月ですが，その原稿は，両職就任直前の2009年3月にまとめました）．

　研究と管理職業務は一般には矛盾・対立すると言われていますが，高名な哲学者・日本学研究者の梅原猛氏は，「管理職生活と研究者生活の二重生活は私にとってむしろ有利に働いた」と断言し，その理由を次のように説明しています．「なぜなら研究一筋に生きているとスランプに陥ることがあるが，二重生活をしているとスランプに陥る暇もない．管理職として実務を務めていると，また新しい構想が湧いてきて，研究も進む．管理職も，いつ辞めてもよいと思っていると，地位に対する執着がなく，組織の状況が客観的に見られ，判断を誤らない」（「日本経済新聞」2001年5月26日朝刊「私の履歴書」）．

私も，副学長と常任理事就任2年目で，ようやくこの心境が少し分かりかけてきました．今後，大学の65歳定年（2013年3月）までの2年間，この視点から，前向きに，教育・研究と管理運営・経営業務に取り組んでいきたいと思っています．

　研究面では，民主党政権の医療政策研究には本書で一区切りをつけ，本年からは，久しぶりに医療費の増加要因，技術進歩と医療費の関連等の実証研究を再開したいと考えています．合わせて，2004年10月に連載を始めた『文化連情報』「二木教授の医療時評」と，2005年1月に配信を始めたメールマガジン「二木立の医療経済・政策学関連ニューズレター」も，少なくとも定年までは継続するつもりです．毎月論文を書いたり，医療経済・政策学関連の英語論文の抄訳を作成するのは，時には「苦行」ですが，これにより管理運営・経営業務に流されることなく，研究者としての緊張感を保つことができるからです．これからは，「苦行」感を脱して，「苦楽しい」（遠藤周作氏）境地に達したいと願っています．

　今回も超特急で出版作業をしていただいた勁草書房編集部の鈴木クニエさんと古田理史さん，本書の元論文発表の場を継続的に提供いただいた『文化連情報』編集長小磯明さんと「日経メディカルオンライン」編集長風間浩さんに感謝します．最後に，本書を故川上武先生（2009年7月2日逝去）に捧げます．

　　　2011年1月

　　　　　　　　　　　　　　　　　　　　　　　　　　　　二木　立

# 『TPP と医療の産業化』勁草書房，2012

## はしがき

　国民と医療関係者の大きな期待を背負って2009年9月に発足した民主党政権は，その後2年半，迷走を続けています．医療政策については，衆院選マニフェストで高らかに掲げられた総医療費と医師数の大幅増加の数値目標が政権発足直後に棚上げされたのに加えて，菅直人・野田佳彦内閣の下で，小泉政権後の自公連立政権（安倍・福田・麻生内閣）では封印されていた医療への市場原理導入政策が部分的に復活しています．その象徴が，TPP（環太平洋戦略的連携協定）への参加方針であり，医療の（営利）産業化政策です．本書は，この2つを中心として，民主党政権の医療政策を批判的に，しかし複眼的に検討することを目的にしています．

　序章は本題に入る前の助走で，私の考える「あるべき医療」（最適でユニバーサルな医療）と現実に「ある医療」の相克について説明した後，東日本大震災と福島第一原発事故後の医療政策のシナリオを予測します．
　第1章では，2010年10月に菅首相が突然打ち出し，野田後継首相が推進しているTPP参加方針とそれが医療に与える影響，それと密接に関係する混合診療解禁について予測・検討します．第1節では，TPP参加反対の立場を明示した上で，TPP参加で国民皆保険が崩壊する等の「地獄のシナリオ」には疑問を呈し，医療の市場化・営利化要求はアメリカ単独ではなく日米大企業合作であると指摘します．第2節では，TPPに参加した場合のアメリカの日本医療への要求を，次の3段階に整理します．①医療機器・医薬品への価格規制の撤廃・緩和，②医療特区に限定した株式会社による医療機関経営と混合診療の原則解禁，③全国レベルでのそれらの原則解禁．その上で，①は実現する可能性が高いし，②の実現可能性も長期的には否定できないが，③の実現可能性はごく低いとの私の判断を述べます．第3節では，

TPP参加が日本の公的医療保険制度，医薬品産業，患者・保険財政に与える影響を，韓米FTAと豪米FTAの妥結内容も参考にしつつ予測します．第4節では，私が上記③の可能性は低いと判断している理由を述べます．第5節では，混合診療原則禁止を適法とした最高裁判決の意義を述べた上で，今後日本がTPPに参加した場合，この判決がアメリカ政府の混合診療原則解禁要求への重要な防波堤になることを指摘します．

　第2章では，菅内閣時代に強まった医療への市場原理導入論，医療の（営利）産業化論を歴史的・理論的に検討します．第1節では，民主党政権で医療への市場原理導入論が部分的に復活した4つの理由を述べます．第2節では，医療への市場原理導入論の30年を3段階に分けて検証した上で，それの複眼的評価を行い，「医療の企業化」には営利企業の医療への参入だけでなく，一部の医師や病院の営利的行動も含まれることを指摘します．第3節では，「医療産業」・「医療の産業化」という用語の来歴を検討し，経済学的には医療は「産業」であるが，「医療産業化」という新語には営利産業化という特殊な意味が付与されていることを指摘します．第4節では，日本の病院は「先進諸国の中で最も営利性が強い」との新説を手がかりにして，日本の民間病院の非営利性と活力について検討します．第5節では，2011年に入って経済産業省が始めた「病院輸出」が産業政策としては成功する条件がない理由を述べます．第6節では，民主党政権の「新成長戦略」・「ライフ・イノベーションによる健康大国戦略」を，自公政権時代の類似政策にまで遡って複眼的に検討し，公的保険外の医療サービスの経済成長効果はほとんどないこと，および医薬品・医療機器産業の振興・輸出産業化には私も期待したいが道は険しいことを指摘します．

　第3章では菅内閣で検討が開始され，野田内閣に引き継がれた「社会保障と税の一体改革案」を複眼的に検討します．受診時定額負担・免責制が保険の原点であるとの吉川洋氏の主張が誤りであることも説明します．

　第4章では，介護保険制度（改革）について概観するとともに，同制度成立前後から急増している「保健・医療・福祉複合体」の全体像と最新動向に

ついて説明します．複合体は，非営利組織による「医療の産業化」の現代的形態とも言えるからです．

　第5章は歴史研究で，「いつでも，どこでも，だれでも」という標語の来歴を探るとともに，吉村仁保険局長の有名な「医療費亡国論」が幻であるとする新説の問題点を検討します．TPPや医療の産業化とは直接関係しませんが，「いつでも，どこでも，だれでも」よい医療を受けられるという国民皆保険制度の理念は，今後，日本がTPPに参加し，医療の営利産業化が進められたなら空洞化する危険があると考え，収録します．

　本書は，内容的には，2011年2月に出版した『民主党政権の医療政策』（勁草書房）の「続編」とも言えます．同書と本書を併せてお読みいただければ，2009年の政権交代前後から3年間の日本の医療政策の全体像と今後の見通しを，歴史的かつ国際的視点から理解できると自負しています．

　最近は，混迷する民主党政権への不満・批判の枠を超えて，日本の政治・統治機構全体への不信・不満，および東日本大震災・福島第一原発事故のあまりに大きな衝撃のため，現在の政治・経済・社会の仕組みを一気にリセットする「抜本改革」やそれを強権的に実行する英雄待望論的な風潮が強まっています．しかし，国民全体が利害関係者である医療ではそれは不可能であり，今後も日本の医療制度の根幹（国民皆保険制度と民間非営利医療機関主体の医療提供制度）を維持しつつ，地道に「部分改革」を積み重ねるしか道はありません．しかも，長期的に見れば，医療（と介護）は「永遠の安定成長産業」です．これが本書で私がもっとも訴えたいことです．

　　　2012年3月

　　　　　　　　　　　　　　　　　　　　　　　　　　二木　立


## あとがき

　本書には，前著『民主党政権の医療政策』（勁草書房，2012年2月）出版後

約1年半（2011年2月～2012年4月）に発表した24論文を収録しました（厳密に言えば，1論文は2010年4月に発表）．このうち12論文はこの間ほぼ毎号継続した『文化連情報』の連載「二木教授の医療時評」で，10論文は2011年4月から『日本医事新報』に開始した連載「深層を読む・真相を解く」です．全論文とも「歴史の証言」としてそのまま収録し，必要な補足や訂正は，本文中の［　］または本文末の【補注】で行いました．

　実は私は，『民主党政権の医療政策』の次の著作は日本福祉大学を定年退職する2012年度末に「退職記念」として出版しようと考えていました．しかも，その本には，前著のあとがきに書いた「医療費の増加要因，技術進歩と医療費の関連等の実証研究」を含めたいと思っていました．しかし前著出版後も，民主党政権がTPP参加，医療の営利産業化，「社会保障と税の一体改革案」等，看過できない政策を次々に発表したため，それらを複眼的・批判的に分析する論文を継続的に発表しました．昨年3月11日の東日本大震災直後はあまりの衝撃に原稿を書けない状態が続きましたが，気を取り直して4月初旬に「東日本大震災で医療・社会保障はどう変わるか？」（本書序章第2節）を執筆しました．このような事情のため，当初予定した実証研究にはほとんど手をつけられなかった反面，予定より半年以上も早く，一書分の原稿がまとまりました．しかもこの間，ほぼ同じ課題意識を持って書き続けたため，単なる論文集ではない「まとまり」ができたと自己判断しています．

　予定より早く出版できた理由は，これ以外にも3つあります．1つは，上述したように，昨年［2011年］4月から『日本医事新報』に連載枠をいただいたことです．『文化連情報』分と合わせて，ほぼ毎月2本の原稿を執筆するのは時に「苦行」で，両誌には何度も締め切り延長をお願いしましたが，結果的に短期間にたくさんの原稿を書くことができました．2つめの理由は2010・2011年度に委員を務めた日本医師会医療政策会議（田中滋議長）が原中勝征日本医師会長から「医療を営利産業化していいのか」という諮問を受け，これについて多面的かつ率直な議論を継続して行ったため，私自身の知

識と認識が飛躍的に深まったことです．3つめの理由は，勤務先での管理業務（副学長と常任理事）が2011年度で3年目となったため，それ以前に比べ，精神的・時間的に余裕を持って行えるようになったからです．実は2011年度からは図書館長も兼務することになったのですが，これは私が長年やりたいと思っていた業務なので，負担感はありません．

幸い私は，2012年度末に日本福祉大学を定年退職した後，2013年度から5年間，同大学の特別任用教授に再雇用されることになりました．これにより，1999年度から14年間続けてきた管理業務からようやく「解放」され，大学院を中心とした教育と研究に専念できるようになると，今からその日が来るのを心待ちにしています．と同時に，定年前の1年間はその「準備・移行期間」として，上述した実証研究を少しづつでも再開しようと決意し，医学博士論文執筆に没頭した1981〜1983年以来，30年ぶりにSPSS（統計解析ソフト）を使用し始めました．

今回も超特急で出版作業をしていただいた勁草書房編集部の橋本晶子さん，本書の元論文発表の場を継続的に提供いただいた『文化連情報』編集長の小磯明さんと『日本医事新報』編集部の山崎隆志さんに感謝します．最後に，本書を経済学と医療経済学を基礎から教えていただいた故江見康一先生（2011年12月22日逝去）に捧げます．

  2012年3月

二木　立

第Ⅱ部　全単著はしがき，あとがき，目次

## 『福祉教育はいかにあるべきか――演習方法と論文指導』
### 勁草書房，2013

### はしがき

　本書は，私の日本福祉大学での28年間の教育の経験と工夫を，社会福祉学部の専門演習（ゼミ）指導と大学院での研究論文指導を中心に紹介し，社会福祉教育の改善に資することを目的としています．

　本文は3章構成です．第1章「専門演習指導はいかにあるべきか」の第1節では，私の学部教育での経験と工夫を専門演習を中心として総括的に紹介します．本章の中心である第2節では，私のゼミの3つの目標を述べた上で，ゼミ生が6つの能力（規律，情報収集能力，作文能力，スピーチ能力，パソコン操作能力，社会福祉士国家試験に現役合格できる学力）を習得するための指導の実際，「愛の教育手帳」（ゼミ冊子）を用いたゼミ指導の標準化，および社会福祉士国家試験合格率9割への軌跡・ノウハウを紹介します．第3節ではゼミ指導の2つのモットー（ゼミ生を怒らない，学生を絶対に馬鹿にしない）と4つの心がけを紹介します．第4節では大学院での教育と経験の工夫を，第5節では日本福祉大学での研究と校務の経験を述べます．補論では，大教室での講義アンケートの工夫とノウハウ，それの解析から得られた知見，および私の講義の2つの「目玉」を紹介します．

　第2章「研究論文指導はいかにあるべきか」では，大学院教育のうち，研究論文指導に焦点を当てて，私の経験と工夫を紹介します．第1節では，私の研究論文指導の原点である病院勤務医時代の経験を，第2節では指導の大前提となる私自身の研究論文執筆面での自助努力を紹介します．本章の中核である第3節では，大学院での研究論文指導の実際とそれを通して感じたことを可能な限り具体的かつ率直に述べます．例えば，私が修士課程の論文指導で重視している，①「形式第一，内容第二」，②積み重ね・プロセス重視，③院生どうしの「ピアレビュー」の義務化，④最新文献の紹介について，詳しく紹介します．第4節では，新しい挑戦として，（若手）教員・研究者の

『福祉教育はいかにあるべきか──演習方法と論文指導』勁草書房, 2013

博士論文作成・博士学位取得支援の経験を紹介し，最後に私から見た「良い教師と良い弟子の条件」について率直に問題提起します．本章には，日本福祉大学大学院で用いている各種の資料も添付します．

　第3章「大規模研究のマネジメント」では，「拠点リーダー」を努めた日本福祉大学21世紀COEプログラム（2003～2007年度）の経験を紹介します．

　付録には，私が毎年ゼミ生および社会福祉学部の全教員に配布していた「二木ゼミ・愛の教育手帳」の最終版と，大学院入学式で毎年配布している「大学院『入学』生のための論文の書き方・研究方法論等の私的推薦図書」リストの最新版，および修士論文要旨と学部専門演習レポートの添削例を付けます．

　本書で紹介した私の教育の経験と工夫の多くが，社会福祉領域だけでなく，他領域での教育の改善にも資することを願っています．

　　2013年3月

　　　　　　　　　　　　　　　　　　　　　　　　二木　立


## あとがき

　本書は，私にとって，最初の，そしておそらくは唯一の「教育書」です．

　私は1985年（37歳時）に，日本福祉大学社会福祉学部教授に就任した直後に，年1冊は著書を出版する計画を立てて以来，2013年3月に65歳で定年退職するまでの28年間，私の専門とする医療経済・政策学関連の研究書，論文集をほぼ毎年出版してきました．

　それと並行して，社会福祉学部と大学院での教育について，個人レベルでの改善を積み重ねるとともに，大学院研究科長・社会福祉学部長等として，制度レベルでの改革・改善にも努めてきました．手前味噌ですが，私は日本福祉大学における授業評価，FD活動の「元祖」で，赴任した1年目から学生による授業評価を始め，1991年には，それを中心とした私の「教育実践」を日本教育学会第50回大会でも発表しました（本書第1章補論）．その後も

試行錯誤を続け，学部教育での専門演習を中心とした教育改善の経験と工夫は2008年にまとめ，大学院での研究論文指導等の経験と工夫は2012年の社会福祉学会第60回秋季大会で報告しました（それぞれ本書第1・2章）．さらに2003〜2007年の5年間には，文部科学省21世紀COEプログラムに採択された日本福祉大学の研究プロジェクトの「拠点リーダー」として大規模研究のマネジメントを行うという得がたい経験もしました（第3章）．

　私は，2013年4月から日本福祉大学学長に就任することになり，今後は，大学全体の教育改善・改革とそれを支える経営改善に取り組むことになりました．それを機にして，今までに発表してきた社会福祉学部と大学院での教育の経験と工夫を一書にまとめ，次代を担う中堅・若手教員，院生・学部学生の皆さんに「バトンタッチ」できることを大変うれしく思っています．

　実は，本書と同時に，今まで蓄積してきた大学・大学院の管理運営・経営業務の経験とノウハウについても一書にまとめようと考えていたのですが，それは4年後（2016年度末）の学長退任時に延期しました．

　今回も超特急で出版作業をしていただいた勁草書房編集部の橋本晶子さんに感謝します．

　本書の第1・2章の元論文の準備過程では，それぞれ日本福祉大学学事課・入学広報課・社会福祉実習教育研究センター，および大学院事務室の皆様から貴重なデータを提供していただきました．元論文の草稿に対しては，二木ゼミのOB・OG，大学院修了者や現役院生，および日本福祉大学内外の教員・研究者から，率直なコメントをいただきました．3人のゼミOG，現役院生からは，学部の専門演習レポート，修士論文要旨草稿の添削例を本書に収録することを快く承諾していただきました．それらの皆様の一覧は，以下の通りです（アイウエオ順，敬称と所属は略）．心から感謝します．上田敏，大谷京子，岡本令子，垣田裕介，加藤勝，小森和子，後藤静，権丈善一，近藤克則，近藤修司，鹿見勇輔，鈴木学，須田木綿子，田中宏樹，趙香花，綱川克宣，長尾佳世子，林祐介，原田正樹，日比野絹子，樋渡貴晴，藤田紀昭，

『福祉教育はいかにあるべきか——演習方法と論文指導』勁草書房，2013
藤森克彦，宮田和明（元学長．故人），山田壮志郎，湯原悦子，横川正平．

2013年3月

二木　立

第Ⅱ部　全単著はしがき，あとがき，目次

## 『安倍政権の医療・社会保障改革』勁草書房，2014

### はしがき

　本書の目的は，20012年12月に成立した第二次安倍内閣（以下，安倍内閣）の医療・社会保障政策を，3代の民主党前政権およびその前の福田・麻生自公政権のそれとの異同に留意しながら，複眼的・批判的に検討することです．本書は，安倍内閣の医療・社会保障政策を包括的かつ個別的に，しかも時系列で，実証的に検討した初めての，おそらく唯一の書です．

　全体は5章で構成します．第1章では安倍内閣の医療・社会保障政策を包括的に検討します．第1節は全体の総括・概説で，安倍内閣の医療政策の中心は，伝統的な（公的）医療費抑制政策の徹底であり，部分的に医療の（営利）産業化政策も含んでいることを指摘します．第2～6節は時系列的分析です．第2節は，2012年12月に安倍内閣が発足した直後に行った医療・社会保障政策の予測です．第3節では，安倍内閣の2つの閣議決定（「骨太方針2013」と「日本再興戦略」．共に2013年6月）の医療・社会保障改革方針を検討します．第4節は，2013年7月の参院選での自民党大勝後に行った予測で，医療政策については大きな改革はされないと私が判断した根拠を述べます．第5節では，社会保障制度改革国民会議報告書（2013年8月）を複眼的に評価すると同時に，それの「審議結果等を踏まえ」閣議決定された（はずの）社会保障制度改革プログラム法案骨子の理念を批判します．第6節では，6年ぶりにマイナス改定となった2014年度診療報酬改定の理論的根拠とされた財政制度等審議会「平成26年度予算の編成等に関する建議」を複眼的に検討します．

　第2章では，日本がTPPに参加した場合に，それが日本医療に与える影響を複眼的に検討します．第1節では，医療の「公平」の意味は日米で全く異なるため，TPP参加は国民皆保険制度を空洞化する危険があることを指

摘します．第2節では，過去2年半のTPP論争を総括し，3つの成果が得られたことを指摘します．第3節は本章の中核で，私が2011年12月に行った「TPP参加でアメリカは日本医療に何を要求し，何が実現するか？」についての3段階の予測を紹介し，「今そこにある危機」は医療機器・医薬品価格規制の撤廃・緩和とそれによる医薬品費等の不必要な上昇と患者負担の増加，診療報酬の抑制であることを示します．第4節では，私が，TPP参加による混合診療解禁や「保険外併用療養拡大」よりも，「法定患者負担拡大」を危惧している理由を述べ，今後導入が予想される患者負担とその額を推計します．

第3章では，今や「国策」とも言われるようになった地域包括ケアシステムと今後の死に場所について，複眼的かつ実証的に検討します．第1節では，地域包括ケアシステムそのもの，およびそれと医療・医療機関との関係を正確に理解するための4つのポイントを述べます．第2節では，1990～2011年の21年間の死に場所等の変化を調査し，2025年に「その他」の場所での死亡が47万人に達するとの厚生労働省推計の妥当性を検討します．第3節は，今後の「自宅死亡割合」の変化を予想するための基礎作業として行った，2000～2011年の都道府県・大都市の「自宅死亡割合」の推移の調査報告で，首都圏・関西圏等では「自宅死亡割合」が増加に転じている，東京都区部では「自宅死亡割合」が急増しているが，その4割は「孤独死」の増加による等の意外な事実を明らかにします．第4節では，高齢者の死亡前医療費が高額であるとの言説とは逆に，死亡前1か月間の医療費は急性期死亡分を含めても，国民医療費の3％にすぎない等の意外な事実を示します．

第4章では，第二次安倍内閣に先立つ民主党野田内閣時代の医療・社会保障政策について検討します．本章で一番重要なのは，第3節の2012年8月に当時野党だった自民党主導で成立した社会保障制度改革推進法の検討で，それが民主党政権がそれまで検討していた「社会保障・税一体改革」とは異質であり，「社会保障の機能強化」が消失し，「自助」が前面に出されていること等を指摘します．これにより，社会保障制度改革推進法が内容面でも，

理念面でも，安倍内閣に引き継がれていることを明らかにします．

第5章では，2006～2013年に日本の医療と医療政策についてなされたさまざまな言説の妥当性を検討し，その大半が事実誤認であることを指摘します．例えば第1節では，2006年に提唱された勤務医の「立ち去り型サボタージュ（開業医シフト）」説の妥当性を検証し，全国レベル，都道府県レベルとも，病院勤務医の退職増加と開業志向の高まりは生じていないことを実証的します．

安倍首相・内閣は2013年夏の参議院議員選挙で大勝し，衆参両院で安定多数を確保して以来，特定秘密保護法案の強行採決，靖国神社公式参拝，集団的自衛権行使は認められないとする歴代内閣の憲法解釈の見直し方針等，政治・外交面で「タカ派」的政策・行動を強めています．医療・社会保障政策についても，費用抑制を強めると共に，「自助を第一に」して国家責任を軽視しており，医療関係者・国民に大きな不安を与えています．私自身も，特にこの1年間は，憂鬱な気持ちで医療・社会保障政策の分析を行ってきました．しかし，本書を読まれれば，医療・社会保障については「抜本改革（改悪）」はなく，あくまで「部分改革」にとどまること，および医療は長期的に見れば「永遠の安定成長産業」であることも，ご理解いただけると思います．

2014年3月

二木　立

## あとがき

本書には，医療政策研究面での前著『TPPと医療の産業化』（勁草書房，2012年5月．以下，前著）出版後，2014年3月までの2年間に発表した主な論文26本を収録しました．このうち13論文は『文化連情報』の連載「二木教授（学長）の医療時評」，10論文は『日本医事新報』の連載「深層を読

『安倍政権の医療・社会保障改革』勁草書房，2014

む・真相を解く」です．全論文とも「歴史の証言」としてそのまま収録し，必要な補足や訂正は，本文中の［　］または本文末の【補注】・【補足】で行いました．この2年間，同じ問題意識を持って，毎月論文を書き続けてきたため，単なる論文集ではない「まとまり」ができたと自己判断しています．

　前著出版後，国政では民主党政権崩壊と自公政権復活という激変がありましたが，私個人にも，日本福祉大学学長就任という予期せぬ出来事が生じました．

　実は，2年前に前著の「あとがき」を書いた時点では，私は2013年3月に日本福祉大学を定年退職し，同年4月から同大学の特別任用教授になることが決まっており，「これにより（中略）管理業務からようやく『解放』され，大学院を中心とした教育と研究に専念できるようになると，今からその日が来るのを心待ちにしていま」した．ところが，その後，やむを得ない事情により，日本福祉大学学長選挙に立候補することになり，幸い当選して，2013年4月より同大学学長に就任しました．「一寸先は闇」（川島正次郎自民党副総理・故人）なのは，政界だけではないと思い知らされました．

　学長選挙の「所信表明書」では，大学改革の諸課題に加え，「学長業務と研究のバランスに留意しつつ，医療・介護政策の研究と発信を続け」ることも公約しました．学長就任後は，これを実行するべく，『文化連情報』と『日本医事新報』の上記連載を継続すると共に，「二木立の医療経済・政策学関連ニューズレター」(http://www.inhcc.org/jp/research/news/niki/) も毎月配信しています．

　学長の業務量・拘束時間とストレスは，それ以前に4年間努めた副学長とは比較にならず，毎月，論文を書き，「ニューズレター」を配信するのに「青息吐息」の状態です．しかし，研究・論文執筆を行うことは，学長業務のストレス解消の最良の方法であることにも気づき，少なくとも学長任期中（2017年3月まで）は，上記2連載と「ニューズレター」を継続しようと，前向きに（？）考えています．

第Ⅱ部　全単著はしがき，あとがき，目次

　なお，私は学長就任後，学長として挨拶・スピーチをする際は，持ち時間を厳守するため，および失言をしないために，できるだけ事前に原稿を作成するようにしています．会場で急に挨拶や発言を求められた場合も，その場で手書きのメモを作成し，挨拶や発言をした後，大学または自宅ですぐに原稿化するようにしています．それらは日本福祉大学のホームページ（http://www.n-fukushi.ac.jp/「学園・大学案内」→「大学概要」→「学長メッセージ」）に掲載していますので，興味のある方はご覧下さい．

　出版事情が悪いなか丁寧な作業をしていただいた勁草書房編集部の橋本晶子さん，本書の元論文発表の場を継続的に提供いただいた『文化連情報』編集長の小磯明さんと『日本医事新報』編集部の山崎隆志さんに感謝します．

　　2014 年 3 月

　　　　　　　　　　　　　　　　　　　　　　　　　　　　　二木　立

# 『地域包括ケアと地域医療連携』勁草書房，2015

## はしがき

　本書の目的は，前著『安倍政権の医療・社会保障改革』（勁草書房，2014年4月）に続いて，第2・3次安倍政権の医療・社会保障政策を，「地域包括ケアと地域医療構想」に焦点を当てつつ，包括的かつ歴史的に検討することです．そのために，どの政策についても，それの出自にまで遡って分析するように心がけました．「地域包括ケアシステム」についての書籍はたくさんありますが，それと医療政策・「地域医療構想」との関係を正面から検討したものは本書が初めてです．

　第1章「地域包括ケアシステムの展開と論点」では，今や「国策」とも言われるようになっている地域包括ケアシステムの歴史的展開・「進化」とそれをめぐる論点について検討します．第1節では，まず地域包括ケアシステムの歴史を2つの源流と法・行政面での「進化」の両面から検討します．次に，地域包括ケアは「システム」ではなく，実態は「ネットワーク」であり，主たる対象は都市部であることを指摘します（書名を「地域包括ケアシステムと地域医療構想」ではなく「地域包括ケアと地域医療構想」としたのは，このためです）．第3に，医療経済・政策学の視点から，今後の地域包括ケアシステムについて，医療・医療費と関わる3つの論点を述べます．最後に，今後，地域包括ケアシステムを確立する上での2つのブレーキを指摘します．私が一番強調したいのは，この点です．第2節は，地域包括ケアシステムの法・行政上の出自と概念拡大の経緯を探った歴史研究です．第3節では，2014年［2013年度］の「地域包括ケア研究会（第4回）報告書」の新しさ・「変化」と「不変化」を明らかにします．

　第2章「地域医療構想と病院再編」では，2015年に医療提供体制改革の焦点として急浮上した「地域医療構想」およびそれと密接に関連する病院再

編政策を多面的に検討し，一部の医療関係者・医療ジャーナリストが危惧・主張している病院病床の大幅削減や病院の大規模再編はないと結論づけます．第1節では，厚生労働省「地域医療構想策定ガイドライン」と関連施策・文書との関連を検討します．第2節では，政府の社会保障制度改革推進本部の専門調査会が発表し，20万床床削減と大きく報道された「第1次報告」と上記「ガイドライン」との異同を検討します．第3節では，過去4回の病院病床削減策がすべて失敗していることを明らかにします．第4節では，2014年度診療報酬改定で導入された7対1病床削減策を批判的に検討し，それの大幅削減はありえないと予測します．第5節では2013年の「日本再興戦略」で提起された「ホールディングカンパニー型法人」（メガ医療事業体）が迷走の末挫折したこと，それに代わって制度化された「地域医療連携推進法人」は実効性に乏しいが，3つの火種があることを指摘します．

　第3章「2000年以降の医療・社会保障改革とその加速」では，2000年以降の医療・社会保障改革を鳥瞰した上で，第3次安倍政権の下で，日本の医療・社会保障改革が加速していることを指摘します．第1節では，2000年以降の日本の歴代政権の医療・社会保障改革を概観し，政権交代で医療政策は大きく変わらないとの「経験則」を引き出します．第2節では，医療介護総合確保推進法（2014年）について，医療提供体制改革部分を中心にして，3つの疑問を述べます．第3節では，2014年12月の総選挙結果を複眼的に分析した上で，第3次安倍政権の医療政策を包括的に検討し，医療政策の基調は変わらないが，公的医療費抑制の徹底と医療への部分的市場原理導入がさらに進むと予測します．第4節では，財務省が2015年4月に発表した資料「社会保障」の「基本的考え方」と医療制度改革について検討します．第5節では「骨太方針2015」が小泉政権時代を上回る社会保障費（国庫負担）の抑制（5年間で1.9兆円）を「目安」としていることを明らかにします．第6節では，以上のような政策動向にもかかわらず，私が公的医療費抑制と医療の営利化は「避けられない現実」とは考えていない理由を述べます．

　第4章「日本における混合診療解禁論争と『患者申出療養』」では，日本

において医療への市場原理導入論の象徴となっている混合診療解禁についての論争を概観した上で，安倍首相が2014年に閣議決定した「患者申出療養」の内容・背景と今後の影響について複眼的に検討します．

第5章「リハビリテーション医療と健康・予防活動の経済分析」では，近年の保健・医療制度改革で注目を集めるようになっているリハビリテーション医療と健康・予防活動について，医療経済・政策学の視点から分析します．

第6章「2012～2014年の保健・医療部門の学術研究の回顧と展望」は，2012～2014年前半の2年半に発表された保健・医療部門の日本語の学術研究のレビューです．

安倍首相・安倍政権は，2014年12月の総選挙で議席面で大勝して以来，国民や野党，大半の憲法学者の強い反対を押し切って安全保障関連法案の強行成立を図るなど，政治・外交面で「タカ派」的政策・行動をますます強めています．医療政策に関しても，歴代政権が進めてきた公的医療費抑制・患者負担拡大と医療への部分的市場原理導入（営利産業化）を，一段と加速しつつあります．安倍首相は，当初は民主党政権の「社会保障・税一体改革」の継承を表明していましたが，最近はそれの鍵言葉であった「社会保障の機能強化」は政府の公式文書から消え，逆に，個人と家族による「自助」を第一とし，それを促進するための「インセンティブ改革」を強調しています．

しかし，本書を読まれれば，医療・社会保障については今後も「抜本改革」（病院病床の大幅削減や医療の全面的営利産業化等）はなく，あくまで「部分改革」（その中核が地域包括ケアシステムと地域医療構想）にとどまること，および公的医療費抑制や医療の営利産業化は決して「避けられない現実」ではなく，別の選択肢もあり得ることをご理解いただけると思います．

2015年8月

二木　立

第Ⅱ部　全単著はしがき，あとがき，目次

## あとがき

　本書には，前著『安倍政権の医療・社会保障改革』（勁草書房，2014年4月．以下，前著）出版後，2015年9月までの1年半に発表した26論文を収録しました（1論文のみは2014年1月発表）．このうち12論文は『文化連情報』の連載「二木学長の医療時評」，11論文は『日本医事新報』の連載「深層を読む・真相を解く」です．全論文とも「歴史の証言」としてそのまま収録し，必要な補足や訂正は，本文中の［　］または本文末の【補注】で行いました．前著以来，同じ問題意識を持って安倍政権の医療・社会保障改革を分析し，ほぼ毎月論文を書き続けてきたし，元論文には可能な限り補足・訂正を加えたため，単なる論文集ではない「まとまり」と「臨場感」のある本になったと自己評価しています．

　前著のあとがきでも述べたように，私は2013年4月に日本福祉大学学長になりました．任期は4年なので，早くも（ようやく？）折り返し点をすぎました．私は学長就任以来，丸山悟理事長と協力・共同して，「民主的でスピード感ある大学運営と情報公開の徹底」を心がけながら，本学の「ふくしの総合大学」としての発展を目指してきました．他面，日本福祉大学は福祉系の老舗大学ではありますが，愛知県の知多半島を拠点にしている地方大学であるため，学生募集に苦戦し続けており，その打開策に頭を悩ませています．さらに，本年度からは，日本社会福祉教育学校連盟会長にも就任したため，業務量・拘束時間は一段と増えました．

　しかし，それだけに，毎月論文を書くこと，その前段階として必要な資料・文献を幅広く集めて丁寧に読み，じっくり考察することは，学長業務等のストレス解消の最良の方法になっています．そのためか，学長就任後は高名な哲学者・梅原猛氏の「管理職生活と研究者生活の二重生活は私にとってむしろ有利に働いた」との心境（『日本経済新聞』2001年5月26日朝刊「私の履歴書」）に少しは近づいた気がします．最近は，学長任期中はもちろん，それが終わってからも，研究と言論活動は，体力と気力と知力が続く限り

（少なくとも85歳までは）続けようと，今までよりもさらに前向きに考えるようになってきました．『文化連情報』と『日本医事新報』の連載，および「二木立の医療経済・政策学関連ニューズレター」(http://www.inhcc.org/jp/research/news/niki/) の配信も，編集部と読者からの要望がある限り続けたいと思っています．

本書に収録した元論文を執筆するにあたっては，実に多くの友人・知人（その大半は上記「ニューズレター」の読者）から，①最新の医療政策についての非公式情報，②医療・介護現場で起きている生々しい情報，③私が不得意な分野の最新文献情報等を教えていただくことができました．特に第1章第2節と第2章第4節と第5章第2節の元論文は，それらの情報なしでは完成できなかったと言っても過言ではありません．しかし①と②の大半は「匿名」「秘密厳守」を条件にしていただいたので，元論文の「謝辞欄」に実名をあげることも控えました．今回数えてみたら，このような方を含めて，延べ100人の方から情報を頂いていたことが分かりました．心から感謝します．

最後に，出版事情が悪いなか丁寧な作業をしていただいた勁草書房編集部の橋本晶子さん，本書の元論文発表の場を継続的に提供いただいた『文化連情報』編集長の小磯明さんと『日本医事新報』編集部の山崎隆志さんに感謝します．

　　2015年8月

　　　　　　　　　　　　　　　　　　　　　　　　　　　二木　立

第Ⅱ部　全単著はしがき，あとがき，目次

## 『地域包括ケアと福祉改革』勁草書房，2017

### はしがき

　本書の目的は，第2期安倍政権の医療・社会保障政策の最新動向を，地域包括ケアと地域医療連携，および福祉改革に焦点を当てつつ，包括的かつ複眼的に分析することです．本書は，序章を含め6章で構成します．

　**序章**「今後の超高齢・少子社会を複眼的に考える」では，今後の医療・社会保障改革を長期的かつ冷静に見通すための前提・土台として，超高齢・少子社会についての，以下の3つの私の事実認識と「客観的」将来予測を述べます．①今後人口高齢化が進んでも，社会の扶養負担は増加しない．②日本の労働生産性伸び率は低くないし，今後も，1人当たりGDPが毎年1％成長すれば超高齢・少子社会は維持できる．②日本の医療費（対GDP比）は最近OECD加盟国中第3位になったが，加盟国の高齢化率の違いを補正すると，日本は「高医療費国」とは言えない．最後に，今後の医療・社会保障費の財源確保についての私見（主財源は保険料，補助的財源は消費税を含めた租税）を述べます．これにより，医療・福祉関係者を含めて広く国民に蔓延している将来に対する悲観論が一面的であることを示します．私が本書で一番読んで頂きたいのは，この序章です．

　**第1章**「地域包括ケア政策と地域医療構想の展開」では，地域包括ケア政策と地域医療構想の最新動向を複眼的に検討します．本章は前著『地域包括ケアと地域医療連携』（勁草書房，2015年）第1・2章の続編，「アップデイト版」です．第1節で地域包括ケアシステムという用語が分かりにくい理由を説明し，第2節で「地域包括ケア研究会2015年度報告書」を検討し，第3節で，医療経済・政策学の視点から地域包括ケアシステムと地域医療構想について概括的に検討します．第4節で2025年に「必要病床数」が大幅に減少するとの2つの将来予測の妥当性を検討し，第5節で地域医療構想をめぐ

『地域包括ケアと福祉改革』勁草書房，2017

る論点または留意点を指摘し，地域医療構想を推進しても必要病床数の大幅削減と医療費削減は困難と私が判断している根拠を述べます．

　第2章「福祉改革の展開」では，厚生労働省・政府が2015～2016年に発表・決定した「新福祉ビジョン」，「ニッポン一億総活躍社会プラン」，「我が事・丸ごと」地域共生社会実現本部「資料」を複眼的に検討します．本章では，厚生労働省が，現在，法的には高齢者に限定されている地域包括ケアシステムを「全世代・全対象型地域包括支援」・「地域共生社会」に拡張することを目指しており，それに対応して福祉教育も改革する必要があることを指摘します．

　第3章「第2期安倍政権の医療・社会保障費抑制政策」では，第2期安倍政権の医療・社会保障費抑制政策を包括的に検討した上で，財務省・財政制度等審議会の2015年11月「建議」，2016年度診療報酬改定，公正取引委員会の「混合介護の弾力化」提案を複眼的・批判的に検討します．

　第4章「保健医療分野のパラダイムシフト論とオプジーボ亡国論の検証」では，塩崎厚生労働大臣の私的懇談会が2015年にとりまとめた「保健医療2035」等の医療パラダイムシフト（転換）論と2016年に突発したオプジーボ（超高額医薬品）亡国論を原理的かつ複眼的に検討します．

　第5章「私の行ってきた研究の視点と方法」では，私が1990年代以降行ってきた研究の視点と方法について紹介します．このうち第2節は『医療経済・政策学の視点と研究方法』（勁草書房，2006）第4・5章の「続編」で，同書出版後の私の研究についての「心境」の変化と「重点移動」，研究方法・手法の進歩について述べたうえで，著書「量産」の秘密を紹介し，最後に，研究と大学の管理職業務は両立しうることを指摘します．

　2017年2月

　　　　　　　　　　　　　　　　　　　　　　　　　　二木　立

第Ⅱ部　全単著はしがき，あとがき，目次

## あとがき

　本書には，前著『地域包括ケアと地域医療連携』（勁草書房，2015年10月．以下，前著）出版後，2017年2月までの1年半に，『文化連情報』や『日本医事新報』等に発表した18論文・2書評を収録しました（1論文は2013年9月，1書評は2015年2月発表）．

　私は，2年前の2015年5月に日本社会福祉教育学校連盟の会長に選ばれたため，新たに政府・厚生労働省の福祉政策の分析や福祉教育改革の提言をまとめる機会が増え，研究の守備範囲も「医療」から「医療・福祉」へと拡大しました．本書第2章に収録した4論文はその成果物です．私は学長就任直後の2009年に大学での福祉「教育」の経験・ノウハウをまとめた本『福祉教育はいかにあるべきか』（勁草書房）を出版しましたが，政府・厚生労働省の福祉「政策」を本格的に論じる本を出版するのは今回が初めてです．

　本書も，今までの論文集と同じく，全論文とも「歴史の証言」としてそのまま収録し，必要な補足や訂正は，本文中の［　］または本文末の【補注】で行いました．前著以来，同じ問題意識を持って安倍政権の医療・福祉・社会保障政策を分析し，ほぼ毎月論文を書き続けてきたし，元論文には補足・訂正を加えたため，単なる論文集ではない「まとまり」と「臨場感」のある本になったと自己評価しています．

　私は，本年3月末で日本福祉大学学長の任期が終了します．2013年の学長就任直後に，学長任期中は研究と管理職業務を両立させながら，『文化連情報』または『日本医事新報』に最低限月1本は論文を発表し続け，それらをまとめた論文集を最低1冊，できれば2冊出版することを目標にしました（本書第5章第2節「おわりに」200頁）．学長退任直前に4冊目の単著を出版し，この目標を「超過達成」できたことを嬉しく思っています．

　私は本年70歳になりますが，幸い，心身とも健康であるため，前著の「あとがき」で宣言（？）したように，研究と言論活動を，少なくとも85歳までは続けようと，前向きに考えています．4月からは日本福祉大学特別任

用教授になり，学長時代に比べると，勉強・研究時間が飛躍的に増えるので，本格的な実証研究（量的研究）を再開し，私のモットーである「政策的意味合いが明確な実証研究と医療政策の分析・予測・批判・提言の二本立の研究」生活に戻ります．『文化連情報』と『日本医事新報』の連載，および「二木立の医療経済・政策学関連ニューズレター」(http://www.inhcc.org/jp/research/news/niki/) の配信も，編集部と読者からの要望がある限り続けます．さらに，今まで一冊も書いたことがない医療経済・政策学の書き下ろしの単著【訂正】の準備を進めるとともに，1992～1993年のアメリカ留学以来四半世紀ぶりに英語論文も発表したいと思っています．なお，私が2015年4月以降発表した論文で「ニューズレター」に掲載したものは，金道勲氏（韓国・国民健康保険公団健康保険政策研究院長期療養研究室長．日本福祉大学大学院福祉社会開発研究科単位取得退学）がすべて韓国語に翻訳し，韓国の政府関係者・研究者に配信してくれています．

最後に，出版事情が悪いなか丁寧で迅速な作業をしていただいた勁草書房編集部の橋本晶子さん，本書の元論文発表の場を継続的に提供いただいた『文化連情報』編集長の小磯明さんと『日本医事新報』編集部の荒井美幸さん，元論文の草稿に対して率直なコメントや貴重な情報をいただいた権丈善一さん（慶應義塾大学教授）をはじめとする多くの友人，および金道勲さんに感謝します．

2017年2月

二木　立

【訂正】本書序論（10頁）で書いたようにこれは不正確で，『現代日本医療の実証分析』(1990) と『複眼でみる90年代の医療』(1991) と『保健・医療・福祉複合体』(1998) の3冊は「書き下ろし」と言えます．

第Ⅱ部　全単著はしがき，あとがき，目次

# 全著作目次（1985 〜 2017 年）

## 『医療経済学——臨床医の視角から』医学書院，1985 年 8 月，283 頁

第 1 章　医療と経済学
　　Ⅰ　医療経済学の現代的課題
　　Ⅱ　医療の経済的特性
第 2 章　「国民医療費」の構造分析と国際比較
　　Ⅰ　「国民医療費」の構造分析と問題点
　　Ⅱ　医療費の国際比較
第 3 章　費用便益分析とその展開
　　Ⅰ　費用便益分析の意義と限界
　　Ⅱ　医療の質を落とさない医療費節減——「脳卒中医療・リハビリテーションの施設間連携モデル」による経済効果の具体的検討
第 4 章　医療技術進歩と医療費増加
　　Ⅰ　医療技術進歩の発展段階と医療費への影響
　　Ⅱ　CT スキャナーの社会経済学
　　Ⅲ　透析医療の国際比較
第 5 章　医師所得の構造分析と将来予測
　　Ⅰ　医師所得の構造分析
　　Ⅱ　医師給与の将来像
第 6 章　病院倒産と病院経営
　　Ⅰ　現代の病院倒産——背景分析と将来予測
　　Ⅱ　病院経営と医療管理——中規模民間病院近代化の経験を中心に
　　Ⅲ　医療内容の向上と結合した経営改善——医師の意識改革・行動変容のための 3 か条
補　論　医療経済学の国際的動向
　　Ⅰ　「世界医療経済学会（ライデン）」にみる医療経済学の動向
　　Ⅱ　検査と薬の経済学の国際的動向——「医療経済学国際会議（リール）」

参加して

『脳卒中の早期リハビリテーション――これからの考え方と進め方』医学書院，1987年3月，283頁（上田敏氏と共著．［第2版］1992年7月，298頁）

Ⅰ　序章　リハは救急から
Ⅱ　早期リハの実際
Ⅲ　一般病院のリハの運営
Ⅳ　早期リハでえられた知見
Ⅴ　終章　「人生の質」の向上をめざして

『リハビリテーション医療の社会経済学』勁草書房，1988年9月，259頁

Ⅰ　80年代後半の医療改革
　Ⅰ-1　医療再編成と民間病院
　Ⅰ-2　医療における民活導入と医療経済への影響――医療供給面での可能性と限界
　Ⅰ-3　国民医療総合対策本部中間報告が狙う医療再編成の盲点――「良質で効率的な医療」と医療費抑制の両立は困難
　Ⅰ-4　改めて中間報告について――三枝論文に対する私の意見
　Ⅰ-5　障害老人の在宅ケア――条件と費用効果分析
Ⅱ　リハビリテーション医療――理念の発展と経済・経営
　Ⅱ-1　リハビリテーションにおける自立概念の転換――ADLからQOLへ
　Ⅱ-2　リハビリテーション医療・この15年
　Ⅱ-3　都市一般病院における脳卒中リハビリテーション――早期リハビリテーションの技術と経済
　Ⅱ-4　リハビリテーション部門の原価計算調査
Ⅲ　アジア諸国の医療とリハビリテーション
　Ⅲ-1　シンガポールの社会保障――公共住宅政策とリハビリテーションを中心として
　Ⅲ-2　マレーシアの医療とリハビリテーション
　Ⅲ-3　インドの医療とリハビリテーション

第Ⅱ部　全単著はしがき，あとがき，目次

## 『90年代の医療──「医療冬の時代」論を越えて』勁草書房，1990年4月，218頁

Ⅰ　90年代の医療
　Ⅰ-1　90年代の医療：予測と課題──「医療冬の時代」論を越えて
　Ⅰ-2　病院の機能分化と看護・介護を考える
　Ⅰ-3　急増する私的病院チェーン
Ⅱ　医療と医療政策をみる視点
　Ⅱ-1　医療政策を分析する視点・方法論のパラダイム転換
　Ⅱ-2　リハビリテーション医療の効果と効率を考える
　Ⅱ-3　在宅ケアの問題点──医療経済学の立場から
　Ⅱ-4　長寿社会は灰色か？──老人医療費をめぐる3つの誤解
Ⅲ　米国と英国の医療改革
　Ⅲ-1　DRGとは何か？── DRG方式の背景・影響とわが国への導入可能性
　Ⅲ-2　英国における医療営利化を活写した『疾病への寄生』
　Ⅲ-3　英国の国民保健サービス改革白書── NHS 40年の歴史上最大の改革

## 『現代日本医療の実証分析──続　医療経済学』医学書院，1990年11月，216頁

第1章　わが国病院の平均在院日数はなぜ長いのか？
第2章　医療費分析の新しい視角
　　Ⅰ　1980年代の国民医療費増加要因の再検討
　　Ⅱ　医療費地域差の背後にあるもの
第3章　医療供給システムの急変貌
　　Ⅰ　わが国の私的病院チェーンはどこまで進んでいるか？
　　Ⅱ　私的病院の拡大パターンの変貌──名古屋市を例として
第4章　医師と看護婦の所得分析
　　Ⅰ　医師所得は高すぎるか？
　　Ⅱ　看護婦の給与と診療報酬は1980年代に改善されたか？
第5章　脳卒中リハビリテーションの社会経済学

『複眼でみる90年代の医療』勁草書房，1991年7月，231頁

序章　将来予測のスタンス──「原理からではなく事実から出発」
1章　90年代の国民医療と診療報酬
2章　90年代の医療保障制度
3章　90年代の医療供給制度
4章　90年代の医療マンパワー
終章　ハードヘッド＆ソフトハート

『90年代の医療と診療報酬』勁草書房，1992年10月，251頁

Ⅰ　1992年4月診療報酬改定の検証
　Ⅰ-1　厚生省の「賭け」は成功するか？
　Ⅰ-2　看護料大幅アップの明暗
Ⅱ　90年代の医療と診療報酬を考える
　Ⅱ-3　90年代の診療報酬と病院経営を考える
　Ⅱ-4　80年代の医療経営分析の視角──「低診療報酬政策」規定では医療変化を捉えられない
　Ⅱ-5　90年代の在宅ケアを考える──何が変わるか，何を変えるべきか？
　Ⅱ-6　医療ソーシャルワーカー資格制度化問題の混迷──このままでは無資格状態が永続！
Ⅲ　官庁医療統計の盲点
　Ⅲ-7　老人病院等の保険外負担の全国調査──現実の保険外負担は厚生省調査の3倍
　Ⅲ-8　私的病院チェーンの最近の動向

『「世界一」の医療費抑制政策を見直す時期』勁草書房，1994年11月，237頁

1章　「世界一」の医療費抑制政策を見直す時期
　補論1　医療法改正がますます日本の医療をダメにする
　補論2　勤務医の薄給を改めない限り医師への「謝礼」はなくならない
　補論3　病院機能の第三者評価について
2章　1994年医療費改定は「第二次保険・医療改革」のはじまり──不公正で不透明な医療行政を憂える

第Ⅱ部 全単著はしがき，あとがき，目次

3章 特定療養費制度の「一般」制度化は成功するか？——特定療養費制度の過去，現在，将来
4章 私のみたアメリカの医療と医療経済学
　補論4 クリントン政権の医療改革法案の概要と解説

## 『日本の医療費——国際比較の視角から』医学書院，1995年11月，267頁

第1章 人口高齢化と医療費増加
　　Ⅰ 人口高齢化は医療費増加の主因か？
　　Ⅱ 老人の「社会的入院」医療費の推計—— 9000億円台で厚生省推計の半分
第2章 医療技術進歩と医療費抑制政策
　　Ⅰ MIR（磁気共鳴装置）導入・利用の日米比較——日本でのハイテク医療技術と医療費抑制との「共存」の秘密を探る
　　Ⅱ 慢性透析医療と医療費の日米比較——医療費の支払い方式と水準が「医療の質」に与える影響
　　Ⅲ 技術進歩は1980年代に医療費水準を上昇させたか？——技術進歩と医療費抑制政策との関係の検討
第3章 リハビリテーション医療の経済と経営
　　Ⅰ リハビリテーション医療のマクロ経済分析——「社会医療診療行為別調査」でみるリハビリテーション医療費
　　Ⅱ リハビリテーション部門の原価計算分析
　　Ⅲ 理学療法士と作業療法士の給与分析
　　Ⅳ 地域リハビリテーションの経済的基盤
第4章 医療効率と費用効果分析——地域・在宅ケアを中心として
第5章 医療経済学からみた医薬品の適正使用
第6章 病院チェーンと勤務医給与の最近の動向
　　Ⅰ 医療法人の病院チェーン化は1980年代後半以降どのくらい進んだか？
　　Ⅱ 90年代後半の勤務医の給与と所得

## 『公的介護保険に異議あり［もう一つの提案］』ミネルヴァ書房，1996年3月，216頁（里見賢治氏，伊東敬文氏と共著）

第2部 公的介護保険の問題点

はじめに
第1章　公的介護保険は厚生省の政策・路線の3つの破綻・転換を示す
第2章　公的介護保険の3つの不公正
第3章　3つの公的介護保険「打ち出の小槌」論
第4章　公的介護保険の将来予測
おわりに　5つの改善提案（増補版）

## 『保健・医療・福祉複合体——全国調査と将来予測』医学書院，1998年11月，317頁

第Ⅰ部　保健・医療・福祉複合体の全体像——全国調査の総括と評価，将来予測
第Ⅱ部　保健・医療・福祉複合体の全国調査
　　第1章　私的医療機関を「母体」とする特別養護老人ホームの全国調査
　　第2章　老人保健施設の「母体」とチェーン化の全国調査
　　第3章　私的病院・老人保健施設・特別養護老人ホームを開設しているグループの全国調査
　　第4章　在宅介護支援センターの「母体」とチェーン化の全国調査
　　第5章　私的医療機関を「母体」とする看護・医療技術系・介護福祉士学校の全国調査
　　第6章　自治体の「保健・医療・福祉複合体」の全国調査
第Ⅲ部　私立医科大学と大病院の構造と発展の実証的研究——病院チェーン化と「複合体」化を中心として
　　第1章　私立医科大学の構造と発展
　　第2章　わが国の大病院の構造と発展

## 『介護保険と医療保険改革』勁草書房，2000年4月，272頁

Ⅰ　介護保険と保健・医療・福祉複合体
　Ⅰ-1　介護保険の全体的評価と将来予測
　Ⅰ-2　保健・医療・福祉複合体の功罪
　Ⅰ-3　居宅介護支援事業者の「公正中立」と利用者「囲い込み」を考える
　Ⅰ-4　介護保険・医療保険改革とリハビリテーション医療（病院）の将来像
　Ⅰ-5　介護保険下の訪問リハビリテーション——予測と選択
　Ⅰ-6　介護保険論争の証言

第Ⅱ部　全単著はしがき，あとがき，目次

　　Ⅰ-6A　介護保険論争の中間総括——法案具体化で決着した5つの論点
　　Ⅰ-6B　公的介護保険法が成立しても老後の不安が決して解消されない理由
　Ⅱ　医療保険改革と国民医療費
　　Ⅱ-1　医療保険改革—— 2000年抜本改革は幻，またも小手先の改革
　　Ⅱ-2　幻想の医療ビッグバンとDRG／PPS ——背後で拡大する「保健・医療・福祉複合体」
　　Ⅱ-3　医療費抑制にならない改革より公的医療費の総枠拡大を考えるべき理由
　　Ⅱ-4　1996年診療報酬改定をこうみる—— 5つの不公正・不透明
　　Ⅱ-5　医療効率と医療の標準化——医療経済学の視点から
　　Ⅱ-6　「福祉のターミナルケア」で費用抑制は可能か？
　　Ⅱ-7　国民医療費をめぐる「常識」のウソ
　　Ⅱ-8　90年代以降の人口高齢化と医療費増加
　　Ⅱ-9　医療経済学の国際的動向——国際医療経済学会第2回世界大会に参加して
　Ⅲ　外科・眼科・リハビリテーション医療の経済分析
　　Ⅲ-1　保険診療における外科医の評価をめぐる4つの論点——医療経済学と医療政策研究の視点から
　　Ⅲ-2　先進国医療の「三極構造」と眼科医療経済——白内障手術を中心として
　　Ⅲ-3　リハビリテーション医療のシステムと経済——リハ医療費総額の推計と構造分析

## 『21世紀初頭の医療と介護——幻想の「抜本改革」を超えて』勁草書房，2001年11月，308頁

序　章　21世紀初頭の医療・社会保障改革—— 3つのシナリオとその実現可能性
第Ⅰ章　21世紀初頭の医療改革——幻想の「抜本改革」
　　　1　小泉政権の医療制度改革を読む——経済財政諮問会議「基本方針」の批判的検討
　　　2　厚生労働省『医療制度改革の課題と視点』の本音とねらい
　　　3　2000年診療報酬改定と一般病院・患者
　　　4　医療法第四次改正の医療・看護への影響と将来予測——病床区分を中心に
第Ⅱ章　21世紀初頭の介護保険と介護——求められる抜本改革
　　　1　介護保険施行半年間の現実と改革課題

2　介護保険開始後1年——3つの夢と現実
　　　3　介護保険元年——リハビリテーション医療はどう対応すべきか
　　　4　訪問介護の主役は長期的には介護福祉士
第Ⅲ章　わが国の高齢者ケア費用——神話と真実
第Ⅳ章　わが国の保健・医療・福祉複合体の最新調査
　　　1　京都府の介護保険指定事業者の実態調査——私的医療機関・「複合体」の参入を中心として
　　　2　在宅ケア先進診療所の実態調査——「ミニ複合体」化を中心として
第Ⅴ章　保健・医療・福祉複合体とIDSの日米比較研究——「東は東，西は西」の再確認

## 『医療改革と病院——幻想の「抜本改革」から着実な部分改革へ』勁草書房，2004年4月，268頁

第Ⅰ章　小泉政権の医療改革の中間総括——「抜本改革」から部分改革へ
第Ⅱ章　21世紀初頭の医療改革の3つのシナリオと医療者の自己改革
　　　補論　医療・福祉の連携か複合か——両者の対立は無意味，真理は中間にある
第Ⅲ章　医療提供制度の2つの「抜本改革」論の挫折と崩壊
　　　第1節　株式会社の病院経営参入論の挫折
　　　第1節補論　「医療特区」は何をもたらすか
　　　第2節　一般病床半減説の崩壊
第Ⅳ章　診療報酬制度の部分改革
　　　第1節　2002年診療報酬改定の意味するもの
　　　第1節補論　リハビリテーション医療の2002年診療報酬改定の3つの特徴
　　　第2節　混合診療と特定療養費制度
第Ⅴ章　病院の外来分離を「第二薬局」の歴史に照らして考える——今後の規制強化は必至
補　章　2004年診療報酬改定の特徴

## 『医療経済・政策学の視点と研究方法』勁草書房，2006年11月，211頁

第Ⅰ部　医療経済・政策学の視点と研究方法
　　第1章　医療経済・政策学の特徴と学習方法

第Ⅱ部　全単著はしがき，あとがき，目次
    第2章　医療政策の将来予測の視点と方法
    第3章　医療政策の分析枠組み——21世紀初頭の医療改革の3つのシナリオ
第Ⅱ部　私の研究の視点と方法
    第4章　私の研究の視点と方法——リハビリテーション医学研究から医療経済・政策学研究へ
    第5章　資料整理の技法——医療経済・政策学分野を中心に


『介護保険制度の総合的研究』勁草書房，2007年2月，304頁

序　章　もう1つの介護保険史
第1章　介護保険論争の原点
第2章　介護保険法成立前の論争と中間総括
    第1節　老人保健福祉審議会「第2次報告」のもう1つの読み方
    第2節　老人保健福祉審議会「最終報告」の3つの新しさ
    第3節　介護保険論争の中間総括——法案具体化で決着した5つの論点
    第4節　公的介護保険法が成立しても老後の不安が決して解消されない理由
第3章　介護保険開始直前の評価・予測と保健・医療・福祉複合体
    第1節　介護保険の全体的評価と将来予測
    第2節　保健・医療・福祉複合体の功罪
    第3節　居宅介護支援事業者の「公正中立」と利用者「囲い込み」を考える
    第4節　介護保険下における訪問看護ステーション
第4章　介護保険制度開始直後の検証
    第1節　介護保険施行半年間の現実と改革課題
    第2節　介護保険開始後1年の点検
    第3節　訪問介護の主役は長期的には介護福祉士
    第4節　京都府の介護保険指定事業者の実態調査
    第5節　医療・福祉の連携か複合か
第5章　2005年介護保険制度改革と新予防給付
    第1節　2005年介護保険改革の方向
    第2節　新予防給付の行方
補章1　わが国の高齢者ケア費用

補章2　日本の介護保険制度と病院経営

## 『医療改革——危機から希望へ』勁草書房，2007年11月，235頁

第1章　世界の中の日本医療とよりよい医療制度をめざした改革
　　　補論1　効率的診療と医療費抑制とは別次元
　　　補論2　医療経済学からみたリハビリテーション医療の効率
　　　補論3　医療・社会保障についての国民意識の「矛盾」
　　　補論4　私はなぜ医療者の自己改革を強調するか？
　　　補論5　厚生労働省が医療費・医師数養成政策の軌道修正を考え始めた？
第2章　後期小泉政権の医療改革
　　　第1節　混合診療解禁論争とその帰結
　　　第2節　2004・2006年の診療報酬改定の特徴
　　　第3節　2005年郵政選挙前後の医療改革案
　　　第4節　2006年医療制度改革関連法と療養病床の再編・削減
第3章　安倍政権の医療政策
　　　第1節　安倍政権の医療政策の方向を読む
　　　第2節　安倍政権の半年間の医療政策の複眼的評価
　　　第3節　「基本方針2007」と「規制改革推進3か年計画」を読む
　　　第4節　厚労省「医療政策の経緯，現状及び今後の課題について」を読む
第4章　医療改革と医療ソーシャルワーカー，認知症ケアビジネス
　　　第1節　医療制度改革と増大する医療ソーシャルワーカーの役割
　　　第2節　認知症ケアのビジネスモデルを考える
第5章　医療満足度と医療費の常識のウソ
　　　第1節　医療満足度の国際比較調査の落とし穴
　　　第2節　医療費についての常識のウソとトンデモ数字

## 『医療改革と財源選択』勁草書房，2009年6月，227頁

序章第1節　世界同時不況と日米の医療・社会保障
　　　第2節　オバマ・アメリカ大統領の医療政策と「シッコ」
第1章　医療改革の希望の芽の拡大と財源選択
　　　補論　医療費の財源選択についての私の考えの変化
第2章　小泉・安倍政権の医療改革——新自由主義的改革の登場と挫折

第Ⅱ部　全単著はしがき，あとがき，目次

- 第3章　福田・麻生政権下の医療政策と論争
    - 第1節　福田政権の初期の医療政策
    - 第2節　混合診療解禁論の一時的再燃と凋落
    - 第3節　私が後期高齢者医療制度廃止と老人保健制度復活に賛成する理由
    - 第4節　医療費抑制政策の部分的見直し
    - 第5節　2009年以降の医療政策と医療経営を考える
- 第4章　今後の医療制度改革とリハビリテーション医療
- 第5章　医療費と医師数についての常識のウソ
    - 第1節　後期高齢者の終末期（死亡前）医療費は高額ではない
    - 第2節　医師数と医療費の関係を歴史的・実証的に考える
- 補　章　医療政策をリアルにとらえる視点
    - 第1節　医療政策の現状と課題――研究者は政策形成にどのように貢献しうるか
    - 第2節　日本の医療・介護保険制度改革と保健・医療・福祉複合体
    - 第3節　医療ソーシャルワーカーの国家資格化が不可能な理由

## 『民主党政権の医療政策』勁草書房，2011年2月，195頁

- 第1章　政権交代と民主党の医療政策
- 第2章　民主党政権の医療政策の逐次的検証
    - 第1節　民主党政権の医療政策とその実現可能性を読む
    - 第2節　民主党政権の医療改革手法の危うさ
    - 第3節　2010年診療報酬改定報道の3つの盲点
    - 第4節　参院選後の医療政策の見通し
    - 第5節　「新成長戦略」と「医療産業研究会報告書」を読む
    - 第6節　医療ツーリズムの市場規模の超過大表示――日本政策投資銀行レポートの検証
- 第3章　民主党政権下の混合診療原則解禁論争
    - 第1節　混合診療に係る2009年高裁判決と全面解禁論の消失
    - 第2節　混合診療原則解禁論の新種「ビジネスクラス理論」を検討する
    - 第3節　行政刷新会議WGが投じた混合診療原則解禁論の変化球
    - 第4節　「保険外併用療養の範囲拡大」はごく限定的にとどまる――2010年6月閣議決定の正しい読み方

第 5 節　混合診療原則解禁論はなぜゾンビのように復活するのか？
補　論　国民皆保険解体論の系譜とその顛末
第 4 章　政権交代と今後のリハビリテーション医療
第 5 章　自公政権末期の医療改革提案批判
第 1 節　財政制度等審議会 2009 年「建議」の医療改革方針を読む――時代錯誤の主張と診療報酬抑制の新たな手法
第 2 節　医療提供の仕組みを国が統制してはいけない――医療界・医学会主導で専門医制度の確立を
第 6 章　医療費抑制施策の検証と改革提言，川上武氏の業績
第 1 節　日本における医療費抑制政策の転換と財源選択論争――第 5 回社会保障国際会議での報告
第 2 節　医療・健康の社会格差と医療政策の役割――日本学術会議市民公開シンポジウムでの報告
第 3 節　川上武先生の医療政策・医療史研究の軌跡と現代的意義――「川上武に学ぶ」リレー講演会での報告

## 『TPP と医療の産業化』勁草書房，2012 年 5 月，222 頁

序　章　あるべき医療・ある医療と東日本大震災
第 1 節　「あるべき医療」と「ある医療」の相克――東日本大震災と福島原発事故後の医療政策を考える
第 2 節　東日本大震災で医療・社会保障政策はどう変わるか？
第 3 節　医療・社会保障・社会に対する国民意識の変化をどう読むか？
第 4 節　東日本大震災・福島原発事故後の医療・社会保障について改めて考える
第 1 章　TPP と混合診療
第 1 節　TPP と日本の医療
第 2 節　TPP に参加するとアメリカは日本医療に何を要求してくるか？
第 3 節　TPP への参加が医療・医薬品産業に与える影響
第 4 節　なぜ私は TPP に参加しても混合診療が全面解禁される可能性は低いと判断しているか？
第 5 節　混合診療裁判の最高裁判決とその新聞報道等を改めて考える
第 2 章　医療産業化論の歴史的・理論的研究

第Ⅱ部　全単著はしがき，あとがき，目次

　　第1節　なぜ民主党政権で医療分野への市場原理導入論が復活したのか？
　　第2節　医療への市場原理導入論の30年——民間活力導入論から医療産業化論へ
　　第3節　「医療産業」・「医療の産業化」という用語の来歴
　　第4節　日本の民間病院の「営利性」と活力
　　第5節　医療ツーリズムの新種「病院輸出」は成功するか？
　　第6節　民主党政権の「新市長戦略」・「ライフ・イノベーションによる健康大国戦略」の複眼的検討
第3章　社会保障と税の一体改革
　　第1節　集中検討会議「社会保障改革案」を読む
　　第2節　「社会保障・税一体改革成案」をどう読むか
　　第3節　受診時定額負担・免責制は保険の原点か？——吉川洋氏の主張とその問題点
　　第4節　厚労省「医療費等の将来見通し」で注目すべき3つのこと
第4章　介護保険制度と保健・医療・福祉複合体
　　第1節　介護予防の問題点——医療経済・政策学の視点から
　　第2節　日本の介護保険制度と保健・医療・福祉複合体——韓国社会福祉学会春季学術大会での報告
　　第3節　日本の保健・医療・福祉複合体の最新動向と「地域包括ケアシステム」
第5章　国民皆保険史研究の盲点
　　第1節　国民皆保険50周年——「いつでも，どこでも，だれでも」という標語の来歴を探る
　　第2節　吉村仁氏の「医療費亡国論」は幻か？—— 1980年代前半の「医療費適正化」政策の再検証

『福祉教育はいかにあるべきか——演習方法と論文指導』勁草書房，2013年4月，235頁

第1章　専門演習指導はいかにあるべきか——日本福祉大学での教育と研究と校務の23年，そして先へ
　　補論　学生の声を講義改善に——講義アンケートのノウハウ
第2章　研究論文指導はいかにあるべきか——研究倫理を踏まえた研究論文の書き

　　　　方・指導方法
第3章　大規模研究のマネジメント――宮田和明学長と21世紀COEプログラム

『安倍政権の医療・社会保障改革』勁草書房，2014年4月，222頁

第1章　安倍内閣の医療・社会保障改革
　　第1節　第二次安倍内閣の医療・社会保障政策
　　第2節　2012年総選挙後の医療・社会保障政策を読む――参院選までは「安全運転」
　　第3節　安倍内閣の「骨太方針2015」と「日本再興戦略」の医療・社会保障改革方針を読む
　　第4節　2013年参院選の自民大勝で医療政策はどう変わるか――安倍内閣の成長戦略と医療政策の今後の行方
　　第5節　社会保障制度改革国民会議報告書を複眼的に評価し，「プログラム法案」を批判する
　　第6節　財政審「建議」の診療報酬引き下げ論の検証
第2章　TPPと混合診療問題
　　第1節　TPPは私たちの医療をどう変えるか？
　　第2節　安倍首相のTPP交渉参加表明と医療への影響を読む――2年半のTPP論争の成果にも触れながら
　　第3節　TPP参加が日本医療に与える影響――「今そこにある危機」と混合診療問題
　　第4節　私が「保険外併用療養拡大」より「法定患者負担拡大」を危惧する理由
第3章　地域包括ケアシステムと今後の死に場所
　　第1節　地域包括ケアシステムと医療・医療機関の関係を正確に理解する
　　第2節　今後の死亡急増で「死に場所」はどう変わるか？
　　第3節　21世紀初頭の都道府県・大都市の「自宅死亡割合」の推移――今後の「自宅死亡割合」の変化を予測するための基礎作業
　　第4節　「麻生発言」で再考――死亡前医療費は高額で医療費増加の要因か？
第4章　民主党野田内閣時代の医療・社会保障政策
　　第1節　医療保険の維持期リハビリテーションは2年後に廃止されるか？

第Ⅱ部　全単著はしがき，あとがき，目次

　　　第2節　「日本再生戦略」は「新成長戦略」とどう違うのか？
　　　第3節　民自公「社会保障制度改革推進法案」をどう読むか？──「社会保障・税一体改革大綱」との異同を中心に
　　　第4節　「自助・共助・公助」という表現の出自と意味の変遷
　　　第5節　『平成24年版厚生労働白書』を複眼的に読む
　第5章　日本の医療と医療政策の誤解を解く
　　　第1節　病院勤務医の開業志向は本当に生じたのか？──全国・都道府県データによる検証
　　　第2節　日本の「薬剤費比率」は今後も上昇し続けるか？
　　　第3節　医薬品の経済評価で留意すべき点は何か？
　　　第4節　医療の電子化で年3兆円の医療費が削減可能？──「日経」・総務省推計の検証
　　　第5節　日本の医療費水準はOECD平均になったのか？
　　　第6節　私はなぜ「医療は永遠の安定成長産業」と考えているのか？
　　　第7節　地方の中堅私大から見ると医療経営はうらやましい！

## 『地域包括ケアと地域医療連携』勁草書房，2015年10月，259頁

第1章　地域包括ケアシステムの展開と論点
　　　第1節　地域包括ケアシステムにおける供給と編成──医療経済・政策学の視点から
　　　第2節　地域包括ケアシステムの法・行政上の出自と概念拡大の経緯を探る
　　　第3節　2014年「地域包括ケア研究会報告書」をどう読むか？
第2章　地域医療構想と病院再編
　　　第1節　「地域医療構想策定ガイドライン」と関連文書を複眼的に読む
　　　第2節　病床「20万削減」報道をどうみるか？──「専門調査会第1次報告」と「ガイドライン」の異同の検討
　　　第3節　病院病床の大幅削減が困難と考えるもう1つの理由──削減策失敗の歴史に学ぶ
　　　第4節　7対1病床大幅削減方針の実現可能性と妥当性を考える
　　　第5節　「非営利ホールディングカンパニー型法人制度」から「地域医療連携推進法人制度」へ
第3章　2000年以降の医療・社会保障改革とその加速

第 1 節　2000 年以降の日本の医療・社会保障改革——政権交代で医療政策は大きく変わるか？
  第 2 節　医療介護総合確保推進法案に対する 3 つの疑問——医療提供体制改革部分を中心に
  第 3 節　2014 年衆院選結果と第三次安倍内閣の医療政策を複眼的に考える
  第 4 節　財務省の社会保障改革提案の「基本的考え方」と医療制度改革を複眼的に読む
  第 5 節　「骨太方針 2015」の社会保障費抑制の数値目標をどう読むか？
  第 6 節　公的医療費抑制と医療の営利化は「避けられない現実」か？
第 4 章　日本における混合診療解禁論争と「患者申出療養」
  第 1 節　日本における混合診療解禁論争——全面解禁論の退場と「患者申出療養」
  第 2 節　規制改革会議の「選択療養制度」創設提案をどう読むか？
  第 3 節　「選択療養制度」修正案と安倍首相の指示を読む
  第 4 節　「患者申出療養」の内容と背景と影響を複眼的に考える
  補　論　韓国の医療産業化政策をめぐる論争を読む
第 5 章　リハビリテーション医療と健康・予防活動の経済分析
  第 1 節　リハビリテーション科医に必要な医療経済・政策学の視点と基礎知識——効果的・効率的で公平なリハビリテーションのために
  第 2 節　今後の訪問リハビリテーションと 2015 年介護報酬改定
  第 3 節　健康寿命延伸で医療・介護費は抑制されるか？——『平成 26 年版厚生労働白書』を読む
  第 4 節　予防・健康増進活動の経済評価の主な文献
第 6 章　2011 〜 2014 年の保健・医療部門の学術研究の回顧と展望

## 『地域包括ケアと福祉改革』勁草書房，2017 年 3 月，230 頁

序　章　今後の超高齢少子社会を複眼的に考える——医療・社会保障改革を冷静に見通すための前提
第 1 章　地域包括ケア政策と地域医療構想の展開
  第 1 節　地域包括ケアシステムから「全世代・全対象型地域包括支援」へ
  第 2 節　「地域包括ケア研究会 2015 年度報告書」を複眼的に読む
  第 3 節　地域包括ケアシステムと地域医療構想——医療経済・政策学の視点

第Ⅱ部　全単著はしがき，あとがき，目次

　　　　　から
　　第4節　改めて，2025年に「必要病床数」は大幅減少するか？
　　第5節　地域医療構想をめぐる論点または留意点
第2章　福祉政策の展開——「新福祉ビジョン」から「『我が事・丸ごと』地域共生社会」へ
　　第1節　厚労省プロジェクトチーム「新福祉ビジョン」をどう読むか
　　第2節　「ニッポン一億総活躍プラン」と「地域共生社会実現本部」資料を複眼的に読む
　　第3節　『平成28年版厚生労働白書』をどう読むか？
　　第4節　「地域力強化検討会中間とりまとめ」をどう読むか？——「新福祉ビジョン」との異同を中心に
　　コラム1　『社会福祉研究のフロンティア』書評
　　コラム2　『ソーシャルワークにおける「生活場モデル」の構築——日本人の生活・文化に根ざした社会福祉援助』書評
第3章　第2期安倍政権の医療・社会保障費抑制政策
　　第1節　「骨太方針2015」の社会保障費大幅抑制方針
　　第2節　財政審2015年「建議」の医療・社会保障費抑制要求とKPIの危険性
　　第3節　2016年診療報酬改定の狙いとその実現可能性・妥当性を考える
　　第4節　『公正取引委員会の「混合介護の弾力化」提案の背景・意味と実現（不）可能性を考える——混合診療解禁論との異同にも触れながら
第4章　保健医療分野のパラダイムシフト論とオプジーボ亡国論の検証
　　第1節　高齢社会における保健医療分野の3つのパラダイム論の真贋の検討——「保健医療2035」を中心に
　　第2節　國頭医師のオプジーボ亡国論を複眼的に評価する——技術進歩と国民皆保険制度は両立可能
第5章　私の行ってきた研究の視点と方法
　　第1節　私の医療政策の分析・予測の視点と方法
　　コラム3　医療改革を考える際の3つの座右の銘
　　第2節　私の行ってきた研究とその方法——60歳以降の研究の「重点移動」と著書「量産」の秘密

# あとがき

　前著『地域包括ケアと福祉改革』(勁草書房，2017年3月)を出版後，1年足らずのうちに，新著，しかも，私の日本福祉大学在職中の研究を集大成する700頁近い「大著」を出版することができ，ホッとしています．

　本書出版で特に嬉しかったことは，1980～1990年代に発表した実証研究論文の自信作だが，著書が絶版になっていたものの多くを，「復活」できたことです．私は，『医療経済・政策学の視点と研究方法』(勁草書房，2006，114頁)で，官庁統計の空白(盲点)を埋める独自の全国調査に基づいた私の「3大実証研究」として，「病院チェーンの全国調査」(1990)，「老人病院等の保険外負担の全国調査」(1992)，「保健・医療・福祉複合体の全国調査」(1998)をあげましたが，これらすべてを本書に収録できました(それぞれ，第Ⅰ部補章第1節，第4章第1節，第4章第3節)．

　ただし，心残りが1つあります．それは，私の「二本立」研究のうち，紙数の制約のため，政策研究論文はほとんど収録できなかったことです．幸い，それらを収録した著書(すべて勁草書房)の多くはまだ流通しています．序論では現在でも読むに値すると自己評価した政策研究のほとんどを紹介したし，各著書の「はしがき」では序論で触れなかった重要論文にも言及しているので，ぜひお読み頂きたいと思います．

　本書の序論を書くために，今までに出版したすべての著書を読み直して2つのことに気付きました．1つは，日本福祉大学在職中に実にたくさんの著書(本書を含め単著23冊プラス単著に準ずる共著2冊等)を出版したことに我ながら驚きました．しかも，30年以上前に出版した最初の単著『医療経済学』(1985)に収録した論文が古びておらず，政策研究については最近まで

あとがき

「進化」し続けていることに自信を持ちました．前者の例は，本書にも収録した「医療の質を落とさない医療費節減」（第Ⅰ部第1章第1節）と「CTスキャナーの社会経済学」（同第2章第1節）です．なお，両論文の元論文の発表年は，私がまだ代々木病院勤務医だった1983年です．

このような「生産性」の高さの原動力は2つあると思います．1つは，医学生運動を通して身につけた患者の立場に立った医療改革の志を今も持ち続け，医療改革に貢献する研究をするとの強い「使命感」を持っていることです．もう1つは，研究を「趣味」の域にまで高めてきたことです（詳しくは，『地域包括ケアと福祉改革』195-196頁：著書「量産」の秘密）．

もう1つ気付いたことは，私の「二本立」研究のうち，本格的な実証研究（量的研究）書は，1998年度の『保健・医療・福祉複合体』（医学書院）以降，20年近く出版できていないことです．これの主因は，1999年度から「管理職人生」（大学院社会福祉学研究科長～学長）が18年間続き，本格的実証研究に不可欠な，長時間の継続的「労働投入」が困難になったからだと思います．2006年に出版した『医療経済・政策学の視点と研究』（94頁）では，「加齢による能力と気力のため」とも考えたのですが，その後10年間，政策研究書は「量産」し続けていることから，その可能性は「棄却」できたと現在は判断しています．

前著出版とほぼ同時に私は日本福祉大学学長を退任し，2017年度は同大学の相談役・大学院特任教授になりました．それにより連続18年の「管理職人生」から解放され，勉強・研究時間を大幅に増やすことができました．今までは，限られた時間の制約の中でいわば「費用（時間）対効果」の良い論文を書いてきましたが，2017年度は1つの論文を書くための「仕込み」の時間を大幅に増やせるようになり，政策研究の質も上がったと感じています．時間的余裕が生まれたからこそ，本書により，日本福祉大学での33年間の研究をまとめることもできました．ただし，前者の「あとがき」で公約した本格的な実証研究（量的研究）はまだ再開できていません．私は2018

あとがき

　年3月に日本福祉大学を定年退職し，勉強と研究時間はさらに増えるので，政策研究のレベルをさらにアップすると共に，本格的な実証研究（量的研究）にも「再チャレンジ」したいと思っています．とりあえずは第Ⅰ部に収録した実証研究の「追試」を行うと共に，新しいテーマにも挑戦します．

　私は昨年7月に70歳になりましたが，幸い心身とも健康なので，前前著『地域包括ケアと地域医療連携』（勁草書房，2015）と前著の「あとがき」で宣言したように，研究と言論活動および社会参加は少なくとも85歳までは続けようと，ますます前向きに考えています．この「あとがき」の冒頭では，本書を今までの研究の「集大成」と書きましたが，これは言葉の文で，本心では本書に収録した研究を「踏み台」にして，新たな高み（「進化」あるいは「大器免成」）を目指しています．

　『文化連情報』と『日本医事新報』の連載，および「二木立の医療経済・政策学関連ニューズレター」（http://www.inhcc.org/jp/research/news/niki/）の配信も，編集部と読者からの要望がある限り続けます．単著も，毎年または隔年1冊，出版したいと思っています．

　最後に，丁寧で迅速な作業をしていただいた勁草書房編集部の橋本晶子さん，元論文の転載をご許可頂いた医学書院，及び「出版助成（学術書（単著））」をして頂いた日本福祉大学に心から感謝します．

　　2018年1月

　　　　　　　　　　　　　　　　　　　　　　　二　木　　　立

# 事項索引

## 数字・アルファベット

1人当たり年間在院延数 ……………… 490
1人当たりの老人医療費の増加率 …… 114
1人当たり老人医療費の抑制 ………… 126
1月当たり保険外負担の総括表 ……… 517
2種類の医療技術 …………………… 66
2種類の医療満足度 ………………… 497
2種類の病院拡大 …………………… 234
3つのシナリオ …………………… 19, 33
「3点セット」開設グループの定義 …… 289
13大都市の自宅死亡割合 …………… 92
21世紀COEプログラム …… 586, 597, 621
「21世紀初頭の医療・社会保障改革」… 19
『21世紀初頭の医療と介護』(2001) …19, 580, 644
「21世紀初頭の都道府県・大都市の『自宅死亡割合』の推移」…………… 28, 81
21世紀初頭の医療(・社会保障)改革の3つのシナリオ ………………… 20, 33
「60歳以降の研究の『重点移動』と著書『量産』の秘密」…………………… 31
1980年代の医師所得の水準と構造変化 …………………………………… 386
「1980年代の国民医療費増加要因の再検討」…………………………… 12, 103
「90年決戦」論 …………………… 550
「90年代医療」三部作 ………………… 9
90年代医療をめぐる論争の「総決算」… 557
『90年代の医療』(1990) ……… 550, 640
「90年代の医療＝再論」……………… 559
『90年代の医療と診療報酬』(1992) … 11, 561, 641
「90年代の勤務医の給与と所得」…… 436
ADLの向上 …………………………… 64
Aging populations ………………… 113
CAPD(連続携行式腹膜灌流)……… 202
CBA ………………………………… 68
CEA ………………………………… 68
COEプログラム ………… 586, 597, 621
CON(必要証明規則) ……………… 171
「CTスキャナーの社会経済学」…… 6, 151
CT導入による総医療費節減の可能性 …………………………………… 166
CT料金の日米比較 ………………… 164
CT利用状況の日米比較 …………… 160
CUA ………………………………… 68
Eurobarometer …………………… 497
health services research ………… 571
IDS …………………………………… 317
　──の規範的定義 ……………… 346
　──の経営的・経済的効果の研究 … 357
　──の広狭2種類の定義 ………… 349
　──の全体像 …………………… 353
managed care ……………… 196, 317
managed competition …………… 196
medical arms race ………………… 190
ME産業高成長の牽引車としてのCT …………………………………… 162
「MRI(磁気共鳴装置)導入・利用の日

事項索引

米比較」……………………15, 169
MRI 市場価格の推移 ………………182
MRI 導入の「日本モデル」の問題点…191
MRI 普及と医療費抑制との「共存」の
　要因 ……………………………189
MRI 料金の日米比較 ………………180
MSW（医療ソーシャルワーカー）……24
not-only-for-profit …………………27
OECD 加盟国の病院平均在院日数と病
　床数・職員数との相関 ……………478
PACE ……………………………366
QALY ……………………………73
QOL の概念・範囲 …………………64
real cost …………………………6, 39
Tackling Wasteful Spending on Health
　（『医療の無駄に挑戦する』）…………16
『TPP と医療の産業化』(2012)……26, 615,
　649
「TPP と混合診療」…………………26
Virtual Integration …………………318
X 効率 ……………………………65

あ　行

「敢えて『希望を語る』」………………23
「アジア諸国の医療とリハビリテーショ
　ン」………………………………8
「アジアは一つ」ではない ……………8
「麻生発言」で再考」…………………473
新しい民活 ………………………7
安倍政権には「リベラル」な側面もある
　…………………………………30
『安倍政権の医療・社会保障改革』(2014)
　…………………………28, 624, 651
アメリカ（医療）という「窓」を通して
　みる ……………………………566

アメリカ医療のセーフティネット …… 361
アメリカ会計検査院 …………………62
アメリカ・カトリック医療協議会 …… 360
アメリカで医療サービスを「統合」して
　いる諸組織の定義・用語と実態 …… 348
アメリカの医療サービス研究 ………15
アメリカの医療保険制度 ……………196
アメリカの慢性医療・ケアの水準は低い
　…………………………………194
『アメリカ例外論』……………………368
「改めて中間報告について」…………8
あるべき医療 ………………………31
「あるべき医療」と「ある医療」… 566, 615
　――との相克 ……………………565
「安心と希望の医療確保ビジョン」(2008)
　…………………………………445
安定産業 …………………………10
『言い難き嘆き持て』…………………586
医学史研究会関東地方会 ……………540
医師・医療従事者の所得割合は 5 割…425
医師技術料の国際比較 ……………427
「医師給与の将来像」(1983)…………451
医師就業構造の激変 ………………387
医師所得水準の将来推計 ……………451
医師所得の「均衡レベル」の予測 ……386
「医師所得の構造分析」………………13
医師所得の国際比較 ………………427
「医師所得は高すぎるか？」……13, 385
医師数増加政策への転換 ……………605
医師数と医療費の関係についての実証研
　究 ………………………………451
「医師数と医療費の関係を歴史的・実証
　的に考える」……………………25, 445
医師数抑制政策の原点は「医療費亡国論」
　ではない …………………………446

659

事項索引

医師と病院との統合 …………………… 351
「医師の需給に関する検討会報告書」
　（2006）………………………………… 444
「医師の所得」（1981）………………… 450
医師の地域ケア・チームへの参加 …… 72
医師・病院と医療保険との統合 ……… 352
医師への謝礼の「3つの傾向」………… 436
医師誘発需要論についての誤解 ……… 455
医師誘発需要論の限界 ………………… 457
市場競争下での非営利組織の健闘 …… 361
一切のタブーにとらわれず，事実と"本
　音"を語る ……………………………… 552
「一寸先は闇」…………………………… 627
「いつでも，どこでも，だれでも」…… 27
一般診療所開業医の「収支差額」の伸び
　悩み …………………………………… 407
一般病院での医療・リハビリテーション
　…………………………………………… 42
「一般病院のリハの運営」………………… 6
一般病床半減説 ………………………… 21
イノベーション ………………………… 67
医薬品・技術進歩は「独立変数」ではな
　い ……………………………………… 221
医薬品比率は「収支差額」と逆相関 … 411
『医療改革』（2007）………… 23, 600, 647
『医療改革と財源選択』（2009）…… 25, 605
『医療改革と病院』（2004）… 20, 33, 584, 645
医療改革の希望の芽 …………………… 600
「医療改革の希望の芽の拡大と財源選択」
　…………………………………………… 606
医療格差を縮小するための私の改革案と
　その実現可能性 ……………………… 26
医療機関によるサ高住開設 …………… 100
医療機関の経営努力 …………………… 110
医療機関の費用増加を考慮した国民医療
費増加要因分析 ………………………… 109
医療技術システム ……………………… 66
医療技術自体 …………………………… 66
「医療技術進歩と医療費への影響」……… 6
医療技術の古典的3区分説 …………… 229
医療技術は医療費増加の「独立変数」で
　はない ………………………………… 228
医療軍備拡張競争 ……………………… 190
『医療経済学』（1985）………… 5, 459, 638
「医療経済学の将来」…………………… 582
医療経済学の本格的研究を志す …548, 560
『医療経済学ハンドブック』…………… 457
『医療経済学――臨床医の視角から』
　（1985）………………………………… 538
『医療経済・政策学の視点と研究方法』
　（2006）………………………… 21, 33, 588
医療経済・政策学の定義 ……………… 2
「医療経済・政策学の特徴と学習方法」… 22
「医療・健康の社会格差と医療政策の役
　割」……………………………………… 26
医療効率化と医療費抑制とは異なる … 56
「医療効率と費用効果分析」………… 16, 55
医療効率を考えるうえでの3つの留意点
　…………………………………………… 57
医療サービス研究 ……………………… 571
「医療産業化論の歴史的・理論的検討」… 27
医療・産業複合体 ……………………… 327
医療（・社会保障）改革の3つのシナリ
　オ ……………………………………… 33
医療者の自己改革 …………………11, 18, 20
医療政策・医療サービスの質を評価する
　視角 …………………………………… 9
医療「政策」について確実な2つのこと
　…………………………………………… 612
「医療政策の現状と課題」……………… 25

660

事項索引

「医療政策の将来予測の視点と方法」…… 22
「医療政策を分析する視点・方法論のパラダイム転換」……………………… 9
「医療制度改革と増大する医療ソーシャルワーカーの役割」……………… 24
『[医療制度改革の] 課題と視点』(2001)
　……………………………………… 462
医療制度に対する満足度 ……………… 497
医療制度満足度と1人当たり医療費は相関 ………………………………… 501
医療貯蓄口座 …………………………… 8
「医療提供制度の2つの『抜本改革』論の挫折と崩壊」…………………… 21
医療提供体制の変貌 …………………… 233
医療内容の向上と結合した病院経営の改善 ………………………………… 541
「医療における民活導入と医療経済への影響」……………………………… 7
医療の階層消費 ………………………… 565
「医療の企業化」のリアルな認識 …… 327
「医療の経済的特性」…………………… 6
「医療の質(効果)，医療効率と費用——医療経済学の視点から」…………… 586
「医療の質を落とさない医療費削減」…5, 39
医療は安定的な成長産業である ……… 10
医療費水準の決定要因研究 …………… 453
医療費増加要因研究 …………………… 452
医療費増加要因のマクロ経済分析 …… 144
医療ビッグバン必然論 ………………… 578
「医療費の財源選択についての私の考えの変化」…………………………… 25
医療費の支払い方式と水準が「医療の質」に与える影響 ……………… 16, 193
「医療費亡国論」…………………… 25, 446
医療・福祉界に根強くみられる「神話」
　……………………………………… 573
「医療・福祉・産業複合体」化 ……… 334
「医療・福祉の連携か複合か」…… 21, 335
「『医療冬の時代』論を越えて」……… 10
医療分野での技術革新は中立的 ……… 425
「医療への市場原理導入論の30年」… 27
医療法人・個人病院・公益法人全体の「複合体」化の進展度 ……………… 308
医療法人病院チェーン ………………… 281
　——化は1980年代後半以降減速 … 272
　「——化は1980年代後半以降どのくらい進んだか？」……………… 16, 270
　——の開設する老人保健施設 ……… 281
　——の規模格差 ……………………… 241
　——の推移 …………………………… 238
医療保険の「抜本改革」は幻想 ……… 581
医療満足度と健康自己評価の混同 …… 504
「医療満足度と国際比較調査の落とし穴」
　………………………………… 24, 494
医療満足度と生活満足度との関係 …… 503
医療満足度の国際比較調査の全体像 … 495
医療満足度の狭い定義と広い定義 …… 497
医療・リハビリテーションの効率を考える上での3つの留意点 …………… 9
インターフェロン費用高騰は2年で歯止め ………………………………… 228
受けている医療に対する満足度 ……… 497
英語圏5か国の医療制度満足度 ……… 500
営利透析チェーンの寡占化 …………… 203
営利のみを目的とするのではない組織 … 27
オープン(・スタッフ)・システム
　………………………………… 172, 351
オプジーボ狂想曲 ……………………… 218
オプジーボの薬価引き下げ …………… 230
おむつ代 ………………………………… 516

事項索引

主な死因別の自宅死亡割合の推移 …… 101
オランダの死亡前1年間の医療費 …… 465
オンロック／PACE事業 ………………… 366

**か　行**

外圧による政策変更 ……………………… 32
外因死 …………………………………… 102
開業医所得水準の80年代の変化 ……… 407
開業医所得と民間病院勤務医所得との相
　関係数 ………………………………… 422
開業医所得の地域差 …………………… 421
開業医と社長・重役の所得水準比較 … 418
開業医と他職種との所得格差 ………… 420
開業医の下位25％の所得 ……………… 414
開業医の所得格差の日米比較 ………… 416
「介護保険下の『複合体』の多様化とネ
　ットワーク形成」……………………… 334
「介護保険制度の全体的評価と将来予測」
　…………………………………………… 18
『介護保険制度の総合的研究』（2007）
　……………………………………… 22, 595, 646
『介護保険と医療保険改革』（2000）… 18, 577
「介護保険の先を読む」研究 ………… 574
介護保険は「複合体」の追い風 ……… 325
「介護保険論争の原点」………………… 22
「介護予防の問題点」…………………… 27
「介護力強化病院」の保険外負担 …… 520
カイザー財団 …………………………… 352
開設者別CT保有一般病院 …………… 157
開設者別のMRI設置率・台数 ……… 185
外来診療の1件当たり点数 …………… 119
「顔の見える」研究 …………………… 575
家業・同族企業的色彩 ………………… 303
学位取得 …………………………… 22, 598
学長選挙の「所信表明書」…………… 627

隠れチェーン ……………………… 265, 274
囲い込み ………………………………… 328
仮性IDS ………………………………… 352
仮想統合（体）……………………… 318, 349
家族介護 ………………………………… 58
家族ケアのコスト ……………………… 60
『課題と視点』（2001）………………… 462
価値判断を明示する ……………… 555, 571
活力の2種類 …………………………… 27
カトリック・ヘルスケア・ウェスト … 360
カナダの医療制度満足度 ……………… 500
株式会社の病院経営参入論 …………… 21
「川上武先生の医療政策・医療史研究の
　現代的意義」…………………………… 26
患者の受療行動の変化による医療費増加
　………………………………………… 118
患者の立場に立った医療改革を志す … 540
官庁統計と現実・実態との間のズレ … 511
官庁統計にもかなりの誤り …………… 316
感度（感受性）分析 ……………… 49, 490
管理医療 ………………………………… 196
　──保険 ……………………………… 317
管理競争 ………………………………… 196
管理職生活と研究者生活の二重生活
　……………………………………… 613, 632
「関連・系列法人」の定義 …………… 289
機会費用 ………………………………… 59
「危機から希望へ」……………………… 602
企業家精神 ……………………………… 156
企業家的医師の活動範囲の拡大 ……… 327
企業の医療への導入 …………………… 327
『きけ　わだつみのこえ』……………… 598
技術革新 ………………………………… 67
技術進歩と医療費増加 ………………… 151
技術進歩と医療費抑制政策との関係 … 16

事項索引

技術進歩と国民皆保険制度は両立できる ……………………………………… 227
技術進歩と人口高齢化，医療費抑制政策とのトライアングルの実証的・理論的研究 …………………………………… 593
「技術進歩は 1980 年代に医療費水準を上昇させたか？」……………… 16, 228
技術的効率 ……………………………… 65
技術評価の 2 つの壁 …………………… 73
機種別 CT の推移 …………………… 154
機能的連携 …………………………… 315
規模の経済 …………………………… 323
規模の利益 …………………………… 263
客観的・実証的予測 …………………… 32
急性期医療と慢性期ケアとの「統合」… 366
急性期医療の枠内の統合 …………… 363
「急増する私的病院チェーン」………… 10
給与格差は年間給与で検討 ………… 394
狭義の（病院）チェーン ……… 290, 322
狭義の保険外負担 …………………… 515
「行政改革に関する第 3 次答申——基本答申」(1982) ……………………… 447
京都府の（全）介護保険指定事業者の実態調査 …………………………… 20, 341
業務の種類別医師数割合の推移 …… 388
巨大医療法人病院チェーンの特徴 … 243
巨大病院チェーンの"形成史" …… 249
巨大民間病院チェーン（グループ）がすべて複合体化 ……………………… 380
金銭表示されない社会的資源 ………… 58
勤務医・開業医・全医師の相対所得の推移 ……………………………………… 430
勤務医給与水準の 80 年代の変化 …… 391
勤務医のアルバイト収入の実態 …… 436
勤務医の開業志向が生じなかった理由 443

「勤務医の給与と開業医」……………… 13
勤務医の大病院への集中 …………… 389
「國頭医師のオプジーボ亡国論を複眼的に評価する」……………………… 31, 218
國頭医師の主張の功績と誤り ……… 220
国・大学病院の民間病院からの"収奪" ……………………………………… 404
国別 CT 台数の比較 ………………… 153
『グランドデザイン』(2000, 2003) …… 444
クリーム・スキミング ……………… 328
「グループ」の定義 …………………… 289
グループホームの費用効用分析 ……… 74
ケアハウス …………………………… 296
経営努力による収益増加 …………… 113
経営面でのチェーン化 ………… 271, 314
経済成長が医師数を規定するとの研究 454
結核医療費の減少 …………………… 222
限界分析 ………………………………… 76
研究者としての強みと弱み ………… 592
研究者は政策形成にどのように貢献しうるのか ………………………………… 25
研究と言論活動を，少なくとも 85 歳までは続けよう ……………………… 636
「研究論文指導はいかにあるべきか」… 620
健康の自己評価の国による回答スタイルの違い ……………………………… 509
「検証・日本医療の論点」……………… 12
現象論的技術 ………………………… 229
「幻想の『抜本改革』を超えて」……… 19
「幻想のビッグバンと DRG/PPS」…… 18
『現代日本医療の実証分析』(1990) …… 12, 553
憲法 25 条 ……………………… 58, 554
「原理からではなく事実から出発する」……………………………… 10, 534, 557

663

事項索引

「小泉政権の医療制度改革を読む」……20
公益法人の病院チェーン………………259
講演は嫌い………………………………562
講演を引き受ける3つの場合…………563
高額医療機器を無政府的に普及させる
　"日本的特質"………………………167
「高額レセプト上位の概要」……469, 474
効果を総合的に評価……………………63
「後期高齢者終末期相談支援料」の凍結
　………………………………………467
「後期高齢者の死亡前入院医療費の調査・
　分析」………………………………475
「後期高齢者の終末期（死亡前）医療費
　は高額ではない」…………………467
広義の医療・福祉費用………………6, 39
「広義の私的医療機関母体」の定義…291
広義の（病院）チェーン…………290, 322
広義の保険外負担………………………515
『講座　医療経済・政策学』……………586
「公称改定率」……………………………108
「厚生省国民医療総合対策本部中間報告」
　（1987）………………………………477
厚生省調査の異常な過少推計の原因…528
厚生省の政策選択基準………………10, 32
厚生省の老人病院保険外負担調査……511
厚生省方式による国民医療費増加要因分
　析……………………………………104
『合成の誤謬』……………………………451
厚生労働省担当者のトンデモ発言……468
「公的医療費増加の財源選択と私の判断」
　………………………………………25
『公的介護保険に異議あり』（1996）……22,
　595, 642
公的介護保険の問題点…………………23
高度技術…………………………………229

公費から私費への（コスト）シフト…118,
　139
公平への配慮……………………………58
「効率」（化）の定義………………………56
効率の測定方法…………………………68
『高齢化する人口』………………………113
高齢者ケア分野の「複合体」……………292
高齢者と非高齢者の死亡前入院医療費の
　比較…………………………………470
高齢者の医療制度満足度………………500
「高齢者の死亡前医療費が高額という神
　話」…………………………………471
『ゴーマニズム宣言』……………………567
国保中央会の高額医療費患者調査……470
国民1人当たり医師外来受診回数の国際
　比較…………………………………431
『国民医療総合対策本部中間報告』（1987）
　…………………………7, 56, 104, 114, 319
「国民医療総合対策本部中間報告が狙う
　医療再編成の盲点」…………………7
国民医療費増加要因分析………103, 104
国民医療費中のCT医療費……………165
国民医療費中の医師・医療従事者所得の
　推計…………………………………423
『国民医療費の長期将来推計』（1987）・104
「国民皆保険50年──『いつでも，どこ
　でも，だれでも』という標語の来歴を
　探る」………………………………27
コストシフト……………………139, 517
「孤独死」…………………………………95
「コミュニティ病院」……………………347
「コムスン処分」の意味…………………601
コングロマリット………………………288
混合診療拡大……………………………14
混合診療全面解禁をめぐる論争の本質…23

「混合診療問題の政治決着の評価と医療
　機関への影響」……………………… 23
「今後の超高齢・少子社会を複眼的に考
　える」…………………………………… 30

　　　　　　さ　行

サービス付き高齢者向け住宅 ………… 99
在院日数の短縮 ………………………… 40
財源選択 ………………………………… 25
「最高度統合システム」と「3点セット」
　開設「複合体」との違い …………… 356
「最高度統合システム」の定義 ……… 355
最初の DRG …………………………… 197
財政調整法（BBA） …………… 353, 365
在宅介護支援センター ……………… 296
在宅ケアの ADL 自立度別社会的総費用
　………………………………………… 61
在宅ケアの経済分析 …………………… 16
在宅ケアの費用計算 …………………… 59
在宅ケアの費用の範囲・内訳 ………… 60
「在宅ケアを支える診療所全国ネットワ
　ーク」の会員診療所調査 …………… 338
在宅死亡率の推移 ……………………… 83
在宅障害老人対象の地域ケアモデル事業
　………………………………………… 69
在宅福祉の3本柱 …………………… 289
「最適水準」説対「最低水準」説 ……… 24
差額ベッド代 ………………………… 523
佐久総合病院 ………………………… 379
磁気共鳴装置 ………………………… 169
資源・費用の範囲を社会的次元で把握・58
自己改革の3本柱 ……………………… 18
地獄のシナリオ ………………………… 31
自己を限定する ………………………… 30
施設間連携 ……………………………… 6

――の経済的効果実現を阻むもの …… 52
施設別 CT …………………………… 154
「自然増」の寄与率 …………………… 108
「自然増」の原因 ……………………… 109
自宅ケア先進県 ………………………… 87
自宅死亡中の自殺・外因死の割合 …… 102
自宅死亡割合と子との同居割合との相関
　………………………………………… 88
自宅死亡割合の推移 …………… 28, 83
自宅退院患者の医療・リハビリテーショ
　ン ……………………………………… 44
自宅退院患者の生活費・介護手当の加算
　………………………………………… 50
「自宅の範囲」 …………………………… 83
自治体病院勤務医の年間給与の推移 … 393
自治体病院でも給与格差の縮小 ……… 399
「七人委員会の報告」（1955年）……… 222
「実質自己負担」 ……………………… 512
　――額・率の推計 …………………… 531
実体論的技術 ………………………… 229
質に応じた評価 ………………………… 25
私的医療機関母体割合の都道府県格差
　………………………………………… 297
私的医療機関を母体とする看護・医療技
　術系・介護福祉士学校 ……………… 307
私的中小病院や診療所も「複合体」化が
　可能な経済的理由 …………………… 319
磁場強度・地場タイプ別の MRI 導入 … 185
磁場タイプ強度 ……………………… 176
市部・郡部別の自宅死亡割合 ………… 94
死亡急増時代 …………………………… 96
死亡数の多い都道府県順位 …………… 89
「死亡場所別，死亡者数の年次推移と将
　来推計」（2008）……………………… 98
死亡前1か月間の医療費 ……… 463, 466

事項索引

死亡前1年間の医療費 ……………… 463
使命に裏打ちされた市場アプローチ … 361
シャープ・ヘルスケア ……………… 360
社会科学的視点と医療技術論的視点を統
　合 …………………………………… 549
社会政策学会奨励賞受賞 ……………… 17
社会全体としての資源の利用 ………… 50
社会的資源 ……………………………… 58
「社会的入院」患者の割合 …………… 117
社会の統合性・安定性 ………………… 14
「社会保障・税一体改革大綱」(2012) … 82,
　98
「社会保障制度改革国民会議報告書を複
　眼的に評価し,『[社会保障改革]プロ
　グラム法案』を批判する」………… 28
「社会保障制度改革推進法」(2012) …… 82
社会保障の機能強化 ………………… 605
修士課程の論文指導で重視していること
　………………………………………… 620
「収支差額」は開業医の個人所得ではな
　い ………………………………… 413
十全会グループ ……………………… 252
重度患者の在宅費用 …………………… 51
重度障害者の在宅ケア費用は施設ケア費
　用よりも高いことに言及した拙著一覧
　………………………………………… 53
「『終末期医療の在り方』の見直しにより
　老人医療費の抑制が可能,ではない」
　……………………………………… 461
終末期医療費 ………………………… 461
　「――についてのトンデモ数字」…… 464
『終末期におけるケアに係る制度及び政
　策に関する研究報告書』(2000) …… 463
受診時定額負担・免責制 …………… 616
首都圏でのMRI設置医療機関 ……… 184

受療行動の変化による医療費増加 …… 118
「準3点セット」開設グループ ……… 301
障害の重症度別在宅ケア・施設費用の比
　較 ……………………………………… 63
「障害老人の在宅ケア」………………… 8
「障害老人の日常生活自立度(寝たきり
　度)判定基準」……………………… 62
情報化投資 …………………………… 365
情報の非対称性 ……………………… 456
「将来の医師需給に関する検討委員会最
　終意見」(1986) …………………… 448
「将来の医師需給に関する検討委員会中
　間意見」(1984) …………………… 448
将来予測の3つのスタンス …………… 31
将来予測を行うために考案した分析枠組
　み・概念 ……………………………… 31
『昭和60年版厚生白書』……………… 456
職種シフト …………………………… 209
所得分布のローレンツ曲線 ………… 415
所有面でのチェーン化 ……… 271, 314
私立医科大学と大病院の構造と発展の調
　査研究 ………………………………… 17
私立医科大学病院チェーン ………… 267
「資料整理の技法」…………………… 21
「資料整理の哲学」…………………… 590
シンガポールの「医療貯蓄口座」…… 8
人口(構成の)高齢化のみによる医療費
　増加 ………………………………… 134
「人口高齢化と医療費増加」……… 103, 145
人口高齢化による医療費増加の研究の3
　つの方法 …………………………… 140
人口高齢化による医療費増加の国際的な
　実証研究 …………………………… 139
人口高齢化による医療費増加率 …… 104
人口高齢化のみによる医療費増加 … 140

「人口高齢化は医療費増加の主因か？」
　……………………………………15, 122
新古典派経済学は医療の現実問題の分析
　には無力 ……………………………571
新自由主義的医療改革の本質的ジレンマ
　……………………………………… 33
真の IDS ………………………………352
真の「自然増」の増加寄与率 …………111
「新予防給付の行方」…………………… 23
真理は中間にある ……………… 337, 349
診療所開業医の割合は減少 …………438
診療所に従事する医師の平均年齢の推移
　………………………………………442
診療報酬改定を分析した論文一覧 …… 34
診療報酬，消費者物価，賃金の推移 …107
診療報酬引上げと薬価基準引下げの推移
　………………………………………106
垂直（的）統合 ……………247, 266, 323
水平（的）統合 ……………247, 266, 323
「すでに起こった未来」……………17, 287
ストレス解消の最良の方法 …………632
「政界は一寸先は闇」…………… 607, 612
「政権交代と民主党の医療政策」…26, 611
政権交代によっても「抜本改革」は生じ
　ない ………………………………… 25
政策選択の「第三の道」………………188
政策的意味合いが明確な実証的研究 …571
政策的意味合いを明確にする …………555
生産効率 ……………………………… 65
生産性 ………………………………… 65
「セイの法則」の医療版 ………………450
『「世界一」の医療費抑制政策を見直す時
　期』（1994）…………… 13, 565, 641
「世界同時不況と日米の医療・社会保障」
　………………………………………606

世界の MRI 設置台数 …………………175
『世界のリハビリテーション』（1980）…… 8
「絶望しすぎず，希望を持ちすぎず」…586
全医師の所得水準の国際比較 ………428
「全医療法人名簿」……………………236
先進国医療の「三極構造」論 ………… 14
全身用 CT ……………………………157
セントラル・メディカル・システム … 252,
　381
「専門演習指導はいかにあるべきか」…620
戦略的提携 ……………………………315
　——の連続体 ………………………337
増加寄与率の計算方法 ………………125
操作的効率 …………………………… 65
ソーシャル HMO ……………………366
その他の法人の病院チェーン …………260

た　行

ダイアライザーの再使用率 ……………211
「大学院『入院』生のための論文の書き
　方・研究方法論等の私的推薦図書」
　………………………………… 590, 621
大学病院研修医の給与 ………………403
「大規模研究のマネジメント」…………621
大規模複合体の首都圏・大都市部への進
　出 ……………………………………379
第三の道 ………………………………188
大病院勤務医の給与は大企業大卒労働者
　に接近 ………………………………396
第一次医療法改正 ……………………272
「立ち去り型サボタージュ」……………437
「地域医療構想と病院再編」…………… 29
地域医療連携推進法人 ………………… 30
地域基盤の長期ケアの費用効果分析の総
　括 …………………………………… 70

事項索引

地域ケアが費用効果的ではない7つの理由 …………………………………… 74
地域ケアの費用効果分析 ……………… 69
地域・在宅ケアの経済分析 …………… 16
地域独占 ……………………………… 328
地域包括ケア …………………………… 29
「地域包括ケア研究会2015年度報告書」
　…………………………………… 226
「地域包括ケアシステムと今後の死に場所」………………………………… 28
地域包括ケアシステムの実態 ………… 29
「地域包括ケアシステムの法・行政上の出自と概念拡大の経緯を探る」…… 29
地域包括ケアシステムと複合体 …… 381
「地域包括ケア政策と地域医療構想」… 30
地域包括ケア整備の重点は大都市圏近郊
　…………………………………… 382
『地域包括ケアと地域医療連携』(2015)
　………………………… 29, 629, 652
『地域包括ケアと福祉改革』(2017)
　………………………… 30, 634, 653
知性の悲観主義，意思の楽観主義 … 582
痴呆性老人の地域ケアの費用効用分析 … 73
痴呆性老人の費用効果分析 …………… 73
中央・地方政治家・行政との癒着 … 328
中核的複合体による地域振興，地域経済活性化の取り組み ………………… 378
中間的技術 …………………………… 229
「中小病院の複合事業化戦略に関する調査報告」(2010) ……………… 373
「中福祉・中負担」路線への転換 …… 605
長期入院の是正 ………………… 7, 478
長期入院の老人患者の診療報酬 …… 115
長期療養施設 …………………………… 45
「賃金構造基本調査(賃金センサス)」… 394

付添看護の自己負担額 ……………… 523
「低医療費政策」の規定 …………… 9, 121
デイケアの費用効果分析 ……………… 73
訂正 ………… 7, 10, 18, 21, 265, 371, 577, 637
テクノロジー・アセスメントの2つの壁
　……………………………………… 73
手続き民主主義と医療効率の視点 …… 24
デモンストレーション効果 ………… 321
伝統的な在宅ケアの費用計算 ………… 59
伝統的民活 ……………………………… 7
デンマーク医療の客観的指標 ……… 507
東京都区部の自宅死亡増加 …………… 94
東京都の自宅死亡割合 ………………… 85
統合(医療)供給システム(IDS) … 20, 343
統合の3段階説(ショーテル) ……… 358
透析「医療の質」の日米比較 ……… 208
透析医療費の日米比較 ……………… 204
透析医療費の抑制 …………………… 223
透析患者の生存率 …………………… 194
透析患者の日米比較 ………………… 200
透析施設の日米比較 ………………… 202
頭部用CT ……………………………… 157
徳洲会グループ ………………… 251, 380
「特定療養費制度の『一般』制度化は成功するか？」…………………… 14
特別養護老人ホーム ………………… 296
都道府県別CT台数 …………………… 159
都道府県別にみた医療法人病院チェーン
　…………………………………… 252
都道府県別の自宅死亡割合・順位の推移
　……………………………………… 85
都道府県別の病院勤務医数と診療所開業医数 …………………………… 442
「豊橋市寝たきり老人・介護者実態調査」
　……………………………………… 61

事項索引

取引コストの削減 …………………… 323
「どんなときも」 …………………… 563

### な　行

ナーシングホーム …………………… 348
　──の費用 ………………………… 364
長野県の自宅死亡割合 ………………… 87
苦楽しい ……………………………… 614
「二木教授の医療時評」………… 592, 602
「二木立の医療経済・政策学関連ニュースレター」………………… 592, 603
二段階医療 …………………………… 565
日常生活動作の向上 …………………… 64
日米医療の異質性 …………………… 367
日米医療の比較研究で学んだこと …… 570
日米で異なる病院間競争の性格 ……… 190
日米の医療制度の違い ……………… 170
「ニッポン一億総活躍プラン」………… 30
日本医師会医療政策会議 …………… 618
日本医師会は医師養成数の大幅削減を主張 ………………………………… 447
日本医師会も厚生省も診療所医師が急増すると予測 ……………………… 444
「日本医事新報」誌「医事案内（求人）」欄 ………………………………… 391
『日本医事新報』「深層を読む・真相を解く」……………………………… 618
『日本医療の経済学』(1978) ……………… 1
日本医療の国際的評価の分裂・矛盾 … 494
日本がアメリカから学べるかも知れない3点 …………………………………… 15
日本社会福祉教育学校連盟会長 …… 30, 636
二本立生活 …………………………… 548
日本的特質 ………………………… 6, 167
「日本における混合診療解禁論争と『患者申出療養』」…………………… 630
『日本の医療費』(1995) ……… 15, 569, 642
日本の医療満足度は国際的に低位 …… 498
日本の生活満足度 …………………… 504
日本の製薬企業の「3つの限界」…… 221
日本の病院の平均在院日数が長い理由 … 12
「日本の保健・医療・福祉複合体の最新動向と『地域包括ケアシステム』」……………………………… 27, 371
「日本の民間病院の『営利性』と活力」… 27
日本病院会の全国調査（2010年）…… 373
日本福祉大学 …………………………… 1
　──学長就任 ………………… 622, 627
　──勤務の33年間（1985-2017年度）に出版した著書一覧 …………… 536
日本モデル …………………………… 191
日本リハビリテーション病院・施設協会は毎年「会員施設実態調査」(2010) … 375
入院医療費の国際比較 ……………… 492
入院医療費抑制のメカニズム ……… 129
寝たきり老人の在宅ケアのADL自立度別社会的総費用 …………………… 61
ネットワーク ……………… 6, 18, 29, 334
　──づくり ……………………… 543
脳卒中医療・リハビリテーションの位置 …………………………………… 40
脳卒中医療・リハビリテーションの施設間連携モデル ……………… 6, 39, 42
脳卒中患者の最終自立度（歩行能力）を早期に予測する研究 ……………… 226
「脳卒中患者の障害の構造の研究」…… 1
脳卒中患者の平均在院日数の推移 …… 43
『脳卒中の早期リハビリテーション』(1987) ……………………… 6, 543, 639

事項索引

## は 行

「ハードヘッド&ソフトハート」……… 11
ハイテク医療技術と医療費抑制の「共存」……………………………………… 15
ハイテク医療技術の区分 ……………… 192
配分効率 ……………………………………… 65
範囲の経済 ………………………………… 323
範囲の利益 ………………………………… 264
反証可能性 ………………………………… 21
バンドワゴン効果 ……………………… 321
販売会社別MRI台数の日米比較 …… 178
非営利性の強化と活力の両立 ………… 27
非営利病院もM&Aで急成長 ……… 362
「東は東,西は西」…………………… 344
非常勤医師の給与水準 ………………… 401
聖隷福祉事業団 ………………………… 262
「非正統的」調査方法 ………………… 315
病院医師数（常勤換算の増加）……… 440
「病院勤務医の開業志向は本当に生じたのか？」……………………………… 28, 437
『病院グループ徹底分析2011年版』…… 380
「病院経営実態調査」………………… 405
「病院経営と医療管理」……………… 6
病院経営と勤務医給与との関係 …… 404
病院自体が経営体的視点をもつ …… 541
「病院主導の保健・医療・福祉複合体の全国調査」…………………………… 574
病院常勤医師の給与水準の低下 …… 391
病院チェーン化そのものと個々の病院チェーンの営利的行動とは区別 ……… 263
病院チェーンのスキャンダルや不祥事 ……………………………………… 263
病院チェーンの定義 …………… 235, 290
病院チェーンの「動態」分析 ………… 277
病院の外来重視への転換 …………… 120
病院平均在院日数と病床数・職員数との相関 ……………………………… 478
病院・老人保健施設・特別養護老人ホームの「3点セット」開設グループ … 301
費用効果分析 ……………………………… 68
費用効用分析 ……………………………… 68
病床規模別のMRI設置率・台数 …… 185
病床種類別の平均在院日数 ………… 481
費用便益分析 ……………………………… 68
非老人病院の保険外負担 …………… 522
フェアプレイ精神 ……………………… 21
複眼的に考察 ……………………………… 32
『複眼でみる90年代の医療』(1991) …… 10, 31, 32, 557, 641
「複合施設」化 ………………………… 334
「複合体」………………………………… 285
　——化の都道府県格差の要因 ……… 320
　——研究の軌跡 ……………………… 335
　——とIDSの日米比較 ……………… 343
　——に注目した理由 ………………… 312
　——による地域振興,地域経済活性化の取り組み ……………………… 378
　——の経済的効果 …………………… 323
　——のサービスの質 ………………… 324
　——の最近の動き …………… 27, 378
　——の定義 …………………………… 288
　——のマイナス面 …………………… 327
　連携と——は連続 …………………… 336
「福祉改革の展開」……………………… 30
『福祉教育はいかにあるべきか』(2013) …………………………………… 620, 650
福祉の医療化 …………………………… 328
『「福祉のターミナルケア」に関する調査研究事業報告書』(1997)……… 462

部分改革の積み重ねと医療者の自己改革
　……………………………………581
プロセス・イノベーション ………67, 189
プロダクト・イノベーション ……67, 189
『文化連情報』「二木教授の医療時評」
　……………………………………592, 602
平均医療費と限界医療費の混同 ………449
平均在院日数「決定因子」の検討 ……488
平均在院日数を著しく長くしている歴史
　的・社会的要因 ……………………478
米国「対人保健医療費」の増加要因分析
　……………………………………………112
「米国と英国の医療改革」……………551
『平成7年度経済白書』…………………123
『平成7年版厚生白書』…………………138
『平成28年版厚生労働白書』……………29
「併設」の定義 …………………………295
ヘルスケア・グループ ………262, 271, 288
ヘルスケア・コンプレックス …………288
『ヘルスケアの測定』……………………478
法人所得上位10医療法人 ………………256
法定自己負担 ……………………………512
訪問理学療法の費用効果分析 ……………73
ホームヘルパー数の国際比較 …………486
ホールディングカンパニー型法人 ………30
「保険（医療）給付と重複する保険外負
　担の是正について」(1987) ………516
「保健医療統合体」（IDS）……………317
保健・医療・福祉の連携と統合 ………285
『保健・医療・福祉複合体』(1998) ……17,
　271, 573, 643
「保健・医療・福祉複合体とIDSの日米
　比較研究」………………………20, 343
「保健・医療・福祉複合体の全体像」……17,
　285

保険外負担 ………………………………515
　——の地域差 …………………………519
　——の名称 ……………………………516
保健・福祉施設種類別の私的医療機関母
　体施設の割合 ………………………295
保健・福祉施設のチェーン化 …………299
補助金ころがし …………………………330
補正後の医療満足度 ……………………504
母体私的医療機関の種類 ………………297
「骨太方針2001」…………………………20
「骨太方針2008」………………………445
「骨太方針2016」………………………220
ボランティア ………………………………58
本質論的技術 ……………………………229

　　　　　　　ま　行

毎年1冊著書を出版する決意 ……………2
マネジドケアとの交渉力の強化 ………364
慢性腎不全治療患者の5年生存率の国際
　比較 …………………………………215
「慢性透析医療と医療費の日米比較」……16,
　193
見かけ上の効率化 …………………………59
「ミニ複合体」……………………335, 338
民医連 …………………………263, 448
民活導入 ……………………………………7
「民間給与の実態」……………………394
『民主党政権の医療政策』(2011)……25, 26,
　610, 648
無技術 ……………………………………229
『無邪気で危険なエリートたち』………529
無知の知 …………………………………575
メーカー別CT台数の推移 ……………161
メガ医療事業体 ……………………………30
メディケア透析料金が極端に低い理由

事項索引

……………………………………… 207
メディケアの腎不全（透析）医療給付
……………………………………… 197
メディコ・ポリス構想 …………… 379
「もう1つの医療政策史」 ……… 602, 608
もう1つの介護保険史 ………… 22, 595
もう一つの診療報酬改定史 …………… 34
文部科学省21世紀COEプログラム
………………………………… 586, 597

## や 行

「薬価制度の抜本改革に向けた基本方針」
（2016）………………………… 230
唯法令主義 ………………………… 529
有床・無床間の収支差額格差 ……… 410
有料老人ホーム …………………… 296
吉村賞受賞 …………………………… 12
代々木病院 ………………… 1, 43, 224, 543

## ら 行

ラスパイレス数量指数 …………… 135
リアリズムとヒューマニズムの複眼的視
点 ……………………………… 21
リエンジニアリング ……………… 67
利潤極大化 ………………………… 257
リハ専門病棟 ……………………… 543
「リハビリテーション医療と健康・予防
活動の経済分析」………………… 631
「リハビリテーション医療の効果と効率
を考える」 ……………………… 9
『リハビリテーション医療の社会経済学』
（1988）………………………… 7, 546
「リハビリテーション科医に必要な医療
経済・政策学の視点と基礎知識」 … 30
「リハビリテーション診療報酬改定を中

長期的視点から複眼的にみる」……… 25
リハビリテーション専門病院 ………… 45
リハビリテーション部門 …………… 42
「リハビリテーション部門の原価計算調
査」……………………………… 547
利用者の「キャッチボール」 ……… 329
「療養病床の再編・削減」 …………… 23
リンゴとオレンジの比較 …………… 75
臨時行政調査会 …………………… 447
累積死亡数・割合 ………………… 89
「歴史の証言」 …………… 595, 608, 636
老人1人当たりの公的医療費水準の国際
比較 …………………………… 143
老人医療費増加 …………………… 113
──寄与率の推移 ……………… 125
──の2要因 …………………… 124
老人医療費に関する四つの「通説」… 124
老人医療費の対前年度増加率 ……… 124
老人介護の社会的費用 ……………… 60
老人差別 …………………………… 226
老人収容ケア施設と病院との代替関係
……………………………………… 482
老人対老人以外の1人当たり医療費倍率
………………………………… 132, 142
老人入院患者の「実質自己負担」額・率
の推計 ………………………… 531
老人病院等での付添看護の実態 …… 524
「老人病院等の保険外負担の全国調査」
……………………………… 11, 511
老人病院入院患者の差額ベッド代 … 523
老人病院のサービスの質 …………… 529
老人病院の定額払い制 ……………… 521
老人への言われなき非難を弱める … 147
老人保健施設 ……………………… 295
──を開設している医療法人 ……… 282

ローレンツ曲線 …………………………415
論争の証言 ………………………………579
論文指導で重視していること …………620

## わ　行

『ワールド・ヘルス・レポート 2000』
　………………………………494, 507
「わが国の私的病院チェーンはどこまで
　進んでいるか？」………………12, 233
「わが国病院の平均在院日数はなぜ長い
　のか？」…………………………12, 477
『私にとっての 20 世紀』………………582
私の研究の 3 つの心構えとスタンス ……21
「私の研究の視点と方法」…………………21
「私のみたアメリカの医療と医療経済学」
　………………………………………14

# 人 名 索 引

## あ 行

麻生太郎 …………………………… 473
足立浩 ……………………………… 378
有岡二郎 …………………………… 512
安西将也 …………………………… 118
安藤明夫 …………………………… 590
イエットタム，UG ………………… 453
池上直己 ………………………… 68, 456
池谷裕二 …………………………… 219
石井暎禧 …………………………… 462
石井正子 …………………………… 552
伊東光晴 …………………………… 464
今井澄 ……………………………… 228
ウィモ，A ………………………… 74
上田敏 …………………… 1, 540, 543, 592
ウォルツマン，G ………………… 166
梅原猛 ………………………… 613, 632
エイベル＝スミス，B …………… 139
エヴァンズ，RG ……………… 27, 228
エヴェンス，RG ……………… 160, 173
江口成美 …………………………… 499
江見康一 ………………… 5, 109, 540
遠藤周作 …………………………… 614
エントーベン，A ………………… 350
エンロウ，RA …………………… 166
大江健三郎 ………………………… 586
大熊由紀子 ………………………… 505
大野博 ……………………………… 376
岡光序治 …………………………… 118

沖藤典子 …………………………… 473
オクネイド，AA ………………… 453
小倉秀夫 …………………………… 447

## か 行

柿原浩明 ……………………… 5, 219
片岡佳和 …………………………… 463
勝村久司 …………………………… 506
加藤周一 …………………………… 582
香取照幸 …………………………… 224
金涌佳雅 …………………………… 95
鎌田實 ……………………………… 337
柄川順 ……………………………… 160
川上武 …… 1, 9, 26, 66, 229, 234, 327, 328,
　　　　　379, 540, 592
川島正次郎 ………………………… 627
川渕孝一 …………………………… 471
神野正博 …………………………… 379
上林茂暢 …………………………… 540
金道勲 ……………………………… 637
クーパー，RA …………………… 454
久坂部羊 …………………………… 465
國頭英夫 …………………………… 218
クラタ，JH ……………………… 498
グラムシ，A ……………………… 582
黒岩卓夫 …………………………… 338
ゲッツェン，TE …… 140, 144, 145, 228, 454
権丈善一 …………………………… 428
ケンパー，D ……………………… 70
小池晃 ……………………………… 230

人名索引

コール,J ……………………………… 502
児島美都子 …………………………… 513
古城資久 ……………………………… 382
コッディングトン,DC ……………… 350
濃沼信夫 ……………………………… 504
小林よしのり ………………………… 567
小松秀樹 ………………………… 29, 437
小山秀夫 ……………………………… 325
コングストヴェト,PG ……………… 350

さ 行

三枝潤 …………………………………… 8
坂口力 ………………………………… 448
櫻井よしこ …………………………… 469
里見賢治 ……………………………… 110
里見清一 ……………………………… 218
サムエルソン,PA …………………… 451
サロー,レスター …………………… 368
塩崎恭久 ……………………………… 230
ショーテル,SM ……………… 317, 346, 358
鄭丞嬡 ………………………………… 377
ジョンソン,E ………………………… 166
スヴェンソン,M ……………………… 63
菅沼隆 ………………………………… 509
鈴木康裕 ………………………… 100, 379

た 行

高野健人 ……………………………… 224
高橋紘一 ……………………………… 378
滝上宗次郎 …………………………… 598
竹内啓 ………………………………… 529
武田俊彦 ………………………… 100, 221
武林亨 ………………………………… 97
田中早苗 ……………………………… 474
田中滋 …………………………… 382, 618

ツィマー,JG ………………………… 72
塚原康博 ……………………………… 503
津山直一 ……………………………… 544
土佐和男 ……………………………… 468
トマス,L ……………………………… 229
ドラッカー,PF ………………… 17, 287
ドラモンド,MF ………………… 60, 73

な 行

中村洋 ………………………………… 221
中村文子 ……………………………… 107
西村秀一 ………………………… 513, 555
西村周三 ……………………………… 314
西村由美子 …………………………… 348
二宮厚美 ……………………………… 327
ニューハウス,JP ……………… 145, 452

は 行

バーウィック,DM …………………… 68
浜六郎 ………………………………… 226
林知己夫 ……………………………… 509
林弘 …………………………………… 544
原中勝征 ……………………………… 618
パン,CX ……………………………… 471
バンダ,HD …………………………… 154
樋口恵子 ……………………………… 339
ヒティリス,T ………………………… 145
日野秀逸 ……………………………… 447
広井良典 ………………………… 123, 462
ファルコナー,JA …………………… 68
フェルプス,CE ……………………… 457
府川哲夫 ………………………… 463, 465
福田峰 ………………………………… 475
藤井恭一 ……………………………… 166
フュックス,VR ………………… 457, 582

675

人名索引

フリードマン, M ……………… 418
ブレンドン, RJ ………………… 496
ヘーゲル ………………………… 559
ヘドリック, SC …………………… 70
ヘルド, PJ ……………………… 214
本庶佑 …………………………… 230

ま 行

前田由美子 ……………………… 475
槙原敬之 ………………………… 563
増子忠道 ………………………… 540
マックスウェル, RJ …………… 426
松下幸之助 ……………………… 593
真野俊樹 ………………………… 509
丸山悟 …………………………… 632
宮島俊彦 …………………………… 99
三好正堂 ………………………… 544
メリン, AL ……………………… 72
モサイアロス, E ……………… 498
森口尚史 ………………………… 228

や 行

山川智之 ………………………… 224

山口孝 …………………………… 540
山本克也 ………………………… 375
俞炳匡 …………………………… 452
横内正利 ………………………… 462
吉浦輪 ……………………………… 61
吉川洋 …………………………… 616
吉村仁 ………………… 25, 222, 446, 469

ら 行

ラインハルト, UE ……………… 433
リー, S-YD ……………………… 359
リプセット, SM ………………… 368
レーアマン, S …………………… 358
レールマン, AS ………………… 327
ローランド, D ………………… 497
ロビンソン, JC ………………… 358

わ 行

ワイサート, WG ………………… 70, 74
若月俊一 ………………………… 379
渡辺一夫 …………………… 586, 598

著者略歴
1947 年生
1972 年　東京医科歯科大学医学部卒業
　　　　　代々木病院リハビリテーション科科長・病棟医療部長，
　　　　　日本福祉大学教授・副学長・学長を経て
　現　在　日本福祉大学相談役
　著　書　『保健・医療・福祉複合体』（医学書院，1998），『医療経済・政策学の視点と研究方法』（勁草書房，2006），『民主党政権の医療政策』（勁草書房，2011），『TPPと医療の産業化』（勁草書房，2012），『安倍政権の医療・社会保障改革』（勁草書房，2014），『地域包括ケアと地域医療連携』（勁草書房，2015），『地域包括ケアと福祉改革』（勁草書房，2017）等

　　　　　医療経済・政策学の探究

　　2018年2月10日　第1版第1刷発行

　　　　　　　　　　　　　　　に　き　　りゅう
　　　　　　　　著　者　二　木　　立

　　　　　　　　発行者　井　村　寿　人

　　　　　　　　　　　　　　　　　　けい　そう
　　　　　　　　発行所　株式会社　勁　草　書　房
　　112-0005 東京都文京区水道2-1-1　振替 00150-2-175253
　　　　　　　（編集）電話 03-3815-5277／FAX 03-3814-6968
　　　　　　　（営業）電話 03-3814-6861／FAX 03-3814-6854
　　　　　　　　　　　本文組版 プログレス・日本フィニッシュ・松岳社

　　©NIKI Ryū　2018

　　ISBN978-4-326-70104-9　　Printed in Japan

JCOPY　〈(社)出版者著作権管理機構 委託出版物〉
本書の無断複写は著作権法上での例外を除き禁じられています。
複写される場合は、そのつど事前に、(社)出版者著作権管理機構
（電話 03-3513-6969, FAX 03-3513-6979, e-mail: info@jcopy.or.jp）
の許諾を得てください。

＊落丁本・乱丁本はお取替いたします。
　　　　　　http://www.keisoshobo.co.jp

二木　立　著

### 90年代の医療
「医療冬の時代」論を越えて　　　　　　　　2100円

### 複眼でみる90年代の医療　　　　　　　　2400円

### 90年代の医療と診療報酬　　　　　　　　2300円

### 介護保険と医療保険改革　　　　　　　　2800円

### 21世紀初頭の医療と介護
幻想の「抜本改革」を超えて　　　　　　　3200円

### 医療経済・政策学の視点と研究方法　　　2400円

### 介護保険制度の総合的研究　　　　　　　3200円

### 医療改革
危機から希望へ　　　　　　　　　　　　　2700円

### 医療改革と財源選択　　　　　　　　　†3500円

### 民主党政権の医療政策　　　　　　　　　2400円

### 福祉教育はいかにあるべきか　　　　　　2500円

### TPPと医療の産業化　　　　　　　　　　2500円

### 安倍政権の医療・社会保障改革　　　　　2400円

### 地域包括ケアと地域医療連携　　　　　　2700円

### 地域包括ケアと福祉改革　　　　　　　　2500円

―――――――――――――――勁草書房刊

＊表示価格は2018年2月現在．消費税は含まれておりません．
†はオンデマンド版です．